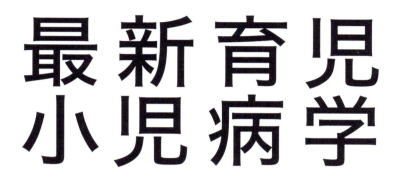

# 最新育児小児病学

## 改訂 第7版

監修 | 黒田 泰弘 徳島大学名誉教授

編集 | 香美 祥二 徳島大学病院長　森 健治 徳島大学大学院教授

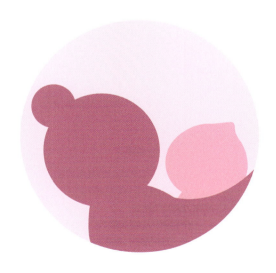

南江堂

●監修者

黒田泰弘　くろだ　やすひろ　　徳島大学名誉教授

●編集者

香美祥二　かがみ　しょうじ　　徳島大学病院長
森　健治　もり　けんじ　　　　徳島大学大学院医歯薬学研究部子どもの保健・看護学分野教授

●執筆者（執筆順）

香美祥二　かがみ　しょうじ　　徳島大学病院長
伊藤弘道　いとう　ひろみち　　鳴門教育大学大学院学校教育研究科特別支援教育分野教授・心身健康センター所長
中川竜二　なかがわ　りゅうじ　徳島大学病院周産母子センター講師
玉井　浩　たまい　ひろし　　　大阪医科薬科大学名誉教授
武田英二　たけだ　えいじ　　　徳島大学名誉教授
　　　　　　　　　　　　　　　専門学校健祥会学園校長
森　健治　もり　けんじ　　　　徳島大学大学院医歯薬学研究部子どもの保健・看護学分野教授
二宮恒夫　にのみや　つねお　　徳島大学名誉教授
渡辺浩良　わたなべ　ひろよし　徳島大学大学院医歯薬学研究部小児科学分野准教授
森　一博　もり　かずひろ　　　末広ひなたクリニック小児科

# 改訂第7版の序

　少子化の今こそ，明日を担う子どもたちが健全に育まれる社会の実現が国家的責務となっています．だからこそ小児保健・小児医療に関わる職業（医師，看護師，助産師，保健師，栄養士，理学療法士，作業療法士，保育士，養護教諭，薬剤師など）が重要視され，社会の中で働きがいのあるものとなっています．

　近年，育児不安，子ども虐待，発達障害児などの子育て関連の問題の増加や予防接種制度の充実，疾病スクリーニング法の発展，疾患治療法の進歩による子どもの疾病構造の変化など，小児保健・小児医療の実態は大きく変化しています．このような新しい育児の状況や多様な子ども支援のあり方，小児病学の発展の内容を小児保健・小児医療を学び携わる読者の皆様に適時，お届けする必要があると執筆者一同は考えています．

　本書「最新育児小児病学」は1980年に故 宮尾益英徳島大学名誉教授が上梓されたもので，小児保健・小児医療に関する職業に従事する方々が育児と小児病学を学び，将来の皆様の活動の一助になることを願って，逐次改訂されてきました．この間第4版からは黒田泰弘徳島大学名誉教授に引き継がれ，2010年には新しい知見を追加して改訂第6版として出版されています．

　この度，上述の状況のもと，本書の内容をさらに充実させ up-to-date なものとするために，新たに小児保健の権威である森　健治徳島大学大学院教授を編集者として迎え，改訂第7版を刊行することになりました．今回の全面改訂では，全体の見直しを行い新しい知見を取り入れ，図表，コラム，ルビなども充実させ読者にとってより親しみやすい内容となっております．ほぼ40年近くにもわたり，子どもに関わる職業を目指す方々，また実際に従事する方々に愛読された本書がこれからも皆様のご支持が得られ続けることを心より願っております．

　最後に，本書を全面改訂する機会を与えて下さった南江堂出版部の皆様に感謝します．

平成30年3月

監修者・編集者を代表して
徳島大学大学院医歯薬学研究部小児科学分野

**香美 祥二**

# 初版の序

　小児は成人を小型にしたものではない．小児が成長，発達して成人になるものであり，小児期は未熟から成熟への発育過程の時期でもある．小児は成人に比し，代謝が活発である．幼若な程環境により影響され，障害を受けやすいが，回復力も大である．

　医学の進歩，衛生知識の普及，環境の改善などにより乳児死亡率は著明に減少した．細菌感染症，栄養性疾患の激減に伴い，疾病構造も変化し，小児保健の重要性が増してきた．

　最近20年間の医学各分野に於ける分科傾向は著しく，小児医学に於いても神経，代謝，循環器，血液，内分泌など10以上の分科会または研究会が生まれた．専門分科が急速にすすみ，専門的知識が深くなればなる程，小児医学全般についての深い知識と患児または養育者に対する人間的配慮が必要となってくる．

　小児医療および小児保健に関係する職業に従事する方々（看護婦，助産婦，保健婦，栄養士，保母，養護教諭など）に新しい育児小児病学を理解して頂き，将来の活動の一助にもなればと念願し，それぞれの専門分野をもつ共著者とまとめたのがこの本である．

　この本で現在の専門化し，日進月歩の小児医学のすべてを知ることは不可能である．しかし絶えず進歩しつつある小児医学を考えると，古い記述，改訂を要する事項がそのままであることは許されない．この本も機会あるごとに改訂を重ね，限られた枚数の中で理解しやすいように改善してゆきたいと思うので読者のご叱正をお願いする．

　この本をまとめる機会を与えて下さった南江堂出版部の皆さん，とくに編集にあたり御尽力頂いた細川いづみ氏に感謝します．


昭和55年2月

徳島大学医学部小児科学教室

**宮尾 益英**

# 略語一覧

| | | |
|---|---|---|
| ABR | auditory brainstem response | 聴性脳幹反応検査 |
| ACTH | adrenocorticotropic hormone | 副腎皮質刺激ホルモン |
| ADH | antidiuretic hormone | 抗利尿ホルモン |
| ADHD | attention-deficit hyperactivity disorder | 注意欠陥・多動性障害 |
| AED | automated external defibrillator | 自動体外式除細動器 |
| AFP | α-fetoprotein | α-フェトプロテイン |
| AI | adequate intake | 目安量 |
| AIDS | acquired immunodeficiency syndrome | 後天性免疫不全症候群 |
| ALD | aldolase | アルドラーゼ |
| ALP | alkaline phosphatase | アルカリホスファターゼ |
| APTT | activated partial thromboplastin time | 活性化部分トロンボプラスチン時間 |
| ASD | autism spectrum disorder | 自閉症スペクトラム障害 |
| ASK | antistreptokinase | 抗ストレプトキナーゼ抗体 |
| ASO | antistreptolysin-O | 抗ストレプトリジンO抗体 |
| AST | aspartate aminotransferase | アスパラギン酸アミノトランスフェラーゼ |
| BCG | Bacillus Calmette-Guérin | カルメット・ゲラン桿菌 |
| BLS | basic life support | 一次救命処置 |
| BMD | Becker muscular dystrophy | ベッカー型筋ジストロフィー |
| BMI | body mass index | 体格指数 |
| C3 | component 3 of complement | 補体第3成分 |
| C4 | component 4 of complement | 補体第4成分 |
| CH50 | 50% hemolytic unit of complement | 補体50%溶血単位 |
| CRH | corticotropin releasing hormone | 副腎皮質刺激ホルモン放出ホルモン |
| CK | creatine kinase | クレアチンキナーゼ |
| COR | conditioned orientation response audiometry | 条件詮索反応聴力検査 |
| CPA | cardiopulmonary arrest | 心肺停止 |
| CPR | cardiopulmonary resuscitation | 心肺蘇生 |
| CRP | carbon reactive protein C | C反応性蛋白 |
| CT | computerized tomography | コンピュータ断層撮影 |
| DA | ductus arteriosus | ボタロー管 |
| DDT | dichlorodiphenyltrichloroethane | ジクロロジフェニルトリクロロエタン |
| DG | tentative dietary goal for preventing life-style related disease | 目標量（生活習慣病一次予防のために現在の日本人が当面の目標とすべき摂取量） |
| DMD | Duchenne muscular dystrophy | デュシェンヌ型筋ジストロフィー |
| DNA | deoxyribonucleic acid | デオキシリボ核酸 |

| | | |
|---|---|---|
| DQ | developmental quotient | 発達指数 |
| DSM | diagnostic and statistical manual of mental disorders | 精神疾患の診断と統計マニュアル |
| DV | domestic violence | 家庭内暴力 |
| DV | ductus venosus | 静脈管 |
| EAR | estimated average requirement | 推定平均必要量 |
| FAB | French-American-British classification system for certain leukemias | FAB 分類（急性白血病の分類） |
| FISH | fluorescence *in situ* hybridization | 蛍光 *in situ* ハイブリダイゼーション |
| FO | foramen ovale | 卵円孔 |
| FSH | follicle stimulating hormone | 卵胞刺激ホルモン |
| GH | growth hormone | 成長ホルモン |
| GRH | growth hormone releasing hormone | 成長ホルモン放出ホルモン |
| HbA | adult hemoglobin | 成人ヘモグロビン |
| HbF | fetal hemoglobin | 胎児ヘモグロビン |
| HBs | hepatitis B surface | B 型肝炎ウイルスの表面部 |
| HCH | hexachlorocyclohexane | ヘキサクロロシクロヘキサン |
| HCV | hepatitis C virus | C 型肝炎ウイルス |
| Hib | Hemophilus influenzae type b vaccine | ヘモフィルス・インフルエンザ菌 b 型ワクチン |
| HLA | human leukocyte antigen | ヒト白血球抗原 |
| HVA | homovanillic acid | ホモバニリン酸 |
| IgA | immunoglobulin A | 免疫グロブリン A |
| IgE | immunoglobulin E | 免疫グロブリン E |
| IgG | immunoglobulin G | 免疫グロブリン G |
| IgM | immunoglobulin M | 免疫グロブリン M |
| IL-6 | interleukin-6 | インターロイキン 6 |
| IMA | inferior mesenteric artery | 下腸間膜動脈 |
| IQ | intelligence quotient | 知能指数 |
| IVC | inferior vena cava | 下大静脈 |
| JIA | juvenile idiopathic arthritis | 若年性特発性関節炎 |
| LCCA | left common carotid artery | 左総頸動脈 |
| LCIA | left external iliac artery | 左外腸骨動脈 |
| LD | learning disability | 学習障害 |
| LDL | low density lipoprotein | 低密度リポ蛋白質 |
| LH | lutenizing hormone | 黄体化ホルモン |
| LHRH | luteinizing hormone releasing hormone | 黄体化ホルモン放出ホルモン |
| LRA | left renal artery | 左腎動脈 |
| LSA | left subclavian artery | 左鎖骨下動脈 |
| MCLS | mucocutaneous lymphnode syndrome | 川崎病（急性熱性皮膚粘膜リンパ節 |

症候群）
| | | |
|---|---|---|
| MERS | middle east respiratory syndrome | 中東呼吸器症候群 |
| MPA | main pulmonary artery | 主肺動脈 |
| MRI | magnetic resonance imaging | 磁気共鳴撮像 |
| MRSA | methicillin-resistant Staphylococcus aureus | メチシリン耐性黄色ブドウ球菌 |
| NAG | N-asetyl-$\beta$-D-glucosaminidase | N-アセチル-$\beta$-D-グルコサミニダーゼ |
| NCPR | neonatal cardiopulmonary resuscitation | 新生児心肺蘇生法 |
| NIPT | non-invasive prenatal testing | 無侵襲的出生前遺伝学的検査 |
| OD | orthostatic dysregulation | 起立性調節障害 |
| 17-OHP | 17-hydroxyprogesterone | 17-ヒドロキシプロゲステロン |
| PCB | polychlorinated biphenyl | ポリ塩化ビフェニル |
| PEA | pulseless electrical activity | 無脈性電気活動 |
| PEF | peak expiratory flow | 最大呼気流量 |
| PS | portal sinus | 門脈洞 |
| PT | prothrombin time | プロトロンビン時間 |
| PTH | parathormone | パラソルモン |
| PV | portal vein | 門脈 |
| PVL | periventricular leukomalacia | 脳室周囲白質軟化症 |
| QOL | quality of life | 生活の質 |
| RA | right atrium | 右心房 |
| RCIA | right common iliac artery | 右総腸間膜動脈 |
| RDA | recommended dietary allowance | 推奨量 |
| REIA | right external iliac artery | 右外腸骨動脈 |
| REM | rapid eye movement sleep | レム睡眠（急速眼球運動睡眠） |
| RF | rheumatoid factor | リウマトイド因子 |
| RHA | right hypogastric artery | 右下腹壁動脈 |
| RNA | ribonucleic acid | リボ核酸 |
| RRA | right renal artery | 右腎動脈 |
| RUA | right umbilical artery | 右臍動脈 |
| RV | right ventricle | 右心室 |
| SCID | severe combined immunodeficiency | 重症複合型免疫不全症 |
| SD | standard deviation | 標準偏差 |
| SARS | severe acute respiratory syndrome | 重症急性呼吸器症候群 |
| SIDS | sudden infant death syndrome | 乳幼児突然死症候群 |
| SLE | systemic lupus erythematosus | 全身性エリテマトーデス |
| SMA | superior mesenteric artery | 上腸間膜動脈 |
| $SpO_2$ | oxygen saturation of arterial blood | 動脈血酸素飽和度 |
| SVC | superior vena cava | 上大静脈 |
| TAM | transient abnormal myelopoiesis | 一過性骨髄異常増殖症 |
| TNF | tumor necrosis factor | 腫瘍壊死因子 |

| | | |
|---|---|---|
| **TRH** | thyrotropin releasing hormone | 甲状腺刺激ホルモン放出ホルモン |
| **TSH** | thyroid stimulating hormone | 甲状腺刺激ホルモン |
| **UL** | tolerable upper intake level | 耐容上限量 |
| **UV** | umbilical vein | 臍静脈 |
| **VMA** | vanillyl mandelic acid | バニリルマンデル酸 |
| **VWD** | von Willebrand disease | フォン・ウィルブラント病 |
| **VWF** | von Willebrand factor | フォン・ウィルブラント因子 |
| **WHO** | World Health Organization | 世界保健機関 |
| **WISC** | Wechsler intelligence scale for children | ウェクスラー児童用知能検査 |
| **WPPSI** | Wechsler preschool and primary scale of intelligence | ウェクスラー未就学児用知能検査 |
| **WPW** | Wolff-Parkinson-White syndrome | ウォルフ・パーキンソン・ホワイト症候群 |

# 目次 / Contents

## 育児学

**1 胎生期および小児期の分類** ─────────── 香美祥二 3

**2 小児の発育と発達** ─────────── 伊藤弘道 5

- **A 形態発育** ─── 5
  1. 体重 ─── 5
  2. 身長 ─── 5
  3. 頭囲と胸囲 ─── 7
  4. 頭蓋（ずがい） ─── 7
  5. 胸郭 ─── 10
  6. 脊柱（せきちゅう） ─── 10
  7. 骨年齢 ─── 10
  8. 生歯（せいし） ─── 11
  9. 身体各部のつり合い ─── 11
  10. 内臓諸器官の発育 ─── 11
  11. 発育状態の判定法 ─── 13
- **B 運動と精神機能の発達** ─── 14
  1. 神経系の発達 ─── 14
  2. 感覚・知覚の発達 ─── 14
  3. 反射 ─── 15
  4. 運動機能の発達 ─── 17
  5. 精神機能の発達 ─── 17
  6. 発達の評価法 ─── 19
- **C 母子健康手帳** ─── 21

**3 小児の生理** ─────────── 中川竜二 23

- **A 胎生期の生理学・胎児生理学** ─── 23
- **B 循環機能** ─── 23
  1. 胎児循環 ─── 23
  2. 出生後の循環の変化 ─── 24
  3. 脈拍数 ─── 24
  4. 血圧 ─── 24
- **C 呼吸機能** ─── 25
- **D 血液** ─── 26
  1. 赤血球 ─── 26
  2. 白血球 ─── 27
  3. 血小板 ─── 27
- **E 免疫（めんえき）** ─── 27
- **F 消化機能** ─── 29
  1. 摂食能と食欲 ─── 29
  2. 胃腸機能の特徴 ─── 29
  3. 消化・吸収 ─── 29
  4. 排泄と糞便 ─── 30
- **G 腎機能と排尿** ─── 31
- **H 水分代謝・電解質** ─── 31
- **I 皮膚機能** ─── 32
- **J 体温** ─── 32
  1. 体温調節 ─── 32
  2. 乳幼児の体温 ─── 33
  3. 発熱 ─── 33
- **K 睡眠** ─── 33

**4 乳幼児の栄養** ─────────── 玉井 浩, 武田英二 35

- **A 小児期栄養の意義** ─── 35
- **B 食事摂取基準** ─── 35
  1. 食事摂取基準の指標 ─── 35
  2. エネルギー ─── 36
  3. 蛋白質 ─── 37
  4. 脂質 ─── 37
  5. ビタミン ─── 38
  6. ミネラル ─── 38
  7. 微量元素 ─── 38
- **C 天然栄養（母乳栄養）** ─── 38
  1. 母乳栄養の意義 ─── 38
  2. 母乳の分泌 ─── 40
  3. 母乳の与え方 ─── 40
  4. 授乳禁忌 ─── 42
  5. 授乳の障害 ─── 42
  6. 母乳栄養の問題点 ─── 43
  7. 冷凍母乳 ─── 43
- **D 人工栄養** ─── 44
  1. 母乳と牛乳の比較 ─── 44
  2. 牛乳と粉乳 ─── 45
  3. 調乳法 ─── 45
  4. 授乳方式 ─── 46
  5. 与え方 ─── 46
  6. 果汁, ビタミン薬 ─── 47

| E | 混合栄養 —— 47
| F | 離　乳 —— 48
　1. 離乳の定義 —— 48
　2. 離乳が必要な理由 —— 48
　3. 離乳の原則 —— 48
　4. 離乳期の主要食品 —— 49
　5. 離乳方法の実際 —— 51
| G | 幼児食 —— 52
　1. 幼児期栄養の特徴 —— 52
　2. 食事摂取基準 —— 53
　3. 食物の献立と調理 —— 53
　4. 食事回数 —— 53
　5. 間　食 —— 53
| H | 食事行動の障害 —— 54
　1. 食欲不振 —— 54
　2. 偏　食 —— 55
　3. 噛まない —— 55

## ❺ 小児の生活 ———————————— 森　健治　57

| A | 身体の清潔 —— 57
| B | 入　浴 —— 57
　1. 回　数 —— 57
　2. 温　度 —— 57
　3. 石けん —— 57
　4. 乳児の入浴手技 —— 58
| C | 衣　服 —— 58
| D | ふとん —— 58
| E | ベッド —— 59
| F | おむつ —— 59
| G | 日光浴，外気浴 —— 59
| H | 乳幼児期の運動 —— 60
| I | だっこ，おんぶ —— 60
| J | 睡　眠 —— 60
| K | 排　泄 —— 61
| L | おもちゃと遊び —— 62

## ❻ 小児保健 ———————————— 森　健治，二宮恒夫　65

| A | 小児保健統計 —— 65
　1. 出生数（率） —— 65
　2. 死亡率と死亡原因 —— 66
| B | 母子保健 —— 67
　1. 母子保健対策 —— 67
　2. 健康診査 —— 68
　3. 妊産婦および乳幼児の保健指導 —— 69
| C | 子ども虐待 —— 69
　1. 虐待の種類と早期発見のためのポイント —— 70
　2. 子ども虐待防止に関する取り組み強化のための施策等 —— 70
| D | 予防接種 —— 72
　1. 予防接種法 —— 72
　2. 予防接種の実施 —— 72
　3. 予防接種の種類と接種法 —— 72
　4. 副反応と対策 —— 72
| E | 学校保健 —— 75
　1. 学校保健安全法 —— 76
　2. 学校保健関係者とその役割 —— 76
　3. 健康診断 —— 76
　4. 感染症の予防と出席停止基準 —— 76
　5. 学校保健の現状 —— 76

# 小児病学

## ❼ 先天異常 ———————————— 中川竜二　81

| A | 先天異常の分類と出生前診断 —— 81
　1. 先天異常の分類 —— 81
　2. 出生前診断 —— 82
| B | 先天代謝異常症 —— 82
　1. 糖質代謝異常 —— 83
　2. アミノ酸代謝異常 —— 85
　3. 脂質代謝異常 —— 85
　4. 血漿蛋白代謝異常 —— 86
| C | 染色体異常 —— 87
　1. 染色体 —— 87

|  |  |
|---|---|
| 2. 染色体異常の種類と成因 —— 89 | 3. 先天性トキソプラズマ症 —— 93 |
| 3. 常染色体異常 —— 89 | 4. 先天梅毒 —— 94 |
| 4. 性染色体異常 —— 91 | 5. 放射線による奇形 —— 94 |
| D 先天奇形 —— 93 | 6. 化学物質による奇形 —— 94 |
| 1. 先天性風疹症候群 —— 93 | 7. 薬物による奇形 —— 94 |
| 2. 先天性サイトメガロウイルス感染症 — 93 | |

## 8 新生児疾患 ———————————————— 中川竜二 95

|  |  |
|---|---|
| A 新生児の定義と特徴 —— 95 | 2. 低血糖 —— 101 |
| 1. 新生児期の定義 —— 95 | F 感染症 —— 101 |
| 2. 新生児の分類と用語 —— 95 | 1. 新生児感染症の特徴 —— 101 |
| 3. 正期産児 —— 95 | 2. 経胎盤感染 —— 102 |
| 4. 低出生体重児 —— 96 | 3. 経羊水感染 —— 102 |
| B 分娩損傷 —— 97 | 4. 経産道感染 —— 102 |
| 1. 産瘤 —— 97 | 5. 新生児敗血症と髄膜炎 —— 102 |
| 2. 頭血腫 —— 97 | G 消化器障害 —— 102 |
| 3. 帽状腱膜下出血 —— 98 | 1. 嘔吐 —— 102 |
| 4. 骨折 —— 98 | 2. 胎便栓症候群 —— 103 |
| 5. 末梢神経の損傷 —— 98 | 3. 壊死性腸炎 —— 103 |
| 6. 頭蓋内出血 —— 98 | H 血液と血管系障害 —— 103 |
| C 新生児仮死 —— 98 | 1. 新生児溶血性疾患 —— 103 |
| D 呼吸障害 —— 99 | 2. 新生児高ビリルビン血症 —— 104 |
| 1. 呼吸窮迫症候群 —— 99 | 3. 新生児出血性疾患 —— 104 |
| 2. 一過性多呼吸症 —— 100 | I その他 —— 105 |
| 3. 胎便吸引症候群 —— 101 | 1. 未熟児網膜症 —— 105 |
| E 代謝障害 —— 101 | 2. 新生児期のけいれん —— 105 |
| 1. 低カルシウム血症 —— 101 | 3. 新生児の難聴 —— 105 |

## 9 栄養性疾患 ———————————————— 武田英二 107

|  |  |
|---|---|
| A 栄養失調症 —— 107 | B ビタミン欠乏症およびビタミン過剰症 —— 107 |

## 10 代謝性疾患 ———————————————— 香美祥二 109

|  |  |
|---|---|
| A 水分代謝・電解質代謝の生理 —— 109 | 4. 輸液療法 —— 113 |
| 1. 水分代謝 —— 109 | C 糖尿病 —— 113 |
| B 水分代謝・電解質代謝の障害 —— 112 | D アセトン血性嘔吐症 —— 115 |
| 1. 脱水症 —— 112 | E 肥満症 —— 115 |
| 2. 水中毒 —— 112 | F 小児生活習慣病 —— 116 |
| 3. 酸・塩基平衡障害 —— 112 | |

## 11 内分泌疾患 ———————————————— 香美祥二 117

|  |  |
|---|---|
| A 間脳・下垂体疾患 —— 117 | 1. 甲状腺機能低下症 —— 120 |
| 1. 成長ホルモン分泌不全性低身長症 —— 117 | 2. 甲状腺機能亢進症 —— 121 |
| 2. 下垂体性巨人症 —— 118 | 3. 単純性甲状腺腫 —— 121 |
| 3. 汎下垂体機能低下症 —— 119 | 4. 甲状腺炎 —— 121 |
| 4. 尿崩症 —— 119 | C 副甲状腺疾患 —— 121 |
| B 甲状腺疾患 —— 120 | 1. 副甲状腺機能低下症 —— 122 |

2. 副甲状腺機能亢進症 ─── 122
D 性腺疾患 ─── 122
　1. 思春期の発来 ─── 122
　2. 思春期早発症（性早熟症）─── 122
　3. 性発育不全 ─── 123

4. 性分化異常 ─── 123
E 副腎疾患 ─── 123
　1. 副腎皮質機能の異常 ─── 124
　2. 副腎髄質疾患 ─── 125

## 12 消化器系疾患 ─────────────────────────── 香美祥二　127

A 口腔疾患 ─── 127
　1. 口唇炎 ─── 127
　2. 口角炎 ─── 127
　3. アフタ性口内炎 ─── 128
　4. 鵞口瘡 ─── 128
　5. 地図状舌 ─── 128
　6. 舌小帯短縮症 ─── 128
　7. 唇裂，口蓋裂 ─── 128
B 食道疾患 ─── 128
　1. 先天性食道閉鎖症 ─── 128
　2. 食道噴門弛緩症 ─── 128
C 胃および腸疾患 ─── 128

　1. 乳児肥厚性幽門狭窄症 ─── 128
　2. 胃潰瘍 ─── 130
　3. 急性および慢性胃腸炎 ─── 130
　4. 腸重積 ─── 130
　5. ヒルシュスプルング病（先天性巨大結腸症）─── 130
D 肝・胆道・膵疾患および腹膜疾患 ─── 130
　1. ウイルス性肝炎 ─── 130
　2. 新生児肝炎 ─── 131
　3. 先天性胆道閉鎖症 ─── 131
　4. 先天性胆道拡張症 ─── 131
　5. ヘルニア ─── 132

## 13 感染性疾患 ─────────────────────────── 香美祥二　133

A 感染症 ─── 133
B ウイルス感染症 ─── 133
　1. ウイルス感染の機序 ─── 133
　2. 発疹性ウイルス疾患 ─── 133
　3. 水疱性ウイルス疾患 ─── 135

　4. 胃腸炎症状を呈するウイルス疾患 ─── 136
　5. RSウイルス感染症 ─── 137
C 細菌感染症 ─── 137
　1. 溶血性連鎖球菌感染症 ─── 137
　2. ブドウ球菌感染症 ─── 138

## 14 呼吸器疾患 ─────────────────────────── 香美祥二　139

A 鼻の疾患 ─── 140
　1. 鼻の奇形 ─── 140
　2. 急性鼻炎 ─── 140
　3. 鼻出血 ─── 140
B 咽頭・喉頭疾患 ─── 140
　1. 急性鼻咽頭炎（かぜ症候群）─── 140
　2. 急性咽頭炎 ─── 140
　3. 急性扁桃炎 ─── 141
　4. 扁桃肥大 ─── 141
　5. 咽後膿瘍 ─── 141

　6. クループ症候群 ─── 142
C 気管支炎 ─── 142
　1. 急性気管支炎 ─── 142
　2. 喘息様気管支炎 ─── 142
　3. 急性細気管支炎 ─── 142
D 肺炎 ─── 143
　1. 細菌性肺炎 ─── 143
　2. マイコプラズマ肺炎 ─── 143
　3. ウイルス性肺炎 ─── 144
　4. その他の肺炎 ─── 144

## 15 血液疾患 ─────────────────────────── 渡辺浩良　145

A 貧血 ─── 145
　1. 鉄欠乏性貧血 ─── 145
　2. 巨赤芽球性貧血 ─── 146
　3. 遺伝性球状赤血球症 ─── 146
　4. 自己免疫性溶血性貧血 ─── 146
　5. 再生不良性貧血 ─── 146
　6. 発作性夜間ヘモグロビン尿症 ─── 147

B 白血球系疾患 ─── 147
　1. 急性リンパ性白血病 ─── 148
　2. 急性骨髄性白血病 ─── 148
　3. 慢性骨髄性白血病 ─── 148
　4. 乳児白血病 ─── 148
　5. 若年性骨髄単球性白血病 ─── 149
　6. ダウン症候群と白血病 ─── 149

| | | | |
|---|---|---|---|
| | 7. 非ホジキンリンパ腫 —— 149 | | 1. 凝固異常症 —— 149 |
| | | | 2. 血小板異常症 —— 150 |
| **C** | 出血性疾患 —— 149 | | |

## 16 小児がん ——————————————————————— 渡辺浩良 151

- **A** 小児がんの特徴 —— 151
  1. 画像診断 —— 152
  2. 病理診断 —— 152
  3. 治　療 —— 152
- **B** 主な小児がん —— 152
  1. 神経芽細胞腫 —— 152
  2. ウィルムス腫瘍 —— 153
  3. 肝腫瘍 —— 153
  4. 横紋筋肉腫 —— 153
  5. 骨肉腫 —— 153
  6. ユーイング肉腫 —— 154
  7. 網膜芽細胞腫 —— 154
  8. 脳腫瘍 —— 154

## 17 循環器疾患 ——————————————————————— 香美祥二 155

- **A** 先天性心疾患 —— 155
  1. 無短絡群 —— 155
  2. 左→右短絡群 —— 156
  3. 右→左短絡群 —— 158
- **B** 後天性心疾患 —— 159
  1. 心筋炎 —— 159
  2. 特発性心筋症 —— 159
  3. 細菌性心内膜炎 —— 159
- **C** 不整脈 —— 159
  1. 洞性頻脈，徐脈，不整脈 —— 159
  2. 期外収縮 —— 160
  3. 発作性頻拍症 —— 160
  4. 房室ブロック —— 160
  5. WPW 症候群 —— 161

## 18 アレルギー疾患 ————————————————————— 香美祥二 163

- **A** アレルギー反応の定義 —— 163
- **B** アレルギー反応の分類 —— 163
- **C** 主なアレルギー疾患 —— 164
  1. アトピー性皮膚炎 —— 164
  2. 気管支喘息 —— 165
  3. アレルギー性鼻炎 —— 167
  4. じん麻疹 —— 167
  5. 食物アレルギー —— 167
  6. 薬物アレルギー —— 172

## 19 自己免疫疾患および類縁疾患 ———————————————— 香美祥二 173

- **A** 若年性特発性関節炎（JIA）—— 173
- **B** 全身性エリテマトーデス（SLE）—— 173
- **C** 皮膚筋炎 —— 174
- **D** リウマチ熱 —— 175
- **E** 川崎病（急性熱性皮膚粘膜リンパ節症候群：MCLS）—— 175
- **F** IgA 血管炎（アレルギー性紫斑病）– 176

## 20 神経・筋疾患 ——————————————————————— 森　健治 179

- **I** 中枢神経疾患 —— 179
- **A** 神経学的検査 —— 179
  1. 血液（髄液）検査 —— 179
  2. 生理機能検査 —— 179
  3. 画像検査 —— 179
  4. 発達・知能検査 —— 180
- **B** 頭蓋奇形 —— 180
  1. 頭囲の異常 —— 180
- **C** 脳性麻痺 —— 181
- **D** けいれん性疾患 —— 182
  1. てんかん —— 182
  2. 熱性けいれん —— 186
  3. 泣き入りひきつけ —— 186
- **E** 化膿性髄膜炎，急性脳症 —— 187
  1. 化膿性髄膜炎 —— 187
  2. 急性脳症 —— 187
- **F** 頭部外傷 —— 187
- **G** 神経皮膚症候群 —— 188
  1. 結節性硬化症 —— 188
  2. スタージ・ウェーバー症候群 —— 188
  3. 神経線維腫症１型（フォン・レックリングハウゼン病）—— 189

| H 変性神経疾患 —————————— 190
| I 脳腫瘍 —————————————— 190
| J 発達障害 ————————————— 191
|   1. 知的障害（精神遅滞）————— 191
|   2. 自閉症スペクトラム障害 ——— 191
|   3. 注意欠如・多動性障害 ———— 192
|   4. 学習障害 —————————— 192
| Ⅱ 筋疾患 ————————————— 193
| A 重症筋無力症 ————————— 193
| B 筋ジストロフィー ———————— 194
  1. 福山型先天性筋ジストロフィー —— 194
  2. デュシェンヌ型筋ジストロフィー・ベッカー型筋ジストロフィー ———— 195
| C 筋強直（緊張）症候群 ————— 195
  1. 筋強直性ジストロフィー ———— 195
  2. 先天性筋強直症（トムゼン病，ベッカー型先天性筋強直症）———————— 196
| D 先天性ミオパチー ——————— 196
| E 脊髄性筋萎縮症 ———————— 196

## 21 運動器疾患 ————————————————————— 伊藤弘道 197

| A 骨系統疾患 —————————— 197
|   1. 軟骨無形成症 ———————— 197
|   2. 骨形成不全症 ———————— 197
|   3. 大理石骨病 ————————— 198
| B 発育性股関節形成不全症 ———— 198
| C 先天性斜頸 —————————— 199
| D 先天性内反足 ————————— 200
| E 側彎症 ———————————— 200
| F 骨端症 ———————————— 201
| G 骨髄炎 ———————————— 202
| H 二分脊椎症 —————————— 202

## 22 心身症と関連疾患 ———————————————————— 二宮恒夫 203

| A 心身症の定義と発症の要因 ——— 203
| B 主な心身症 —————————— 203
|   1. 遺尿症 ——————————— 203
|   2. 遺糞症 ——————————— 205
|   3. チック ——————————— 205
|   4. 吃音 ———————————— 205
|   5. 過敏性腸症候群 ——————— 205
|   6. 過換気症候群 ———————— 206
  7. 神経性無食欲（やせ）症，神経性大食（過食）症 ————————————— 206
  8. 起立性調節障害（OD）————— 207
  9. 指しゃぶり，自慰 —————— 207
| C 関連疾患 ——————————— 208
  1. 不登校 ——————————— 208
  2. 子ども虐待 ————————— 208
  3. いじめ ——————————— 208

## 23 腎・泌尿器疾患 ————————————————————— 香美祥二 211

| A 急性腎炎症候群 ———————— 211
|   1. 溶連菌感染後急性糸球体腎炎 —— 211
|   2. その他の原因による急性糸球体腎炎 - 212
| B 慢性腎炎症候群 ———————— 212
|   1. IgA 腎症 —————————— 213
|   2. 紫斑病性腎炎 ———————— 214
|   3. 遺伝性腎炎（アルポート症候群）—— 214
| C ネフローゼ症候群 ——————— 214
| D 急速進行性腎炎症候群 ————— 215
| E 無症候性蛋白尿 ———————— 215
  1. 一過性蛋白尿 ———————— 215
  2. 運動蛋白尿 ————————— 215
  3. 起立性蛋白尿（体位性蛋白尿）—— 216
| F 尿路感染症 —————————— 216
  1. 腎盂腎炎 —————————— 216
  2. 急性出血性膀胱炎 —————— 216
| G その他 ———————————— 217
  1. 包茎 ———————————— 217
  2. 陰嚢水腫 —————————— 217
  3. 停留精巣 —————————— 217

## 24 寄生虫疾患 —————————————————————— 香美祥二 219

| A 回虫症 ———————————— 219
| B 蟯虫症 ———————————— 219
| C 鉤虫症 ———————————— 219

## 25 小児の事故 ——— 森 一博 221

- **A** 事故の発生 ——— 221
- **B** 年齢による事故の特徴 ——— 221
  1. 乳児期の事故 ——— 221
  2. 幼児期の事故 ——— 222
- **C** 乳幼児突然死症候群 ——— 223

## 26 救急処置 ——— 森 一博 225

- **A** 主な症状と処置 ——— 225
  1. 発熱 ——— 225
  2. 嘔吐 ——— 225
  3. けいれん ——— 226
  4. 熱傷（やけど）——— 226
  5. 呼吸困難 ——— 226
  6. チアノーゼ ——— 227
  7. 意識障害 ——— 227
- **B** 救急処置 ——— 228
  1. 心肺蘇生 ——— 228
  2. 溺水（できすい）の処置 ——— 230
  3. 異物誤飲・誤嚥の処置 ——— 230
  4. 薬物・化学物質誤飲の処置 ——— 231

## 27 眼科・耳鼻科疾患 ——— 渡辺浩良 233

### I 眼科疾患 ——— 233

- **A** 子どもの目の検査 ——— 233
  1. 視力検査 ——— 233
  2. 屈折検査 ——— 233
  3. 細隙灯顕微鏡検査（さいげきとう）——— 233
  4. 眼底検査 ——— 233
  5. 眼位・眼球運動検査 ——— 233
  6. 両眼視機能検査 ——— 234
  7. 涙管通水検査 ——— 234
- **B** 子どもの目の疾患 ——— 234
  1. 近視・遠視 ——— 234
  2. 網膜色素変性症 ——— 234
  3. 弱視 ——— 234
  4. 色覚異常 ——— 234
  5. 先天性鼻涙管閉塞 ——— 234
  6. ウイルス性結膜炎 ——— 234
  7. 外斜視・内斜視 ——— 234

### II 耳鼻科疾患 ——— 235

- **A** 子どもの耳鼻の診察 ——— 235
  1. 耳 ——— 235
  2. 鼓膜 ——— 235
  3. 鼻 ——— 235
  4. 扁桃（へんとう）——— 235
  5. 喉頭 ——— 235
  6. 聴力検査 ——— 235
- **B** 子どもの耳鼻の疾患 ——— 236
  1. 中耳炎 ——— 236
  2. 難聴 ——— 236
  3. 副鼻腔炎 ——— 236
  4. アレルギー性鼻炎 ——— 236
  5. 口蓋扁桃肥大 ——— 236
  6. 睡眠時無呼吸症候群 ——— 236
  7. 扁桃炎 ——— 236

### コラム /Column

- ダウン症？ ——— 90
- 新生児のディベロップメンタルケア ——— 97
- 夏場は子どもの熱中症に要注意！ ——— 115
- 知っておきたい赤ちゃんの内分泌の病気 ——— 125
- 子どもの腹痛 ——— 132
- 猩紅熱（しょうこうねつ）——— 137
- 知っておきたい感染用語 ——— 138
- 風邪（かぜ）って何？ ——— 140
- 成人先天性心疾患とは？ ——— 161
- アレルギー疾患への社会的対応 ——— 170
- 学校検尿と子どもの腎臓病 ——— 214
- 乳児の心肺停止と虐待 ——— 224
- 自動体外式除細動器（AED）——— 232

### 索引 /INDEX ——— 237

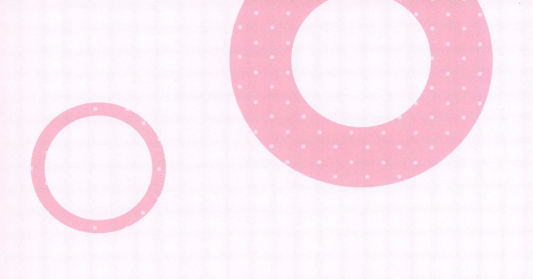

# 育児学

1. 胎生期および小児期の分類 —— 3
2. 小児の発育と発達 —— 5
3. 小児の生理 —— 23
4. 乳幼児の栄養 —— 35
5. 小児の生活 —— 57
6. 小児保健 —— 65

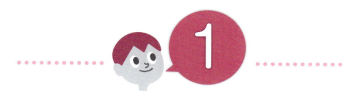

# 胎生期および小児期の分類

　精子と卵子とが受精してつくられた受精卵は分裂, 増殖して, いろいろな組織, 器官に特有な細胞に分化する. 受精から出生までの胎生期と, 出生後の小児期は次のように分けられる (図 1-1).

### a 胎生期
　①受精卵期 (胚芽期): 受精後 2 週間. 遺伝子, 染色体による因子で決定される時期
　②胎芽期: 発生 2〜8 週未満 (妊娠 4〜8 週未満)*. 化学物質, 感染, 放射線などの影響を受けやすい.
　③胎児期: 妊娠 8 週〜出産まで

### b 周産期
　妊娠満 22 週〜出生後 7 日未満まで

### c 小児期
　①新生児期: 日齢 0〜日齢 27 まで
　②乳児期: 満 1 歳まで
　③幼児期: 1〜6 歳まで
　④学童期: 6〜12 歳 (小学校時代)
　⑤思春期: 第二次性徴のはじまりから骨端線閉鎖までをいう. 思春期の発来は, 女子では平均 10 歳, 男子では平均 10.8 歳である.

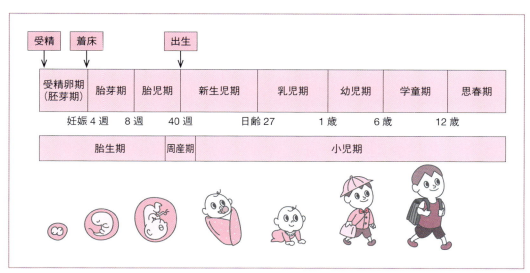

図 1-1　発育期の分類

　＊最終月経日から約 2 週間で排卵が起こるため, 発生週数は妊娠週数より 2 週間少なくなる.

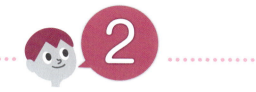

# 小児の発育と発達

　小児が成人と異なっているところはいろいろあるが，もっとも特徴的なことは，発育・発達の途上にあることである．また，多くの素晴らしい可能性と，成熟していないための脆弱性（弱さ）を持ち合わせている．これらのことを考えながら小児に関わることが大切である．

　発育と発達は同じような意味で使われることもあるが，厳密には異なり，発育は英語のgrowthに相当し，主に体重，身長などの形態的な増加の意味で使われている．一方発達は，developmentに相当し，運動，言語，知能などの機能的な成熟の意味で使われている．一般に発育は乳児期にもっとも顕著で，思春期がそれに次ぐ．

## A 形態発育

### 1 体重

　出生体重は約3kgであるが，男児は女児よりも若干重い．出生後，3〜5日ごろに体重は一時減少する．出生体重の5〜10％減少し，7日ごろ出生体重に戻る．これを**生理的体重減少**という．この主な原因は生後の哺乳量や水分の摂取量が少ないにもかかわらず，皮膚や肺からの水分の発散量が多いことによる．また胎便や尿からの水分損失もある．1日の体重増加量は0〜3ヵ月で25〜30g，3〜6ヵ月で20〜25g，6〜9ヵ月で15〜20g，9〜12ヵ月で10〜15g程度である．3〜4ヵ月で出生時の2倍，1歳で3倍，2歳半で4倍，4歳で5倍になる．乳幼児期の体重の発育曲線を（図2-1 a〜d）に示す．学童前期（6〜10歳）には年間約3kg増加し，思春期に入ると，身長の**思春期発育急進現象**から約半年後に体重増加のスパートが起き，年間5kg程度の増加となり，以後増加速度は減少し，成人の状態となっていく（図2-2 a, b）．

### 2 身長

　出生時の身長は，約50cmで，男児は女児よりもわずかに大きい．
　乳児期の発育は旺盛で1歳時には，出生時の約1.5倍（75cm）にもなり，4歳で出生時の約2倍（約100cm）になる（図2-3 a〜d）．学童期には，1年間に約5cm増加し，12歳で出生時の3倍（約150cm）になる．とくに思春期初期では増加が著明である（思春期発育急進現象）．女児は思春期の発来が早いので，11歳ごろは女児の方が体

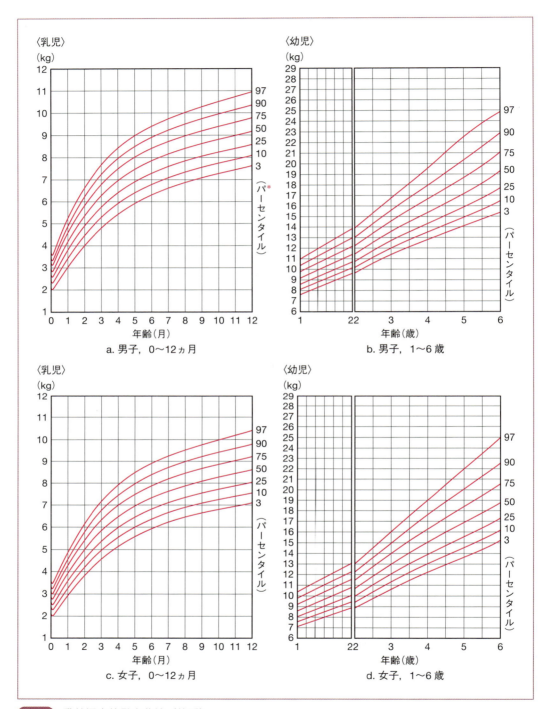

**図 2-1** 乳幼児身体発育曲線（体重）

*パーセンタイル：データの散布度を表す指標の1つ．データを大きさの順に並べたとき，nパーセンタイルとは「n%のデータはそれより小さい」といえる値である．例えば95パーセンタイルは95%のデータはそれより小さいといえる値であり，75%パーセンタイルは75%のデータはそれより小さいといえる値である．

［厚生労働省：平成22年 乳幼児身体発育調査報告書，2011 より引用］

A. 形態発育　7

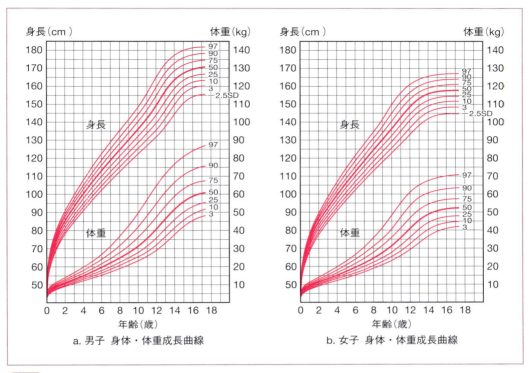

**図2-2** 成長曲線基準図
[日本学校保健会：児童生徒等の健康診断マニュアル平成27年度改定版, 日本学校保健会図書, 東京, p. 68, 2015より許諾を得て転載]

重，身長とも一時的に男児を大きく超えている．しかしその後は，再び男児が大きくなる．以後増加速度は減少し，男児は17歳ごろ，女児は15歳ごろ骨端線の閉鎖とともに最終身長となる（図2-2 a, b）．

## 3　頭囲と胸囲

　脳の重量の増加，頭囲の増加は乳児期にもっとも顕著である．出生時の頭囲は約33〜34cmで胸囲よりやや大きく，1歳で約45〜46cm（成人の約80％）となり，胸囲とほぼ同じになる．以後頭囲増加は緩慢となり，5歳で50〜51cmとなり（図2-4 a〜d），成人男性約57cm，女性約55cmである．胸囲は出生時は約32cmで頭囲よりもやや小さいが，1〜2ヵ月ではほぼ同じとなり，1歳で約45〜46cmで2歳ごろより頭囲を大きく超えて，5歳で約54〜55cmとなる．

## 4　頭蓋

　頭蓋は脳頭蓋と顔面頭蓋に分けられる．脳頭蓋は脳を保護し，顔面頭蓋は顔面を形づくっている．両頭蓋の割合は，成長するほど顔面頭蓋の比率があがり，成人では2〜2.5：1である．
　脳頭蓋は前頭骨，頭頂骨，側頭骨，後頭骨，蝶形骨，篩骨からなり，各骨の接続部を

2. 小児の発育と発達

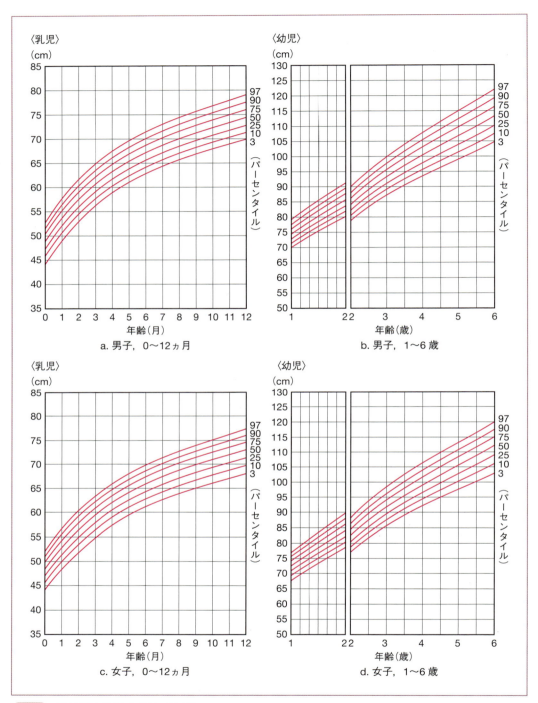

図 2-3 乳幼児身体発育曲線（身長）

[厚生労働省：平成 22 年 乳幼児身体発育調査報告書, 2011 より引用]

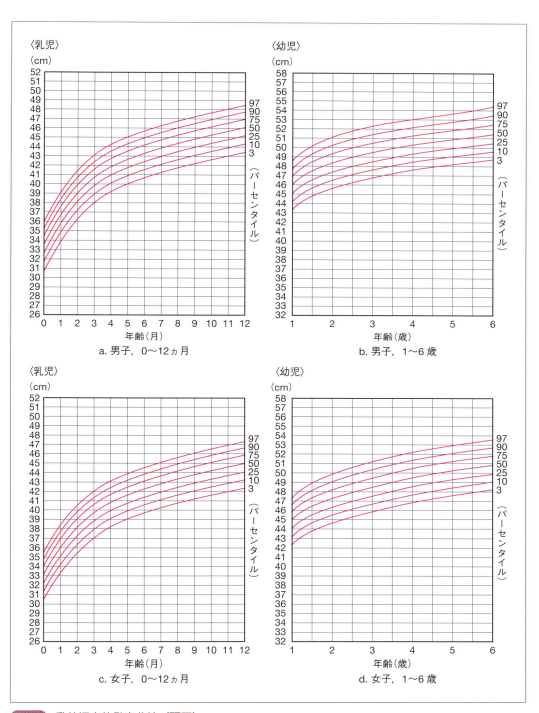

図 2-4　乳幼児身体発育曲線（頭囲）

［厚生労働省：平成 22 年 乳幼児身体発育調査報告書，2011 より引用］

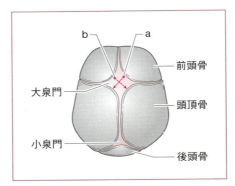

**図 2-5** 大泉門と小泉門

泉門直径 = $\dfrac{a+b}{2}$

縫合という．前頭骨と頭頂骨に囲まれた菱形の部分を**大泉門**，頭頂骨と後頭骨に囲まれた部分を**小泉門**という（図 2-5）．

小泉門は生後 1～2ヵ月で閉鎖し，大泉門は 1歳～1歳半で閉鎖することが多い．また脱水症があれば陥没し，逆に髄膜炎やその他の原因で脳圧が亢進*しているときは膨隆する．

＊**脳圧亢進**：髄膜炎や脳炎，脳腫瘍などのときに，頭蓋内圧が高くなることを指し，大泉門の膨隆，頭痛，嘔吐，うっ血乳頭などの症状がみられる．

## 5 胸郭

胸郭は脊柱，肋骨，胸骨などからなり，中に心臓，肺などの重要臓器を内包する．胸郭は成長につれて変化する．乳児期は，横断面は円形で前後径と左右径がほぼ等しく，肋骨は水平に走っている．成長に伴い，左右径が前後径よりも長くなり，成人では 3：2 になり，肋骨は前方に斜めに走るようになる．

## 6 脊柱

脊柱は頸椎 7個，胸椎 12個，腰椎 5個，仙椎 1個（5つが融合），尾椎 1個（3～5つが融合）が 1本の棒状になってできている．新生児期は，棒状で垂直であるが，発育に従い，生理的な彎曲を呈してくる．すなわち頸部は前彎，胸部は後彎，腰部では前彎，仙骨部では後彎を示すようになる（図 2-6）．

## 7 骨年齢

骨年齢は X 線で手根骨の化骨（軟骨が骨に成長すること）核数をみて骨の成熟度を判定し，骨の年齢が何歳相当であるのかを表したものである．手根骨の化骨核数は暦年齢とともに増えていき，だいたい暦年齢または暦年齢＋1個である．化骨核数は全部で 10個であり，12歳ですべて出現する（図 2-7）．

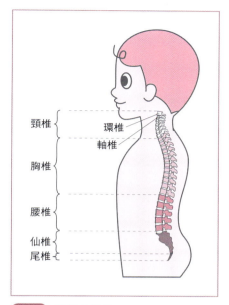

図 2-6 脊柱の彎曲

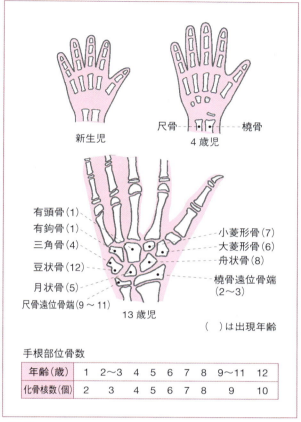

図 2-7 手根骨と年齢によるその化骨核数

## 8 生歯

　乳歯は生後 6〜8ヵ月で生えはじめ 3 歳ごろに 20 本がそろう．永久歯は 6 歳ごろから生えはじめ，第二大臼歯までは 10〜14 歳までに生え替わる．第三大臼歯（いわゆる親しらず）は生えなかったり埋没していることもある（図 2-8）．

## 9 身体各部のつり合い

　頭部と身長の関係では幼児期ほど相対的に頭部が大きい．すなわち新生児期で 4 等身，2 歳で 5 等身，6 歳で 6 等身，12 歳で 7 等身，成人では 8 等身になる（図 2-9）．

## 10 内臓諸器官の発育

　小児の内臓器官は，一般に体重比にすれば成人より大きい．例えば肝臓の重量は成人では体重の 2％であるのに対し，小児では 5％である．脳は新生児期には，350〜400 g であるが，7〜8ヵ月で出生時の 2 倍，3 歳で約 3 倍の 1,100 g に達し，重量では成人の 80〜90％の発育を遂げている．

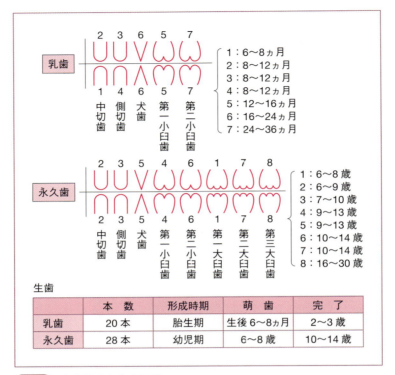

図 2-8 生歯順序と生歯時期
[鈴木栄ほか（編）：最新小児医学，医学図書出版，東京，p. 55，1972 を参考に著者作成]

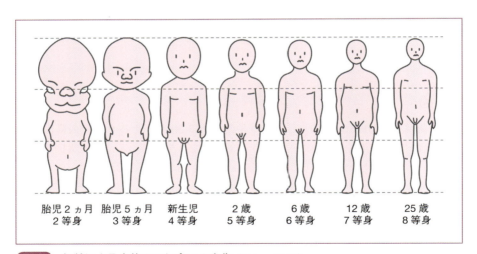

図 2-9 年齢による身体のつり合いの変化 (Nelson, W. E.)

　体内の各組織や器官の発育は一様ではなく，それぞれ遅速があるので年齢的に特徴が現れる．図 2-10 は，**スキャモンの臓器別発育曲線**であり，成人値を 100 としたときの各年齢における各臓器の重量をパーセントで表したものである．
　一般型とは，身長，体重，胸囲など一般計測値，および呼吸器，消化器，循環器など

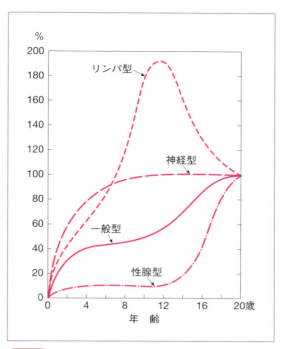

**図2-10** スキャモンの臓器別発育曲線 (Scammon, R. E.)

の各臓器，筋肉，骨格など大部分がこれに該当し，乳児期と思春期に急速に発育する．

　リンパ型はリンパ節，胸腺，扁桃腺，アデノイド組織の発育型で，学童期に著しく発育し成人値の2倍に達する．したがって，学童期の扁桃腺は肥大傾向にあり，病的で治療を要すると判断されることがあるため，専門家の診断を仰ぐなどの注意が必要である．

　神経型は，脳，脊髄の発育過程で，頭の大きさ，眼球などもこの型に属し，5～6歳で成人の80～90％の大きさに達する．

　性腺型は，生殖器の発育にみられる型で，思春期より急速に発育する．

## 11 発育状態の判定法

　発育，栄養状態については，各種の計測値とバランス，診察所見を参考にして総合的に判定しなければならない．

### a 単一計測値による方法

　体重，身長，頭囲を標準値と比較する方法がもっとも一般的である．**発育曲線**を参照して，一般的には3パーセンタイル値未満や97パーセンタイル値を超える場合を発育の偏りとしており，母子健康手帳には3パーセンタイルと97パーセンタイルに相当する線が引いてある．なお，1回だけの計測値よりも，それが発育曲線と平行しているかどうかが重要であり，また個人差なども考慮しなければならない．

表 2-1 肥満度

| 軽度肥満 | 20〜30% |
|---|---|
| 中等度肥満 | 30〜50% |
| 高度肥満 | 50%以上 |
| やせ | −20%以下 |
| 高度のやせ | −30%以下 |

### b 指数による方法（体格の指標）

体格を表す指標としては，乳幼児には**カウプ指数**（Kaup index），学童には**ローレル指数**（Rohrer index），他には成人も含めて BMI（body mass index），肥満度などが用いられる．

① カウプ指数＝体重(g)／身長(cm)$^2$×10（基準値 15〜18）
② ローレル指数＝体重(g)／身長(cm)$^3$×10$^4$（基準値 110〜160）
③ BMI＝体重(kg)／身長(m)$^2$（成人基準値 18.5〜25）（成人は 22 程度が望ましい）
④ 肥満度＝(実測体重−標準体重)／標準体重×100(%)（表 2-1）

## B 運動と精神機能の発達

### 1 神経系の発達

神経系の形態発達は，**スキャモンの臓器別発育曲線**（図 2-10）に示すように乳幼児期からきわめて顕著である．具体的には細胞レベルでの質的変化が起こっており，生後に過剰な神経細胞・シナプスを削除し，適切なシナプス形成や髄鞘化（軸索が髄鞘で覆われていくこと）が進むことによりなされていく．

### 2 感覚・知覚の発達

#### a 視覚

出生時には完全な視力は備わっておらず，外界の鮮明な映像を両眼でみることによって視力や**両眼視機能**（両眼でものをみる機能であり，遠近感や立体感などに関係する）が発達する．その乳幼児期に鮮明な映像をみられないと，視力が発達せず**弱視**となる（「27 章 眼科・耳鼻科疾患」I-B-3 項，p.234 参照）．両眼視機能は 6 歳ごろに完成する．

#### b 聴覚

新生児の聴力の有無は，音刺激に伴う児の驚愕などの反応の有無で確認できる．また，自動聴性脳幹反応や耳音響放射などによる**新生児聴覚スクリーニング**が行われている．先天性高度難聴の頻度は出生 1,000〜2,000 人に対して 1 人である．高度の両側性難聴を認める場合，音が聞こえにくいのみでなく，ことばの発達にも影響を与え，そのためにコミュニケーションの障害や学業，社会性の未熟といった障害を起こし得る．そのため早期発見，早期治療が必要である．

B. 運動と精神機能の発達　15

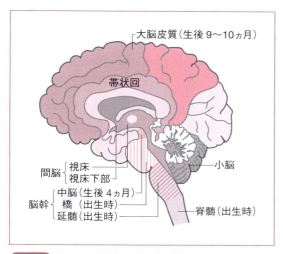

図 2-11　正中で縦割り（矢状断）した脳と脊髄

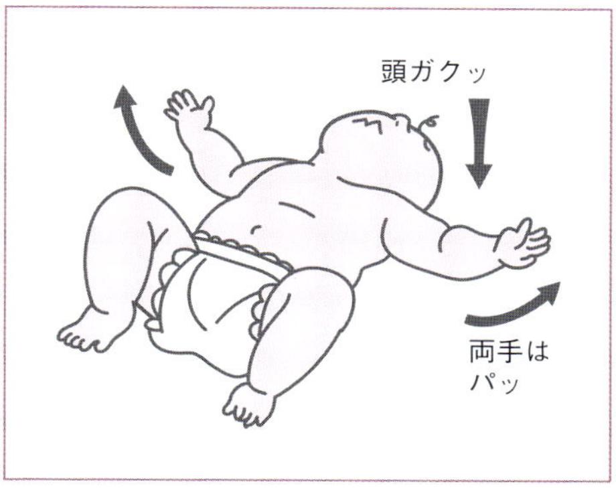

図 2-12　モロー反射

## 3　反　射

　新生児は脊髄，延髄，橋までの神経発達レベルであり（中脳，大脳皮質は発達途上），みられる反射は**原始反射**である．4ヵ月ごろになると発達は中脳レベルまで進み原始反射は消失しはじめ，**姿勢反射**がみられてくる．さらに9～10ヵ月ごろになると，発達は大脳皮質レベルまで進み**平衡反応**（バランスをとる反応）がみられてきて，つかまり立ち，つたい歩き，ひとり立ち，歩行などの立位の発達がみられてくる（図2-11）．

### a 原始反射

　①**モロー反射**（図2-12）：仰臥位（あお向けのこと）で空中に抱いた児の頭を15cmくらい持ち上げてから頭を支えている手を急に離してその掌の上に急に落下させると上肢を伸展，外転し，手を開大する．次にゆっくりとかかえこむように屈曲する．生後4ヵ月ごろまでに消失する．

　②**探索反射**：乳房が顔に触れると口をとがらせ，乳首を捉えようと顔が向く反射である．4ヵ月ごろ消失する．

　③**吸啜反射**：口腔内の乳首や小指を吸う反射である．4ヵ月ごろ消失する．

　④**手の把握反射**（図2-13 a）：手掌を圧迫すると，全指が屈曲し，検者の指を握りしめる反射である．5～6ヵ月ごろには消失する．

　⑤**足の把握反射**（図2-13 b）：母指球を検者の母指で圧迫すると，全指が屈曲する反射である．6～7ヵ月ごろに消失する．

　⑥**バビンスキー反射**：足裏外側をとがったもので踵の方から爪先の方に向けてゆっくりとこすると，足の第一指が足の甲の方に曲がり，他の4本の指が開く（開扇現象）反射である．生直後からみられ，2歳ごろ消失する．成人でみられる場合は錐体路障害を示唆する．

　⑦**非対称性緊張性頸反射**（図2-14）：仰臥位の児の顔を左右の一方に回すと，顔の向いている側の上下肢が伸展し，反対側の上下肢が屈曲する（フェンシング様の姿勢をと

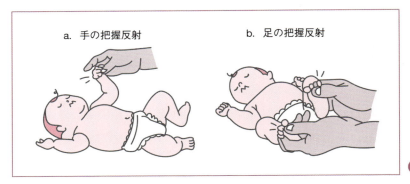

図2-13 把握反射

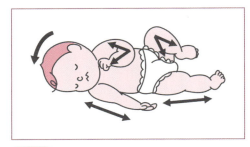

図2-14 非対称性緊張性頸反射

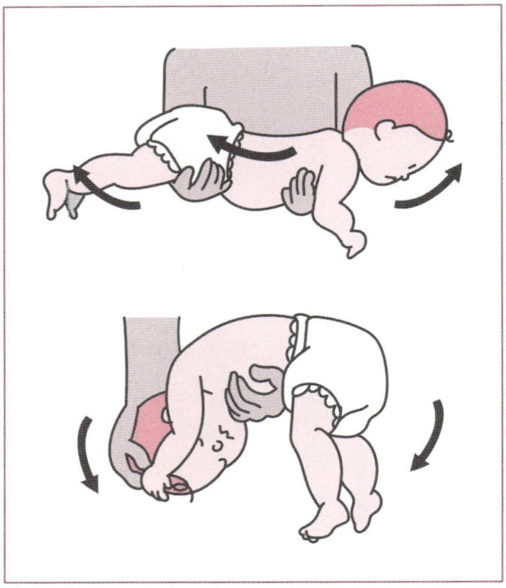

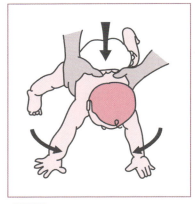

図2-15 ランドー反射

図2-16 パラシュート反射

る）反射である．2ヵ月ごろから出現し，6ヵ月ごろに消失する．

**b 姿勢反射**

①ランドー反射（図2-15）：児の腹部を手で支えて空中で水平腹臥位とする．頭を後屈すると体幹や下肢が伸展し，頭を前屈させると体幹や下肢が屈曲する反射である．3ヵ月ごろから2歳ごろまでみられる．

②立ち直り反射：身体が空間において位置を変化したとき，本来あるべき姿勢に自動的に身体が立ち直る反射である．5，6ヵ月ごろからみられ，一生続く．

③パラシュート反射（図2-16）：抱き上げた児を手で支えながら頭から落下させていくと，防御的に両手を伸ばし手を開いて身体を支えようとする反射である．8ヵ月ごろ

表2-2 反射の出現期間

| 反射の種類 | 出現期間 | 反射のレベル |
|---|---|---|
| モロー反射 | 出生時～4ヵ月 | 脊髄・延髄・橋レベル |
| 探索反射 | 出生時～4ヵ月 | 脊髄レベル |
| 吸啜反射 | 出生時～4ヵ月 | 脊髄レベル |
| 手の把握反射 | 出生時～5, 6ヵ月 | 脊髄レベル |
| 足の把握反射 | 出生時～6, 7ヵ月 | 脊髄レベル |
| バビンスキー反射 | 出生時～2歳 | 脊髄レベル |
| 非対称性緊張性頸反射 | 2ヵ月～6ヵ月 | 脊髄・延髄・橋レベル |
| ランドー反射 | 3ヵ月～2歳 | 中脳レベル |
| 立ち直り反射 | 5, 6ヵ月～一生 | 中脳レベル |
| パラシュート反射 | 8ヵ月～一生 | 中脳レベル |
| 平衡反応 | 9, 10ヵ月～一生 | 大脳皮質レベル |

表2-3 粗大運動発達

| 年齢 | 可能となる運動 |
|---|---|
| 3～4ヵ月 | 首がすわる |
| 5～6ヵ月 | 寝返り，ほしい物に手を伸ばす |
| 7～8ヵ月 | おすわり |
| 8～9ヵ月 | はいはい |
| 10ヵ月 | つかまり立ち |
| 11ヵ月 | つたい歩き |
| 12ヵ月 | 一人立ち，親指と人差し指で物をつまむ |
| 14ヵ月 | 一人歩き |
| 24ヵ月 | 階段のぼり，走る，ボールを蹴る |
| 3歳 | 片足立ち，三輪車をこげる，靴をはける |
| 4歳 | 片足けんけん |
| 5歳 | スキップ |

からみられ，一生続く．

④**平衡反応**：立位の際に児を前後左右に倒していくと，下肢を交差してバランスを保つ反応である．9, 10ヵ月からはじまり一生続く．

主な反射について出現する期間を表2-2にまとめている．

## 4 運動機能の発達

運動は**粗大運動**，**微細運動**に分けられる．粗大運動は歩く，すわるなど体全体の動きであり，微細運動は手先の細かい**協調運動**（器用さ）である．

粗大運動発達，微細運動発達について表2-3，図2-17にまとめている．

## 5 精神機能の発達

社会性の発達，言語発達，生活面の発達について表2-4～6にまとめている．運動や

## 図 2-17 微細運動発達

| 年齢 | もののつかみ方 |
|---|---|
| 3ヵ月 | つかませるとガラガラを少しのあいだ握っている 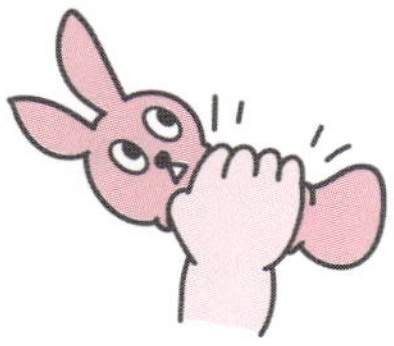 |
| 4〜5ヵ月 | 4ヵ月では触れたものをつかみ，5ヵ月では近くのものをつかむ．手掌全体でつかむ |
| 6ヵ月 | 手を伸ばしてほしいものをつかむ<br>手掌全体ないし橈骨側でつかむ（母指側もち） 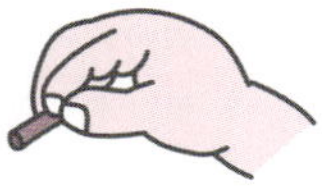 |
| 10ヵ月 | 母指と他の指を対向させて指の腹でつかむ（はさみもち） 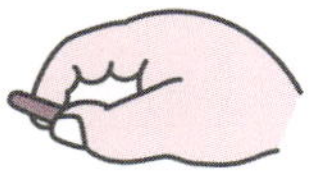 |
| 12〜14ヵ月 | 指先でつまむ（つまみもち） 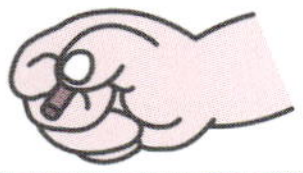 |

もののつかみ方で判断する．
なお，12ヵ月でははさみもち以上のつかみ方をしていればよい．

## 表 2-4 社会性の発達

| 年齢 | 社会性の発達 |
|---|---|
| 2ヵ月 | あやすと笑う |
| 3ヵ月 | 音のする方を向く |
| 5ヵ月 | 母親がわかる |
| 6〜8ヵ月 | 人見知りをする |
| 10ヵ月 | バイバイする |
| 12ヵ月 | 大人の命令がわかる |
| 2〜3歳 | 自己中心的，反抗的 |
| 4歳 | 大人によく質問する |

## 表 2-5 言語発達

| 年齢 | 言語発達 |
|---|---|
| 9ヵ月 | 「マンマ」などという<br>自分の名前がわかる |
| 9〜12ヵ月 | 有意語を1語話す<br>「パパ」「ママ」など |
| 1〜1歳3ヵ月 | 有意語を2〜3語話す |
| 1歳半 | 他人のまね |
| 2歳 | 2語文を話す<br>「パパ，だっこ」 |
| 3歳 | 3語文〜会話が可能<br>自分の名前がいえる<br>疑問詞（なぜ，いつ）を使う |

## 表 2-6 生活面の発達

| 年齢 | 生活面の発達 |
|---|---|
| 1歳 | コップで水が飲める |
| 1歳半 | スプーン，フォークが使える |
| 2歳 | 便意を知らせる<br>排尿を知らせる |
| 3歳 | 排尿自立<br>○を書ける |
| 4歳 | □を書ける<br>排便自立 |
| 5歳 | △を書ける<br>疼痛の訴えが信用できる |

精神面の発達については，デンバー式発達スケール（図2-18）や遠城寺式乳幼児発達検査などもあわせて参照するとよい．以下に乳幼児の月齢・年齢別の発達の様子を述べる．

① 4ヵ月児

4ヵ月は発達を見極める重要な時期である．首は座っており，しっかり追視し，あやすと声を出してよく笑う．ガラガラをふったり，呼びかけると振り向く．腹臥位では顔を45〜90°もち上げる．引き起こすと体幹とともに顔も平行にしっかりとついてくる．

② 7ヵ月児

4ヵ月に続く発達を見極める重要な時期である．支えなしでおすわりができる．人見知りがはじまる．マ，パなどの音声がでる．

③ 10ヵ月児

7ヵ月に続く発達を見極める重要な時期である．つかまり立ちやつたい歩きをしはじめる．「だめ」というと手をひっこめて親の顔をみたり，バイバイなどの物まねをする．パラシュート反射がある．手でおもちゃの車を走らせる．物ははさみもちする．

④ 12ヵ月児

「パパ」「ママ」などの発語がでる．大人の動作のまねをする．つたい歩きや一人立ちする．簡単な言葉の理解ができる．言語発達には個人差があり，有意語はなくても理解しており，模倣などの社会性があればよい．物は指先でつまむ．

⑤ 18ヵ月児

歩行，言語がしっかりしてくる．20〜30m転ばずに上手に歩いたり，走ったり，手すりにつかまって階段をのぼる．有意語を数語いう．積木を数個積む．鉛筆でぐるぐる○を書く．絵本をみせると車やネコなど3つ程度，指さすことができる．

⑥ 2歳児

走りまわり，両足でぴょんぴょん飛んだり，あまり手すりを使わずに1人で階段の昇降をする．積木を6, 7個積むことができ，本を1ページずつめくる．ドアの取っ手を回す．2語文を話す．「きれい」「おいしい」などの表現がでる．

⑦ 3歳児

三輪車をこぐことができる．片足で数秒立つことができる．まねして○を描き，はさみで紙を切ることができる．積木を9個積んで塔をつくることができる．自分の姓名がいえる．会話ができる．社会性の発達もみられ，順番を待ったり，ごっこ遊びをする．

## 6 発達の評価法

### a 発達指数（DQ）

デンバー式発達スケール（図2-18）や遠城寺式乳幼児発達検査，津守・稲毛式発達スクリーニング検査などが使用されている．知能や運動発達の途上である乳幼児の発達に関してはDQで評価する．

DQ＝（発達月齢/生活月齢）×100

［例：生活月齢が48ヵ月の児の発達レベルが24ヵ月齢児相当であった場合，DQは（24/48）×100＝50となる］

20　2. 小児の発育と発達

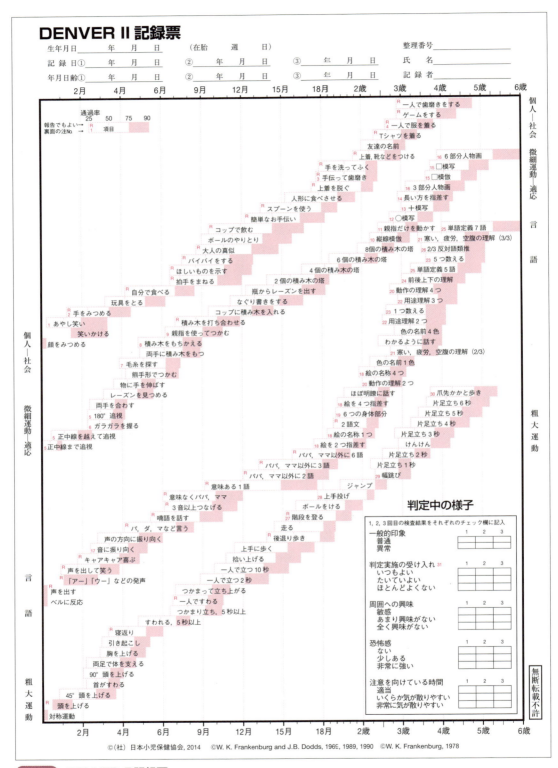

図2-18　DENVER II 記録票

[Frankenburg W. K.（原著），日本小児保健協会（編）：DENVER II －デンバー発達判定法，日本小児医事出版社，東京，2016より許諾を得て転載]

### b 知能指数（IQ）

$$IQ = (精神年齢/生活年齢) \times 100$$

IQ は平均 ± 標準偏差を 100 ± 15 とする正規分布を示す．知能は 15 歳以降はあまり上昇しないことから，生活年齢は 15 歳以降であれば 15 歳として判定する．知能検査としては，田中・ビネー式知能検査，鈴木・ビネー式知能検査，ウェクスラー児童用知能診断検査（WISC-IV）などがある．

## C 母子健康手帳

母子健康手帳は妊産婦と出生児の適正な健康管理を目的としており，新生児期から乳幼児期まで一貫して健康記録を管理できることが利点である．また，乳幼児期までの健康管理上で必要である知識も記載されていたり，保護者が子育ての際に感じたことなどを記録できる欄も設けられており，子育て支援ツールとしても利用できる．母子健康手帳は，母子保健法施行規則（厚生労働省令）第七条において，様式が定められている（省令様式）．主な内容は，妊娠経過，乳幼児健診記録，予防接種の記録，乳幼児身体発育曲線などであり，これまで約 10 年ごとに改定が行われている．

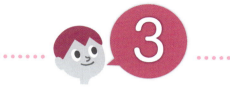

# 小児の生理

## A 胎生期の生理学・胎児生理学

　人体は1つの受精卵からはじまり，出生までに細胞数が約2兆に増加し，成人では60兆に達する．そして細胞から個体に成長・発達し，加齢とともに緩やかに機能が衰え，一生を終える．個体のはじまりである受精卵は，直径0.1 mm，0.03 mgから成長し，母体における約40週の妊娠が継続し，出生時には約3,000 g（1億倍）に達する．その後，成人すると50〜70 kgに達し，約20億倍となる．

## B 循環機能

　心臓の原型は在胎4週ごろにできる．大きさは6 mmで，すでにリズムを刻んでいる．
　循環系の役割は血液を介して全身の組織に酸素と栄養分を与え，組織から老廃物を運び出すことである．その主な役割を心臓と動静脈が担っている．動脈とは血液を人体の心臓から肺と身体末梢部に送り出す血管をいい，静脈は肺および身体末梢部からの血液を心臓に戻す血管である．ただし肺循環においては肺動脈には静脈血が流れ，肺静脈には動脈血（正確には動脈化血・酸素化血）が流れる*．

　＊動脈血と静脈血：動脈血とは肺でガス交換を終え，酸素化された血液で，鮮紅色で多量の酸素を含む．一方，静脈血とは心臓以外の器官および身体末梢部から心臓に還ってくる静脈を介して心臓に送られ，さらに心臓から肺動脈を介して肺に運ばれる血液をいう．酸素の量が少なく，炭酸ガス（二酸化炭素）を含み，ヘモグロビンは還元され暗紅色を呈す．さらに肺を経て酸素化して動脈血となる．

### 1 胎児循環

　胎児期は肺でガス交換が行われておらず，肺循環血液量は少ない．代わりに胎盤を介して，母体血と胎児血との血液ガス交換，栄養の補給と老廃物の排泄が行われている．
　胎児にとって胎盤からの動脈血は1本の臍静脈を経て，臍輪より胎児の体内に入り，一部は静脈管を抜け，残りは肝臓を通って，下大静脈を経て右心房に入る．下大静脈から右心房に入った血液は卵円孔を通って左心房→左心室→上行大動脈にいたる．この血液のほとんどは総頸動脈を通り上半身（脳，心臓を含む）に流れる．上半身を灌流（臓器や組織に血液が流れること）した血液は，上大静脈→右心房→右心室を経

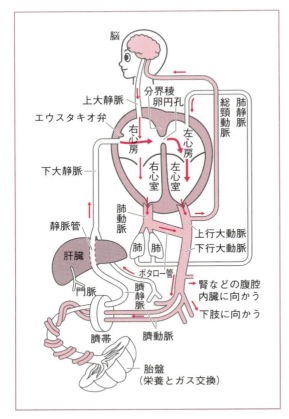

**図 3-1** 胎児循環

[John PC: Manual of Newborn Intensive Care. Harvard Medical School (ed), Joint Program in Neonatology, 1977 を参考に著者作成]

て，肺動脈に向かう．肺動脈から肺に流れる血液量は少ないので，ほとんどの血液は**動脈管（ボタロー管）**を通過して下行大動脈に合流し，下半身に流れる．この酸素飽和度の低い血液の一部は，2本の臍動脈を経て胎盤へと還流する（図3-1，2）．

### 2 出生後の循環の変化

出生直後に胎盤循環は停止する．第一啼泣（声を上げて泣くこと）とともに肺が拡張すると，肺動脈に血液が大量に流れはじめる．その血液は，肺静脈を通って左心房に還り，左心房の圧力が右心房より高くなり，**卵円孔**が閉鎖する．生後1～2日で動脈管は閉鎖し，成人の血液循環と同じになる．静脈管は生後1ヵ月以内に閉鎖する．

### 3 脈拍数

脈拍は四肢の動脈を触って測定する．1分間の脈拍数は乳児では成人の約2倍で，幼いほど心拍数が多くなる（表3-1）．

### 4 血圧

血圧の測定にはマンシェットの幅が上腕の長さの2/3の幅のものを用いる（3ヵ月～3歳：5cm，4～6歳：7cm，7～9歳：9cm，成人：12cm）．血圧は低年齢であるほど低

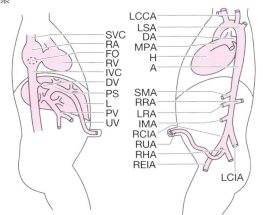

**図 3-2** 胎児・新生児の臍帯動静脈系

**表 3-1** 小児の呼吸数，脈拍数，血圧

|  | 呼吸数（1分間） | 脈拍数（1分間） | 血圧（mmHg） | |
|---|---|---|---|---|
|  |  |  | 収縮期 | 拡張期 |
| 新生児 | 40〜50 | 120〜140 | 60〜80 | 35〜55 |
| 乳児 | 30〜40 | 120〜130 | 80〜90 | 45〜65 |
| 幼児 | 20〜30 | 100〜110 | 90〜100 | 60〜65 |
| 学童 | 20 | 80〜90 | 110〜120 | 60〜70 |
| 成人 | 16 | 70 | 110〜130 | 60〜80 |

い（表3-1）．

## C 呼吸機能

　胎児は出生後すぐに呼吸ができるように準備している．肺胞から分泌されるサーファクタントは肺胞を膨らませる働きをもつ．また胎児は，出生前には呼吸様の運動を行っている．胎内では気道は肺水で満たされているが，陣痛のストレスにより肺水の吸収がはじまる．出生と同時に肺胞は拡張し，空気で満たされ，肺の血管系には血液が大量に流れ，肺の機能がはじまる．

　新生児期は呼吸が不完全なため無呼吸，不規則呼吸などを起こしやすい．呼吸は呼吸中枢でコントロールされているが，新生児期はこの機能が未熟である．生後2〜3ヵ月までは口呼吸ができない．

　乳児では**横隔膜**を主とした**腹式呼吸**（横隔膜呼吸）が行われる．乳児の胸郭は樽状で肋骨が水平に走っているため胸式呼吸ができない．それだけ呼吸能率は劣る．しかし肋

骨の傾斜も完成し，肋間筋などの発達につれて，3歳ごろから胸式呼吸に移行し，7歳ごろには成人の呼吸に近くなる．

乳児期の鼻腔，後鼻孔，喉頭，気管などの気道は狭いので，炎症により粘膜からの分泌物が増加し，「ゼーゼー」という喘鳴が聞かれることがある．気道の粘膜上皮には粘液細胞と線毛があり，気道内の異物，感染により生じた喀痰などを気道外に排出するために，線毛運動をしている．

呼吸数は低年齢であるほど多い．新生児は1分間に40～50回，乳児30～40回，幼児20～30回，学童約20回位である（表3-1）．

## D 血液

血液は細胞成分と血漿からなり，心臓，動脈および静脈を満たし，体内の各臓器を循環する．細胞成分のうち赤血球には血液型があり，輸血に重要である．また白血球には移植の成否を決定する**ヒト白血球抗原（HLA）**が存在する．

◆血漿にはナトリウム（Na），カリウム（K）などの電解質の他にフィブリノゲンなどの凝固因子を含む血漿蛋白（蛋白量約7g/dl）が含まれる．血液をそのまま試験管に入れて放置すると，血液は凝固し，フィブリノゲンがフィブリンとなり，細胞成分とともに凝結して血餅となる．この際の上清は凝固因子を含まず，血清と呼ばれる．

血液の主な働きは酸素と二酸化炭素とのガス交換と消化管などから吸収した栄養を腸管の静脈血管・門脈を通して肝臓に運び，さらに全身各部の組織に運ぶことである．

### 1 赤血球

胎児期は，母体内の低酸素環境の中で生育されているため，酸素を運ぶ赤血球が多い．しかし生後は血中の酸素分圧が上昇するので，酸素運搬役の赤血球は胎児期ほど必要ではない．不要となった赤血球は脾臓で壊され，その残骸がビリルビンとなり，新生児の生理的黄疸を生じる．

赤血球の形は中くぼみ円盤状，直径7～8μm（1μm＝1/1,000mm），厚さ2μmで，血液1mm³（1μl）中に約400万～500万個含まれる．赤血球の大部分はヘモグロビンからなる．ヘモグロビン量は血液100ml（1dl）中のグラム数で表し，健康成人男性で，約16g/dl，女性で約14g/dlである．赤血球が酸素に触れるとこれをとり入れ，酸化ヘモグロビンとなり，酸素の不足した組織で酸素を組織に放出する．組織と血液とのガス交換には組織液が関与する．

胎児の赤血球では**胎児ヘモグロビン（HbF）**が主であり，生後は成人ヘモグロビン（HbA）に置換されていく．胎児ヘモグロビンは酸素に強い結合力があり，酸素含量が少ない胎内環境でのガス交換の効率を高めるために都合がよい．新生児の赤血球数は400万～550万/μl，ヘモグロビン値（血色素量）は15～18g/dlで，日齢6日以後，低下する（表3-2）．

表 3-2 血液基準値

|  | 2週 | 3ヵ月 | 6ヵ月〜6歳 | 7〜12歳 | 成人女性 | 成人男性 |
|---|---|---|---|---|---|---|
| 血色素量（g/dl） | 16.5 | 12 | 12 | 13 | 14 | 16 |
| ヘマトクリット（％） | 50 | 36 | 37 | 38 | 42 | 47 |
| 赤血球数（万/μl） | 500 | 450 | 460 | 470 | 480 | 540 |
| 網状赤血球数（％） | 0.5 | 0.45 | 0.46 | 0.47 | 0.48 | 0.54 |
| 白血球数（/μl） | 12,000 | 12,000 | 10,000 | 8,000 | 7,500 | 7,500 |

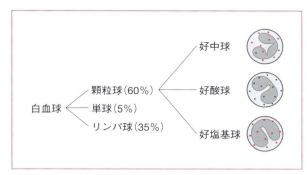

図 3-3 白血球の種類

## 2 白血球

　直径が 10〜15 μm の大きさで，球形に近い形をし，成人では血液 1 mm³ 中に 4,000〜8,000 個含まれているが，新生児期には多く，以後漸減（次第に減ること）し，2〜3 歳で成人値と等しくなる．また，白血球には大きく分けて顆粒球（60％），単球（成人比率では 5％），リンパ球（35％）に分けられ（図 3-3），新生児期は顆粒球の中の主役である好中球がリンパ球より多いが，乳児期にはリンパ球が多くなり，3〜5 歳で両者はほぼ等しく，以後は好中球の方が多い（表 3-2，図 3-4）．好中球は細菌や異物を処理し，リンパ球は抗体を産生する．

## 3 血小板

　大きさは 2〜5 μm で，不規則な形をしている．血液 1 μl 中に約 30 万個含まれており，血液を凝固させる働きがある．

# E 免疫

　免疫グロブリンのうち IgG は胎盤を通過し母体から胎児に移行するので，新生児は免疫をある程度もっている（受動免疫）．しかし移行した IgG は生後 3〜6ヵ月で消失し，さまざまな感染症にかかりはじめる．感染症では，感染初期には IgM がつくられ，続いて IgG が産生される．自身によって産生された IgG は母親から受け継いだ

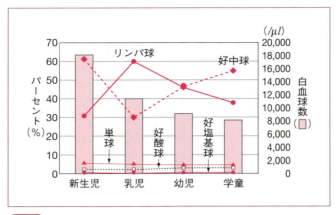

図3-4 白血球百分比

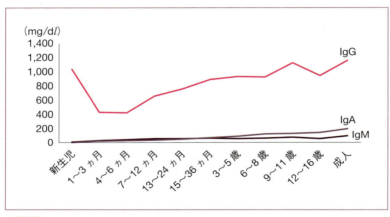

図3-5 各年齢における免疫グロブリン値

[Stiehm ER et al: Serum levels of immune globulins in health and disease: a survey. Pediatrics 37: 715-727, 1966 を参考に著者作成]

IgGと異なり，長期に持続し，同じ感染症に対して抵抗力ができる（能動免疫）．

　IgMは胎盤を通過しないが，抗原刺激があれば胎児期から出生直後にかけて比較的早期につくられる．IgAは上気道や腸管などの粘膜表面に，生後3ヵ月前後から分泌型IgAとして分泌されるようになる．その抗体は腸管内の細菌の体内侵入を防ぎ，腸管局所免疫の役目を果たす．生後3ヵ月までは母乳に含まれるIgAがこの役割を果たす（腸管局所の受動免疫）．これらの血中レベルは加齢とともに上昇し，生後1～2年でIgM，IgG，IgAの順で成人のレベルに達する（図3-5）．

## F 消化機能

### 1 摂食能と食欲

　在胎24週ごろから味覚が現れるといわれている．胎児は羊水を飲み込み，吸収し，尿として排泄している．

　新生児は出生直後より**哺乳**することができる．乳首が口や頬に触れるとその方向に顔を向けて口を開く口唇探索反射，口唇と舌で乳首を捕らえる捕捉反射，連続的な吸啜反射，嚥下反射など一連の反射現象を備えている（「2章　小児の発育と発達」B-3項，p.15参照）．生後3ヵ月ごろ，十分な哺乳量に達すると，反射的な哺乳が随意的哺乳に移行する．

　初期には口唇の固形物を舌先で突き出す舌挺出反射がみられるが，生後4ヵ月で消失し，しだいに咀嚼運動ができるようになる．5～6ヵ月で離乳食が開始される．6～8ヵ月では哺乳ビンから自分で飲むようになる．8ヵ月で食物をつかんで口に運び，10ヵ月でスプーンの使用ができ，1歳になると，コップで飲めるようになる．最初に萌出する歯は中切歯で生後6～8ヵ月で生えはじめる．

### 2 胃腸機能の特徴

　食道には蠕動運動がみられるが，新生児では嚥下能力が弱く，食道筋肉協調機能が不十分である．成熟新生児でも下部食道括約筋の機能が弱いため，食道噴門部が弛緩し，胃から逆流しやすい．病的な例は胃食道逆流症として扱われる．

　在胎34週未満で生まれた低出生体重児は，呼吸と嚥下との協調作用が不十分であるため，経鼻胃管を挿入して母乳の注入を行う．

　胃内容の排出時間は食事の種類により異なり，母乳では約2時間，牛乳3～4時間，粥4時間，野菜4～5時間を要すが，個人差も大きい．

　成人では腸の長さは8m，乳児では3～5mといわれ，身長の約6倍である．食物の通過時間は12～30時間，平均20時間で，食物が便として排泄されるには，ほぼ1日を要する．

### 3 消化・吸収

　食物の消化は胃を経て小腸で完了し，ここで吸収される．蛋白質はアミノ酸に，脂肪は脂肪酸とグリセリンに，糖質（炭水化物）は単糖類にまで消化分解された後，小腸で吸収される．

　胃酸の生成は妊娠28～30週には完成されている．経口摂取される乳糖を加水分解するための機能は28週までに備わっている．その他のショ糖，ブドウ糖，麦芽糖も低出生体重児であっても消化吸収能力がある．

　膵臓から分泌されるトリプシン，リパーゼも30週までにみられる．低出生体重児では脂肪吸収過程に脂質を可溶化するために必須の胆汁酸塩が低値である．

　乳児期では脂肪の消化，吸収がことに不十分である．母乳の脂肪は幼若乳児でもよく吸収されるが，牛乳脂肪の吸収は生後数ヵ月間は十分ではない．

表 3-3 乳児の便

|  | 母乳栄養児 | 人工栄養児 |
|---|---|---|
| 硬　さ | 軟らかい | 硬め |
| 1日回数 | 4〜8回 | 1〜2回 |
| 色 | 卵黄色 | 緑黄色 |
| 反　応 | 酸性（pH 5〜6） | アルカリ性（pH 7〜8） |
| 臭　い | 芳香性酸臭 | 腐敗臭 |
| 腸内細菌 | ビフィズス菌 | 大腸菌 |

## 4 排泄と糞便

　小腸で吸収された栄養素の残渣は大腸でさらに水分が吸収され，糞便となる．糞便は食物残渣の他，腸の上皮細胞や細菌からなり，食物の種類やその消化状態により，硬さ，色，反応，臭いなどが違ってくる．大腸では消化液は分泌されないが，大腸菌などの腸内細菌によって食物残渣が分解される．

### a 胎　便

　出生直後に排泄される便を胎便という．黒褐色または緑色の無臭粘稠（ねばり気があって濃い）な便であるが，成分は腸粘膜の上皮，羊水，血液などからなり，無菌である．生後3〜5日で普通便に移行し，腸内細菌が増殖する．

### b 乳児の便

　栄養法の差により著しく異なる．これは母乳と人工乳との成分差，ことに蛋白質，乳糖の含量差によるものである（表3-3）．

　**母乳栄養児**の便は水分が多く，軟らかい．回数も1日に4〜8回と多く，色は卵黄色で酸性（pH 5〜6）で，芳香性酸臭がある．母乳栄養児の腸内細菌はビフィズス菌が多い．この菌は赤痢菌や腸チフス菌の繁殖を妨げる．母乳にはラクトフェリンが含まれ，初乳ではIgAが抗菌性に関与している．

　一方，**人工栄養児**の便は水分が少なく，やや硬めで，回数は1日に1〜2回と少なく，色は緑黄色でアルカリ性（pH 7〜8）で，腐敗臭を呈する．人工栄養児の腸内細菌は大腸菌が多い．

　生後3ヵ月までは消化活性が低く，胃における蛋白質消化能は低い．しかし小腸の蛋白分解酵素およびペプチダーゼによる消化吸収力は効率的である．

　新生児期を経過した正常乳児では，成長とともに，牛乳などの異種蛋白を摂取しても，消化・分解し，異種蛋白の特異性・抗原性を失ったアミノ酸やペプチドとして吸収する．消化管では食物を異物として認識しない免疫機能の仕組みがある．

### c 幼児の便

　離乳が完了すれば成人の便に近くなり，色も暗褐色となる．臭いも腐敗臭が強くなるが，これは蛋白質分解物であるインドール，スカトールのためである．一般に蛋白食では便は硬く，腐敗臭が強くなるが，糖質食では便はゆるく，腐敗臭も少ない傾向がある．

表3-4 腎臓重量と尿量

| | 腎臓重量（g） | 1日尿量（ml） |
|---|---|---|
| 新生児 | 22～24 | 15～60* |
| 2ヵ月 | 27～30 | 250～450 |
| 6ヵ月 | 37～43 | 400～500 |
| 12ヵ月 | 69～74 | 500～600 |
| 3歳 | 91～94 | 600～750 |
| 6歳 | 108～116 | 600～1,000 |
| 12歳 | 143～178 | 700～1,500 |
| 成人 | 257～323 | 1,000～1,600 |

* 日齢により変化する．

## G 腎機能と排尿

　腎が代謝老廃物を排泄するためには一定量の尿量が必要であり，水分が少ないと，腎で濃縮された尿として排泄される．しかし新生児・乳児の腎機能は未熟である．**糸球体濾過率**は出生時には成人の約1/5であるが，その後増加し，6ヵ月で成人の2/3になる．2歳ごろまでに成人と同じ値となる．乳児腎の濃縮力は成人の1/3と弱い．水分が不足すると，代謝の老廃物が排泄しきれず，体内に蓄積して，発熱の原因となることがある（脱水症による発熱）．

　腎でつくられた尿が膀胱内にたまり，内圧が上昇すると，その刺激が脊髄の排尿中枢に達し，反射的に膀胱壁が収縮し，尿道から尿が排泄される．尿道の括約筋は大脳の支配を受けるので調節できるが，乳児では脳の支配が未熟なため，排尿は反射的に行われる．排尿は1歳半～2歳で，大脳で抑制できるようになり，排尿調節が可能となる．したがって排尿のしつけは，この時期に行う．

　新生児期は日齢により尿量の変化が大きい．睡眠中，排尿調節は低下し，5歳でも約20％に夜尿がみられる．出生後の数日間は摂取水分量が少ないため，排尿回数は2～3回と少ないが，それ以後は多くなる．排尿回数，尿量は種々の条件により変化する（表3-4）．

## H 水分代謝・電解質

　体液には**細胞外液**と**細胞内液**がある．細胞外液にはNa, K, Ca, Clなどの電解質とブドウ糖，アミノ酸などの非電解質が含まれている．成人体内の水分含量は60％を占め，このうち細胞外液は20％，細胞内液は40％である．細胞外液は若年者ほど多く，胎児期では妊娠週の早期であるほど細胞外液の占める量が多い．

　小児では水分量は多く，年齢が低いほど体内の水分含量は多い．すなわち，新生児は体重の約80％が水分で，低出生体重児はさらに多い．乳児では70％，1歳以後は60％を占め，幼若乳児期ほど水分の重要性は高い．

表 3-5 不感蒸泄と 1 日当たりの水分必要量（ml/kg）

|  | 乳児 | 幼児 | 学童 | 成人 |
|---|---|---|---|---|
| 不感蒸泄 | 50 | 40 | 30 | 20 |
| 尿量 | 90 | 50 | 40 | 30 |
| 水分必要量 | 150 | 100 | 80 | 50 |

　成熟新生児は生後 3〜5 日までに利尿がみられ，その結果，約 5〜10％ の体重減少がみられる．経口摂取した水分は体表面より蒸発し，水分放散により体温が調節され，これを不感蒸泄という．不感蒸泄は外気温，湿度，体温に影響を受けやすく，外気温が高いほど増加する．新生児を除けば，不感蒸泄量は低年齢であるほど多い．1 日の不感蒸泄量は体重 1 kg 当たり，新生児 30 ml，乳児 50 ml，幼児 40 ml，学童 30 ml，成人では 20 ml である（表 3-5），（「10 章　代謝性疾患」図 10-1，p. 110 参照）．

## I 皮膚機能

　皮膚は内部の諸器官を保護し，細菌や抗原の侵入を防ぎ，体温調節上，重要な役割をもつ．同時に皮膚は触覚，痛覚，温覚などの感覚器官でもある．
　健康な乳幼児の皮膚は弾力性があってみずみずしく，つやもよい．しかし薄くて少しの刺激でも傷つきやすく，細菌が侵入しやすい．湿疹や化膿症に罹患しやすく，皮膚の清潔はきわめて大切である．
　皮膚の角質層の基本的な機能は，水分の維持と感染防御である．早産児と正期産児とでは皮膚の角質層の差が顕著である．妊娠 32 週以前に生まれた早産児の角質層は薄く，水分を失いやすい．また感染防御も不十分である（「8 章　新生児疾患」A-2 項，p. 95 参照）．
　とくに出生後 4 週間は，児の出生時の在胎週数と皮膚の水分喪失とは指数的に相関する．すなわち 25 週で生まれた早産児の出生当日の水分喪失は，正期産児に比べ 15 倍である．26 週で生まれた早産児の水分喪失は生後 4 週でも，正期産児に比べ 2 倍である．
　汗腺自体は出生時すでに存在し，汗腺の数は 200 万〜500 万個であるが，新生児期は十分機能しない．生後 1〜2 週以後で発汗機能が活発になる．乳幼児期は発汗が多く，とくに就寝後 30〜60 分位で発汗がみられるが，病的なものではない．

## J 体温

### 1 体温調節

　体温は脳の視床下部における体温調節中枢によって調節されている．すなわち体内の熱産生量と体表面からの熱放散とのバランスをとることにより，体温が一定に維持される．

胎児期には母体に依存した環境にあるが，出生とともに大気にさらされ，皮膚から熱が奪われる．

新生児では，頸部・腋窩部（わきの下）から肩にかけての皮下および深部内臓周囲に認められる褐色脂肪組織が熱産生機能をもっている．しかし早産児では，生後の熱の損失が多く，褐色細胞が少ないため寒冷に対する熱産生が低下している．低体温により肺血管が収縮し，胎児期の循環に逆戻りすることがある．また低体温により低血糖をきたすことがある．血中のブドウ糖は脳や心筋の興奮に関与するので，低血糖は低体温と相まって呼吸循環不全を引き起こす．そのためハイリスク新生児や早産児は保育器に収容される．出生後すぐの新生児の皮膚体温低下速度は1分間に0.3℃といわれる．とくに放射による熱損失が大きく，保育器の隔壁が二重構造になっているのも熱放射による損失を防ぐためである．皮膚温度が36.5〜37℃のときには，酸素消費量がもっとも少ない．出生直後の体温調節は不安定であり，体温は生後1〜3ヵ月までは気温や室温に影響されやすい．

## 2 乳幼児の体温

乳幼児は新陳代謝が活発で，常に成長しており，通常成人よりも体温が高い．乳幼児では36.5〜37.5℃が正常体温であるが，運動，入浴，啼泣などにより上昇することがあり，たとえ37℃以上でも，病的体温とはいえない．1日の中で変動があり，夕方に高く明け方に低い．最高と最低の体温差は1℃以内である．体温は腋窩，口腔，肛門などで測定されるが，腋窩体温は口腔，肛門に比し約0.5℃低い．

## 3 発 熱

熱の産生と放散が正常より高いレベルで平衡している状態が発熱である．脳の視床下部に体温調節中枢があり，細菌やその毒素などによる各種感染症や炎症性疾患が体温調節中枢を異常刺激することにより，体温調節機能の変調をきたして発熱する．また感染に対する免疫防御反応として，白血球から放出されたサイトカインが発熱を引き起こすこともある．発熱により，心拍数が増加して免疫を高め，白血球の活性を高めて，病原体に対抗している．

乳児期は体温調節機能が未熟なため，発熱しやすい．小児期では正常体温が成人より高いので，明らかに病的発熱と考えられるのは37.5℃以上で，1日に3，4回記録し，熱型表を作成すると，診断の参考になる（図3-6）．

# K 睡 眠

1日の合計睡眠時間は幼若乳児期ほど長く，成長とともに睡眠時間は短くなる．新生児期の睡眠時間は1回3〜5時間，1日に計15〜18時間で睡眠と覚醒が何回も交代する．生後3ヵ月で睡眠時間は15時間，6〜12ヵ月で14時間，幼児期で10〜13時間である（図3-7）．

生後4ヵ月ごろより昼間目覚め，夜眠るパターンに移行する．また3〜4歳までは1日に1〜2回の昼寝をする．

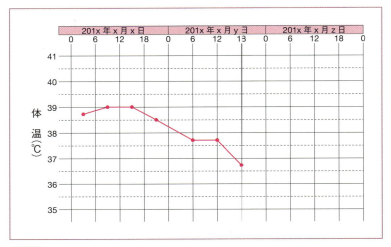

図 3-6　熱型表

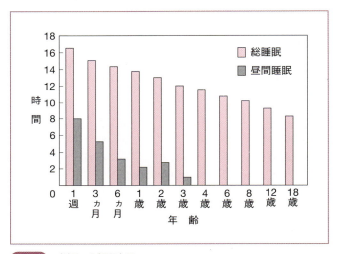

図 3-7　小児の睡眠時間

◆睡眠には性質の異なる2つの相，すなわちレム睡眠とノンレム睡眠がある．レム睡眠のレム（REM）とは睡眠中，閉じた瞼の下で眼球が急速に動くこと rapid eye movement の略で，眼球がキョロキョロ動いたり，手足や唇，顔面筋をピクピクさせたり，呼吸や心拍が乱れたりする．このとき夢をみていることが多い．ノンレム睡眠は安らかな眠りで，脳は休息をしている．

　入眠して睡眠が深くなり，**ノンレム睡眠**の次に現れるのが**レム睡眠**である．ノンレム睡眠とそれに続くレム睡眠までを1つの睡眠単位とし，ノンレム睡眠とレム睡眠とが交互に，朝の目覚めまで繰り返される．この睡眠リズムは成人では1晩に4～5回で構成されるが，乳児では7～10回と多い．レム睡眠の占める割合は成人で睡眠全体の20％である．新生児では全睡眠時間の50％がレム睡眠であるが，5歳ごろになると成人と同じ割合になる．

# 4 乳幼児の栄養

## A 小児期栄養の意義

　小児期の栄養は，生命を維持するのに必要不可欠なものであるが，成人にはない大きな特徴がある．それは小児は成長・発育するために多くの栄養を必要とするが，消化，吸収する生理機能が弱いことである．したがって，乳幼児の栄養は，代謝負担が少なくて栄養効率のもっともよい母乳からはじめ，離乳食，幼児食へと生理機能の発達に合わせて進めることが大切である．

　また，母乳哺育(ほいく)を通して子どもへの愛着の心が形成されるが，母乳の分泌不良な場合であっても，母乳哺育は母子関係の構築にきわめて重要である．また，親が乳幼児期の栄養を考えることは，家族形成においてお互いによい影響を与える．

## B 食事摂取基準

### 1 食事摂取基準の指標

　厚生労働省の「日本人の食事摂取基準（2020年版）」は，健康な個人並びに集団を対象として，国民の健康の維持・増進，生活習慣病の予防とともに重症化予防を目的とし，エネルギーおよび各栄養素の摂取量の基準を示すものである（https://www.mhlw.go.jp/stf/newpage_08517.html，R2・2・6参照）．生活習慣病（高血圧，脂質異常症，糖尿病，慢性腎臓病）の発症および重症化予防さらには高齢者の低栄養およびフレイル予防を視野に入れている．科学的根拠に基づく策定を行うことを基本とし，現時点では根拠が十分ではないが，重要な課題については研究課題として整理を行うことになっている．これらの考え方に基づき，エネルギーの指標は，エネルギー摂取の過不足の回避を目的とする指標を設定している．栄養素の指標は，3つの目的からなる以下5つの指標で構成している（図4-1）．

　◆①推定平均必要量（EAR）：ある特定の集団において測定された必要量の分布に基づき，母集団における必要量の平均値の推定値を示すものである．当該集団に属する人々の50％が必要量を満たすと推定される摂取量として定義される．

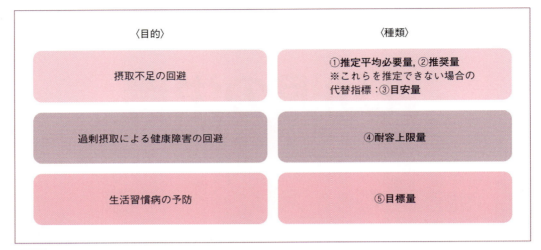

**図 4-1** 栄養素の指標と目的の種類
太字は栄養素の指標を示す．十分な科学的根拠がある栄養素については，上記の指標とは別に，生活習慣病の重症化予防およびフレイル予防を目的とした量を設定．
[厚生労働省：日本人の食事摂取基準 2020 を参考に著者作成]

②推奨量（RDA）：ある特定の集団において測定された必要量の分布に基づき，母集団に属する人々のほとんど（97～98％）が充足している量として「推奨量」を定義している．理論的には，「推定平均必要量＋標準偏差の 2 倍（2SD）」として算出されるが，正確に標準偏差が実験から得られることはまれであり，変動係数（標準偏差÷平均値）を用いて次のように推奨量を求めている．

・推奨量＝推定平均必要量×(1＋2×変動係数)＝推定平均必要量×推奨量算定係数

変動係数や推奨量算定係数については，前述の厚生労働省ホームページ「日本人の食事摂取基準（2020 年版）」を参照のこと．

③目安量（AI）：特定の集団における，ある一定の栄養状態を維持するのに十分な量として定義され，推奨量が算定できない場合に限って算定するものである．実際には，特定の集団において不足状態を示す人がほとんど観察されない量として与えられるもので，基本的には健康な多数の人を対象として栄養素摂取量を観察した疫学的研究によって求められる．

④耐容上限量（UL）：健康障害（過剰症）をもたらすリスクがないとみなされる習慣的な摂取量の上限であり，これを超えて摂取すると潜在的な健康障害のリスクが高まると考える．

⑤目標量（DG）：生活習慣病の一次予防のために現在の日本人が当面の目標とすべき摂取量（または，その範囲）である．

妊婦，授乳婦について，推定平均必要量，推奨量の設定が可能な栄養素については付加量を示している．また，目安量の設定に留まる栄養素については，付加量ではなく，ある一定の栄養状態を維持するのに十分な量として想定される摂取量としての値を示している．

## 2　エネルギー

エネルギーの摂取量および消費量のバランスの維持を占める指標として，BMI を採用している．総死亡率をもっとも低く抑えるために望ましい BMI の範囲と，目標とする BMI の範囲を設定している．これは 18 歳以上の成人に設定している．

小児（1～17 歳）では，身体活動に必要なエネルギーに加えて，組織合成に要するエネルギーと組織増加のエネルギー量（エネルギー蓄積量）を余分に摂取する必要がある．そのうち，組織の合成に消費されるエネルギーは総エネルギー消費量に含まれるため，推定エネルギー必要量は，

> ・推定エネルギー必要量（kcal/日）
> 　　＝基礎代謝量（kcal/日）×身体活動レベル＋エネルギー蓄積量（kcal/日）

として算出され，参考表として採用されている．

### 3 蛋白質

#### a 乳児の目安量

離乳期になると母乳以外の蛋白質を摂取することとなり，蛋白質の食事摂取基準の策定方法が異なる．そこで，乳児期というライフステージを3区分，すなわち生後0～5ヵ月，6～8ヵ月，9～11ヵ月に分けて策定することとしている．

①**母乳栄養児**：0～5ヵ月の乳児の場合，母乳栄養で蛋白質欠乏をきたすことはないため，哺乳量と母乳の蛋白質濃度から，目安量を算出している．この時期の乳児の哺乳量は0.78 $l$/日と考えられ，平均母乳中蛋白質濃度は12.6 g/$l$ と報告されている．したがって，目安量は次のように求められる．

> ・目安量（g/日）＝母乳中の蛋白質濃度（12.6 g/$l$）×哺乳量（0.78 $l$/日）＝9.8

6～8ヵ月の乳児は，平均哺乳量0.60 $l$/日，平均母乳中蛋白質濃度10.6 g/$l$，母乳以外の離乳食の蛋白質摂取量6.1 g/日を加えて次のようにしている．

> ・目安量（g/日）＝母乳中の蛋白質濃度（10.6 g/$l$）×哺乳量（0.60 $l$/日）
> 　　　　　　　＋母乳以外の離乳食の蛋白質量（6.1 g/日）＝12.5

9～11ヵ月の乳児の母乳以外の離乳食の蛋白質摂取量は17.9 g/日と見積もられ，一方，この間の乳児の哺乳量は0.45 $l$/日であり，母乳中の蛋白質濃度は9.2 g/$l$ としている．したがって，母乳と母乳以外からの蛋白質摂取量の目安量を次のように求めている．

> ・目安量（g/日）＝母乳中の蛋白質濃度（9.2 g/$l$）×哺乳量（0.45 $l$/日）
> 　　　　　　　＋母乳以外の離乳食の蛋白質量（17.9 g/日）＝22.0

②**人工栄養児**：人工栄養で育児を行う場合でも，目安量は母乳で育児を行う場合と同じと考え，両者の区別は設けなかった．

### 4 脂 質

摂取される脂質エネルギーの総エネルギー量に対する比率である．脂質の中には，必須脂肪酸である$n$-6系脂肪酸および$n$-3系脂肪酸も含まれるが，エネルギー供給のバランスとしての観点から，目安量ではなく，目標量として設定されている（乳児を除く）．

母乳は乳児にとって理想的な栄養源と考え，母乳脂質成分と平均哺乳量（0.78 $l$/日）から脂肪エネルギー比率，$n$-6系脂肪酸，$n$-3系脂肪酸の目安量を設定している．脂肪エネルギー比率は0～5ヵ月の乳児の場合に約50％，6～11ヵ月の場合に40％である．

## 5 ビタミン

### ⓐ 水溶性ビタミン
9種類の水溶性ビタミンの中でビタミンCを除く8種類のB群ビタミンは，食品中ではほとんどが結合型ビタミン，すなわち，主として蛋白質と結合した状態で存在している．また，植物性食品では，糖質などと結合した状態でも存在するため，食品中のB群ビタミンは吸収される前に遊離型の状態にまで消化されるという過程が必要である．したがって，遊離型のビタミン（サプリメントもしくはビタミン薬）を摂取したときと結合型のビタミンがほとんどである食事由来のときと生体利用率が異なる．この点を考慮して通常の食事を摂取しているときの推定平均必要量に換算する設定が必要である．

### ⓑ 脂溶性ビタミン
ビタミンAには推定平均必要量，推奨量（乳児は目安量），耐容上限量が設定されているが，ビタミンE，Dには目安量，耐容上限量（乳児のビタミンEには目安量のみ）が設定，ビタミンKには目安量だけが設定されている．

## 6 ミネラル

ミネラルは体の構成成分として，また生理機能上も重要である．とくにカルシウムはどの年齢層でも不足気味である．母乳中のカルシウムは牛乳に比べて吸収効率がよいが，食品中のカルシウムは約50％ほどの吸収率である．また，鉄は母乳中には少なく，生後半年ごろまでに貯蔵鉄を消費するため，成長の著しい乳児期後半には欠乏しやすい．その他のミネラルについても，食事摂取基準が定められている．

## 7 微量元素

銅，亜鉛，コバルトなどの微量元素の主な作用は，金属酵素の成分として代謝上重要である．そのため，その欠乏は発育障害だけでなく，重篤な状態に陥ることがある．そこでこれらについても食事摂取基準が設定されている．

# C 天然栄養（母乳栄養）

乳児がヒトの乳汁で栄養される場合を天然栄養または**母乳栄養**といい，牛乳など他種の乳，または人工乳によるものを人工栄養，両者の併用を混合栄養という．

## 1 母乳栄養の意義

乳児期の栄養法でもっともすぐれているのは，母乳栄養である．厚生労働省の2015（平成27）年度乳幼児栄養調査結果の概要によると，授乳期の栄養方法は，10年前に比べ，母乳栄養の割合が増加し，生後1ヵ月では51.3％，生後3ヵ月では54.7％であった．混合栄養を含めると，母乳栄養の割合は，生後1ヵ月では96.5％，生後3ヵ月では89.8％であった．出産後1年未満の母親の就業状況別に母乳栄養の割合をみると，出産後1年未満に働いていた者は49.3％，育児休暇中の者および働いていない者は56.8％で

**表 4-1　母乳栄養と人工栄養の比較**

| 母乳栄養 | 人工栄養 |
|---|---|
| 乳房からの授乳 | 哺乳ビンからの授乳 |
| 　母親が必要 | 　母親は不要 |
| 不純物混入の危険性が低い | 不純物混入の危険性が高い |
| 　母親からのウイルス，薬剤，アルコール，脂溶性毒素 | 　局所病原菌，毒素，汚染物質 |
| 乳児の要求により投与量が変動 | 投与量は与える人に依存 |
| 比較的安価 | 高価 |
| 易消化性蛋白質 | 比較的難消化性蛋白質 |
| 微量元素の生物活性高い | 微量元素を強化している |
| ビタミンDとKが少ない | 人工乳はビタミンDとKを強化している |
| 感染に対する特異的防御能 | 感染に対する防御能なし |
| ビフィズス菌増殖 | 大腸菌増殖 |
| 外来抗原は微量 | 外来抗原が多い |

あった．10年前と比べ，とくに，出産後1年未満に働いていた者について，母乳栄養の割合が22.6ポイント増加した（http://www.mhlw.go.jp/file/06-Seisakujouhou-11900000-Koyoukintoujidoukateikyoku/0000134207.pdf，H30・2・1参照）．

母乳栄養には次のような長所がある．

①母乳の組成は生理機能の未熟な乳児に最適で，蛋白質，脂質など代謝の負担がもっとも少なくかつ栄養効率が高い．人工栄養では同じ発育を営むためには母乳より多量の栄養素を与えねばならない．

②低罹患率・低死亡率である．母乳栄養児は人工栄養児に比べて感染罹患率，ことに下痢症やかぜなどの消化器・呼吸器感染症の頻度が低いとされている．

ただしこれには保育環境の影響が大きく，保育環境がよければほとんど差がないのに対し，不良であれば，この差はさらに拡大する（表4-1）．

③腸管局所の受動免疫を与える．母乳，とくに初乳中には各種の免疫抗体が含まれている．免疫抗体の大部分は分泌型IgAという免疫グロブリンに含まれている．免疫抗体は哺乳後，腸内で吸収されないで，腸粘膜にペンキのようにはりついて，腸管系の細菌やウイルスの侵入を防ぐ役割をしている．これは腸管局所の受動免疫であり，とくに新生児期では病原性大腸菌の感染予防に決定的な役割を果たしている．

その他，ラクトフェリン，リゾチームや細胞成分（白血球など）などの抗菌性物質が母乳中に含まれて，ともに母乳栄養児の低罹患性の要因であると考えられている．

④抗原性がない．人工栄養は異種蛋白であるため，未消化のまま吸収されてアレルギー疾患（湿疹，じん麻疹，喘息など）の原因となることが少なくないが，母乳ではこの心配がない．

⑤心理的効果．母親が自分の乳房を児に吸わせることによる満足感，またそれから期待される愛情は良好な母子関係をつくり，とくに安定した情緒を与えることに役立つ．

⑥その他，母乳栄養は経済的で，方法が簡単で人工栄養に比べると特別な知識がなくても失敗することが少ない．

以上のように母乳が新生児・乳児の栄養源として必要不可欠であり，かつ最良のものであることを，育児をする母親，小児科医，あるいは育児指導や看護をする医療・保育・栄養の関係者のすべてのものが認識しなければならない．確かに調整粉乳の改良もあり人工栄養は普及・発展してきたが，母乳は栄養成分としても新生児の成長に即して乳質や分泌量が変化し，生体防御反応を高め，良好な母子関係の育成を促進するなど人工栄養にはない付加的な役割も果たしている．しかし，母乳哺育を勧める立場である一方で，母乳哺育をしたくても乳汁分泌が不十分な母親がいることにも十分な配慮が必要である．

## ❷ 母乳の分泌

乳腺は妊娠とともに発育をはじめる．これはエストロゲン（卵胞ホルモン）やプロゲステロン（胎盤ホルモン）の働きによる．次に分娩によって胎盤が娩出（出産の際に母体からでること）するとこれらのホルモンは抑制され，代わりにプロラクチン（下垂体前葉ホルモン）の分泌が起こり，これが乳腺細胞を刺激して乳汁の分泌がはじまる．また同時に脳下垂体後葉からオキシトシンが分泌され，乳腺の収縮を起こさせて乳汁分泌を促進し，同時に子宮を収縮させるので授乳が産褥（妊娠，出産による母体の変化）の回復を促進する．

これらのホルモンは乳頭の吸啜刺激によっても分泌が促進される．出産直後はエストロゲン，プロゲステロンの影響も残存し，乳首の吸啜刺激も少ないので乳汁の分泌は不良である．乳首が頻回に力強く吸われるにつれて，しだいに増加する．またこれらの催乳ホルモンは乳児が吸啜して乳房を空にすることにより促進され，母親自身の精神的影響を受けやすい．

乳腺は十数個の管状胞状複腺からなり，分泌された乳汁は導管を経て乳管洞に貯えられる（図4-2）．乳児の口に乳頭を含ませて刺激すると，この乳が乳管を経て，乳頭に一時に迸出（ほとばしり出ること）する．これを射乳反射という．

分娩後まもなく分泌される乳は初乳といい，少量である．初乳は黄色をおびた乳白色の粘稠性（濃くねばり気のある）の乳で，蛋白質，電解質濃度が高く，免疫体や酵素を多く含んでいる．初乳は分娩後日数が経つにつれて薄くなるが，3～6日目には分泌量の急増する時期（乳汁潮来）があり，7～10日ごろには乳汁組成も一定してくる．これを成熟乳という．

母乳の分泌量は必ずしも乳房の大きさと一致せず，同一の母親でも分泌量には変動が多い．一般に乳児の発育に伴う要求量の増加に従って増大する．

## ❸ 母乳の与え方

母子が分娩の疲労から回復すれば授乳を開始する．普通8～12時間後のことが多いが，児の乳を吸いたそうな気配を目標にすればよい．

授乳前後には消毒ガーゼ，煮沸水で乳頭部を清拭する．乳房は左右交互に与え，もし飲み残しがあればしぼり捨て，乳腺中のうっ滞を防いだほうがよい．授乳後は乳児を10～30分間抱きあげて，哺乳時に嚥下した空気を排気させなければならない．

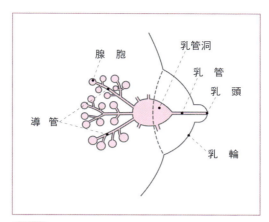

図 4-2　乳腺組織模式図

### a 母乳分泌の確保

　母乳の分泌を十分にするには，まず出生直後からの頻回な吸啜刺激が大切である．初期の分泌はきわめて不良であるが，安易にミルクを足してはいけない．少なくとも 7～10 日間は母乳のみで実施し，頻回に吸わせることが大切である．これによりほぼ 8 割は母乳栄養に成功するという．

　その後の分泌を促進するには授乳婦のバランスのとれた十分な栄養（とくに蛋白質，ビタミン類），心の安静，十分な睡眠と休養などが大切である．また乳房のマッサージ，温湿布や残乳をしぼって乳房を空にすることも分泌促進に有効であろう．

### b 新生児の授乳法

　乳を吸う気配が出たら授乳させる．最初 2～3 日は眠ったまま授乳しなければならないことが多い．

　児が乳を吸うには乳輪まで含ませるよう乳頭を十分に挿入する．このとき，鼻孔を乳房でふさがぬよう乳房を指で押える必要がある．

　授乳回数は 2～3 時間間隔で 1 日 7～8 回であるが，概して不規則である．また哺乳も下手ですぐ疲れたり中止したりするが，しだいに上手になり月齢とともに哺乳時間が一定してくる．

### c 授乳回数

　1～2 ヵ月の幼若乳児は 3 時間ごと 6～8 回，3～4 ヵ月以後は 4 時間ごとで 5～6 回が普通である．哺乳回数と間隔は児の要求に応じて決めて与えればよい．これを自律哺乳という．かなり個人差もあるが，普通の乳児ならだいたい上記の回数と間隔で一定してくる．たとえば 1 日 6 回授乳では，午前 6 時，9 時，12 時，午後 3 時，6 時，9 時，1 日 5 回授乳ならば，午前 6 時，10 時，午後 2 時，6 時，10 時などである．ただし乳児の啼泣を空腹によるもの，そうでない場合とに区別して授乳しなければならない．また 2 ヵ月以降では夜間の授乳を 1～2 回抜くようにする．

### d 1 回の哺乳時間

　1 回の哺乳時間は 10～20 分位である．普通，授乳開始 2～3 分で 1 回哺乳量の 1/2 を

飲み，5分間で2/3を飲み，最後の5～10分で残りを徐々に飲む．しかし分泌不良の場合は逆に哺乳時間が長くなる．30分以上哺乳しているときは，母乳不足のときである．また長時間の授乳は乳頭裂傷の原因となることがある．

#### e 1回哺乳量

1回哺乳量は動揺（ゆれ動くこと）が激しい．最大量は最小量の2～3倍にも及び，乳汁の分泌量にもばらつきが多いが，1ヵ月以降は100～200 ml位である．

また，乳児の1回哺乳量＝｛(120～130)＋月齢×10｝ mlで概算されている．

1回哺乳量は授乳前後の体重差によって算出される．

#### f 1日哺乳量

日によってかなりばらつきがあるので数日間の平均哺乳量をみなければならない．個人差も大きいがだいたいの哺乳量は，生後15日目～5ヵ月の離乳食開始前では780 ml/日とし，6～8ヵ月では，600 ml/日，9～11ヵ月では450 ml/日の哺乳量と考える．ただし，生後1ヵ月以内では500～650 mlとする．

#### g 母乳不足の徴候

次のようないくつかの徴候があれば母乳不足を考えなければならない．

① 哺乳時間が長く30分以上にわたり，自分から乳首を離そうとしないとき
② 不機嫌，夜泣き，睡眠障害があるとき
③ 発育不良で体重の増加が少ないか停止するとき
④ 哺乳量を測定して1日哺乳量が少ないとき

ただし，1日哺乳量は毎回哺乳量を測定し，かつ数日間の平均値をとる必要があるので繁雑（なすべきことが多いこと）であり，また反面，哺乳量には個人差が著しいので，得られた値が適量であるか不足であるかの判断が困難なこともあり，あまり実用的ではない．

#### h ビタミン補給

母乳は完全な栄養品であるが，ビタミンDとKは不足気味である．日光浴や離乳食をはじめる時期も考慮する．

### 4 授乳禁忌

次の場合には授乳を禁止する．

① **母体の伝染性疾患**：児へ感染の危険性がある場合である．開放性・活動性結核，腸チフス，かぜ，先天梅毒などは母児ともに治療すれば授乳してよい．

② **母体の重篤な疾患**：重症の心臓病，腎臓病，糖尿病などで授乳が母体の体力を消耗させる場合．

③ **母体の精神病**：向精神薬の中には半減期の長いものがあり，また新生児クリアランスが遅いと母乳を飲んだ乳児の血中薬物濃度が高くなる可能性があり，注意が必要である．

### 5 授乳の障害

母体または乳児自身に原因があって授乳が困難なことがある．

### a 母体の異常

乳頭の裂傷や乳腺炎がもっとも多い授乳中止の原因である．前者は授乳の際の吸啜による傷のことが多い．また傷から感染を起こせば乳腺炎となる．いずれも一時授乳を中止して治療し，乳は搾乳して与える．

この他，乳頭の奇形，とくに陥没乳頭その他，小乳頭，扁平乳頭は授乳の障害となる．

### b 児の異常

低出生体重児または先天性虚弱児にみられる哺乳力微弱，口蓋裂・口唇裂，口内炎などでは哺乳困難となる．また鼻腔がせまいため，かぜ，上気道炎などでしばしば鼻閉塞を起こし哺乳困難となる．

## 6 母乳栄養の問題点

①**母乳の汚染**：かつて公害による母乳汚染が問題となり，HCH，DDT，PCB，水銀，ダイオキシンなどによる汚染が指摘された．しかしその後，種々の対策が講じられて汚染はほとんどないので，母乳の授乳にはまったくさしつかえない．

②**母乳黄疸**：母乳が新生児の遷延性黄疸の原因となることがあるが，これは母乳中の$3\alpha \cdot 2A\beta \cdot$プレグナンジオールや遊離脂肪酸が原因ともいわれる．ビリルビンのグルクロン酸抱合が抑制されているためであるが，母乳中止の必要はないことが多い．

③**ビタミンK欠乏**：ビタミンK欠乏による新生児出血性疾患が母乳栄養児に多く発症し，とくに頭蓋内出血など重篤な出血を引き起こすので問題となっている．主な原因は母乳の中にはビタミンKが著しく不足する例があるためだが，その予防のためビタミンKの投与が行われている．

④**その他**：授乳婦に投与された薬物は母乳に移行し，乳児に影響することがあるので注意しなければならない．アルコールやタバコも少量ならば乳児への影響はないが，多量であれば悪影響がでるので注意せねばならない．

## 7 冷凍母乳

新生児期にはとくに母乳が大切であるが，母乳分泌不良の場合の対策として保存母乳の使用も考慮される．

これには搾乳した母乳を冷蔵または冷凍して保存し，必要に応じて使用するのであるが，注意深くとり扱えば冷蔵母乳でも4日間位は細菌学的には安全である．ただし一般にこれらは生母乳に比し栄養効果が低下するので，長期に用いる場合は慎重に行う．ともかくいったん搾乳したものは「母乳」とは異なるもので「人乳」ではあっても母乳栄養ではないことに注意する．

◆**母体の栄養**：妊婦については，非妊娠時の年齢階級別における食事摂取基準をふまえた上で，妊娠期特有の変化，すなわち胎児発育に伴う蓄積量を考慮している．妊娠期を初期（16週未満），中期（16～28週未満），末期（28週以降）と区分する．

・妊婦の推定エネルギー必要量（kcal/日）＝
　妊娠前の推定エネルギー必要量（kcal/日）＋妊婦のエネルギー付加量（kcal/日）

として求められ，さらに

・妊婦のエネルギー付加量（kcal/日）＝
　妊娠による総消費エネルギーの変化量（kcal/日）＋エネルギー蓄積量（kcal/日）

として求められ，初期 50 kcal/日，中期 250 kcal/日，末期 450 kcal/日となる．
一方，

・授乳婦の推定エネルギー必要量（kcal/日）＝
　　妊娠前の推定エネルギー必要量（kcal/日）＋授乳婦のエネルギー付加量（kcal/日）

として求められ，正常な妊娠・分娩を経た授乳婦が，授乳期間中に妊娠前と比べて余分に摂取すべきと考えられる．また，

・授乳婦のエネルギー付加量（kcal/日）＝
　　母乳のエネルギー量（kcal/日）－体重減少分のエネルギー量（kcal/日）

として求められ，付加量は 350 kcal/日としている．

## D　人工栄養

　母乳以外の栄養品（粉乳，牛乳など）で乳児を育てることを**人工栄養**という．乳児の栄養には母乳がもっとも適しているが，母乳が出ない場合は人工栄養に頼らざるを得ない．また近年は共働きなど社会的要因で人工栄養が増加し，乳児栄養の主体となっており，人工栄養の改良により，人工栄養児と母乳栄養児とのあいだに発育の相違はない．

### 1　母乳と牛乳の比較

#### a　組成の差異（表4-2）

　牛乳の組成は母乳に比し，蛋白質とミネラルが多く乳糖が少ない．母乳と組成的に異なることが牛乳栄養の劣る大きな理由である．

　①**蛋白質**：母乳の蛋白質は約1.1%で質的にはアルブミンとカゼインが等量含まれているが，牛乳は母乳の2倍以上の蛋白質を含み，かつカゼインが大部分である．カゼインは乳児の胃の中で大きく硬い凝固物をつくるが，アルブミンの凝固物は軟らかく小さい．凝固物が大きく硬いものはハードカードとよばれ，消化が悪く，凝固物が小さく軟らかいものはソフトカードとよばれ，消化がよい．凝固物の大きさと硬さの程度をカードテンションといい，牛乳はもっとも高く，母乳は低い．

　②**脂質**：脂肪含量は母乳と牛乳では差がない．しかし母乳は不飽和脂肪酸（リノール酸，オレイン酸）が多く，牛乳は飽和脂肪酸が多い．したがって，母乳脂肪は良好に消化吸収に利用されるが，牛乳の脂肪球は大きく吸収は不良である．

　③**糖質**：母乳中の糖質は乳糖であるが，牛乳中には少なく母乳の約半分に過ぎない．乳糖は乳児の腸管内容を酸性にして，**ビフィズス菌**を増殖させる作用がある．

　④**ミネラル**：牛乳に多く母乳の約3倍である．一般に生後2～3ヵ月までの乳児の腎

表 4-2　乳汁成分表

| 100 ml 中 | ヒト初乳 | ヒト成熟乳 | 牛　乳 |
|---|---|---|---|
| 熱　量（kcal） | 63.2 | 65.4 | 59.0 |
| 蛋白質（g） | 2.05 | 1.07 | 2.9 |
| 脂　質（g） | 2.96 | 3.46 | 3.2 |
| 糖　質（g） | 7.1 | 7.49 | 4.5 |
| ミネラル（g） | 0.3 | 0.2 | 0.7 |

機能は未熟であるため，カルシウム，カリウム，クロールなどのミネラルや，また蛋白質の代謝終末産物である尿素があまり多くなると排泄しきれなくなる．すなわち牛乳は薄めないで与えると，ミネラルが体内に異常に蓄積して発熱や脱水症の原因となる．鉄は牛乳および母乳ともに少なく，必要量を満たさない．

⑤ビタミン：ビタミンCが牛乳では不足し，ビタミンDは母乳および牛乳ともに少なく，ビタミン$B_1$，ビタミンB複合体は牛乳に多い．

### b 消 化

牛乳は消化されにくいため，胃滞留時間は母乳より30分〜1時間ほど長い．これは主に上述した牛乳蛋白質および脂質のためである．

### c 細菌感染

母乳は無菌であるが，牛乳は乳児に摂取されるまでに細菌汚染の機会がある．市販牛乳は135℃で2秒間の高温瞬間殺菌が行われているが，大腸菌や腸内病原菌以外の菌が，1ml中に1,000個前後残存する．このように，牛乳は無菌ではないので10℃以下の冷所に保管しないと菌が増殖して腐敗する可能性がある．

## 2 牛乳と粉乳

人工栄養で普通使われているのは，牛乳とそれをベースにしてつくられた乳製品である．わが国ではほぼ100％，**粉乳**が利用されている．牛乳は母乳に比べれば乳児の栄養効果は劣るが，現在の粉乳は母乳に近づけるため牛乳に種々操作が加えられている．粉乳の消化，吸収，利用度が牛乳に比し著しく向上し，母乳に近づいてきた．

①蛋白質のソフトカード化・減量・置換：牛乳はカードテンションが高く消化性が劣るので，粉乳では物理的・化学的な操作によりほぼ母乳と同等までソフト化された．牛乳では，蛋白質含量が多く，これが未熟な腎機能に過剰な負担となり，またミルク嫌いや肥満の原因となるので蛋白質量は低減されている．

②脂質置換：母乳に多い不飽和脂肪酸，とくに必須脂肪酸であるリノール酸が，牛乳には少ない．そこで牛乳脂質の一部が植物性脂質で置換され，リノール酸が強化された．

③乳糖添加：母乳では乳糖が多く牛乳には少ない．乳糖はビフィズス菌を増殖させる作用があり，粉乳には乳糖が添加されている．

④ミネラル減量：牛乳のミネラル濃度は高いが，これが蛋白質とともに未熟な腎機能には過大な溶質負荷となる．そのため，高電解質血症，夏季熱，脱水症，浮腫などが起こることがある．また，乳児期はとくにリン排泄能が低いが，牛乳のリン濃度は母乳に比し著しく高い．このため，高リン血症から低カルシウム血症を起こし，新生児テタニーの原因となる．以上よりミネラル含量が減量されている．

⑤ビタミン，鉄，その他の強化：ビタミンA，$B_1$，$B_2$，$B_6$，$B_{12}$，ニコチン酸，ビタミンC，D，パントテン酸，葉酸，ビタミンE，シスチン，タウリン，鉄，亜鉛，銅などが強化され，母乳化が行われている．

## 3 調乳法

調乳とは牛乳，乳製品，添加物を用いて乳児に適した人工乳を調整すること，または調整した乳のことである．調乳には清潔と消毒に留意しなければならない．ことに集団

保育では消毒法と保存法が大切である.

現在の市販育児用ミルクでは，それぞれの標準濃度すなわち約 12～15% である．ミルクに付属しているさじにすり切り 1 杯を 20 ml に溶解すれば，各栄養素のバランスや濃度は標準濃度になるように調整されている．標準濃度での組成は製品により若干の差はあるが，エネルギーは約 70 kcal/dl，蛋白質は 1.7%，脂肪は 3.5%，糖質は 7～8%，ミネラルは 0.3% 程度となっている．

### a 調乳器具

哺乳ビン，乳首，計量器（液体用，計量スプーン），調乳鍋，漏斗，スプーン，ピンセット，さいばし，泡立器，蒸し器または消毒器，ビンブラシなどがある．

### b 消毒法

哺乳器具は十分水洗のうえ煮沸消毒をする．調合乳の消毒には大別して 2 通りあり，1 つは殺菌操作を最後に行う終末滅菌で，集団保育や牛乳を用いる場合ではこれが安全である．これは哺乳ビンに分注された調整乳を 5～15 分間蒸気または煮沸で加熱滅菌する方法である．もう 1 つの方法は調乳と哺乳ビンを別々に消毒分注する無菌操作法である．

粉乳を用いるときは 70℃ 以上の熱湯で調乳することが国際基準で推奨されている．調乳した後は，40℃ 前後まで冷やして授乳する．

### c 調乳の保存

7℃ 以下（一般冷蔵庫の温度）に保存すれば 24 時間変質しない．20℃ では調乳中の細菌数は急速に増加する．調乳を魔法ビンで貯蔵するのは好ましくない．乳温が 65℃ 以下になると高温性細菌が短時間に急速に増殖し，反対に 80℃ 以上で 6 時間以上保存すると栄養上大きな欠陥を生ずる．

## 4 授乳方式

近年は母乳に近い方式として，標準乳による自律哺乳方式が簡単で安全である．標準乳としては市販育児用ミルクのそれぞれの標準濃度乳がよい．哺乳の時間や回数は決めるが，1 回の哺乳量は欲するだけ与える．哺乳回数，哺乳量のだいたいの目安は表 4-3 のとおりであるが，実際の哺乳量にはかなり個人差がある．また 1～2ヵ月以降は月齢に関係なく 1 日量がほぼ 800～1,000 ml 位である．1～2ヵ月で哺乳量が最大で，2～3ヵ月以降はむしろ減少する傾向があるが，これは 1～2ヵ月までは自律哺乳能が確立していないため飲みすぎた結果とも推定される．

したがって 2ヵ月前後で哺乳量が著しく多い場合には，乳首の穴を小さくするなどして 1 回 200 ml，1 日 1,100 ml 以内に抑える．

## 5 与え方

### a 哺乳ビン

破損しにくい厚目のガラス製で内側が丸く角がなく，底が丸味を帯びて洗いやすいものがよい．哺乳ビンはお湯を沸かし 7 分ほど沈めて放置する．さらに，キャップと乳首を入れて 3 分間煮沸する．

表 4-3 標準乳による哺乳量

| 月　齢 | 1回量 (mL) | 1日回数 | 1日全量 (mL) |
|---|---|---|---|
| 0 | 10〜140 | 8〜6 | — |
| 1 | 140〜160 | 6 | 840〜960 |
| 2 | 160 | 6 | 960 |
| 3 | 200 | 5 | 1,000 |
| 4 | 200 | 5 | 1,000 |
| 5 | 200 | 5 | 1,000 |

(二木　武)

### b 乳　首

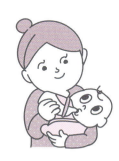

　ゴム質が硬めで母親の乳首に近いものがよい．通気孔のあるほうが飲みやすい．乳首の穴の大きさは乳児では針先で1〜2個（直径1mm位）あけ，倒立してボタボタ落下する程度がよく，線状に流出するのは大きすぎる．出すぎる場合はむせたり，また幼若乳児では飲みすぎたりする．幼児では穴は3〜4個あけ，むしろ流出する位がよい．

### c 授　乳

　乳児を膝の上に横抱きにして行う．ゆったりした気持ちで愛撫(あいぶ)行動の1つとして授乳しなければならない．あせったり，いらいらした気持で授乳すると乳児は過敏(かびん)となり哺乳量も不十分となる．哺乳中は乳首の中につねにミルクがあるように哺乳ビンを支える．授乳が終われば乳児を垂直に抱き，空気をゲップとして出させる．

## 6　果汁，ビタミン薬

　人工栄養では果汁を生後2ヵ月ごろから与える．粉乳には必要量のビタミン薬が添加されているので，違った味に馴れさせる，あるいはスプーンに馴れさせるという離乳の準備としての意義がある．

# E　混合栄養

　母乳分泌不足またはその他の理由で一部を人工乳で補う方法を**混合栄養**という．母乳分泌が不良になる原因として，社会的理由による精神的ストレスであることが多い．また生活上の便宜のために1日のうち1〜2回を人工乳にする場合もある．混合栄養の栄養効果は母乳と人工栄養の中間で，人工乳の回数や量が少ないときは母乳に近い．授乳婦を一時的に解放する利点などから1日のうち1〜2回程度の人工乳（混合栄養）を最良として推奨する考えもある．混合栄養では母乳の分泌はしだいに悪くなるので，安易に人工乳を与えることについては慎重でなければならない．できれば3ヵ月までは母乳のみの方が望ましい．

## F　離乳

### 1　離乳の定義

　離乳とは，「成長に伴い，母乳または育児用ミルクなどの乳汁だけでは不足してくるエネルギーや栄養素を補完するために，乳汁から幼児食に移行する過程」をいう．つまり乳汁栄養から固形食栄養へ移行する過程をいう．離乳食とは，「乳児が乳汁栄養から幼児の食事形態に移行する際に与えられる半固形食」で，果汁，スープなどの液体類は離乳食ではない．

　離乳の開始とは，「なめらかにすりつぶした状態の食物をはじめて与えたとき」で，完了とは，「主なる栄養源が乳汁以外の食物になること」である．通常，必要栄養素のだいたい2/3が乳汁以外の食事となった場合である．

### 2　離乳が必要な理由

　乳児を乳汁のみでいつまでも保育していると，乳児の栄養必要量を満たせなくなる．各栄養素のうち，とくに鉄が不足して貧血をきたしやすい．大切な意義としては咀嚼能力の獲得であり，離乳はこのための大切な学習期である．

### 3　離乳の原則

#### a 離乳の考え方

　離乳には3つの側面がある．第一は自然的発達過程で成熟に伴う自然現象である．したがって離乳の開始は適当な生理的発達段階に達した時期を選ばなければならない．第二は1つの学習過程でもある．つまり離乳は咀嚼の練習である．第三は心身の適応過程で，ストレスでもある．したがって適応障害を起こさないよう離乳は段階的に進め，開始や完了も早すぎたり遅すぎないことが重要である．

#### b 開始と完了

　離乳の開始は生後5～6ヵ月ごろが適当である．早期の離乳は，乳児によっては適応困難を起こす可能性もあり，注意が必要である．反対に7～8ヵ月と開始が遅れると離乳がスムーズに進まないことがある．4～5ヵ月ごろになると，舌挺出反射が消失して固形食を舌の後に送り込めるようになる．

　離乳の完了は12～18ヵ月以内が望ましいと考えられる．

　人工栄養児では人工乳摂取量が約300～400 ml まで減り，残りを固形食で摂取できるようになった状態を離乳の完了とみなす．1歳の乳児では推定エネルギー必要量は950 kcal，蛋白質は20 gであるが，このうち牛乳400 ml の熱量は240 kcal，蛋白質の12 gを引くと熱量は約700 kcal，蛋白質は8 gとなる．これは必要量のほぼ2/3に相当する分を離乳食として摂取でき，離乳の完了といえる．

#### c 離乳食の条件

　①調理形態：乳児が食べやすく，かつ消化しやすいことが必要である．消化の難易度は食品の種類よりむしろ調理形態，すなわち固さ，粒の大きさに関係し，液体に近いほど消化しやすい．したがって食品の種類よりも調理法がもっとも大切である．軟らかい

ものから硬いもの，すなわち，どろどろした状態から舌でつぶせる程度，そして歯茎でつぶせる程度の順で与える．

　②食品の種類とバランス：離乳食は1食単位で蛋白質，脂質，ビタミンなど栄養素のバランスのとれた完全食であることが望ましい．食品が偏って単調になることは避けなければならない．いろいろな味に馴れさせるためにできるだけバラエティーに富む献立が必要である．味つけは一般に薄味にし，香辛料は用いない．食品は入手や調理が容易なもので，調理は清潔でなければならない．

### d 離乳食の進め方

　①食品の順序：わが国では習慣的に穀類から野菜，魚，肉の順で進められているが，この順序にこだわる必要はない．消化の難易度は食品の種類よりもむしろその調理形態にあるので，適当な形に調理してあれば便利な順序でよい．なお食品の種類はできれば1品ずつ増すことで味に馴れさせる．最初に与える食品としては穀物やでんぷん食品（粥，雑穀フレークなど），離乳食品（ベビーフード），ヨーグルトなどが便利である．

　②量：1日1回1さじからはじめ，2～3日ごとに1さじずつ漸増（だんだん増やすこと）するのが普通である．しかし乳児の摂取能力に応じてスピードを速めてもよい．また「種類と量を同時に増やさない」方が安全であるが，これもそれほどこだわる必要はない．はじめは1日5回の乳のうち1回を離乳食と乳にする．1回の食事量は乳汁を含めてだいたい200～300g程度であるが，月齢と与える離乳食の量，回数の目安を図4-3に示した．

　③与え方：能力に応じて少しずつ進め，決して無理があってはならない．初期は食べることがうまくできず，ほとんどなんらかの抵抗がある．舌で押し出したり，口の中にためて飲み込まなかったり，口からだらだらこぼしたりする．この時期はミルク以外の食品に馴れさせる訓練を要する時期であり，多少の抵抗があっても軽度であれば進めた方がよい．児の不安を和らげるよう言葉をかけたり，飲み込むまねなどしてあやしながら食べさせることが大切である．

## 4 離乳期の主要食品

### a 粥

　開始食品としてもっともよく使われる．全粥（水に対する米の割合が20％），七分粥（同様に15％），五分粥（同様に10％）がある．初期はつぶした後そのまま用いる．全粥のつくり方は米：水をだいたい1：8の割で弱火で炊き，でき上がりが米の重量の5倍程度になればよい．これの約7割の濃度にしたものが七分粥であるが，その他の便利な方法として，全粥：重湯を7：3の割に混ぜてもよい．

　パン粥，フレーク粥，軟らかくくたくたに煮た煮込みうどんも用いられる．ジャガイモのうらごしも糖質源として好んで用いられる．牛乳，卵，味噌などの蛋白源と混ぜて与えるとよい．

### b 野菜・果実類

　ホウレンソウ，トマト，カボチャ，リンゴ，モモ，バナナなどが用いられる．離乳開始前から野菜スープ，果汁として用いられるが，離乳の進行につれてマッシュ，つぶし，きざみ，おろし，うすぎりなどの調理に移行する．ミネラルやビタミンの給源であ

| | 離乳の開始 ──────────────────→ 離乳の完了 | | | |
|---|---|---|---|---|
| | 以下に示す事項は，あくまでも目安であり，子どもの食欲や成長・発達の状況に応じて調整する． | | | |
| | 離乳初期<br>生後5～6カ月ごろ | 離乳中期<br>生後7～8カ月ごろ | 離乳後期<br>生後9～11カ月ごろ | 離乳完了期<br>生後12～18カ月ごろ |
| 食べ方の目安 | ○子どもの様子をみながら1日1回1さじずつ始める．<br>○母乳や育児用ミルクは飲みたいだけ与える． | ○1日2回食で食事のリズムをつけていく．<br>○いろいろな味や舌ざわりを楽しめるように食品の種類を増やしていく． | ○食事リズムを大切に，1日3回食に進めていく．<br>○共食を通じて食の楽しい体験を積み重ねる． | ○1日3回の食事リズムを大切に，生活リズムを整える．<br>○手づかみ食べにより，自分で食べる楽しみを増やす． |
| 調理形態 | なめらかにすりつぶした状態 | 舌でつぶせる固さ | 歯ぐきでつぶせる固さ | 歯ぐきで噛める固さ |
| 1回当たりの目安量 | | | | |
| Ⅰ 穀類（g） | つぶしがゆからはじめる．<br>すりつぶした野菜なども試してみる．<br><br>慣れてきたら，つぶした豆腐・白身魚・卵黄などを試してみる． | 全がゆ<br>50～80 | 全がゆ<br>90～軟飯80 | 軟飯80～<br>ご飯80 |
| Ⅱ 野菜・果物（g） | | 20～30 | 30～40 | 40～50 |
| Ⅲ 魚（g） | | 10～15 | 15 | 15～20 |
| または肉（g） | | 10～15 | 15 | 15～20 |
| または豆腐（g） | | 30～40 | 45 | 50～55 |
| または卵（個） | | 卵黄1～全卵1/3 | 全卵1/2 | 全卵1/2～2/3 |
| または乳製品（g） | | 50～70 | 80 | 100 |
| 歯の萌出の目安 | | 乳歯が生えはじめる． | 1歳前後で前歯が8本生えそろう． | 離乳完了期の後半頃に奥歯（第一乳臼歯）が生えはじめる． |
| 摂食機能の目安 | 口を閉じて取り込みや飲み込みができるようになる． 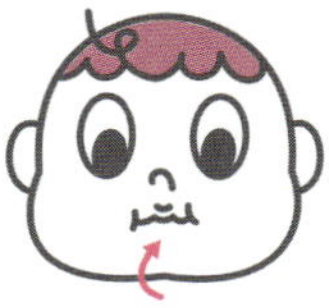 | 舌と上あごでつぶしていくことができるようになる． 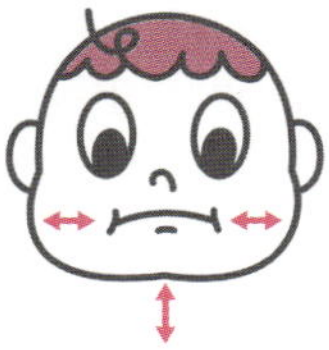 | 歯ぐきでつぶすことができるようになる． 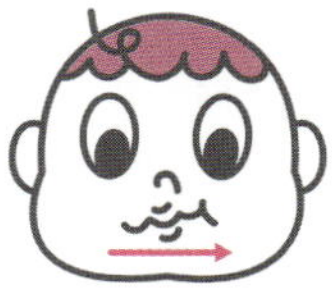 | 歯を使うようになる． |

※衛生面に十分に配慮して食べやすく調理したものを与える

図4-3 離乳の進め方の目安

［厚生労働省：授乳・離乳の支援ガイド（2019年改訂版）（https://www.mhlw.go.jp/content/11908000/000496257.pdf）より引用］

り，ことに有色野菜（緑，黄色）はカロチンに富み，野菜の繊維は便通を促進する．

#### c 卵

鶏卵は栄養価に富み，調理しやすく比較的入手しやすいので重要な食品である．ことに卵黄は蛋白質，カルシウム，リン，鉄，ビタミン $B_1$，$B_2$ に富む．粥に混ぜたり，半熟～全熟卵黄，茶碗蒸し，オムレツ，煮込み卵などとして用いる．卵は早期に与えると湿疹，ストロフルス（急性痒疹），喘息などのアレルギー性疾患を起こしやすいので，5ヵ月以前には与えないほうがよい．一般に卵黄より始め，1/4 から 1/2 個，そして 1 個とし，次いで全卵に移る．与えはじめはアレルギーを考慮して全熟または煮たほうがよい（食物アレルギーについては「18 章 アレルギー疾患」C-5 項，p. 167 を参照）．

#### d 豆 類

植物性蛋白質中もっとも優良であり，豆腐，味噌，納豆，きな粉として用いられる．豆腐はすり豆腐，つぶし煮，いり豆腐などの順番に用いる．

#### e 魚 類

初期はカレイ，ヒラメ，サワラ，コダイ，マスなど，白身の脂の少ない魚が安全であるが，次いでマグロ，ブリ，カツオ，イワシなどを使用してもよい．缶詰の魚はどの種類も骨まで軟らかく離乳食として適当である．貝類はカキ以外は不適当である．

#### f 肉 類

脂肪分が少なく軟らかい鶏肉，牛肉（すり身，ひき肉の形など），レバーなどが用いられる．すりつぶし，うらごし，ほぐしの形で与えられる．

#### g 乳製品

チーズ，バターは早くから用いてもよい．

#### h 菓子類

ウエハース，ビスケット，クラッカーなど甘味の少ない良質の穀粉製菓がよい．キャラメルやチョコレートなど甘味の強い菓子は避ける．

#### i 離乳食製品（ベビーフード）

離乳食製品としていわゆるベビーフードやインスタント食品が最近多数市販されている．離乳食は調理が面倒であり，とくに初期は少量であるためこれらの製品は便利であり，離乳食品として利用できる．形態として乾燥製品，ビン詰製品，冷凍乾燥製品（フリーズドライ），レトルト製品があり，また食品も単味のものや数種混合されて栄養バランスのとれたものもある．レバーや肉類は離乳食用の調理が面倒なため，ビン詰製品が便利である．

離乳後期は形のあるものを噛む練習が必要であり，固形の食品を添えることが望ましい．ビン詰製品は開封後は 10℃ 以下に保存し，2～3 日以内に使用するようにする．

#### j 離乳期に不適当な食品

ゴボウ，レンコン，ミョウガ，ウド，ゼンマイ，ワラビ，タクアン，タコ，イカ，スルメ，また，コショウ，ワサビ，ショウガなどの香辛料は不適当である．

### 5 離乳方法の実際

個々の摂食能力，各地域や家庭の食事習慣，入手の便宜性などを考慮して，個々の乳児に応じた離乳方法を優しく声をかけながら行うことが必要である．次に各時期の離乳

法の大要を，図4-3とあわせて下記に示した．

### a 離乳初期（5〜6ヵ月）

離乳食を飲み込むこと，その舌ざわりや味に慣れることが主目的である．離乳食は1日1回与える．母乳または育児用ミルクは，授乳のリズムに沿って子どもの欲するままに与える．

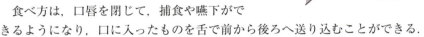

食べ方は，口唇を閉じて，捕食や嚥下ができるようになり，口に入ったものを舌で前から後ろへ送り込むことができる．

### b 離乳中期（7〜8ヵ月）

生後7〜8ヵ月ごろからは舌でつぶせる固さのものを与える．離乳食は1日2回にして生活リズムを確立していく．母乳または育児用ミルクは離乳食の後に与え，このほかに授乳のリズムに沿って母乳は子どもの欲するままに，ミルクは1日に3回程度与える．

食べ方は，舌，顎の動きは前後から上下運動へ移行し，それに伴って口唇は左右対称に引かれるようになる．食べさせ方は，平らな離乳食用のスプーンを下唇にのせ，上唇が閉じるのを待つ．

### c 離乳後期（9〜11ヵ月）

歯ぐきでつぶせる固さのものを与える．離乳食は1日3回にし，食欲に応じて，離乳食の量を増やす．離乳食の後に母乳または育児用ミルクを与える．このほかに，授乳のリズムに沿って母乳は子どもの欲するままに，育児用ミルクは1日2回程度与える．

食べ方は，舌で食べ物を歯ぐきの上に乗せられるようになるため，歯や歯ぐきでつぶすことができるようになる．口唇は左右非対称の動きとなり，噛んでいる方向によっていく動きがみられる．食べさせ方は，丸み（くぼみ）のある離乳食用のスプーンを下唇にのせ，上唇が閉じるのを待つ．

手づかみ食べは，生後9ヵ月ごろからはじまり，1歳過ぎの子どもの発育および発達にとって，積極的にさせたい行動である．

### d 離乳完了（1〜1歳3ヵ月）

離乳の完了とは，形のある食物をかみつぶすことができるようになり，エネルギーや栄養素の大部分が母乳または育児用ミルク以外の食物から摂取できるようになった状態をいう．食事は1日3回となり，そのほかに1日1〜2回の補食を必要に応じて与える．

## G 幼児食

### 1 幼児期栄養の特徴

幼児期の栄養は成人の食事に移行する時期であって，離乳期に引き続き，食物の種類，分量，調理法は漸進的（順を追ってだんだんに進むこと）でなければならない．幼

児期の特徴は急速な身長増加，脳発達，免疫能の発達，感染後の急速な回復，活発な活動で，体重当たりの水分，カロリー，蛋白質の必要量は多い．しかし，咀嚼能力は成人に比べて不十分で，胃容量も少ないので，食事形態，量や回数は制約される．

幼児期は食事行動上の問題が目立ってくるのが特徴である．栄養や食品の配合など栄養学的な点の他に，食物の外見，味，食器の好悪，環境，運動量などの心理的・肉体的要因の影響を受け，食べ方はむらになりやすい．

## 2 食事摂取基準

3〜5歳ではエネルギーは成人の50〜60％，蛋白質は40〜50％が必要である．したがって，蛋白質は1日20〜25gを必要とする．一方，わが国の食習慣では脂肪の過剰摂取と，カルシウム，鉄，ビタミン類の不足に注意しなければならない．

蛋白質はもっとも大切な栄養素の1つであるが，動物性蛋白質の占める割合は，1〜3歳は4/5〜2/3，4歳以降は2/3〜1/2を占めることが望ましい．カルシウムの給源として牛乳2本（400 m*l*）以上，魚粉，シラス干し，小魚などを努めて与える．

鉄や脂溶性ビタミンが不足しがちであり，卵，レバー，有色野菜を積極的に用いる．水分の要求量も多いので幼児の欲するものを十分与える．

## 3 食物の献立と調理

2歳ごろまでは離乳期の延長と考え，できるだけ消化しやすい形に調理する．2〜3歳では多少不消化と考えられる食物を与えてよい．4歳を過ぎるころより咀嚼も相当可能となり成人食に近づける．5〜6歳になれば成人とだいたい同じでよい．

食事の外観，味，食器などについても特別の配慮が必要である．幼児は心理的なわずかなことで食べたり食べなかったりするので，好みに合うよう献立，調理，食器，盛りつけにたえず創意工夫することが必要である．

主食と副食を別に与えるよりも，概して混合にした献立が喜ばれる．混ぜごはん，オムライス，チキンライス，サンドイッチなど，また副食でもコロッケ，肉だんごなどにしたほうがよく食べる．

## 4 食事回数

成人と同様1日3回でよい．栄養学的にはすべての食品が朝，昼，夕と平等であることが望ましいが，昼食に重点をおいて1日の栄養バランスをとってもよい．食事と食事との時間的間隔はバランスがとれていることが望ましい．また各食事の栄養バランスはだいたい，朝食20〜30％，昼食30％，夕食20〜25％，間食10〜15％が適当であろう．

## 5 間　食

幼児の1食の摂取量は一般に少ない．ひどく空腹なときでも少し食べるとすぐ満腹になる．したがって3回だけの食事では必要エネルギーは十分とれない．このために1日1〜2回の間食で補食する必要がある．成人での嗜好品としての間食と違って，幼児では栄養学的に必要なものである．

間食の分量は1日の必要熱量の10〜15％を目安として与える．3歳ごろでは150〜

200 kcal 程度［たとえば牛乳1本（200 m*l*）にクラッカーなど］を1日1〜2回に分けて与える．2回の場合は1回は菓子などで，1回は軽食とする．

## H 食事行動の障害

乳幼児の食事行動の発達は個人によって異なるので，よく理解した上で栄養食事管理を行わねばならない．これを考慮しないと食欲不振や心理的障害を起こすことになる．乳幼児の栄養管理には個別の特徴を理解して対応することが重要である．

### 1 食欲不振

哺乳量や食事量が少なく体重の増え方の悪いものを食欲不振という．一見して食事量が少ないようでも体重の増え方が正常で，栄養必要量を満たしている場合もある．これは本当の食欲不振ではなく仮性食欲不振といわれる．

最近，食欲不振を示す幼児が増加している．これは家庭での育児過剰などが主因となっており，貧困社会や物の欠乏する時代にはほとんどみられない．食欲不振は各時期の食品によって異なっており，哺乳期にはミルク嫌い，離乳期には離乳困難，幼児期には少食，偏食となって現れる．

#### a 食欲不振の一般的原因

原因は次のように分類されるが，もっとも多いのは心因性食欲不振である．

①**心因性食欲不振**：母親が食事を強制することが原因で，子どもが摂食時に不快感をもち，食事を拒否するようになる．このような強制と拒否は悪循環を示し，しだいに母子ともにノイローゼとなり，子どもは食欲不振になり食物をみると嘔気や嘔吐を示すようになる．

食事の強制にはなんらかのきっかけがあるが，母親や子どもの性格が原因になったり，授乳方法や子どもの気持ちが理解できないことからくることも多い．保育環境や保育者の性格も影響し，一般に恵まれた家庭で育児熱心で神経質な母親に多い．

乳幼児の性格としては，神経質で落ち着きがなく，疲れやすい，飽きやすいなどの特徴があり，食欲が動揺しやすい．食物の温度，味，舌ざわり，色，食器などに敏感であるため，栄養法や環境の変化に適応しにくい．これらの性格を有する幼児では一時的な食欲の低下をまねきやすい．

②**食事性食欲不振**：ミルクが濃すぎたり薄すぎたり，あるいは離乳食の味つけ，調理形態の不適当なことが原因となる．しかし，多くは神経質で味に敏感な児の素質に原因があることも多い．

③**体質的食欲不振**：器質的原因がなく，生まれつき食が細く体重の増加も悪い．このような乳児は体つきもほっそりして神経質で弱々しそうで一般に少食である．この幼児に食事の強制が加わると心因性食欲不振も合併しやすい．原因は不明で治療は困難である．

④**症候性食欲不振**：先天性心疾患，脳性小児麻痺などの基礎疾患に伴った二次的な食欲不振で，原疾患により予後は異なってくる．

### b ミルク嫌い

母乳を嫌うことはまれである．混合栄養で哺乳ビンの穴を大きくあけておくと，そのほうが飲む労力が少なくてすむので母乳を飲まなくなることがある．牛乳嫌いははじめから嫌うものと途中から嫌うものがある．前者は2〜3ヵ月ごろ，母乳栄養より混合栄養に切り替えようとするときにみられる．この月齢は乳児の味覚が鋭敏になる時期で，神経質な乳児にとっては母乳からミルクへの新しい食事に適応できないためであろう．

対応は母乳の前にミルクを与えるか，母乳と切り離して与えてみる．母乳が少量ならば断乳（だんにゅう）してみる．また離乳食なら食べることもあるので多少早くしても離乳を進めてみる．食器の形態や味をいろいろ工夫することも考えたほうがよい．

普通にミルクを飲んでいたのが途中から飲まなくなる場合は，大部分はミルクの強制によるものであるが，感冒などによる一時的な哺乳量の低下が動機になることもある．乳児では2〜3ヵ月ごろ一時的に哺乳量が減少する時期があるが，このときも強制が動機となりやすい．ミルク嫌いの重症例は哺乳ビンをみただけで，あるいは哺乳の姿勢をするだけで泣き，嘔吐するような動作をする．

## 2 偏食

偏食とは特定のものを嫌って食べない傾向のひどいものをいう．しかし，一面では嗜好とは本質的に発達現象であり，食生活やその他の生活体験を通して年齢とともに変化する．偏食は1歳後半から徐々にその割合が高くなる．この時期の精神発達は著しく，自我の芽生えに応じて，食べる場合でもさまざまな行動をとるようになり，食欲や食事の好みにも偏りが現れやすい．また，これには年齢的要因が大で，たとえば3歳ごろまでは咀嚼しにくいもの（硬い肉や生野菜など），匂いの強いもの（ピーマン，ニンジン，ニラなど），辛いものや酸っぱいもの（香辛料など）を嫌って食べないことが多いが，これらは生理的偏食と考えられる．偏食の割合は2〜3歳未満が32.1%，3〜4歳未満が30.6%，4〜5歳未満が32.9%，5歳以上が28.5%である（図4-4）．

偏食があっても栄養学的な障害を起こすことは少ない．普通は代替できる食品があり，たとえ魚を嫌っても，肉，卵，牛乳などをとればよい．偏食が問題となるのは，日常の食生活の不便と心の発達の阻害要因になることであろう．食べられないものが多い，あるいは特定のものしか食べられないことにより，自主性，好奇心，探索心などの発達が阻害されることである．

偏食児の対策としては，食べる意欲を起こさせることである．生活の中で自主性を発揮できるように配慮し，食欲がさかんになるよう生活リズムを整え，戸外運動を十分に行うことである．広く食品の味，匂い，香りに馴れさせておくことが必要で，そのためにも離乳期の食品の選択が大切である．両親の食習慣や偏食も子どもの食生活に影響するので注意する．

## 3 噛まない

3〜4歳になっても咀嚼が十分にできなくて，そのまま丸飲みするか，固形食が食べられない子どもが増加している．原因は，離乳の進め方が不適切なため咀嚼の基本が獲得できなかったことや，食欲の発達が不良のため食べようとしないこと，また軟らかい

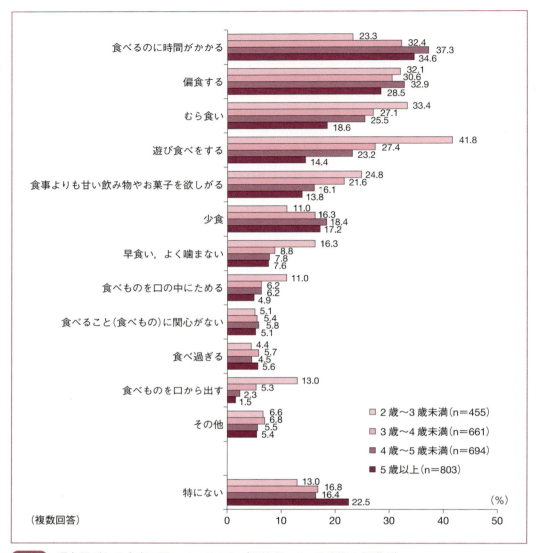

図4-4 現在子どもの食事で困っていること(回答者:2〜6歳児の保護者)

[厚生労働省:平成27年度 乳幼児栄養調査結果の概要,2015より引用]

食品が多いため咀嚼能力が発達しなかったためなどである.

対策としては,まず食べる意欲を起こさせること,離乳中と同じ要領で一歩一歩固形食の食べ方を学習させてゆくことである.

# 5 小児の生活

## A 身体の清潔

　乳幼児期は身体各部の清潔に気をつけなければならない．とくに乳児期は新陳代謝がさかんで皮膚は汚れやすい．
　皮膚については，入浴させること，肌着をしばしばとり替えること，おむつをとり替えたときには汚れをよくふきとることが大切である．
　乳児期に乳歯が生えはじめたら，保護者のひざにあお向けに寝かせ，ガーゼみがきなどからはじめ，徐々に歯ブラシに慣れさせるようにする．幼児期になって甘いものを食べるようになれば，白湯を飲ませ口をゆすぐようにする．幼児期後半から自分で歯ブラシが使えるようになれば，食後および就寝前の歯みがきを習慣づけるようにするとう歯（むし歯）の予防に役立つ．歯みがきの自立は学童期になるまでにできればよい．
　耳や鼻についてはとくに処置の必要はない．陰部は，女児は前から後に向かってふくようにする習慣をつける以外，特別なことはない．

## B 入浴

### 1 回数

　入浴の目的は肌を清潔に保つことである．毎日1回は入浴させる．夏は発汗が多いので，1日2回入浴させるとよい．

### 2 温度

　室温を20～24℃位にし，湯の温度は冬は40℃前後，夏は37～38℃が適当である．温度計がない場合は肘を湯につけて確認し，熱すぎないように気をつける．
　入浴は授乳や食事のあと30分間は避ける．また空腹時を避け，ゆったりした雰囲気で入浴させることが大切である．

### 3 石けん

　よく洗い落とせば特別な石けんは不要である．刺激の少ない良質な石けんであればよ

## 4　乳児の入浴手技

　湯上がりタオルや着替えの肌着，おむつ，衣服などを並べて準備しておく．まず着物を脱がせ，タオルで包んで別にとり分けた洗面器の湯で顔と頭を洗う．次に全身を浴槽につけるが，左前腕に乳児の頭をのせ，左手指で乳児の左腕を固定し，乳児の右手は母親の左腕の下に入れるようにしておく．耳に湯を入れないよう注意する．ガーゼや洗い布につけた石けんで手ぎわよく体の前面，手，足などを洗う．次に母親は右手で乳児の左手を持ち，右手とあわせて母親の左手で乳児の両手をしっかりとにぎり，乳児をうつぶせの姿勢にする．背面をよく洗い，最後に陰部，股の部分をよく洗う．手掌，指間，その他しわになっている部分も注意して洗う．
　石けんをきれいに洗い落とし，湯上がりタオルの上に寝かせ，タオルで包んで上から軽く抑えるようにして水分をとり，着衣させて終わる．乳児の沐浴は5〜10分ですませる．

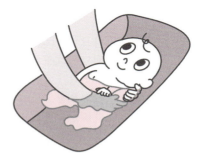

　生後3ヵ月以降は注意して抱いて入れば，家庭用浴槽で入浴してもよい．ただし一番先に入れ，湯から出るときには上がり湯で十分に肌を洗う．

## C　衣　服

　乳幼児の衣服は軽く，暖かく，汗を吸いとりやすく，刺激のないもので，ゆったりして運動しやすいことが大切である．
　①保温，通気，吸湿性にすぐれたもの：肌着は木綿製がよい．肌着の上は薄いものを重ねて着たほうが保温力にすぐれ，気温の変化に対応しやすい．健康な乳幼児では母親より1枚少な目に，寒いときは1枚多目に着せるのが一応の目安である．厚着を避けるようにする．
　②丈夫で洗濯しやすいもの：頻回に洗濯し，常に清潔にすることが大切である．
　③着脱が簡単で運動しやすいもの：着せたり脱がせたりする場合も，自分で着脱する場合も扱い方が便利なものがよい．また身体を動かすことを妨げない，ゆったりとした衣服がよい．
　④寝まき：就寝時，汗でぬれれば着替えさせる．

## D　ふとん

　敷きぶとんはしっかりしたマットレスの上に，少し固めのものを敷くのがよい．シーツは敷きぶとんの下に十分折り込める大型のものがよい．敷きぶとんはふわふわしてあ

まり柔らかいと寝がえりがしにくく，うつぶせになったときに顔がもぐってしまうことがあり，また背中が丸くなって不自然な姿勢になるので固めのものを用いたほうがよい．

掛けぶとんはタオル地か毛布などの薄地のベビーぶとんを用いる．室温が保てれば冬季でも厚いふとんは不要で，軽く薄いものを2，3枚重ねるようにし，室温によって加減するのがよい．乳幼児は寝つくときにかなり汗をかくのが生理的なので，寝まきがぬれるほどであれば着替えさせる．

## E ベッド

畳や床の上に寝かせるより，柵付きベッドで寝かせたほうがよい．体から出る湿気が発散されやすい，埃が少ない，親が寝たあとの安全性，おむつの交換がしやすいことなどから，ベビーベッドを利用することが望ましい．ただし転落，寝がえりで頭を打ちつける，柵のあいだにはさまることなどを防止するよう考慮しなければならない．

## F おむつ

紙おむつは，肌に接触する部分が不織布でできており，尿や水分はこれを通して高分子吸収体に吸いとられ，コロイド状となって貯留される．外側は水分の漏れを防ぐ素材が使われている．そのため排泄された尿や便が肌を刺激するのを少なくし，おむつかぶれの予防となる．いつもサラッとしているので，おむつをとり替える回数が少なくなるが，手抜きしないで，排泄の様子をみながらとり替えることが必要である．常に清潔なおむつが用意でき，使い捨てであることから外出や旅行の際には便利である．

布おむつも環境にやさしく，柔らかいので安心して使え，しかも繰り返して使えるので経済的である．赤ちゃんが泣いておむつ替えを知らせてくれる利点がある．窮屈なおむつにより，股関節が進展位に固定されると**股関節脱臼**が生じる危険性があるので，注意する必要がある．

## G 日光浴，外気浴

日光浴をすると皮膚の血管が拡張し，血行がよくなり，皮膚機能を高めるとともに寒冷に対する抵抗力を増す．また日光紫外線は皮膚のエルゴステリンを**ビタミンD**に変化させる．ビタミンDは骨の発育に重要な働きをするビタミンである．しかし最近は栄養状態がよくなり，ビタミンD欠乏性くる病はほとんどみられなくなり，むしろ紫外線による細胞のDNAの傷害が問題となっている．生後1ヵ月を過ぎてから日光に慣れさせるように，外気浴のつもりで抱いて外の散歩など，日常生活の中で日光浴をさせるのがよい．

外気浴は子どもを戸外の風にあて，新鮮な空気を吸わせ，気温の変化に慣れさせることである．夏でも冬でも抱いたまま戸外を散歩すればよい．時間も短時間からしだいに増してゆく．

## H 乳幼児期の運動

乳児期では薄着にしてゆったりした衣服を着せ，手足を自由に動かせるようにしておくことが大切であり，必ずしも赤ちゃん体操をする必要はない．赤ちゃん体操をする場合には過度にならぬよう，運動機能の発達に従って母親がごく自然に行えるように留意する．6ヵ月を過ぎれば室内を整理し，またはサークルなどを用い危険のないようにして自由に動ける時間を毎日つくる．幼児期は運動量が増え，活発に遊ぶようになるので環境や安全を考慮する．

## I だっこ，おんぶ

首がすわる3ヵ月ごろまでは，片手で乳児の頭を支え，片手で腰部を支えて，やや寝かせ加減に抱く．首がすわれば，片手で乳児の腰の重みを受け，片手を腕の下から背にまわして，上半身を立てるように抱く．首がすわれば外出時には市販のだっこ用ベルトを利用できる．だっこ用ベルトを使用するとき，手は自由に使えるが，足もとがみえにくいので，階段の昇り降りには注意が必要である．また，窮屈な抱っこ用ベルトにより股関節が進展位に固定されると**股関節脱臼**が生じる危険性があるので，注意が必要である．授乳，入浴，外出などのだっこは親子の愛情を深める大切な時間であり，適当な親子の接触は子どもの発達にとって望ましいことである．

長時間おんぶすると乳児の胸腹部を圧迫し，呼吸や腸管の運動を妨げ，四肢の運動機能の発達の上からも好ましくないといわれるが，乳児を安全に抱えて他の仕事や外出ができ，その便利さからも，またスキンシップという意味でも，首がすわったあと長時間でなければ，適当におんぶをしてよい．おんぶをする場合，帯はなるべく幅が広いものを用いるが，市販のおんぶ用のベルトが便利である．

また乳児をあやすために，両わきに手を入れて激しく揺さぶると急性硬膜下血腫や網膜出血などを起こす**乳幼児揺さぶられ症候群**（「6章 小児保健」表6-6, p.71参照）となる場合があるので，注意が必要である．

## J 睡眠

新生児期から生後1～2ヵ月ごろまでは，授乳時以外は眠っていることが多い．生後3ヵ月ごろまでは2～3時間ずつの睡眠を昼夜の別なくとっているが，3ヵ月を過ぎるころから夜間の睡眠が多くなる．夜間に10～12時間，日中4～6時間位寝るが，生後1年

ごろから昼寝の時間は減ってくる．6ヵ月ごろには，夜に目覚めて泣き出し，ぐずり続ける状態，いわゆる夜泣きがはじまる．夜の睡眠時間は学童期を過ぎるまで少なくとも10時間は確保したほうがよい．3～4歳になると昼寝をしなくなる子どもが増えてくるが，遊びのための活動が著しい時期であるので，5～6歳までは昼食後しばらく横にさせて休ませるか，少なくとも家の中で静かに遊ばせるようにする．

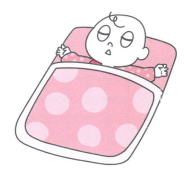

健康な乳児は一般に睡眠不足になることはないが，睡眠時間が短いのではないかと訴える母親も多い．生活環境がとくに悪い場合を除き，気にすることはない．幼児期の2～2歳半位からは就寝，起床の時間を決め，しつけの面を考慮して習慣をつけるようにしたい．

## K 排　泄

　乳児は成長するに従って排尿，排便の間隔も長くなり，しだいに我慢ができるようになってくる．子どもの様子をよく観察し，しつけができそうになれば上手にしつけを進める．

　母親が時間を見計らって，決まった便器を用い，一定の合図やかけ声で排便を促し，うまく排便したらほめてやるようにする．出ないからといって長く便器にかけさせておかないほうがよい．生後1年を過ぎると子どもは排便を自覚し，自分である程度コントロールできるようになってくる．少なくともこの時期になると便器にかけられるようになるので，しつけを開始できるようになる．あまりに早い時期に開始しても効果が少ないといわれており，乳児が毎日決まって便器で排便しても反射的なもので自立したとは考えられない．排便のしつけの開始時期は子どもの発達の状態，季節，親の考え方などによって開きがあってもよく，開始時期の早さや遅さは，排泄習慣の自立や夜尿につながるものではない．1歳半～2歳のあいだに子どもは母親にわかるような言葉や動作で便意を知らせるようになり，2歳半ごろには便所に連れていけば一人でき，パンツをとってやれば自分だけで便所に行き排便できるようになるのが3～3歳半，4歳になればだいたい一人で排便できるようになる．4歳半ごろには紙を使って後始末ができ，完全に自立できるようになる．

　排尿については，乳児期のしつけはたとえうまくできたようにみえても，条件反射に過ぎない．自分で排尿を知らせるようになるのは，1歳半～2歳である．はじめはぬれたあとで知らせるが，しだいにする前に教えるようになる．その後，連れてゆけば一人でできるのが2歳半，完全に一人でできるのが3歳半ごろである．大多数の子どもは3歳半ごろには夜のおむつもいらなくなるのが普通である．たいていの子どもは1歳半～2歳位から便所に連れて行くようにすれば，排尿のしつけはうまくいくようである（「2章　小児の発育と発達」表2-6，p.18参照）．

表5-1 年齢別にみたおもちゃの選択基準

| 年　齢 | おもちゃ |
|---|---|
| 1歳未満 | くす玉，風車，ガラガラ，オルゴール，おしゃぶり，起きあがり類，太鼓・ラッパ・笛の類，動物のおもちゃ |
| 1〜2歳 | 動物のおもちゃ，押し車・ひき車類，乗物のおもちゃ，人形，積み木，ボール，クレヨン，砂遊び道具，水遊び道具，笛，太鼓・シロホン類，絵本 |
| 3〜4歳 | 人形，ままごと道具，乗物のおもちゃ，こま，ボール，積み木，絵本，はさみ，折り紙，粘土，クレヨン，砂遊び道具，水遊び道具，三輪車，ぶらんこ，すべり台 |
| 5〜6歳 | 人形，ままごと道具，乗物のおもちゃ，ボール，輪投げ，積み木，絵本，字合わせ，はさみ，折り紙，粘土，ビーズ，クレヨン，砂遊び道具，水遊び道具，三輪車，ぶらんこ，すべり台，シーソー，なわとび |

(山下俊郎)

## L　おもちゃと遊び

　乳児期から幼児期にかけて，子どもの生活の中で遊びの占める範囲は非常に大きい．ことに幼児では遊びが生活の中心となり，遊びに夢中になって満足感を得ることは，将来仕事や勉学やスポーツに打ち込むことのできる基礎をつくるという意味をもっており，また心身の発達を促すという意味でも大切なことである．

　おもちゃを選ぶ場合には，子どもの遊びの欲求をうまく引き出し，心のいろいろな面を順調に伸ばしていくことができるようなものを選ぶのが大切である．まず第一に小児の発達段階に適したものを与える．3〜4ヵ月では明るい色彩で，目の追えるもの，音が楽しめるもの，6ヵ月ごろまでは手にもてるもの，口に入れようとしても安全で清潔を保てるものを選ぶ．できるだけ丈夫なもので危険のないものであって，適当な数だけ与える．多すぎるのも少なすぎるのも子どもの発達のために好ましくない（表5-1）．

　おもちゃで遊ばせるときに大切なことは，できるだけ子どもの自由に思うまま遊ばせることで，創意によっておもちゃを自由に使わせることが望ましい．世話をやきすぎたり，干渉しすぎたりするのは遊びから得られる独創性や自立性の獲得を妨げることになる．おもちゃの片づけや整理を自分でやれるような習慣をつけることも大切である．

　1歳半健診において，テレビ，DVD，スマートフォンなどのメディアの視聴時間が長いほど発語遅れの発生頻度が高くなることが指摘されている．日本小児科医会は子どもとメディアに関する5つの提言（表5-2）を行っており，2歳までは子どもにメディアの視聴は控えることを推奨している．人，自然，物との触れ合いの中で，子どものさまざまな能力が育っていき，大人の行動をまねしたごっこ遊びやお手伝いなども心身の発達を促す．とくに，父母などと同じ物をみて，自分の気持ちに共感してもらうという体験は自己肯定感を育て，心の発達の基礎になる．

**表 5-2** 子どもとメディアに関する 5 つの提言

① 2 歳までは,テレビ・DVD の視聴を控えましょう.
② 授乳中,食事中のテレビ・DVD の視聴はやめましょう.
③ すべてのメディアへ接触する総時間を制限することが重要です.1 日 2 時間までを目安と考えます.
④ 子ども部屋にはテレビ,DVD プレイヤー,パーソナルコンピューターを置かないようにしましょう.
⑤ 保護者と子どもでメディアを上手に利用するルールをつくりましょう.
※ ここでのメディアとはテレビ,DVD,電子ゲーム,ガラケー,スマートフォン,タブレット端末などの電子映像メディア機器を指します.

［日本小児科医会「子どもとメディア」対策委員会:「子どもとメディア」の問題に対する提言,2004 より引用］

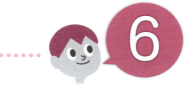

# 6 小児保健

## A 小児保健統計

### 1 出生数（率）

　2016（平成28）年の出生数は98万人，出生率は7.8となり，第二次ベビーブームの1973（昭和48）年ごろに比べ約1/2に減少している．また，**合計特殊出生率**は1.44に減少し，少産と長寿によって**少子高齢化**が加速している（表6-1，図6-1，指標の算出法は表6-2に記載する）．

　一方，低出生体重児の出生数（率）は増加傾向である（表6-3）．その原因は，①早産の増加，②胎内発育不全の増加，③死産の減少である．1,500 g未満の児の出生数も，低出生体重児の出生数の増加に比例しており［1980（昭和55）年は0.4％，2015（平成27）年は0.7％］，少子化にもかかわらず，緊急医療を必要とする低出生体重児は増加している．

**表6-1** 母子保健に関する人口動態統計（1900～2015年）

| 年次 | 出生率（人口1,000対） | 乳児死亡率（出生1,000対） | 新生児死亡率（出生1,000対） | 周産期死亡率（＊） | 妊産婦死亡率（出産100,000対） | 妊産婦死亡率（出生100,000対） | 死産率（出産1,000対） |
|---|---|---|---|---|---|---|---|
| 1900（明治33） | 32.4 | 155.0 | 79.0 | … | 397.8 | 436.5 | 88.5 |
| 1950（昭和25） | 28.1 | 60.1 | 27.4 | … | 161.2 | 176.1 | 84.9 |
| 1980（　　55） | 13.6 | 7.5 | 4.9 | 20.2 | 19.5 | 20.5 | 46.8 |
| 1985（　　60） | 11.9 | 5.5 | 3.4 | 15.4 | 15.1 | 15.8 | 46.0 |
| 1990（平成2） | 10.0 | 4.6 | 2.6 | 11.1 | 8.2 | 8.6 | 42.3 |
| 1993（　　5） | 9.6 | 4.3 | 2.3 | 7.7 | 7.4 | 7.7 | 36.6 |
| 1998（　　10） | 9.6 | 3.6 | 2.0 | 6.2 | 6.9 | 7.1 | 31.4 |
| 2003（　　15） | 8.9 | 3.0 | 1.7 | 5.3 | 6.0 | 6.1 | 30.5 |
| 2008（　　20） | 8.7 | 2.6 | 1.2 | 4.3 | 3.5 | 3.6 | 25.2 |
| 2013（　　25） | 8.2 | 2.1 | 1.0 | 3.7 | 3.4 | 3.5 | 22.9 |
| 2014（　　26） | 8.0 | 2.1 | 0.9 | 3.7 | 2.7 | 2.8 | 22.9 |
| 2015（　　27） | 8.0 | 1.9 | 0.9 | 3.7 | 3.8 | 3.9 | 22.0 |

（注）＊出生および妊娠満22週以後の死産1,000対

［厚生労働省：人口動態統計を参考に著者作成］

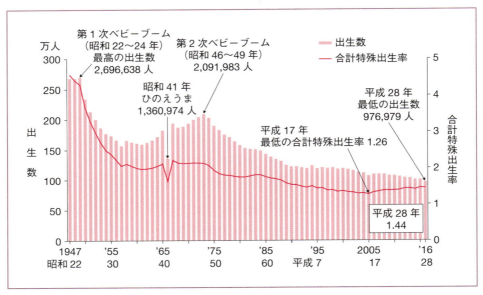

**図 6-1** 出生数と合計特殊出生率の推移
（注）平成28年は概数である．

[厚生労働省：平成28年人口動態統計月報年計（概数）の概況，2016 より引用]

**表 6-2** 人口動態統計に関する指標の算出法

| | |
|---|---|
| 出　　生　　率 | ＝年間出生数÷10月1日現在日本人人口×1,000 |
| 合計特殊出生率 | ＝母の年齢別出生数÷年齢別女子人口（15～49歳までの合計）<br>すなわち，15～49歳までの女子の年齢別出生率を合計したもの |
| 乳児死亡率 | ＝年間乳児（生後1年未満）死亡数÷年間出生数×1,000 |
| 新生児死亡率 | ＝年間新生児（生後4週未満）死亡率÷年間出生数×1,000 |
| 早期新生児死亡率 | ＝年間の生後1週未満の死亡数÷年間出生数×1,000 |
| 周産期死亡率 | ＝（年間妊娠満22週以後の死産数＋生後1週未満の早期新生児死亡）÷（年間出生数＋妊娠満22週以後の死産数）×1,000 |
| 妊産婦死亡率 | ＝年間妊産婦死亡*数÷年間出生数×100,000 |
| 死　　産　　率 | ＝年間死産数÷年間出産（出生数＋死産数）×1,000 |

＊妊産婦死亡：妊娠の期間および部位に関係なく，妊娠またはその管理に関連した，あるいはそれらによって悪化したすべての原因による妊娠中または分娩後42日以内における女性の死亡をいい，不慮のまたは予期せぬ偶然の原因による死亡は含まない．

## 2　死亡率と死亡原因

　乳児死亡率（1.9，2015年），新生児死亡率（0.9，同年），周産期死亡率（3.7，同年）など，いずれも年々改善している（**表 6-1**，さまざまな指標の算出法は**表 6-2**に記載する）．

　年齢別死因順位の第1位は，0～4歳は先天奇形等（先天奇形，変形および染色体異常）であり，5～14歳は悪性新生物，15～19歳は自殺である（**表 6-4**）．

表6-3 出生時の体重別,出生割合(1951〜2015年)

| 年 次 | 1951(昭和26)年 | 1960(昭和35)年 | 1970(昭和45)年 | 1980(昭和55)年 | 1990(平成2)年 | 2000(平成12)年 | 2010(平成22)年 | 2013(平成25)年 | 2014(平成26)年 | 2015(平成27)年 |
|---|---|---|---|---|---|---|---|---|---|---|
| 総 数 | 100.0 | 100.0 | 100.0 | 100.0 | 100.0 | 100.0 | 100.0 | 100.0 | 100.0 | 100.0 |
| 2,500 g 未満 | … | 7.1 | 5.7 | 5.2 | 6.3 | 8.6 | 9.6 | 9.6 | 9.5 | 9.5 |
| 1,500 g 未満 | 0.2 | 0.3 | 0.4 | 0.4 | 0.5 | 0.7 | 0.8 | 0.8 | 0.8 | 0.7 |
| 1,000 g 未満 | 0.0 | 0.0 | 0.1 | 0.1 | 0.2 | 0.2 | 0.3 | 0.3 | 0.3 | 0.3 |

[厚生労働省:人口動態統計を参考に著者作成]

表6-4 年齢別死因順位(2015年)

| 年 齢 | 死 因 | | | | |
|---|---|---|---|---|---|
| | 第1位 | 第2位 | 第3位 | 第4位 | 第5位 |
| 0 歳 | 先天奇形等 | 呼吸障害等 | 乳幼児突然死症候群 | 出血性障害等 | 不慮の事故 |
| 1〜4 歳 | 先天奇形等 | 不慮の事故 | 悪性新生物 | 心疾患 | 肺炎 |
| 5〜9 歳 | 悪性新生物 | 不慮の事故 | 先天奇形等 | その他の新生物/肺炎 | (同左) |
| 10〜14 歳 | 悪性新生物 | 自殺 | 不慮の事故 | 先天奇形等 | その他の新生物 |
| 15〜19 歳 | 自殺 | 悪性新生物 | 不慮の事故 | 心疾患 | 先天奇形等 |

先天奇形等は「先天奇形,変形および染色体異常」であり,呼吸障害等は「周産期に特異的な呼吸障害等」であり,出血性障害等は「胎児および新生児の出血性障害等」をいう.

[厚生労働省:平成27(2015)年人口動態統計,2016より引用]

## B 母子保健

### 1 母子保健対策

母子保健に関する制度は,患者期から妊娠,出産,新生児期,乳幼児期を通じて体系的かつ総合的に進められており,その基本となるのが**母子保健法**である.母子保健の主な施策は,健康診査等,保健指導等,療養援護等,医療対策等からなっている(図6-2).

◆妊産婦・乳幼児健康診査は,1948(昭和23)年に開始され,1961(昭和36)年には3歳児健康診査,1977(昭和52)年には1歳6ヵ月児健康診査がはじまった.1997(平成9)年から健康診査の実施主体はすべて市(区)町村になった(それまで前2者の健康診査は保健所が行っていた).2005(平成17)年には,発達障害者支援法の施行に伴い,児童の発達障害の早期発見に留意することになった.

保健指導等の多くは住民に身近な母子保健サービス事業であることから市(区)町村が担当し,療養援護等や医療対策等は専門的・広域的母子保健サービスとして,保健所・都道府県が担当する.

2000(平成12)年11月には,21世紀の母子保健のとり組みの方向性を示し,関係機関・団体が一体となって推進する国民運動計画として,「**健やか親子21**」が策定された.2014(平成26)年に最終評価が行われ,新たに「健やか親子21(第2次)」が策定された(図6-3).その中では,現在の母子保健をとり巻く状況を踏まえて3つの基盤

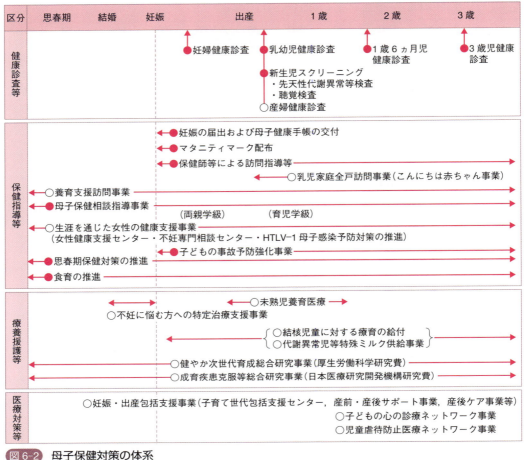

**図 6-2** 母子保健対策の体系
(注) ○ 国庫補助事業　● 一般財源による事業

[厚生労働統計協会（編）：国民衛生の動向 2017/2018 より引用]

課題を設定しており，また，とくに重点的に取り組む必要のあるものを2つの重点課題として挙げている．

## 2　健康診査

　乳幼児の健康診査は，異常を早期に発見し（二次予防），早期に適切な措置を講ずる上で重要である．また，疾病などの発生予防（一次予防）のための保健指導に結びつける機会である．乳児の健康診査では，身体の欠陥の発見，離乳や育児の指導などを行い，1歳6ヵ月には運動機能，視聴覚などの障害，精神発達の遅滞などの早期発見に努めるとともに，生活習慣の自立，う歯（むし歯）の予防，幼児の栄養，その他育児に関する指導を行う．3歳児健康診査は，視聴覚検査や尿検査もとり入れた，身体発育および精神発達の面の総合的な健康診査である．

　健康診査は，保護者と子どもの様子を把握できる貴重な機会であり，育児不安などの相談も行われ，育児支援および虐待予防においても重要な役割を果たしている．

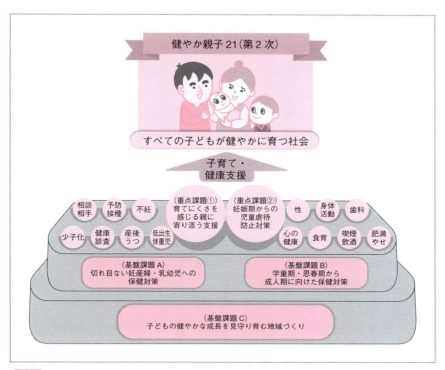

図6-3 健やか親子21（第2次）イメージ図
［厚生労働省：「健やか親子21（第2次）」について検討会報告書
（http://www.mhlw.go.jp/stf/houdou/0000044868.html）を参考に作成］

### 3 妊産婦および乳幼児の保健指導

　母子保健法では新生児訪問指導，妊産婦訪問指導，未熟児訪問指導が規定され，保健師や助産師などが家庭を訪問し，母子の健康や育児に関する保健指導を行う．新生児訪問指導等は，乳児家庭全戸訪問事業とあわせて実施される．

　妊産婦については，単に保健衛生面の指導だけでなく，家庭環境や生活環境を把握し，妊産婦の健康の保持・増進や日常生活全般にわたる指導・助言を妊産婦とその家族に対して行う．

　新生児や低出生体重児の訪問指導では，児の特徴を理解させ，栄養，養育環境の調整，疾病予防などについての助言を行う．新生児が生後28日を経過しても，必要ならば継続して訪問指導が行われる．

　母子保健相談・指導事業では，婚前学級，新婚学級，両親学級，育児学級などを開催し，集団指導を行うとともに，個別的な相談や指導に応じて正しい知識の普及に努める．

## C 子ども虐待

　児童虐待の防止等に関する法律（通称，**児童虐待防止法**）が2000（平成12）年に施

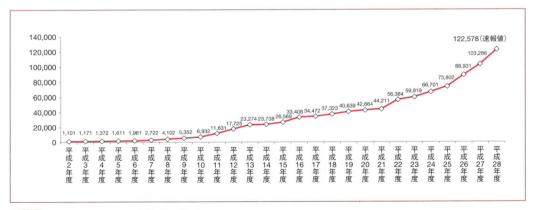

**図 6-4** 子ども虐待の通告件数の推移

子ども虐待の児童相談所への通告件数は，平成10年度は6,932件，平成20年度は42,664件，平成25年度は73,802件，平成28年度は122,578件と，増加の一途をたどっている．
（注）平成22年度の件数は，東日本大震災の影響により，福島県を除いて集計した数値．

[厚生労働省：平成28年度 児童相談所での児童虐待相談対応件数〈速報値〉より引用]

行され，2004（平成16）年，2008（平成20）年に改正された．関係機関の連携によるとり組みが進んでいるが，子ども虐待の通告件数は増加している（図6-4）．児童虐待防止法の要点としては，児童虐待の定義がなされたこと（第2条），医師，看護師，保健師など早期発見に努めなければならない児童の福祉に関わる職種者が明記されたこと（第5条），虐待の疑いのある児童の発見者は速やかに市町村などに通告しなければならず，通告は守秘義務違反にならないこと（第6条），などがある．

## 1 虐待の種類と早期発見のためのポイント

子ども虐待は，身体的虐待，性的虐待，ネグレクト（養育の放棄），心理的虐待の4種類に分けられている（表6-5）．近年はドメスティックバイオレンス（DV）＊の目撃が多いことから，心理的虐待がもっとも多くなっている．ついで身体的虐待，ネグレクトの順であり，性的虐待は少ないが，表に出ない数がかなりあると推測されている．

子ども虐待の対応は，早期発見，支援が大切である（表6-6）．

＊ドメスティックバイオレンス（DV）：配偶者間，内縁関係，恋人関係等の親密な関係等で起こる暴力や暴力による支配状態．暴力は，身体的な暴力だけでなく，精神的，経済的，性的など心身に有害な影響を及ぼす言動も含まれる．

## 2 子ども虐待防止に関する取り組み強化のための施策等

### a 要保護児童＊対策地域協議会（子どもを守る地域ネットワーク）

虐待の早期発見や適切な保護や支援のため，関係機関のあいだで情報や考え方を共有し，適切な連携の下で対応を検討する役割を担う．

＊要保護児童：保護者のいない児童，または保護者に監護させることが不適当であると認められる児童（虐待を受けている子ども，家庭環境などに起因する非行や情緒障害を有する子ども）．

**表6-5 子ども虐待の種類と内容**

| | |
|---|---|
| 身体的虐待 | 殴る，蹴る，投げ飛ばす，頸を絞める，激しく揺さぶる（乳幼児揺さぶられ症候群），溺れさせる，熱湯をかける，戸外に閉め出す，異物を飲ませる，逆さ吊りにする，タバコの火やアイロンを押しつける，縄などで身体を拘束するなど |
| 性的虐待 | 子どもへの性交，性的行為の強要，性器や性交をみせる，ポルノグラフィの被写体に強要するなど |
| ネグレクト | 家に閉じ込める，学校に行かせない，病気やけがをしても病院に連れて行かない，適切な食事を与えない，ひどく不潔なままにする，自動車内や家に置き去りにする，同居人による暴力を放置するなど |
| 心理的虐待 | 言葉による脅し，無視，きょうだい間の差別的な扱い，ドメスティックバイオレンス（DV）の目撃など |

**表6-6 子ども虐待の早期発見のためのポイント**

1) 身体症状の特徴
　①全身状態：低身長，栄養障害（やせ），運動発達・言語発達の遅れ
　②皮膚症状：指やヒモの形の挫傷，絞首の跡，手足の輪状の傷，境界鮮明な火傷
　③骨折：多発性・新旧性の骨折，螺旋状骨折，骨幹端骨折，頭蓋骨骨折
　④頭部外傷：頭蓋内出血（とくに歩行前の乳児の硬膜下出血，乳幼児揺さぶられ症候群*）
　⑤口腔：口腔（歯，舌，口蓋，小帯など）の外傷，多発性重症う歯
　⑥その他：内臓損傷，歩行開始前の乳児の溺水，不注意によらない薬物・毒物の中毒，性器周辺の外傷，若年者の妊娠
　＊乳幼児揺さぶられ症候群：乳幼児を激しく揺さぶることによって，硬膜下血腫，網膜出血，びまん性脳浮腫，びまん性軸索障害，白質灰白質せん断，脳梁断裂などが生じる．

2) 心理・行動特性
　①身体，着衣の不潔感
　②集団に入れない．無気力，活動性の低下，集中できない．
　③大人の顔色を伺ったり，警戒心が強い．
　④虐待している養育者が側にいるときといないときでは動きや表情が極端に変わる．
　⑤繰り返す食行動異常（むさぼり喰い）．理由がはっきりしない欠席，遅刻が多い．下校したがらない．
　⑥多動，乱暴，ひっきりなしに注意を引く行動．
　⑦虫や小動物をいじめたり殺したりする．虚言，万引き，夜間徘徊，家出などの問題行動．
　⑧極端な性への関心や拒否感がみられる．

### b 子ども虐待による死亡事例等の検証

死亡した子どもの年齢（心中を除く）は，0歳がもっとも多く，とくに月齢0ヵ月児が高い割合を占めている．実母が抱える問題として予期しない妊娠/計画していない妊娠がもっとも多く，ついで妊婦健診未受診，若年（10代）妊娠が多い．**特定妊婦**＊への対応，妊娠期から切れ目ない支援体制の整備が大切である．

　＊特定妊婦：出産後の子どもの養育について出産前において支援を行うことがとくに必要と認められる妊婦．経済的困難，複雑な家族構成，知的・精神的障害などを抱える妊婦．

### c 乳児家庭全戸訪問事業（こんにちは赤ちゃん事業）

生後4ヵ月までの乳児のいる家庭すべてを訪問する事業で，2009（平成21）年の児童福祉法の改正を受けてはじまった事業．産後うつなどで育児困難に陥っている養育者の早期発見，支援に有効である．

## D 予防接種

### 1 予防接種法

　感染症予防のために，1948（昭和23）年に予防接種法が制定された．以来，確実に成果が上げられてきたが，最近の感染症の発生状況，生活環境の改善，予防接種に対する国民の意識の変化などに対応し，1994（平成6）年に**予防接種法**が改正された．改正の主な点は，健康の保持・増進に個人の意志を反映させることを基本理念とし，対象疾患および実施法の変更，ならびに健康被害の迅速な救済をはかっていることである．なお，定期の予防接種に関しては，法律に基づいた接種であり，予防接種法に基づかない接種（任意の予防接種，図6-5）の実施とは区別される．

　2013（平成25）年4月に予防接種法が改正され，対象疾患は「A類疾病」と「B類疾病」に分類された．A類疾病の対象者は，予防接種を受けるよう努めなければならないとされている．B類疾病の予防接種対象者については，努力義務が課されていない．

### 2 予防接種の実施

　実施方式は，原則として，「集団接種」から「個別接種」になり，保護者の同伴が必要になった．接種にあたっては，事前に予診（問診，視診，打診，聴診による診察，および検温）を徹底して行い，予防接種の効果，副反応および予防接種健康被害救済制度について適切な説明を行い，予診票で同意を確認した上で予防接種を行う．

　実施にあたって，「被接種者および保護者に対する周知事項」，「予防接種不適当者」と「予防接種要注意者」に注意しなければならない（表6-7）．

### 3 予防接種の種類と接種法

　ワクチンには，**生ワクチン**と**不活化ワクチン**，**トキソイド**がある．

　◆生ワクチンは生きた病原体の毒性を弱めたものである．不活化ワクチンは病原体を殺し，免疫をつくるのに必要な成分をとり出して毒性をなくしたもので，トキソイドは細菌が出す毒素をとり出して，その毒性をなくしたものである（表6-8）．

　異なるワクチンの接種間隔について，注射生ワクチン同士を摂取する場合は27日以上空けるが，その他のワクチンの組み合わせについては，一律の日数制限は設けられていない．予防接種法に定められた定期接種，および任意の予防接種の対象年齢と接種法は，図6-5に示した．◆2020年10月からロタウイルス感染症の予防接種は定期接種となった．

### 4 副反応と対策

　予防接種後，一定の期間内にさまざまな身体的反応がみられることを副反応という．また，異常な副反応を疑う症状がみられることを健康被害とよぶ．

　不活化ワクチンの場合，局所反応として注射部位の発赤・硬結・疼痛などが，全身反応としてアナフィラキシーショック・じん麻疹などのアレルギー反応や発熱，またはそれに伴うけいれんなどがみられる場合もある．これらは，接種直後から24時間以内，遅くとも48時間以内に発現する．

# D. 予防接種

 図6-5 日本の定期/任意予防接種スケジュール（平成28年10月1日以降）

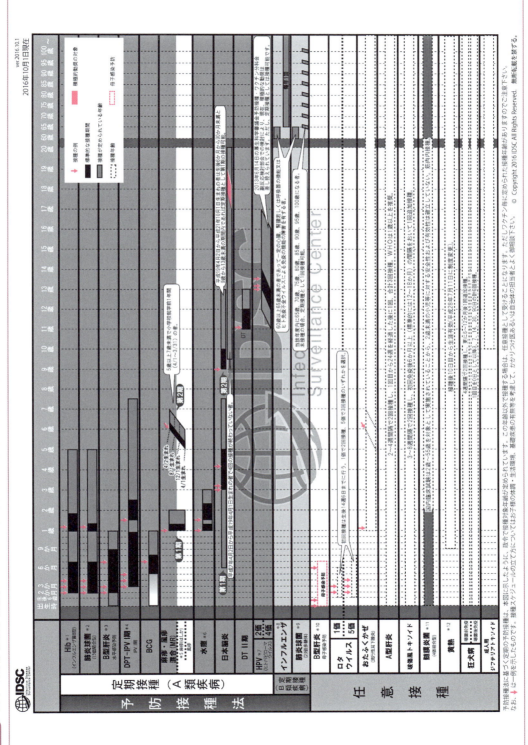

6. 小児保健

*1 2008年12月19日から国内での接種開始。生後2か月以上7か月未満の間にある者に接種を行うが、標準としても生後2か月以上7か月未満の間に接種を開始すること。接種方法は、通常、生後12か月に至るまでの間に27日以上の間隔で3回接種（医師が必要と認めた場合には20日間隔で接種可能）。初回接種開始から7か月以上あけて、1回皮下接種（追加）。接種開始が7か月以上12か月未満の場合は、通常、生後12か月に至るまでの間に27日以上の間隔で2回接種（医師が必要と認めた場合には20日間隔で接種可能）、初回接種終了後60日以上あけて、1回皮下接種。接種開始が1歳以上5歳未満の場合は、通常、1回皮下接種。

*2 2013年11月1日から7価結合型に替わって定期接種に導入。生後2か月以上7か月未満で開始で3回接種、27日以上の間隔で3回接種。追加免疫は通常、生後12～15か月で1回接種の合計4回接種。接種もれ者には、次のようなスケジュールで接種。接種開始が生後7か月以上12か月未満の場合：27日以上の間隔で2回接種、1歳以上かつ1回目接種から60日以上の間隔で2回接種。1歳以上2歳未満の場合：60日以上の間隔で2回接種。2歳以上6歳未満：1回接種。なお5歳以上は任意接種。

*3 2016年10月1日から定期接種導入。2016年4月1日以降に生まれた者が対象。母子感染予防はHBグロブリンと併用して健康保険で受ける（任意接種*10の欄参照）。

*4 D：ジフテリア、P：百日咳、T：破傷風、IPV：不活化ポリオを表す。DPT-IPV混合ワクチンは2012年11月1日から定期接種に導入。回数は4回接種だが、OPV（生ポリオワクチン）を1回接種している場合は3回接種、IPVを2回接種した場合は2回接種。IPVは2012年9月1日以降定期接種としては使用できなくなった。2015年12月9日から、野生株ポリオウイルスを不活化したIPV（ソークワクチン）を混合したDPT-cIPVワクチンの接種開始。従来のDPT-IPVワクチンは、生ポリオワクチン株であるセービン株を不活化したIPVを混合したDPT-sIPVワクチン（2015年12月9日追記）。DPTワクチンは2016年7月15日に有効期限が切れたことから、国内で使用可能なDPTワクチンは流通していない。

*5 原則としてMRワクチンを接種。なお、同じ期に麻疹ワクチンまたは風疹ワクチンのいずれか一方を受けた者、あるいは特に単抗原ワクチンの接種を希望する者は単抗原ワクチンの選択可能。

*6 2014年10月1日から定期接種導入。

*7 互換性に関するデータがないため、同一のワクチンを3回続けて筋肉内に接種。接種間隔はワクチンによって異なる。

*8 6か月～13歳未満、毎年2回（2～4週間隔）、13歳以上は毎年1回又は2回（1～4週間隔）。定期接種は毎年1回、3歳未満は1回0.25mL、3歳以上は1回0.5mLを接種する。

*9 2014年10月1日から定期接種導入。脾臓摘出患者における肺炎球菌感染症予防には健康保険適用有り。接種年齢は2歳以上。

*10 健康保険適用：【HBワクチン】通常、0.25mLずつを初回接種の1か月後及び6か月後の2回、皮下接種。ただし、能動的HBs抗体が獲得されていない場合には追加接種。更に0.25mLずつ追加接種可能。【HBIG（原則としてHBワクチンとの併用）】初回注射は0.5～1.0mLを筋肉内注射、また、追加注射には0.16～0.24mL/kgを投与、2013年10月18日から接種月齢変更。

*11 2015年5月18日から国内での接種開始。血清型A,C,Y,Wによる侵襲性髄膜炎菌感染症を予防する。発作性夜間ヘモグロビン尿症における溶血性抑制あるいは非典型溶血性尿毒症候群における血栓性微小血管障害の抑制等でエクリズマブ（製品名：ソリリス点滴静注）を投与する場合は健康保険適用あり。

*12 一般医療機関での接種は行われておらず、検疫所での接種。

国立感染症研究所：予防接種スケジュール（https://www.niid.go.jp/niid/ja/vaccine-j/2525-v-schedule.html）より許諾を得て転載（H30・2・1参照）
※最新の情報は適宜国立感染症研究所のホームページを参照のこと。

### 表6-7 予防接種の実施上の注意

| 被接種者および保護者に対する周知事項 |
|---|
| 1. 接種後は，接種部位を清潔に保ち，接種当日は過激な運動を避けるよう注意し，また注意させる．|
| 2. 予防接種当日の入浴はさしつかえない |
| 3. 不活化ワクチン接種後1週間，生ワクチン接種後4週間は副反応の出現に注意し，観察しておく必要がある |
| 4. 接種後，接種局所の異常反応や体調の変化を訴える場合は，速やかに医師の診察を受け，または受けさせる |
| 5. 4の場合において，被接種者が医師の診察を受けたときは，速やかに当該予防接種を行った市区町村担当部局に連絡する |

| 予防接種不適当者 |
|---|
| 1. 明らかな発熱のある者（明らかな発熱とは通常37.5℃以上を指す） |
| 2. 重篤な急性疾患にかかっていることが明らかな者 |
| 3. その疾病の予防接種の接種液の成分によってアナフィラキシーを呈したことが明らかな者 |
| 4. 麻疹・風疹・水痘・おたふくかぜ等の予防接種の対象者については，妊娠していることが明らかな者 |
| 5. BCG接種の対象者にあっては，外傷等によるケロイドの認められる者 |
| 6. B型肝炎の予防接種の対象者で，母子感染予防として，出生後にB型肝炎ワクチンの接種を受けた者 |
| 7. その他，予防接種を行うことが不適当な状態にある者 |

| 予防接種要注意者 |
|---|
| 1. 心臓血管系疾患，腎臓疾患，肝臓疾患，血液疾患および発育障害などの基礎疾患を有する者 |
| 2. 予防接種で2日以内に発熱のみられた者，全身性発疹などのアレルギーを疑う症状を呈したことのある者 |
| 3. 過去にけいれんの既往のある者 |
| 4. 過去に免疫不全の診断がなされている者および近親者に先天性免疫不全症の者がいる者 |
| 5. 接種しようとする接種液の成分に対してアレルギーを呈するおそれのある者 |
| 6. バイアルのゴム栓に乾燥天然ゴム（ラテックス）が含まれている製剤を使用する際，ラテックス過敏症のある者 |
| 7. 結核の予防接種にあっては，過去に結核患者との長期の接触がある者その他の結核感染の疑いのある者 |

［厚生労働省健康局結核感染症課（監）：予防接種ガイドライン，2017より引用］

### 表6-8 ワクチンの種類

| 生ワクチン | 麻疹，風疹，結核（BCG），おたふくかぜ，水痘，ロタウイルス，黄熱 |
|---|---|
| 不活化ワクチン | ポリオ，日本脳炎，百日咳，インフルエンザ，B型肝炎，A型肝炎，インフルエンザ菌b型（Hib），狂犬病，肺炎球菌，ヒトパピローマウイルス感染症（子宮頸癌），髄膜炎菌 |
| トキソイド | ジフテリア，破傷風 |

　生ワクチンの場合，接種後24時間以内に発熱などが起きることはきわめてまれであり，副反応として弱毒化したウイルスによる感染症状を呈することがある．

　これらの対策として，予診・問診を十分に行い，表6-7の予防接種不適当者・要注意者をあらかじめ把握することはもちろん，接種後しばらく経過観察する．けいれん，アナフィラキシーなどが発症したときは，救急治療を行う．

◆予防接種による健康被害またはその疑いのある場合には，医療機関は速やかに医薬品医療機器総合機構（以下，機構）へ報告する．機構は速やかに厚生労働省に報告する．当該予防接種と因果関係がある旨を厚生労働大臣が認定した場合，一定の救済措置がなされる．

## E 学校保健

　学校保健とは，学校における保健教育および保健管理をいう（文部科学省設置法）．

学校保健行政の法的基盤は，文部科学省設置法，教育基本法，学校教育法，学校保健安全法［2009（平成21）年に学校保健法が改正されこの名前になった］，学校給食法である．

## 1 学校保健安全法

児童，生徒，学生または幼児および職員の健康の保持増進のために，**学校保健安全法**が制定されている．これに基づき，学校環境衛生，健康診断，健康相談，感染症予防が行われている．

また，教室などの清潔，換気，採光，照明および保温ならびに飲料水，学校給食用の食品および器具，ごみ処理場，便所などの衛生管理を適切に行い，環境衛生の改善をはかることや，毎学期に1回以上，施設および設備の異常の有無について，安全点検を系統的に行わなければならないことが義務づけられている．

## 2 学校保健関係者とその役割

学校における保健と安全管理の責任者は，校長である．すべての教師が学校保健に関わっているが，主として学校保健の調整・推進にあたる保健主事（養護教諭も充てることができる），学校保健の専門職員としての養護教諭や保健体育教師が携わっている．

学校外からは，学校医，学校歯科医，学校薬剤師が加わり，それぞれが学校保健のために専門的技能を発揮している．

学校保健活動を進めるときに，その中心になるのは**学校保健委員会**である．学校医や学校歯科医，学校薬剤師は，学校保健安全計画の立案に参加したり，学校環境衛生の維持および改善のためにお互いが協力して必要な指導と助言を行う．その他，学校保健安全法に基づき，健康診断，保健指導，予防処置，健康相談，感染症および食中毒の予防，救急処置などに従事している．

## 3 健康診断

学校における健康診断の目的は，各個人の健康状態を把握し，疾患を早期発見し，学校生活を健やかに送ることができるようにすることである．定期健康診断検査項目は，学校保健安全法の施行規則で決められており（表6-9），現在は心臓検診，腎臓検診をはじめ各種の特別な検査を行うことが一般的になってきた．

## 4 感染症の予防と出席停止基準

学校における感染症の診断，予防にあたっては学校医と緊密な連携をとり，出席停止など適切な処置を講じなければならない．学校において予防すべき感染症の種類と，その種類に応じた出席停止期間の基準は**表6-10**のように決められている．「13章 感染性疾患」表13-1：感染症の種類（p.134）は，**感染症法に基づく分類**であり，学校保健安全法施行規則のものとは異なるので注意されたい．

## 5 学校保健の現状

定期健康診断の結果は毎年，文部科学省において全国的に集計されている．罹患率の

E. 学校保健

**表6-9 定期健康診断の検査項目と実施時期**　　　平成28年（'16）4月現在

| 項　目 | 検査・診察方法 | | | 発見される疾病異常 | ほぼ全員に実施されるものの実施時期 |
|---|---|---|---|---|---|
| 保健調査 | アンケート | | | | 小学校，中学校，高等学校<br>幼稚園，大学では必要時または必要者に実施 |
| 身長<br>体重 | | | | 低身長等 | 幼稚園，小学校，中学校，高等学校，大学 |
| 栄養状態 | | | | 栄養不良<br>肥満傾向・貧血等 | 幼稚園，小学校，中学校，高等学校，大学 |
| 脊柱・胸郭<br>四肢<br>骨・関節 | | | | 骨・関節の異常等 | 幼稚園，小学校，中学校，高等学校<br>大学では検査項目から除くことができる |
| 視力 | 視力表 | 裸眼の者 | 裸眼視力 | 屈折異常，不同視等 | 幼稚園，小学校，中学校，高等学校<br>大学では検査項目から除くことができる |
| | | 眼鏡等をしている者 | 矯正視力 | | |
| | | | 裸眼視力 | | 検査項目から除くことができる |
| 聴力 | オージオメータ | | | 聴力障害 | 幼稚園，小学校1～3・5年，中学校1・3年，高等学校1・3年<br>小学校4・6年，中学校2年，高等学校2年，大学では検査項目から除くことができる |
| 眼の疾病および異常 | | | | 感染性疾患，その他の外眼部疾患，眼位等 | 幼稚園，小学校，中学校，高等学校，大学 |
| 耳鼻咽喉頭疾患 | | | | 耳疾患，鼻・副鼻腔疾患<br>口腔咽喉頭疾患<br>音声言語異常等 | 幼稚園，小学校，中学校，高等学校，大学 |
| 皮膚疾患 | | | | 感染性皮膚疾患<br>湿疹等 | 幼稚園，小学校，中学校，高等学校，大学 |
| 歯および口腔の疾患および異常 | | | | う歯（むし歯），歯周疾患<br>歯列・咬合の異常<br>顎関節症症状・発音障害 | 幼稚園，小学校，中学校，高等学校<br>大学では検査項目から除くことができる |
| 結核 | 問診・学校医による診察 | | | 結核 | 小学校，中学校 |
| | X線撮影 | | | | 高等学校1年，大学1年（入学時） |
| | X線撮影<br>ツベルクリン反応検査<br>喀痰検査等 | | | | 小学校，中学校で必要時または必要者に実施 |
| | X線撮影<br>喀痰検査・聴診・打診等 | | | | 高等学校1年，大学1年で必要時または必要者に実施 |
| 心臓の疾患および異常 | 臨床医学的検査<br>その他の検査 | | | 心臓の疾病<br>心臓の異常 | 幼稚園，小学校，中学校，高等学校，大学 |
| | 心電図検査 | | | | 小学校1年，中学校1年，高等学校1年<br>幼稚園，小学校2～6年，中学校2・3年，高等学校2・3年，大学では検査項目から除くことができる |
| 尿 | 試験紙法 | 蛋白等 | | 腎臓の疾患<br>糖尿病 | 幼稚園，小学校，中学校，高等学校<br>大学では検査項目から除くことができる |
| | | 糖 | | | 小学校，中学校，高等学校<br>幼稚園，大学では検査項目から除くことができる |
| その他の疾患および異常 | 臨床医学的検査<br>その他の検査 | | | 結核疾患，心臓疾患<br>腎臓疾患，ヘルニア<br>言語障害，精神障害<br>骨・関節の異常<br>四肢運動障害 | 幼稚園，小学校，中学校，高等学校，大学 |

［厚生労働統計協会（編）：国民衛生の動向 2017/2018，2017を参考に著者作成］

表6-10 学校において予防すべき感染症　　平成27年('15)1月改正

| 感染症の種類 | | 出席停止の期間の基準 | 考え方 |
|---|---|---|---|
| 第一種 | エボラ出血熱，クリミア・コンゴ出血熱，痘瘡，南米出血熱，ペスト，マールブルグ病，ラッサ熱，急性灰白髄炎，ジフテリア，重症急性呼吸器症候群（病原体がベータコロナウイルス属SARSコロナウイルスであるものに限る），中東呼吸器症候群（病原体がベータコロナウイルス属MERSコロナウイルスであるものに限る）および特定鳥インフルエンザ（感染症の予防および感染症の患者に対する医療に関する法律6条3項6号に規定する特定鳥インフルエンザをいう．なお，現時点で病原体の血清亜型はN5N1およびH7N9） | 治癒するまで | 感染症法の1類感染症および2類感染症（結核を除く） |
| 第二種 | インフルエンザ（特定鳥インフルエンザおよび新型インフルエンザ等感染症を除く） | 発症した後5日を経過し，かつ解熱した後2日（幼児にあっては，3日）経過するまで | 空気感染または飛沫感染する感染症で児童生徒のり患が多く，学校において流行を広げる可能性が高いもの |
| | 百日咳 | 特有の咳が消失するまでまたは5日間の適正な抗菌薬による治療が終了するまで | |
| | 麻疹 | 解熱した後3日を経過するまで | |
| | 流行性耳下腺炎 | 耳下腺，顎下腺または舌下腺の腫脹が発現した後5日を経過し，かつ全身状態が良好になるまで | |
| | 風疹 | 発疹が消失するまで | |
| | 水痘 | すべての発疹が痂皮化するまで | |
| | 咽頭結膜熱 | 主要症状が消退した後2日を経過するまで | |
| | 結核　髄膜炎菌性髄膜炎 | 症状により学校医その他の医師において感染のおそれがないと認めるまで | |
| 第三種 | コレラ，細菌性赤痢，腸管出血性大腸菌感染症，腸チフス，パラチフス，流行性角結膜炎，急性出血性結膜炎，その他の感染症 | 症状により学校医その他の医師において感染のおそれがないと認めるまで | 学校教育活動を通じ，学校において流行を広げる可能性があるもの |

（資料）学校保健安全法施行規則などにより作成
（注）なお，感染症の予防及び感染症の患者に対する医療に関する法律6条7項から9項までに規定する新型インフルエンザ等感染症，指定感染症および新感染症は，第1種の感染症とみなす．

［厚生統計協会（編）：国民衛生の動向2017/2018，2017より引用］

　もっとも高いのはう歯（むし歯）であり，ついで裸眼視力の低下である．その他，突然死の危険をはらむ心臓疾患，長期的治療を要する腎臓疾患，喘息，肥満傾向児，高血圧など生活習慣病の危険因子とされている徴候を有するものなどが問題になっている．
　また，薬物乱用防止，エイズ問題に対する健康教育の充実が叫ばれている．近年，児童，生徒の心身の健康問題，とくにいじめや不登校などの問題に適切な指導体制の充実がはかられている．
　**心の健康づくり**のために必要なことは，①保健室や相談室を充実させるなど子どもたちが自由に話し合える環境づくり，②家庭と積極的に相談活動を行い，相互理解を深める，③専門機関の協力による相談体制の確立などである．

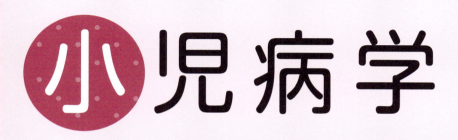
# 小児病学

- ❼ 先天異常 ——— 81
- ❽ 新生児疾患 ——— 95
- ❾ 栄養性疾患 ——— 107
- ❿ 代謝性疾患 ——— 109
- ⓫ 内分泌疾患 ——— 117
- ⓬ 消化器系疾患 ——— 127
- ⓭ 感染性疾患 ——— 133
- ⓮ 呼吸器疾患 ——— 139
- ⓯ 血液疾患 ——— 145
- ⓰ 小児がん ——— 151
- ⓱ 循環器疾患 ——— 155
- ⓲ アレルギー疾患 ——— 163
- ⓳ 自己免疫疾患および類縁疾患 ——— 173
- ⓴ 神経・筋疾患 ——— 179
- ㉑ 運動器疾患 ——— 197
- ㉒ 心身症と関連疾患 ——— 203
- ㉓ 腎・泌尿器疾患 ——— 211
- ㉔ 寄生虫疾患 ——— 219
- ㉕ 小児の事故 ——— 221
- ㉖ 救急処置 ——— 225
- ㉗ 眼科・耳鼻科疾患 ——— 233

# 7 先天異常

## A 先天異常の分類と出生前診断

### 1 先天異常の分類

　人間の生命は母体内で精子と卵子が受精したときにはじまる．1個の細胞である受精卵が活発な細胞分裂と増殖，分化を行い，在胎40週の後，3,000g前後の個体として出生する．このあいだに，遺伝子の異常による先天性の酵素障害が存在したり，なんらかの侵襲が加えられたりすると，発生の過程に障害を残すことになる．その結果に流産，死産となったり，先天奇形を生じたり，染色体異常あるいは先天代謝異常となったりする．

　出生前の原因によって起こる先天異常は，次の4つに分類される．

　①**遺伝子病**：受精卵には精子および卵子から由来する染色体が46個（22対の常染色体と1対の性染色体）存在し，各染色体は父母から伝えられた遺伝子を担っている．この遺伝子の変異によって惹起される異常を遺伝子病といい，**単一遺伝子病**（常染色体優性遺伝，常染色体劣性遺伝，X連鎖優性遺伝，X連鎖劣性遺伝による疾患）（図7-1）といくつかの遺伝子と環境の相互作用で発症する**多因子遺伝病**とがある．小児科領域で

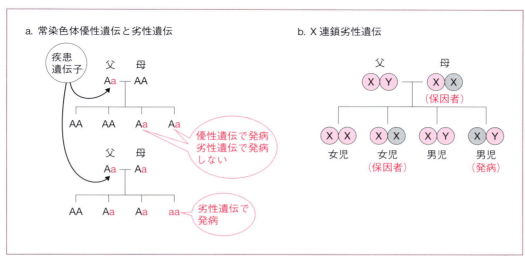

図7-1　単一遺伝子病の遺伝

重要な位置を占める多くの先天代謝異常症が単一遺伝子病に属し，その他，色覚異常，血友病，骨系統疾患など遺伝子病は多岐にわたる．

②配偶子病（染色体異常）：有性生殖で合体する細胞を配偶子とよび，ヒトの場合は精子と卵子が該当する．配偶子のもつ染色体の形態，構造，あるいは数的異常が原因となって，奇形その他の先天異常を発症する疾患群を，配偶子病という．ダウン症候群やターナー症候群などがある．

③胎芽病：器官形成の急速な妊娠初期の8週までを胎芽期という．この時期に催奇形因子（感染，放射線，化学物質その他）の作用により胎芽の形成，発育に障害が起これば，流産または先天奇形を引き起こす．胎芽期に生じたこれらの異常を胎芽病という．

④胎児病：胎芽期を過ぎてから出生までの期間を胎児期という．胎児期に胎盤異常や胎盤を通じての感染，母体の疾病あるいは母児間の血液型の不適合などによって胎児の発育障害が起こり，流産，死産，先天性または新生児疾患として現れるものを胎児病という．

先天異常のうち出生時に認められる外表奇形の頻度は1.5％といわれるが，欧米では3〜5％と推定されている．

## 2 出生前診断

先天異常の出生前診断の方法は，超音波やMRIを用いた形態学的検査，母体の血液を用いた胎児染色体異常のスクリーニング検査，胎盤絨毛組織や羊水細胞を用いた染色体・遺伝子異常の確定検査がある．超音波とMRIは，胎児発育の評価にとどまらず，外表奇形・内臓奇形・中枢神経異常の診断に有用である．とくに超音波検査は簡単に実施できるため，胎児異常のスクリーニングに広く用いられる．

母体の血液を用いたスクリーニング検査は，妊娠初期の**母体血清マーカー組み合わせ検査**と，**無侵襲的出生前遺伝学的検査（NIPT）**があり，ダウン症候群，18トリソミー，13トリソミーなど，染色体の数的異常の可能性を調べる．スクリーニング検査で胎児異常が疑われ，家族がさらなる検査を希望した場合は，胎児の細胞を採取して診断を確定することができる．妊娠9〜11週では**絨毛採取**が，妊娠15〜18週では**羊水穿刺**が行われ，採取した絨毛組織や羊水細胞を用いて，染色体分析・生化学的分析・遺伝子診断を行う．

出生前診断は，親が健康な子どもが生まれることを熱望し，また親の心理的不安を軽減するために行われることが多いが，倫理的な問題を孕むため，実施の適応が遵守されねばならない．

## B 先天代謝異常症

**先天代謝異常症**は，遺伝子の異常のために酵素蛋白質がつくられないか，あるいは異常な（機能をもたない）酵素蛋白質がつくられるために物質代謝障害（代謝産物の蓄積と欠乏）をきたし，知的障害などさまざまな臨床症状を発症する病気である（図7-2，

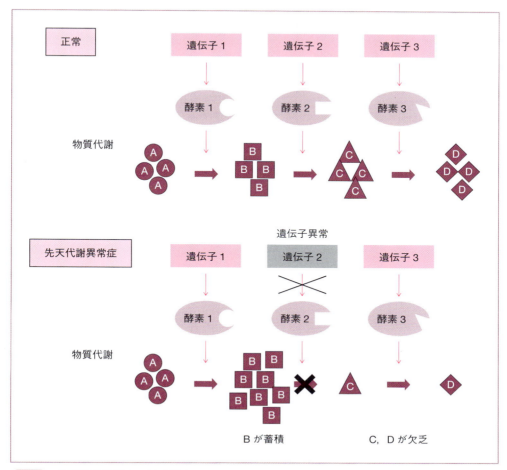

**図7-2** 先天代謝異常症の発症機序

表7-1)．現在では数百種類の先天代謝異常症が見出されている．ほとんどが常染色体劣性遺伝形式をとる．

先天代謝異常症は特有な臨床症状，遺伝性，生化学的異常（代謝産物の蓄積，酵素活性低下），遺伝子の異常により総合的に診断される．本症は食事療法，薬物療法，酵素補充療法および骨髄移植で治療される．いくつかの疾患については遺伝子治療も試みられる．

◆先天代謝異常症は，早期発見・早期治療によって発症を予防することができる．わが国では 1977（昭和 52）年から，先天代謝異常症（フェニルケトン尿症，メープルシロップ尿症，ホモシスチン尿症，ガラクトース血症）と，内分泌異常症（先天性甲状腺機能低下症，先天性副腎過形成）の 6 疾患を対象として，血液濾紙を用いた**新生児マススクリーニング検査**が実施されてきた．2014（平成 26）年からは，対象疾患を大幅に拡大した**タンデムマススクリーニング**が導入され，成果を上げている．

## 1　糖質代謝異常

糖質代謝異常は，糖質の分解または合成に関与する酵素の先天的な欠損のために，中間代謝産物が肝，筋などの組織および血中に蓄積したり，尿中に排泄されたりする病気

表 7-1 先天代謝異常症の主な臨床症状

| 症　状 | 疾　患 |
|---|---|
| 1. 中枢神経症状（知的障害，運動障害，けいれん，退行現象，意識障害など） | ほとんどの疾患 |
| 2. 発育障害 | ほとんどの疾患 |
| 3. 嘔　吐 | 高アンモニア血症，有機酸代謝異常症，ガラクトース血症，メープルシロップ尿症 |
| 4. 下　痢 | 乳糖分解酵素欠損症 |
| 5. 肝　腫 | チロシン血症，糖原病，ガラクトース血症，リピドーシス，ウィルソン病，ムコ多糖症 |
| 6. 特異な顔貌 | ムコ多糖症，ムコリピドーシス |
| 7. 白内障 | ガラクトース血症 |
| 8. 水晶体脱臼 | ホモシスチン尿症 |
| 9. 眼底異常（cherry-red spot） | リピドーシス |
| 10. 骨変形 | ムコ多糖症，ビタミンD依存性くる病 |
| 11. 自傷行為 | レッシュ・ナイハン症候群 |
| 12. 尿路結石 | シスチン尿症 |
| 13. 光線過敏症 | ポルフィリン症 |
| 14. 黄　疸 | ビリルビン代謝異常 |

である．糖原病，ムコ多糖症，ガラクトース血症，乳糖分解酵素欠損症（乳糖不耐症）などがある．

### a 糖原病

肝，腎などに多量のグリコーゲンが蓄積することが特徴であり，9病型に分類される．もっとも多いのはⅠ型の**フォン・ギルケ病**で，グルコース-6-リン酸分解酵素の欠損のために肝，腎にグリコーゲンが蓄積する．常染色体劣性遺伝で，肝は出生時すでに腫大しているが，脾腫はない．低身長，低血糖，ケトン尿症がみられる．近位尿細管機能の障害（糖尿，アミノ酸尿，リン酸尿など）を伴い，くる病性骨変化をきたすことがある．Ⅱ(a)型の**ポンペ病**は心筋にグリコーゲンが蓄積し，糖原病中，もっとも予後が悪い．乳児期に発症し，生後2年以内に心不全，肺炎で死亡する．

### b ムコ多糖症

酸性ムコ多糖体の分解過程の酵素欠損のために，酸性ムコ多糖体が骨などに蓄積する骨の病気である．尿中に多量に排泄される酸性ムコ多糖体の種類によって，**ハーラー症候群，ハンター症候群**（X連鎖劣性遺伝病），**モルキオ症候群**などの病型に分類される．

乳児期に発症し，知的障害，低身長，骨の変形，巨舌，鞍鼻，角膜混濁，難聴，短頸，肝脾腫，ヘルニア，心筋傷害など多彩な症状を示し，特異な顔貌を呈する．モルキオ症候群では知的障害はみられない．

### c ガラクトース血症

肝のガラクトース-1-リン酸ウリジルトランスフェラーゼが欠損しているために，乳汁中に含まれる乳糖が腸で分解されて生じるガラクトースが正常に代謝されない．生後まもなく嘔吐，体重増加不良がみられ，しだいに肝腫大，黄疸，白内障，知的障害が現れる．乳糖を含まないミルク（乳糖除去ミルク）で治療する．

**d 乳糖分解酵素欠損症（乳糖不耐症）**

腸管粘膜細胞の乳糖分解酵素の欠損のために，乳糖が分解されず下痢をきたす常染色体劣性遺伝病である．新生児期から下痢，嘔吐，体重増加不良がみられる．乳糖除去ミルクで治療する．

## 2 アミノ酸代謝異常

酵素欠損によるアミノ酸代謝障害のためアミノ酸が血中に増加し，アミノ酸とその代謝産物が尿中に大量に排泄される．知的障害，脳性麻痺など中枢神経障害や，身体発育障害がみられる．早期診断，早期治療により発症を予防できる．

**a フェニルケトン尿症**

フェニルアラニンをチロシンに変換するフェニルアラニン水酸化酵素の欠損による常染色体劣性遺伝病である．知的障害，メラニン色素欠乏による赤毛と白い皮膚，けいれんがみられる．血中で増加したフェニルアラニンはフェニルケトンとして尿中に排泄され，尿はカビ様またはネズミ尿様の臭気を有する．早期に発見し，生後1ヵ月以内に低フェニルアラニンミルクによる治療を開始すれば，正常な発育が期待できる．

◆フェニルケトン尿症の女性患者が低フェニルアラニン食事療法をせずに妊娠すると，胎児が高濃度のフェニルアラニンに曝されて，中枢神経障害をもった新生児として出生する．これがマターナル・フェニルケトン尿症であり，妊娠前からの母親の治療が必要である．

**b ホモシスチン尿症**

ホモシステインをシスタチオニンに変換するシスタチオニン合成酵素の欠損による常染色体劣性遺伝子である．ホモシステインの重合体がホモシスチンで，尿中にホモシスチンが排泄され，血中にホモシスチン，メチオニンが蓄積する．知的障害，高身長，水晶体脱臼，細長い指趾，骨粗鬆症などがみられる．血栓症を起こす．低メチオニン・高シスチン食で治療する．

**c メープルシロップ尿症**

分枝鎖アミノ酸（ロイシン，イソロイシン，バリン）の代謝産物である分枝鎖ケト酸の脱水素酵素の欠損による常染色体劣性遺伝病である．生後3～5日より哺乳困難，嘔吐，嗜眠，全身けいれん，低血糖がみられ，急速に経過し死亡する．尿のメープルシロップ様の香りが特有で，血中，尿中に分枝鎖アミノ酸および分枝鎖ケト酸が増加する．分枝鎖アミノ酸を除いたミルクで治療する．

**d その他のアミノ酸および有機酸代謝異常症**

アンモニアを尿素に解毒する尿素サイクルの酵素欠損による**高アンモニア血症**，**高チロシン血症**，アルカプトン尿症，先天性白皮症，ハートナップ病，シスチン尿症，**有機酸血症**（メチルマロン酸血症，プロピオン酸血症，イソ吉草酸血症）などがある．高アンモニア血症と有機酸血症は，症状が急変して死亡することがある．

## 3 脂質代謝異常

脂質代謝異常は血液中の脂質の異常をきたす**脂質異常症**と，臓器に脂質が蓄積する**リピドーシス**とに分類される．血液中には脂肪酸とリポ蛋白質の2つの重要な脂質がある．血液中の脂肪酸の中で遊離脂肪酸は微量であり，大部分の脂肪酸はアルブミンと結

合している．リポ蛋白質は脂質と種々の蛋白質とが結合してつくられる．

### a 家族性脂質異常症

血漿リポ蛋白質が増加する．その種類により5つの病型に分類される．Ⅰ型は常染色体劣性遺伝病で，リポ蛋白質リパーゼの欠損のために，生後まもなくから血中トリグリセリドが著増する．体幹の黄色腫，網膜症，軽度の肝脾腫，反復性の膵炎がみられる．Ⅱa型は常染色体優性遺伝病でLDL（低密度リポ蛋白質）受容体の異常のために，血中コレステロールが著増し，腱の黄色腫，動脈硬化や心筋梗塞をきたす．

### b リピドーシス（脂質蓄積症）

脂質が脳に蓄積するので中枢神経症状が進行する．

①ゴーシェ病：グルコセレブロシダーゼ欠損のために，糖脂質のグルコセレブロシドが組織に蓄積する常染色体劣性遺伝病で，神経症状の有無と重症度により3病型に分類される．Ⅱ型は乳児期に発症し，肝脾腫，精神運動発達遅滞，るいそう（やせ）を呈し，生後6ヵ月までに反射亢進，頸部強直，後弓反張などの神経症状をきたし，急速に進行する．予後は不良で，多くは2歳までに死亡する．Ⅲ型は神経症状を伴うがⅡ型よりも程度は軽く，慢性に経過する．Ⅰ型は神経症状を伴わず，貧血，血小板減少，肝脾腫，骨症状を認める．

②ニーマン・ピック病：スフィンゴミエリナーゼ欠損のために，肝臓，脾臓，骨髄の網内系細胞と神経細胞にスフィンゴミエリンが蓄積する常染色体劣性遺伝病である．急速に進行するA型と，緩徐に進行するB型がある．A型は予後不良で，生後数ヵ月間は正常に発育した後，徐々に精神運動発達が遅れ，その後悪化する．早期から肝脾腫を認め，眼症状として黄斑部が赤く斑点状にみえるcherry-red spotを認める．B型はA型よりも症状が軽く，小児期以降に発症する．

③テイ・サックス病：ヘキソサミニダーゼ欠損のために中枢神経系にGM$_2$ガングリオシドが蓄積する常染色体劣性遺伝病である．生後6ヵ月ごろからしだいに発育の遅れが現れる．おすわりができなくなり，進行性に筋緊張の低下が著明となる．末期にはけいれんも現れ，死亡する．眼底検査でcherry-red spotを認める．

④異染性白質ジストロフィー：アリルスルファターゼ欠損のためにスルファチドが神経系，腎などに蓄積する．神経系には脱髄もみられる．2歳以内に歩行障害で発病し，筋緊張低下，腱反射低下，消失があり，数ヵ月後には四肢の強直，知能低下，運動不能，けいれんが起こってくる．

## 4 血漿蛋白代謝異常

血漿蛋白の生合成も遺伝子支配を受けており，遺伝子の異常によって血漿蛋白あるいは血漿中酵素の欠損，低下あるいは構造異常をきたし，いろいろな病的状態をまねく．現在，ヒトの血漿中には約80種類以上の蛋白質があることが知られている．

### a 血友病

血液凝固因子は第Ⅰ因子から第ⅩⅢ因子（第Ⅵ因子は欠番）まで12種類あり，これらの蛋白質の先天的欠損は血液凝固障害を引き起こす．代表的な疾患として，第Ⅷ因子欠損による血友病Aと，第Ⅸ因子欠損による血友病Bがある（「15章 血液疾患」C-1項，p.149参照）．どちらもX連鎖劣性遺伝である．

### b 免疫グロブリン欠損症

①**ブルトン型無ガンマグロブリン血症**：Bリンパ球が欠損し，血清 IgG・IgM・IgA がいずれも低値を示す．母体から移行した抗体が消失する生後 6 ヵ月以降，化膿菌による中耳炎，肺炎，髄膜炎を繰り返し発症する．免疫グロブリン補充療法を行う．

②**重症複合型免疫不全症（SCID）**：無または低ガンマグロブリン血症に加えて，Tリンパ球の数や機能の著しい異常を伴っており，ウイルス，真菌，細菌感染が重症化し，治療に難渋する．麻疹や水痘などの生ワクチン接種により致死的経過をとる場合がある．抗菌薬の予防投与，免疫グロブリン補充療法を行い，造血幹細胞移植を目指す．

③**その他**：毛細血管拡張，小脳失調を呈する毛細血管拡張性運動失調症，血小板減少，アトピー様湿疹，易感染性を 3 徴とするウィスコット・オルドリッチ症候群などがある．

### c ウィルソン病

銅の代謝異常症である．遺伝子の異常により，肝臓から胆汁への銅の排泄が障害されることで血清中の銅および銅結合蛋白質であるセルロプラスミンが低下し，尿中に過剰の銅が排泄され，組織に過剰の銅が沈着する．症状も多彩でとくに肝症状（肝硬変と黄疸）および神経症状（錐体外路症状および精神症状）が特徴的である．薬物で治療される．

### d ヘモグロビン異常症

ヘモグロビンはヘムとグロビンよりなる色素蛋白質であり，グロビンの遺伝子異常により物理化学的に正常と異なった性質を有する異常ヘモグロビンがつくられる．これがヘモグロビン異常症である．その臨床症状は溶血性貧血のほか，肝脾腫，黄疸などである．代表的な病気として**サラセミア**（地中海貧血），**鎌状赤血球貧血**などがある．

## C 染色体異常

### 1 染色体

正常ヒトの体細胞の染色体数は 46 で，44 個の**常染色体**と 2 個の**性染色体**からなる．常染色体はそれぞれ対をなし相同染色体として 22 対あり，性染色体は X 染色体と Y 染色体があり，女性は XX，男性は XY の構成を示す．正常男性は 46, XY, 女性は 46, XX で表す（図 7-3, 4）．

成熟した卵子，精子を**配偶子**というが，それぞれの染色体数は 23 で，配偶子の受精によって接合体を形成し，染色体数は 46 となる．

◆常染色体は A 群から G 群の 7 群に分けられる．染色体を確実に同定する目的で種々の検査法が開発されてきた（図 7-5）．FISH 法はある染色体に特有な塩基配列を蛍光色素で標識し，微細な染色体欠失・重複などの診断をすることができる．さらに近年は，染色体を断片化してゲノム DNA の過剰・欠失・増幅などのコピー数異常を高精細に検知するアレイ CGH 法や，塩基配列の解析まで行う次世代シーケンサー法が臨床に導入されつつある．

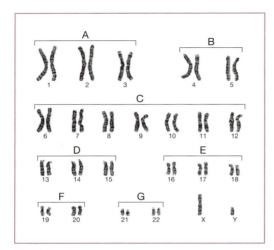

図 7-3 正常男子の染色体

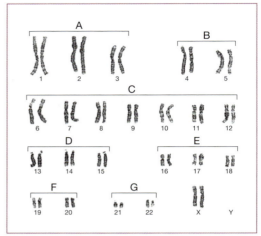

図 7-4 正常女子の染色体

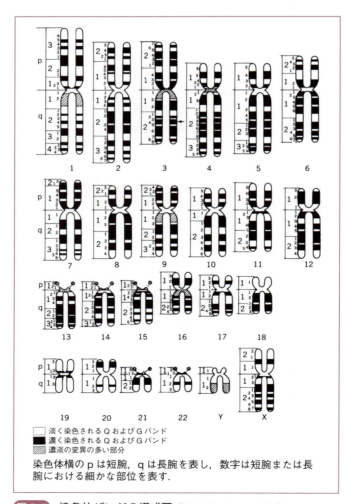

□ 淡く染色されるQおよびGバンド
■ 濃く染色されるQおよびGバンド
▨ 濃淡の変異の多い部分

染色体横のpは短腕，qは長腕を表し，数字は短腕または長腕における細かな部位を表す．

図 7-5 染色体バンドの模式図 (Paris Conference, 1980)

## 2 染色体異常の種類と成因

染色体異常には，数的異常と構造異常があり，数的異常には本来1対2本の染色体が3本となるトリソミー，逆に1本となるモノソミーなどがある．構造異常には2本の染色体の切断片をお互いに交換して再結合した相互転座，1本の染色体が切断片を失った欠失や，1本の染色体の両端に切断が起こり，両断端が再結合した環状染色体などがある．ダウン症候群などでみられるトリソミーは，配偶子形成過程で相同染色体が両極に分離せず一方の細胞に入った場合に起こる．これを不分離といい，卵細胞は老化に伴い不分離を起こしやすくなる．その他放射線，化学物質，ウイルスなどによっても各種の染色体異常が起こる．

両親またはそのいずれかで，異常染色体をもつが外見上はまったく正常である場合を保因者とよび，配偶子の染色体構成に異常を生じる．これが正常な配偶子と受精すると，染色体異常の個体が発生する．染色体異常児の誕生により親自身が保因者であることが明らかになる場合が多く，遺伝カウンセリングなど，慎重な対応が必要とされる．

## 3 常染色体異常

### a ダウン症候群

臨床像はきわめて特徴的で，一見して診断が可能である．特異な顔貌で，眼裂は外上方に斜走，両眼隔離，内眼角贅皮があり，鼻根部扁平で鞍鼻*を呈し，口は開いて舌を突き出し，小頭症であり，頸は太く短い．体幹では腹直筋離開，臍ヘルニアがみられ，停留精巣，小陰茎を認める．心室中隔欠損，心房中隔欠損，房室中隔欠損などの心奇形の合併頻度が高く，十二指腸閉鎖，ヒルシュスプルング病など消化器異常の合併も多い．四肢の筋緊張低下があり，手掌には手掌単一屈曲線（猿線）を認める．手指は短く，とくに第5指は短く，内彎している．身長が低く，低身長は年齢とともに目立つ．精神運動発達の遅延が著しく，中等度から重度の知的障害がみられ，言語発達はとくに悪い．感染に対する抵抗力が弱く，気道感染症に繰り返し罹患する．

染色体は21番染色体が1個過剰で（21トリソミー），染色体数は47である（図7-6）．その他過剰の21番染色体が他の染色体に転座している転座型ダウン症候群，21

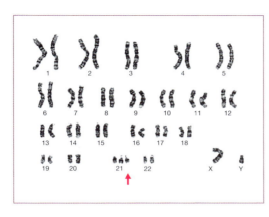

図7-6 ダウン症候群の核型
21番染色体が1個過剰となっている（矢印）．

番染色体が1個過剰の細胞と正常細胞とが同一個体内で一定の割合で存在するモザイク型ダウン症候群が少数ながらみられる．

本症の出生頻度は約 1,000 回の出産に 1 回の割合だが，母親の出産年齢が高くなるに従い，発生頻度は高くなり，40 歳以上では約 100 回の出産に 1 回となる．

＊鞍鼻：鼻すじが落ち込んだ形の鼻になっていることをいう．

### b 18 トリソミー症候群

低出生体重，子宮内発育遅延，前額部平坦，後頭部突出，小頭，唇顎裂，耳介変形，耳介低位，関節拘縮，手指の重合，揺り椅子状の足底，心奇形，消化管閉鎖など多くの奇形を合併する．染色体数は 47 で，18 番染色体が 1 本過剰となっている．出生頻度は 5,000～6,000 人に 1 人と推定され，ダウン症候群と同様に母親の出産年齢が高いと発生頻度は上昇する．知的障害はきわめて重度で，生存期間は短く，多くは 1 年以内に死亡する．

### c 13 トリソミー症候群

顔面中央にみられる奇形が特徴的で，眼球形成不全（無眼球，小眼球，単眼，虹彩欠損など），鼻骨低形成，口唇裂・口蓋裂がみられる．耳介変形，耳介低位，多指症，合指症の頻度も高い．重症心奇形，脳奇形（全前脳胞症），腎奇形，臍帯ヘルニア，性器異常などがみられ，けいれん，知的障害を伴う．染色体数は 47 で，13 番染色体が 1 個過剰となっている．出生頻度は 15,000～20,000 人に 1 人で，大多数は乳児期に死亡する．

### d プラダー・ウィリー症候群

出生直後は筋力低下，哺乳障害を呈するが，幼児期以後は食欲を抑制できなくなり，過食と肥満を呈する．知的障害，低身長，外性器異常を伴う．発症には 15 番染色体長腕上の父親由来の遺伝子が関与している．本疾患の約 75％は 15 番染色体の 1 個の長腕の微細欠失が原因で，染色体検査は G-band 法では診断できず，FISH 法で診断される．約 20％は 15 番染色体が 2 本とも母親に由来する片親性ダイソミーで，約 5％は刷り込み変異（父由来・母由来に応じて遺伝子の発現を調節する部分に異常がある）が原因である．出生頻度は 15,000 人に 1 人で，哺乳障害を呈する乳児期には経管栄養が，過食となる幼児期には食事指導やホルモン療法が行われる．

### e その他の常染色体異常

上記以外にも多くの常染色体異常がある．主なものを表 7-2 に示した．

---

**Column：ダウン症？**

「症候群」がつく病名はたくさんあるのにダウン症候群だけダウン症と呼ばれることが多いのはどうしてだろう．「○○症候群」は発見者の姓に基づいて命名されることが多く，ダウン症候群も例外ではない（ダウン症候群は John Langdon Down 医師が最初に命名した）．一方，「○○症」は多かれ少なかれ病気の症状や本質を表している（フェニルケトン尿症，クレチン症など）．ダウン症候群は決して英語のダウン（down）の意味を示すものではない．少なくとも医療関係者は正しくダウン症候群と呼ぶべきだろう．

表7-2 主な奇形症候群

| | 疾患名 | 染色体の所見 | 出生頻度 | 主な症状 |
|---|---|---|---|---|
| 常染色体異常 | ダウン症候群 | 21番染色体の過剰 | 1/1,000人 | 特異顔貌，知的障害，心奇形，十二指腸閉鎖，環軸椎亜脱臼，白血病 |
| | 18トリソミー症候群 | 18番染色体の過剰 | 1/5,000～6,000人 | 低出生体重，関節拘縮，手指の重合，心奇形，重度知的障害，小脳低形成 |
| | 13トリソミー症候群 | 13番染色体の過剰 | 1/15,000～20,000人 | 脳奇形，無眼症・小眼症，心奇形，臍帯ヘルニア，腎奇形，重度知的障害 |
| | 22q11.2欠失症候群 | 22番長腕の部分欠失 | 1/4,000人 | 特異顔貌，ファロー四徴症などの心奇形，胸腺欠損，免疫不全，低カルシウム血症，口蓋裂，知的障害 |
| | プラダー・ウィリー症候群 | 15番長腕の部分欠失 | 1/15,000人 | 新生児期の筋緊張低下，幼児期の過食と高度肥満，性腺発育不全，知的障害 |
| | ウィリアムズ症候群 | 7番長腕の部分欠失 | 1/20,000人 | 低身長，特異顔貌，発達遅滞，大動脈弁上狭窄，肺動脈狭窄，腎奇形，高カルシウム血症，中耳炎，視空間認知障害 |
| | 4p-症候群 | 4番短腕の部分欠失 | 1/50,000人 | 特異顔貌，重度精神発達遅滞，難治性てんかん，心奇形，唇顎口蓋裂 |
| | 5p-症候群 | 5番短腕の部分欠失 | 1/50,000人 | 低出生体重，子宮内発育遅延，子猫のような甲高い鳴き声，心奇形，消化管閉鎖，重度精神発達遅滞 |
| 性染色体異常 | ターナー症候群 | 45,XOまたは45,XO/46,XXモザイク | 1/2,000女児 | 低身長，翼状頸，楯状胸，外反肘，四肢末梢のリンパ浮腫，原発性無月経，二次性徴欠如，大動脈縮窄，馬蹄腎，不妊 |
| | クラインフェルター症候群 | 47,XXY 48,XXXY | 1/1,000男児 | 高身長，長い手足，女性様乳房，小睾丸，無精子症，男性不妊 |
| | XXX症候群 | 47,XXX | 1/1,000女児 | 軽度の発達遅滞，消極的な性格，通常と変わらない生活が可能 |
| | YY症候群 | 47,XYY | 1/700男児 | 高身長，注意欠陥多動性障害，精神発達遅滞，性格異常 |
| 遺伝子病 | アペール症候群 | 10番長腕上のFGFR2遺伝子の異常 | 1/数十万人 | 頭蓋骨早期癒合，尖頭症，眼球突出，眼裂斜下，合指・合趾症（5指すべてあるいは母指以外の4指が癒合） |
| | マルファン症候群 | 15番長腕上のFBN1遺伝子の異常 | 1/5,000人 | 高身長，長い四肢，くも状指，関節過伸展，水晶体亜脱臼，網膜剥離，大動脈解離，僧帽弁閉鎖不全 |
| | コルネリア・デ・ランゲ症候群 | 約半数で5番短腕のNIPBL遺伝子の異常 | 1/数万人 | 低出生体重，アーチ型につながった眉毛，多毛，小頭，高度の胃食道逆流，難聴，重度知的障害 |

## 4 性染色体異常

### a ターナー症候群

すべて女性である．身長が著しく低く，小人症，翼状頸，乳頭の低形成，外反肘を示し，乳児期には四肢末梢のリンパ水腫がみられる．外性器は小児様で卵巣発育不全があり，原発性無月経となる（図7-7）．第二次性徴はほとんどみられない．先天性心疾

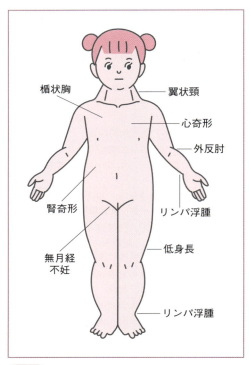

図 7-7　ターナー症候群

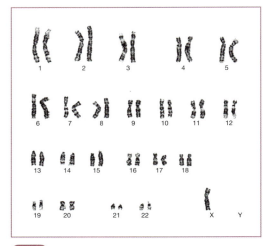

図 7-8　ターナー症候群の核型

患（大動脈縮窄），腎奇形（馬蹄腎），尿路奇形もみられる．内分泌学的検査で血中および尿中ゴナドトロピンの高値を認める．

　染色体数は 45 で，性染色体が 1 個少なく XO 型の構成を示すものが多いが（図 7-8），XO/XX，その他のモザイク型のものもある．

　出生頻度は女児出生 2,000 人に 1 人の割合でみられる．低身長に対して成長ホルモン投与が行われる．また第二次性徴の欠如には女性ホルモンの補充療法を行う．

### b クラインフェルター症候群

　すべて男性である．精巣発育不全を示し，小精巣，小陰茎，無精子症となる．身長は高いが，女性型の体型で女性様乳房がみられる．尿中ゴナドトロピンの排泄増加と 17-KS の排泄減少がみられる．知的障害を伴うものが多い．

　染色体数 47 で，性染色体は XXY を示す．そのほか，XY/XXY，XX/XYY などのモザイク型や，48，XXXY などの性染色体構成を示すものがある．

### c 脆弱 X 症候群

　染色体の断裂をきたしやすい部位を染色体脆弱部位という．脆弱 X 症候群は知的障害をきたす疾患で，X 染色体長腕（q27.3）に脆弱部位があり，遺伝子内の 3 塩基（CGG）の繰り返し配列が延長している．男性 10,000 人に 1 人程度と推定され，知的障害，自閉傾向，多動，細長い顔，大きな耳，下顎突出，関節過伸展，巨大睾丸などがみられる．思春期以後は，強迫症，うつ症状などの精神症状を呈する．女性患者は症状が軽い傾向にある．

**d** その他の性染色体異常

表7-2に示すような性染色体異常がある.

## D 先天奇形

胎芽期は器官形成の重要な時期であり，種々の刺激に過敏な発育期である．感染，放射線，化学物質，機械的影響などの催奇形因子によって胎芽が障害された場合には，流産または先天奇形が発生する．

### 1 先天性風疹症候群

妊娠3ヵ月までに母体が**風疹**に罹患すると，胎児に先天性風疹症候群が起こる．妊娠初期であるほど重症となる．白内障，先天性心疾患，難聴が三主徴である．低出生体重，眼の異常（小眼球症，網膜症），脳神経障害（小頭症，水頭症，髄膜脳炎，脳性麻痺），血小板減少性紫斑病，黄疸，肝脾腫，骨発育異常などを認める．

母親の風疹罹患の既往と児の臨床症状から診断可能であるが，脳脊髄液，咽頭ぬぐい液，血液，尿などからウイルス遺伝子を検出するか，臍帯血中の抗風疹ウイルス抗体IgMの上昇を証明することで，診断を確定する．

◆現在は小児期に風疹ワクチンが定期接種されているが，成人女性において風疹に対する抗体が消失している場合もある．したがって妊娠可能年齢で風疹抗体がない場合は，風疹ワクチンを接種して抗体を高めておくのが，効果的な予防法となる．

### 2 先天性サイトメガロウイルス感染症

妊婦に**サイトメガロウイルス**の初感染が起こると，胎児に種々の程度の障害が生じる．出生時には低出生体重，貧血，黄疸，肝脾腫，血小板減少，網脈絡膜炎，脳炎，間質性肺炎，脳内石灰化，進行性難聴などがみられる．近年，成人の抗体保有率が低下し，妊娠中に初感染する女性が増えたため，本症が増加傾向にある．先天性難聴の原因としても注目されている．

新生児の尿や血液からサイトメガロウイルスDNAを検出するか，臍帯血中の抗サイトメガロウイルス抗体IgMの上昇があれば診断できる．予防法は，妊婦のサイトメガロウイルス感染を防ぐことである．感染経路として，乳幼児の唾液が重要で，妊婦が乳幼児と食器を共有することで経口感染が成立する場合があり，注意を要する．

### 3 先天性トキソプラズマ症

**トキソプラズマ**は動物寄生の原虫で，虫体の経口摂取によりヒトへの感染が起こる．生肉の摂取が感染経路となる．またトキソプラズマに感染したネコは糞中に虫体を排泄するため，ネコの糞に汚染された水・土壌も感染経路となり得る．

妊娠中にトキソプラズマの初感染を受けた母体は，多くは無症状であるが，原虫が胎盤を通過して胎児に感染を起こす．妊娠早期の感染では流産となるが，妊娠後半に感染すると出生児は本症を発症する．網脈絡膜炎，水頭症，脳内石灰化，知的障害を四主徴

とし，他にけいれん発作，強直性麻痺，髄膜脳炎，リンパ節腫脹，貧血，黄疸，肝脾腫，発疹，紫斑などを認める．

## 4 先天梅毒(ばいどく)

梅毒トレポネーマは，妊娠4～5ヵ月以後に胎盤を通過し得る．したがって胎児への感染は主として妊娠5ヵ月以後であり，母体感染が直近であるほど胎児は感染を受けやすい．生後3ヵ月以内に発症した場合を早期先天梅毒とよぶ．特徴的な皮膚症状，膿血性鼻汁による鼻閉(びへい)，髄膜炎，脈絡膜炎，水頭症，けいれん，知的障害などを呈する．生後2年以後に発症した場合は晩期先天梅毒とよび，頭蓋骨病変，ゴム腫性潰瘍，視神経萎縮，角膜実質炎，脛骨変形などをきたす．

## 5 放射線による奇形

治療用の大量の放射線や，原子爆弾の放射線により，胎芽の死亡，小頭症，骨格系の奇形が生じるといわれる．妊婦に対する放射線照射は可能な限り避ける．

## 6 化学物質による奇形

1950～60年代にかけて，**メチル水銀**に汚染された魚介類を摂取した母親からメチル水銀中毒児が多数出生した．母親自身は水俣(みなまた)病の症状を呈していないにもかかわらず，児の中枢神経障害は顕著で，重度の脳性麻痺，運動失調，知的障害を呈し，胎児性水俣病として社会問題化した．

## 7 薬物による奇形

### a サリドマイド奇形

サリドマイドとは睡眠・鎮静剤で，1960年前後に妊婦の悪阻(つわり)に対しても使用されたが，その結果，世界中で多くの奇形児が生まれた．胎芽期にサリドマイドを投与されると，高率に四肢の著しい短縮を伴う先天奇形（アザラシ肢症）を発症する．その他，耳の欠損，眼の奇形，心奇形，鎖肛(さこう)などがみられる．脳性麻痺，知的障害はほとんどみられない．

### b 胎児アルコール症候群

妊娠中の母親の飲酒によって，児に先天奇形をきたす．小頭症，顔面中央部の低形成，口唇・口蓋裂などによる特異的顔貌を呈し，成長障害，先天性心疾患，骨格奇形，精神運動発達遅滞，けいれんなどがみられる．

### c その他の薬物による奇形

ホルモン薬による外性器分化異常，抗けいれん薬（バルプロ酸ナトリウム）による二分脊椎など，多くの薬剤で胎児の催奇形性が指摘されている．妊婦に対する解熱鎮痛薬（インドメタシンなど）の投与は胎児動脈管早期収縮を生じ，胎児死亡の原因となる．また妊娠中の喫煙は子宮の血液循環を悪化させ，流産・早産の原因となり，胎児発育遅延をきたして低出生体重児（smoking baby）となる．受動喫煙も含めて妊婦の喫煙は避けるべきである．

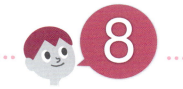

# 8 新生児疾患

## A 新生児の定義と特徴

### 1 新生児期の定義

　生まれた日を日齢0とし，日齢6までを**早期新生児期**，日齢7から日齢27までを**晩期新生児期**とし，両方を合わせて**新生児期**という．また，妊娠満22週から出生後7日未満までの期間を**周産期**といい，この時期の異常の有無は新生児の予後を大きく左右する．

### 2 新生児の分類と用語

#### a 在胎期間による分類

　在胎22週0日から36週6日で出生した児を**早産児**，37週0日から41週6日で出生した児を**正期産児**，42週0日以降で出生した児を**過期産児**という．早産児の中で在胎27週6日までに出生した児を**超早産児**という．**流産**は在胎22週未満の児の分娩をいい，**死産**は在胎22週以後の死亡児の分娩をいう．

#### b 出生体重による分類

　出生体重が2,500g未満の新生児を**低出生体重児**，4,000g以上を**巨大児**という．低出生体重児の中で，1,500g未満の児を**極低出生体重児**，1,000g未満の児を**超低出生体重児**という．慣用的に低出生体重児を「未熟児」とよぶこともある．

### 3 正期産児

#### a 正期産児の出生時における特徴

　身体が成熟して子宮外での生活が可能となっている．体重約3.0kg，身長50cm，頭囲約33cm，胸囲約32cm，身体は全体に丸味をおび，皮膚は淡紅色を呈し，頭髪は密生し長さは少なくとも2cmに達している．眉毛，まつ毛が存在し，産毛は肩，上腕にみられ，指趾の爪は硬く，少なくとも指趾端に達している．耳介および鼻の軟骨が触知される．男では精巣が陰嚢内に下降し，女では大陰唇がほぼ小陰唇をおおっている．生後ただちに深吸気に続き大きな呼気とともに第一声（うぶ声）を発する．眼瞼（まぶた）を開閉し四肢を活発に動かし，哺乳力がある．

#### b 成熟度評価法

　成熟度の評価方法として，Dubowitz（デュボヴィッツ），Ballard（バラード）らが考案した方法が広く用いられている．神経学的所見として，児の姿勢・手の前屈角・腕

の戻り・膝窩角・スカーフ徴候・足を挙上したときの踵から耳までの距離を，外表所見として，皮膚・産毛・足底・乳房・眼裂と耳介・外性器を点数化し，その合計点数からおよその在胎週数を算出することができる．

## 4 低出生体重児

### a 低出生体重児の頻度

出生頻度には人種差があり，欧米諸国ではほぼ5～6％である．わが国の出生頻度は最近増加傾向にあり，9％前後である．

### b 低出生体重児の出生原因

低出生体重児は早産で生まれるものが多い．早産の原因として，
① 妊婦の疾患（腎疾患，妊娠高血圧症候群，心疾患，糖尿病，栄養失調症，感染症）
② 産道の疾病および異常（前置胎盤，狭骨盤，子宮筋腫，子宮内膜炎）
③ 妊婦の喫煙
④ 外傷
⑤ 妊婦の身体作業（腹腔内圧を高める運動，重労働，長距離自動車旅行）
⑥ 多胎妊娠
⑦ 胎児の重症奇形
⑧ 妊婦の突然の精神的感動

などがある．双胎（双子）は単胎に比べて出生体重は小さく，約半数が低出生体重児となる．三胎以上では大半が早産児で，体重もさらに小さい．わが国の双胎妊娠の発生率は100人に1人，三胎妊娠は10,000人に1人といわれるが，近年排卵誘発剤や体外受精の普及により多胎児の出産が増えている．

### c 低出生体重児の徴候と養育

体重，身長が小さく，頭部は比較的大きく，四肢は比較的短い．心血管調節が不安定なため，衣類に包まれた部位と露出部位の皮膚の色調が異なることがある．産毛が多く，頭髪はまばらで，眉毛はしばしば欠如する．爪や耳介は軟らかい．性器発育は未熟で，男児では精巣が腹腔内あるいは鼠径管内にとどまるものがあり，女児では大陰唇が小陰唇をおおっていない．睡眠が多く，生理的黄疸も強く長引きやすい．各種臓器が未発達であり，さまざまな病気を発症しやすいので（図8-1），保温や栄養などきめ細やかな養護を行う．たとえば，① 保温のために1,500g未満の児は保育器内で養育する，② 34週未満の児は経管栄養を，2,000g未満の児はグルコースの点滴静注を併用する，③ 感染防止に努める，④ 無呼吸発作に注意する，⑤ 保育器内の児でも母親に直接触れさせるなど，母児関係確立に努める，などである．

### d 低出生体重児の予後

低出生体重児の生存率は年々上昇している．最近では，たとえば出生体重500～600gの死亡退院率は28％，900～1,000gでは5％である．しかし出生体重が小さいほど，発達障害や脳性麻痺などの障害を残す確率が高くなる．

### e 低出生体重児出産の予防

低出生体重児出産の予防法は，① 早産を防止する，その既往がある妊婦はとくに注意する，② 妊娠高血圧症候群の早期発見と早期治療を行う，③ 妊娠保健管理を徹底する，

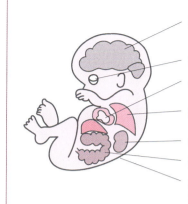

図 8-1 各種臓器の未発達に基づく病態（大野 勉）

④啓発教育を行う（いかなる週数でも早産のリスクがある），などがある．

## B 分娩損傷

分娩損傷には分娩時に新生児が外力によって受ける軟部組織の損傷，骨折，神経麻痺，頭蓋内出血，低酸素症による低酸素脳症，脳室内出血などがある．

分娩損傷を起こしやすい因子としては骨盤位（いわゆる"さかご"），巨大児，吸引分娩，鉗子分娩などがあるが，低出生体重児や早産児も外傷発生の一因となる．

### 1 産瘤

分娩中先進部位に起こる皮下の浮腫である．2～3日で消失する．

### 2 頭血腫

骨膜が頭蓋骨から剥離し，骨とのあいだに血腫を形成したものである．骨縫合を越え

**Column：新生児のディベロップメンタルケア**

超低出生体重児は生後すぐに母親から離され，気管内挿管をされて，保育器に入れられる．その後も点滴や採血など処置が待っている．超低出生体重児のストレスを少しでも和らげ，単に生存するだけでなく正常に発達（ディベロップ）できるように，新生児集中治療室ではさまざまなディベロップメンタルケア（developmental care）が提供されている．音，光の刺激や痛みを最小限にし，手足を自然に屈曲した姿勢をとらせる．また，状態が安定していればたとえ呼吸器をつけていても両親に抱っこしてもらう（カンガルーケア）．

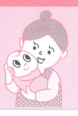

て拡がることはない．軟らかい波動性のある腫瘤で，主に頭頂骨にみられる．1〜3ヵ月で消失する．

### 3 帽状腱膜下出血

帽状腱膜と頭蓋骨膜とのあいだの出血である．生後12〜24時間に有髪頭部に広く出血し，範囲は骨縫合を越え，青黒くみえる．出血量が多いため，全身状態の急変に注意しなければならない．

### 4 骨折

出生体重の大きな児に発生する．四肢骨折，鎖骨骨折などがあり，鎖骨骨折がもっとも頻度が高い．ギプス固定は行わずに自然治癒を待つことが多い．

### 5 末梢神経の損傷

**腕神経叢麻痺**は分娩時，上腕神経叢が圧迫または牽引されて起こる麻痺である．**上腕型麻痺（エルブの麻痺）**は分娩時胎児の首を側方に引っ張り過ぎたための頸椎神経の損傷によるもっとも多い型で，第5〜6頸神経根またはその幹の傷害である．手関節および指の運動はおかされないが，上肢は挙上できない．7〜10日間で治癒する．

**前腕型麻痺（クルンプケの麻痺）**はまれで，第7〜8頸神経根および第1胸神経根ならびにその幹がおかされるため，前腕，手指の屈筋および伸筋が麻痺に陥る．1〜2ヵ月で徐々に回復することが多い．

その他，顔面神経麻痺および横隔神経麻痺がある．

### 6 頭蓋内出血

外傷性出血には，**硬膜下出血**，**くも膜下出血**があり，正期産児にみられる．**脳室内出血**は，血圧変動による脳の虚血と再灌流によって生じることが多く，超早産児に多くみられる．

頭蓋内出血は，単に新生児の死因として重要なだけでなく，後遺症として脳性麻痺や発達障害をきたすことが多いので，注意すべきである．チアノーゼや無呼吸を認め，けいれんなどの神経症状を伴う．出血量が多い場合は緊急手術を必要とする．

## C 新生児仮死

新生児仮死は出生時にみられる呼吸循環不全の状態をいう．新生児仮死の程度を評価するのに**アプガースコア**が用いられる（表8-1）．出生後1分と5分の評価を行う．8点以上が正常で，点数が低いほど児の状態は悪い．

正常分娩でも，子宮収縮に伴って，短時間ではあるが，子宮胎盤間の血行が途絶える．胎児の予備能力が低下している場合（胎児発育遅延）や，血行遮断が長引いた場合（遅延分娩）や高度である場合（過強陣痛）に，新生児仮死に陥る．新生児仮死の主症状は，無呼吸，筋緊張低下，全身チアノーゼ，徐脈などで，児の状態を適切に評価

表 8-1 アプガースコア

| 点　数 | 0 | 1 | 2 |
|---|---|---|---|
| 心拍数 | ない | 100 未満/分 | 100 以上/分 |
| 呼　吸 | ない | 弱い泣き声/不規則な浅い呼吸 | 強く泣く/規則的な呼吸 |
| 筋緊張 | だらんとしている | いくらか四肢を曲げる | 四肢を活発に動かす |
| 反　射 | 反応しない | 顔をしかめる | 泣く/咳嗽・嘔吐反射 |
| 皮膚の色 | 全身蒼白または暗紫色 | 体幹ピンク，四肢チアノーゼ | 全身ピンク |

8～10点：正常．4～7点：軽度仮死．0～3点：重度仮死．

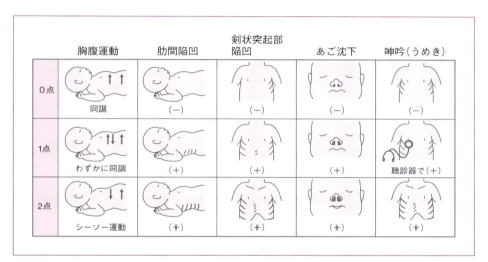

図 8-2 呼吸障害の評価（Silverman ら）

し，迅速に蘇生処置を実施しなければならない．わが国でも 2007 年に**新生児蘇生法**（NCPR）が導入され，急速に普及している．

## D 呼吸障害

多呼吸，胸郭の陥没，呻吟（うめき）*，鼻翼呼吸，不規則な呼吸，無呼吸などの所見である（図 8-2）．

*呻吟：呼気時に声門を閉じ気味にして肺を膨らませようとする新生児の防御反応．結果的に呼気が延長し「ウーッ」という声が出る．

### 1 呼吸窮迫症候群

肺が未成熟であるために，肺胞におけるサーファクタント（表面活性物質）分泌が不足し，肺胞が虚脱することが原因である（図 8-3）．早産児に多く，正期産児ではまれである．

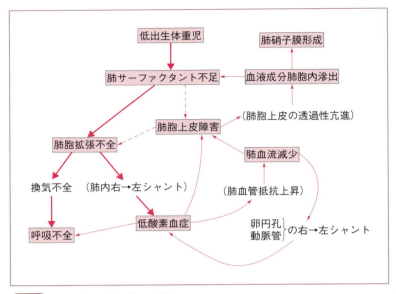

**図 8-3** 呼吸窮迫症候群の病態（西田）

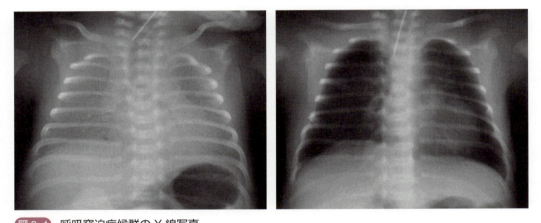

**図 8-4** 呼吸窮迫症候群のX線写真
左がサーファクタント投与前で，左右の肺全体がまっ白である．右が投与後で，肺全体に空気が入り大きく膨らんでいる．

生後数時間で陥没呼吸，呻吟，多呼吸，チアノーゼが現れる．治療として，肺胞の虚脱を防ぐために持続陽圧呼吸などの呼吸管理を行い，人工サーファクタントを気管内投与する（図 8-4）．

## 2 一過性多呼吸症

分娩時に起こる肺水（肺胞内にたまっている水）の吸収過程の遅れによる一時的な呼吸障害で，新生児の呼吸障害の中ではもっとも多い．帝王切開や墜落産で生まれた児で

よくみられる．2〜3日で自然軽快することが多いが，人工呼吸管理を必要とする重症例もある．

### 3 胎便吸引症候群

　胎児が子宮内で低酸素血症に陥ると，胎児は**胎便**を子宮内に排出し，羊水は胎便で汚染される．軽度の低酸素血症では胎便を吸引するまでにはいたらないが，重度の低酸素血症にさらされると，胎児は子宮内であえぎ呼吸をし，羊水とともに胎便を気道に吸引する．胎便による気道の閉塞と炎症により，出生直後から呼吸障害を示す．過期産児に多い．症状軽減のために，第一呼吸前に気管内挿管して胎便の除去を行う．

## E 代謝障害

### 1 低カルシウム血症

　生後1週間以内の新生児，とくに低出生体重児，仮死児，呼吸窮迫症候群児などのハイリスク児に低カルシウム血症によるけいれんが時にみられる．

　患児はきわめて刺激に過敏で，しばしば音や動揺で容易にけいれんを起こす．グルコン酸カルシウム液の投与によりけいれんは速やかに消失する．

### 2 低血糖

　新生児の血糖値は生後2〜3時間で最低値を示し，その後徐々に上昇する．早産児では肝のグリコーゲン貯蔵が少ないので血糖値の回復が遅れる．血糖値の低下とともに無呼吸発作，けいれん，振戦などの症状を示す．新生児けいれんの原因としてもっとも多い．ブドウ糖の静脈内投与で治療する．

　分娩時仮死を経過した児は，ストレスにより貯蔵糖が消費されており，低血糖を起こしやすい．また糖尿病母体から出生した児は，胎児期に母体の高血糖にさらされインスリンを多く産生しているため，出生後インスリン過剰となり，低血糖をきたす．

## F 感染症

### 1 新生児感染症の特徴

　新生児は免疫能が未発達で，また感染を受ける機会が多い．したがって容易に感染症にかかり，急速に症状が進行して重症化する．胎児期には母体から**経胎盤感染**を，また出生前後では早期の破水による経羊水感染や分娩遷延による**経産道感染**を受ける．

　◆免疫抗体は IgG, IgM, IgA の3種類が主なものだが，細菌に対する免疫抗体の90%はIgGに含まれている．IgGは胎盤を通過するが，IgM, IgAは胎盤を通過しない．したがって臍帯血IgM異常高値（20 mg/d$l$ 以上）は子宮内での経胎盤感染を疑わせる．

ウイルスとグラム陽性菌に対する抗体は胎盤を通じて胎児に移行しやすいが，グラム陰性菌に対する抗体は移行しにくい．このために新生児にはグラム陰性菌の感染が多い．また，抗体の移行時期は妊娠の末期であるので，早産児は感染症にかかりやすい．

### ② 経胎盤感染

妊婦がトキソプラズマ，風疹ウイルス，サイトメガロウイルス，梅毒などに感染すると，病原体が胎盤を通過して胎児に感染し，先天異常をきたす（「7章　先天異常」D-1〜4項，p. 93参照）．妊婦がこれらの病原体に感染しないことが重要である．トキソプラズマは愛玩動物（ネコ）のフンと生肉の摂取が感染源となりうる．風疹ワクチンの定期接種により風疹の経胎盤感染は減少した．サイトメガロウイルスは成人の抗体保有率が低下したため経胎盤感染が増加している．

### ③ 経羊水感染

破水から分娩まで長時間を要すると，腟内菌（大腸菌，クレブシエラ，B群溶連菌など）が上行し，羊水感染を起こす．分娩遷延，難産による操作，母体の尿路感染も誘因となる．

### ④ 経産道感染

出生時に産道で感染するもので，新生児に重篤な症状をきたす．経産道感染として大腸菌，B群溶連菌，淋菌，サイトメガロウイルス，ヘルペスウイルス，B型肝炎ウイルス，カンジダ，クラミジア，マイコプラズマなどが知られている．

淋菌性新生児眼炎は，放置すると失明する疾病であるが，抗菌薬点眼により激減した．クラミジアも出生後1週間ごろに封入体性結膜炎を起こすが，抗菌薬点眼で治療する．B型肝炎ウイルスは母子感染防止事業の対象となっており，母親がB型肝炎キャリアの場合，抗HBsヒト免疫グロブリンとB型肝炎ワクチンを児に投与して，母子感染を予防する．

### ⑤ 新生児敗血症と髄膜炎

気道，腸管などの粘膜からと，点滴やカテーテル部位から感染を起こす場合が多い．「なんとなく元気がない」「嘔吐する」など，明らかな症状がないのが特徴である．敗血症の約1/3に髄膜炎を併発する．大腸菌，B群溶連菌，リステリアなどが原因菌である．早期に診断して強力な抗菌薬療法を行う．

## G 消化器障害

### ① 嘔吐

嘔吐は新生児にしばしばみられる症状であるが（表8-2），消化管閉塞の初発症状でもあり注意が必要である．新生児は生後2〜3時間で粘液を嘔吐し，時に授乳開始後も

表8-2 新生児の嘔吐の原因

| | |
|---|---|
| 初期嘔吐 | 哺乳拙劣または授乳過誤 |
| 中枢性嘔吐 | 頭蓋内出血，脳浮腫，核黄疸 |
| 感染症 | 胃腸炎，尿路感染，呼吸器感染，髄膜炎，敗血症 |
| 消化管の疾患 | 先天性消化管閉鎖ないし狭窄（肛門，食道，小腸に多い），ヒルシュスプルング病，噴門括約筋の弛緩，胎便栓症候群 |
| 代謝異常 | 低カルシウム血症，低血糖症 |
| 新生児メレナ | ビタミンKの欠乏 |
| その他 | 胃腸管アレルギー，先天性副腎過形成，フェニルケトン尿症，ガラクトース血症 |
| 原因不明（新生児特発性嘔吐症） | 適応障害の一種と考えられている |

続くことがある．これは生理的嘔吐または**初期嘔吐**と呼ばれ，分娩時に嚥下した羊水の胃粘膜刺激によるといわれる．数日で軽快することが多い．

噴門括約筋の持続的弛緩（噴門弛緩）により乳汁が逆流する場合は，上半身を少し高くする半座位にすればおさまる．過量の授乳または空気嚥下（呑気症）による嘔吐も多いが，病的意義は低い．

新生児は消化管以外の疾患のときにも嘔吐をきたすことがある．敗血症，髄膜炎，尿路感染などの感染性疾患および頭蓋内出血，核黄疸\*などの脳疾患を鑑別する．

\***核黄疸**：新生児の重症黄疸で，ビリルビンが大脳基底核に沈着して難治性の神経症状を示す．聴覚障害やアテトーゼ型脳性麻痺を呈する．

### 2 胎便栓症候群

異常に粘稠（濃くねばり気がある）な胎便の停滞により，新生児の回腸下部から結腸にかけて生ずる腸閉塞を胎便栓症候群という．子宮内発育遅延児で多くみられる．

### 3 壊死性腸炎

腸管の虚血，感染，人工乳が誘因となって，小腸の腸管壁に壊死をきたす疾患である．超低出生体重児に多くみられ，腸管穿孔を起こすと予後不良である．

## H 血液と血管系障害

### 1 新生児溶血性疾患

もっとも重要なのは母児間の**血液型不適合**で，母体内にできた同種抗体が胎児に移行し，胎児・新生児に溶血を起こす．Rh不適合とABO不適合が重要である．

◆Rh不適合は母Rh（−）に対して児Rh（＋）の場合に生じる．第1子が発病することはまれだが，第1子の出産の際に，児のRh（＋）血が母体へ流入して同種抗体産生を誘導するため，第2子以降は胎児期から重度の溶血をきたす．そのためRh（−）妊婦がRh（＋）児を出産した際は，分娩後24時間

以内に抗 Rh（D）抗体を母体に注射して，同種抗体が産生されるのを予防する．
ABO 不適合は，母 O 型に対して児 A・B・AB 型で生じ得る．ABO 不適合は第1子でも発病し得るが，Rh 不適合に比して軽症である．

症状として頻度が高いのは，**黄疸**と**貧血**である．生後 24 時間以内に黄疸が発現し，急速に増強する．血清ビリルビン値は生後 3 日以内に 20 mg/dl またはそれ以上に達することがあり，ビリルビン脳症（核黄疸）のリスクが高い．重症例では児の全身の血液を入れ替える交換輸血を行う．

## 2 新生児高ビリルビン血症

体質性黄疸や血液型不適合などにより，ビリルビンが血中に増加すると，ビリルビン脳症発生の危険性が増大する．必要に応じて検査を行い，光線療法や交換輸血の適応を決める．

◆超早産児では，10 mg/dl 前後の高ビリルビン血症でもビリルビン脳症を起こすことがある．そのため経皮ビリルビン濃度測定器を用いて黄疸測定を連日行い，出産予定だった日の前後まで注意を払う必要がある．

### a 光線療法

青や緑の光を照射すると，皮下のビリルビンは光学異性体に変化して水溶性物質となり，尿や胆汁に排泄される．裸にして目をおおった新生児に光を照射して黄疸の軽減をはかる治療を光線療法とよぶ．従来の光線療法治療器は蛍光管が用いられていたが，近年はより強力な LED 灯を用いた治療器が普及しつつある．

### b 交換輸血

光線療法では抑えきれない重症黄疸に対して行う．治療に適合した合成血を入手し，児の動脈から脱血しつつ，静脈から合成血を輸血して，循環血液量の約 2 倍の血液を交換する．Rh 不適合では交換輸血を実施することが多い．

## 3 新生児出血性疾患

生後 1 週間以内の新生児にみられる一過性の出血傾向で，ビタミン K 欠乏と，プロトロンビン，第Ⅶ因子，第Ⅸおよび第Ⅹ因子の生成低下による総合的凝固障害が本態と考えられている．

### a 消化管出血

**新生児メレナ**とよばれているもので，吐血と血便を主徴とする．出生時に飲み込んだ母体血を出すものを仮性メレナといい，ビタミン K 欠乏による胃腸管からの出血を真性メレナという．

### b 頭蓋内出血

母乳は**ビタミンＫ**の含有が少なく，母乳栄養児に頭蓋内出血が多発したことがあった．現在ではすべての新生児に対して，生直後，生後 1 週，生後 1 ヵ月の計 3 回，ビタミン K が予防投与されている．なお完全母乳栄養児では，引き続き生後 3 ヵ月まで週 1 回の継続投与が推奨されている．

表 8-3 新生児けいれんの原因

| 分娩損傷および無酸素症 | 頭蓋内出血，脳挫傷，脳浮腫，無酸素性脳症 |
|---|---|
| 感染症 | 髄膜炎，敗血症，トキソプラズマ症，サイトメガロウイルス感染症，破傷風 |
| 脳奇形 | 中隔視神経形成異常症，全前脳胞症，孔脳症，滑脳症，異所性灰白質，多少脳回，片側巨脳症 |
| 代謝異常 | 核黄疸，低血糖症，低カルシウム血症，低マグネシウム血症，尿素サイクル異常症，有機酸代謝異常症，ビタミン $B_6$ 依存症 |
| その他 | 染色体異常症，奇形症候群，良性家族性新生児けいれん |

# I その他

## 1 未熟児網膜症

在胎 34 週未満の早産児に多い．早産児は網膜血管が発達しておらず，網膜の耳側に広大な無血管領域を残しており，出生後，網膜血管が順調に発育しなければ，異常な新生血管が発生し，出血や網膜剥離をきたす．重症例では視力が失われる．

網膜の未熟性が最大の原因であり，在胎週数が早いほど重症化する．定期的に眼底検査を行い，重症例にはレーザー光凝固術を行う．

## 2 新生児期のけいれん

新生児期のけいれんは新生児の 0.2〜0.8％にみられ，予後の上からも重要な症状である．原因として，頭蓋内出血や髄膜炎などの重篤な疾患の他に，新生児に高頻度にみられる低血糖症や低カルシウム血症がある（表 8-3）．早期治療が予後に大きな影響を及ぼす．

## 3 新生児の難聴

先天性難聴の頻度は出生 1,000 人に 1 人とされ，遺伝的な要因に加えて，サイトメガロウイルスやトキソプラズマなどの子宮内感染，早産，重症黄疸などが原因となり得る．両側性の難聴は言語発達やコミュニケーション能力の遅れをきたすため，生後 6 ヵ月以内に治療を開始する必要があり，すべての新生児に対して，生後早期（産科施設を退院する前）に**聴覚スクリーニング検査**を受けることが推奨されている．

# 9 栄養性疾患

## A 栄養失調症

　摂取される栄養素の量がその必要量に満たない場合には、身体の円滑な新陳代謝が営めなくなる。そのためにいろいろな身体的または精神的な病的状態が現れてくるが、それを栄養失調症という。

　[原　因]　摂取栄養の不足、消化吸収障害（下痢など）、利用および貯蔵の障害（肝障害、甲状腺機能低下、ビタミン欠乏症など）、排泄または喪失亢進［滲出液（高濃度の蛋白質を含んだ液）の貯留、熱傷、糖尿病、蛋白尿、急性または慢性出血など］、消費熱量の増大（運動、発熱など）が原因となる。マラスムス*は主としてカロリー欠乏によるものであり、クワシオルコル*は主として蛋白質欠乏によるものである。その他体質的に太らないものもあり、とくに幼児では間食を不規則にとることにより食欲が進まないこと、また学童では朝食や昼食を急いで食べること、偏食などが原因となる。子ども虐待（「6章　小児保健」C項、p.69参照）によることもある。

　[症　状]　症例によりいろいろであるが、主症状はやせである。体重の減少は多くの例で認められるが、熱量の摂取が十分であれば他の栄養素が欠乏していても体重の減少を伴わない。体重の減少は主として体脂肪の減少によるが、減少の度が大きくなると体蛋白質の減少もみられる。患児は一般に倦怠感、疲労感がある他、神経質、不安状態、注意力の欠如、食欲不振、便秘または下痢、皮膚蒼白、腹部膨満、浮腫、低血圧、徐脈などがみられる。また、免疫力が低下し易感染性を示す。

　[治　療]　原因を除去し、食事内容の偏りを正し、十分な静養をとらせる。

*マラスムス：蛋白質の摂取不足と著明な摂取エネルギー量不足による栄養障害で、成長障害、顕著な筋肉の消耗、腸管や呼吸器の感染症、栄養素の欠乏で、ビタミンA欠乏による眼球乾燥症、ビタミンD欠乏によるくる病、ビタミンB群欠乏症、栄養性貧血等を呈する。

*クワシオルコル：摂取エネルギー量の不足ではなく、蛋白質の量的・質的不足による栄養障害で、乳児の成長遅延、筋肉の消耗、肝腫大、無表情などの精神的変化、皮膚・毛髪の変化、食欲低下、下痢、貧血等を呈する。

## B ビタミン欠乏症およびビタミン過剰症（表9-1）

　ビタミンは小児の正常な発育に不可欠であり、欠乏すると成人に比し症状が出やす

表 9-1 ビタミン欠乏症および過剰症

| | 欠乏症 | 過剰症 | 多く含まれる食物 |
|---|---|---|---|
| ビタミンA<br>脂溶性 | 夜盲，眼球結膜乾燥，角膜軟化症，骨端骨形成障害（胆道閉鎖，重症の肝疾患の場合は注意する） | 急性：頭蓋内圧亢進<br>慢性：食欲不振，嘔気，頭痛，肝脾腫，脱毛，骨の過形成，骨膜炎 | レバー，肝油，牛乳，卵黄，緑色野菜，黄色果実 |
| ビタミン$B_1$<br>（チアミン）<br>水溶性 | 乳児脚気（母親に$B_1$欠乏のある母乳栄養児）年長児では知覚過敏，麻痺，反射障害，時に循環器症状（スポーツ選手のような発育期の激しい運動できたしやすい） | 不明 | レバー，肉，とくに豚肉，牛乳，玄米，麦芽，豆類，堅果類 |
| ビタミン$B_2$<br>（リボフラビン）<br>水溶性 | 口唇炎，口角炎，舌炎，脂漏性皮膚炎，羞明，結膜炎，角膜充血，血管新生（抗生物質の長期投与によりきたしやすい） | 有害ではない | チーズ，レバー，牛乳，肉，卵，魚，緑色野菜，玄米 |
| ナイアシン<br>（ニコチン酸）<br>水溶性 | ペラグラ（皮膚炎の一種），疲労，食欲不振，体重減少，頭痛，慢性化すると皮膚炎，舌炎，下痢，知的障害 | ニコチン酸には血管拡張，蠕動亢進作用あり．ニコチン酸アミドでは黄疸，肝障害 | 肉，魚，鳥肉，レバー，緑色野菜，ピーナッツ，一般に蛋白食品には前駆物質であるトリプトファンを含む |
| ビタミン$B_6$<br>（ピリドキシン）<br>水溶性 | 易刺激性，けいれん発作，貧血〔イソニアジド（抗結核薬）投与できたしやすい〕 | 不明 | 肉，レバー，穀類，ピーナッツ，大豆 |
| ビタミン$B_{12}$<br>（コバラミン）<br>水溶性 | 極端な菜食主義者以外の摂取不足はまれで，内因子欠損による若年性悪性貧血，吸収障害あるいはPAS，ネオマイシン投与時の悪性貧血が問題となる | 不明 | 肉，内臓，魚，卵，牛乳，チーズ |
| ビタミンC<br>水溶性 | 壊血病：易刺激性，吸収促進，食欲不振，全身の圧痛，仮性麻痺，骨膜下出血，壊血病性念珠*，出血傾向，創傷治療不良 | 有害ではない | 柑橘類，トマト，イチゴ，メロン，緑色野菜（熱により容易に破壊される） |
| ビタミンD<br>脂溶性 | くる病（日光不足，低出生体重児，新生児肝炎，胆道閉鎖症，抗けいれん薬投与できたしやすい），乳児テタニー | 筋緊張低下，易刺激性，脱水，高カルシウム血症，腎障害，骨粗鬆症 | 魚の肝油，（紫外線への曝露） |
| ビタミンE<br>脂溶性 | 明らかな欠乏症状が出にくい．低出生体重児での貧血，浮腫，湿疹，脂肪吸収障害児での腱反射消失，小脳失調，筋力低下などが報告されている | 不明 | アーモンド，ピーナッツ，サフラン油，コーン油，うなぎ，たらこ |
| ビタミンK<br>脂溶性 | 出血傾向（ある種の抗生物質の長期投与，脂肪の吸収障害，肝障害，新生児，生後2週間から2ヵ月の母乳栄養児で起こりやすい） | 低出生体重児では高ビリルビン血症（ビタミン$K_3$・$K_4$による溶血） | 豚のレバー，大豆，緑色野菜（広く分布する） |

\* 壊血病性念珠：胸骨の亜脱臼によって，肋軟骨接合部が突出し，あたかもビーズ玉が並んでいるようにみえる．

い．あるビタミンが食事中にまったく含まれないか，または非常に不足している場合には，そのビタミン独特の欠乏症状が現れる．この場合，症状の著明なものをビタミン欠乏症といい，症状が隠れているものを潜在性ビタミン欠乏症という．

摂取不足による典型的なビタミン欠乏症をわが国でみることはきわめてまれとなったが，疾患および中心静脈栄養やある種の薬物投与などの治療に伴うビタミン欠乏症が注目されている．一方，無批判なビタミン剤の投与などによるビタミン過剰症には注意を要する．

摂取ビタミン量の不足（食事中のビタミン不足，吸収障害）のために起こる外因性ビタミン欠乏症は，適当な方法（経口または非経口投与）でビタミンを補給すれば治癒する．しかし摂取量に不足はないが，ビタミンの体内における利用障害のために，体内に入ったビタミンが十分に利用されないビタミン依存症には，多量のビタミン供給が必要である．

ビタミンは**脂溶性ビタミン**（ビタミンA，D，E，K）と**水溶性ビタミン**（ビタミン$B_1$，$B_2$，$B_6$，$B_{12}$，C，ナイアシン）に大別され，欠乏症はそのいずれにもみられるが，過剰症は普通，体内に蓄積しやすい脂溶性ビタミンのみにみられる．

# 10 代謝性疾患

## A 水分代謝・電解質代謝の生理

### 1 水分代謝

　小児，ことに乳幼児は，成人に比べて細胞外液（血清と細胞間液とを指す）の割合，体重当たりの水の必要量および喪失量が大きく，低年齢であるほど腎の濃縮力も低い．したがって水分欠乏（脱水症）および出納障害を起こしやすく，電解質のバランスも崩れやすい．

　体重1 kg当たりの1日の水分必要量は乳児150 m$l$，幼児100 m$l$，学童80 m$l$，成人50 m$l$であり，乳幼児は実に成人の3倍の水分を必要としている．乳幼児では摂取水分の40〜50％が不感蒸泄として皮膚および肺から失われ，3〜10％が糞便中に排泄され，残りの大部分が尿となり，0.5〜3％が体内に保持される．

　新生児では体重の約80％が水分であり，細胞外液量は細胞内液量よりやや多いが，それ以後は細胞内液量が多くなる（表10-1）．水分の出納と細胞外液量との割合をみると，7 kgの乳児で1日に排泄される700 m$l$の水分量は細胞外液量1,400 m$l$の1/2に当たるが，70 kgの成人で排泄される2,000 m$l$は細胞外液量14,000 m$l$のわずか1/7にすぎず，乳児における水分の代謝回転の大きさが理解できる（図10-1）．

　◆**電解質\*代謝**：電解質は細胞構成成分および骨の主成分であるが，体液中のイオンとして浸透圧および酸・塩基平衡の維持，神経・筋の興奮，心機能の調整，血液凝固および種々の触媒作用にも関係している．

　生体内に存在する電解質には，
①陽イオン：$Na^+$，$K^+$，$Ca^{2+}$，$Mg^{2+}$
②陰イオン：$Cl^-$，$HCO_3^-$，$HPO_4^{2-}$，$SO_4^{2-}$
③重要な有機化合物の構成成分：I，Fe

#### 表10-1 体水分量

| 年　齢 | 全体水分量 | 細胞外液量 | 細胞内液量 |
|---|---|---|---|
| 〜11日 | 77.8（69〜84） | 42.0（34〜53） | 34.5（28〜40） |
| 11日〜6ヵ月 | 72.4（63〜83） | 34.6（28〜57） | 38.8（20〜47） |
| 6ヵ月〜2歳 | 59.8（52〜72） | 26.5（20〜30） | 34.8（28〜38） |
| 2〜7歳 | 63.4（55〜73） | 25.0（21〜30） | 40.4（31〜53） |
| 7〜16歳 | 58.2（50〜64） | 20.5（18〜26） | 46.7 |

（　）は体重に占める割合（％）

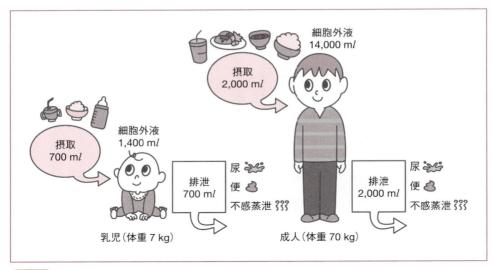

図 10-1 乳児と成人の 1 日水分出納量 (Gamble & Franconi)

④微量に存在するもの：Cu, F, Zn, Mo, Co などがある.

血清電解質組成には年齢差が少なく，陽イオンでは $Na^+$，陰イオンでは $Cl^-$ が多い（表 10-2）.

細胞外液の陽イオンの主なものは $Na^+$ で，総陽イオンの 90% 以上を占めている．血漿 Na 濃度は間脳にある中枢によってコントロールされている．Na 濃度が低下すると水が排泄され，増加すると水の貯留が行われて正常化するように働く．高ナトリウム血症（150 mEq/l*以上）では高血圧，浮腫の他，高張性脱水症（本章 B-1, p.112 参照）の症状を呈し，低ナトリウム血症（130 mEq/l 以下）では血圧下降，皮膚緊張の低下のほか低張性脱水症あるいは水中毒（本章 B-2, p.112 参照）と同じ症状がみられる．血漿 K（$K^+$）の正常値は 3.5〜5.5 mEq/l であるが，低カリウム血症（3.5 mEq/l 以下）になると全身倦怠，筋緊張低下，口渇，神経過敏などが，高カリウム血症（5.5 mEq/l 以上）になると四肢のしびれ感，筋脱力感，弛緩性麻痺，不整脈などが現れ，K が 2 mEq/l 以下あるいは 8 mEq/l 以上になると生命が危険となる．

血漿 Ca（$Ca^{2+}$）濃度が 3.5 mEq/l 以下になるとテタニー（しびれ感やけいれん），7 mEq/l 以上になると多飲，多尿，筋の緊張低下，意識障害が現れる．

細胞外液の陰イオンの主なものは $Cl^-$ と $HCO_3^-$ であり，これらは酸・塩基平衡と密接な関係にあり，血

表 10-2 健康人の血漿電解質組成

|  | 成　人 | 幼若乳児 |
|---|---|---|
| $Na^+$ | 140 ±2.5 | 142 ±4.3 |
| $K^+$ | 4.3 ±0.25 | 4.7 ±0.4 |
| $Ca^{2+}$ | 5.0 ±0.25 | 5.0 ±0.25 |
| $Mg^{2+}$ | 2.0 ±0.20 | 2.0 ±0.20 |
| $Cl^-$ | 102 ±2.0 | 106 ±1.6 |
| $HCO_3^-$ | 26.0 ±2.0 | 23.6 ±2.6 |
| $HPO_4^{2-}$ | 2.0 ±0.2 | 3.1 ±0.23 |

（平均値±標準偏差，mEq/l）

表の値は血漿 1 l 当たりの電解質濃度である．血漿は 6〜8% の固形分を含むので血漿水分 1 l 当たりの電解質濃度は表の値より約 7% 高い．

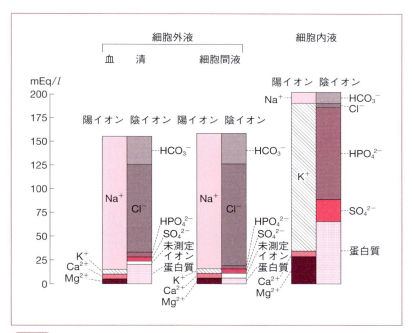

図 10-2　細胞内外液の組成の差

液の pH* によって影響される．

細胞内液の主要な陽イオンは $K^+$ であり，その濃度は血漿濃度の 20〜30 倍である．

陰イオンでは $HPO_4^{2-}$ がもっとも多く含まれ，エネルギー代謝やブドウ糖の利用に関係する（図 10-2）．

*電解質：液に溶かしたときに，陽（＋）イオン，陰イオン（−）に電離する物質．

*mEq/l：メックパーリットルと読む．mili-equivalent（当量）/l の略でイオン量を表すときに使う．例えば Na の 1 Eq/l というのは，Na イオンが $6.02×10^{23}$ 個（アボガドロ数＝1 モル）の量で，1 l の液に溶けていることである．1 mEq/l とは，その 1/1,000 のイオン量が 1 l の液に溶けている意味になる．

*pH：ピーエイチまたはペーハーと読む．体液の性質（酸性，中性，アルカリ性）を示す指標で，pH $=6.1+\log[HCO_3^-]/0.03×PCO_2$ の式で算出される．血液の正常値は 7.40±0.05 である．酸（水素イオン $H^+$ を放出する物質）と塩基（水素イオン $H^+$ を受け取る物質）のバランスがとれているかがわかる．重炭酸イオン（$HCO_3^-$）は $H^+$ を受けとることができるので塩基であり，二酸化炭素（$CO_2$）は，血液の中で $CO_2+H_2O→H_2CO_3→HCO_3^-+H^+$ と $H^+$ を作り出すので酸である．

◆酸・塩基平衡：血液の pH は狭い範囲内で調節されており，正常では 7.40±0.05 である．なんらかの原因で pH が変化したり，または変化しようとすると，体液中にある緩衝物質が働いて pH の変化を最小限度にとどめようとする．この緩衝物質の他，余分の酸，アルカリの排泄作用（肺，腎）により血液 pH は一定に維持される．血液の緩衝系の中で，とくに重炭酸・炭酸系（$H^++HCO_3^- \longleftrightarrow H_2CO_3 \longleftrightarrow H_2O+CO_2$）によるものが重要である．重炭酸・炭酸系は呼吸と関係し，酸・塩基平衡を乱すような要因に急速に対応することができる．もし重炭酸イオン（$HCO_3^-$）量が減少すると血液の pH が低下し，それが刺激となって呼吸が速く深くなり二酸化炭素（$CO_2$）を追い出すので，遊離炭酸（$H_2CO_3$）量が減少して pH が正常に近づく．これと反対に重炭酸イオン量が増加すると pH が増加し，これが刺激となって呼吸が抑制されて浅い遅い呼吸となり遊離炭酸が蓄積して pH が正常となる．腎の機能は細胞外液の量および成分を一定に保つことで，水分摂取量が多いときには大量の薄い尿が排泄され，少ないと少量の濃い尿が排泄される．また腎は，酸（$H^+$）を排泄して，アルカリ（$HCO_3^-$）を産生しており，酸・塩基平衡を保つために大きな働きをしている．

## B 水分代謝・電解質代謝の障害

### 1 脱水症

乳幼児では体重当たりの水分量，水分代謝量が大きいこと，発熱，下痢，嘔吐などを起こしやすいので，水分および電解質の異常喪失をみることが多い．水分の喪失より電解質の喪失が大きければ，体液の電解質濃度が減少して低張性脱水症となり，逆の場合には高張性脱水症となる．水分と電解質がほぼ同程度に失われると，体液の電解質濃度にはほとんど変動がみられず等張性脱水症となる．脱水症が高張性か，等張性または低張性かは表10-3の症状を参考に推測できる．

### 2 水中毒

電解質を含まない糖液や薄い電解質液の過剰注射によって起こるが，とくに腎機能の不良な患児に起こりやすい．不安，意識障害，けいれん，頭痛などの症状の他，過剰な水分を排泄しようとして下痢や嘔吐がみられる．

治療としては水分の投与を中止し，必要に応じて少量の高張食塩水の輸液を行う．

### 3 酸・塩基平衡障害

血液pHが正常範囲（図10-3）を越えて酸性側に傾いた状態をアシドーシス，アルカリ性側に傾いた状態をアルカローシスとよぶ．血液pH変動の原因が代謝過程の障害によるものを代謝性アシドーシスまたはアルカローシスとよび，呼吸作用の障害によるものを呼吸性アシドーシスまたはアルカローシスとよぶ（表10-4）．

#### a 代謝性アシドーシス

下痢症，腎疾患，糖尿病，飢餓，アセトン血性嘔吐症などでみられる．呼吸過多，不安，頭痛，嘔吐，けいれんなどの症状がみられる．

#### b 代謝性アルカローシス

頻回の嘔吐，胃洗浄の反復，アルカリ剤の過剰投与で起こる．呼吸が浅く遅くなり，食欲不振，四肢のしびれ感，頭痛，意識障害，テタニー様けいれんがみられる．

#### c 呼吸性アシドーシス

肺気腫，気管支喘息，呼吸筋麻痺など肺換気不全によって起こる．

表10-3 脱水症の症状

|  | 高張性脱水症 | 等張性または低張性脱水症 |
|---|---|---|
| 口渇 | あり | なし |
| 発熱 | 高熱 | なし |
| 精神状態 | 興奮あるいは嗜眠 | 脱力感，無欲状 |
| 舌 | 乾燥 | 湿 |
| 嘔吐 | なし | しばしば頻回にあり |
| 皮膚の緊張感 | 正常 | 減弱 |
| 末梢循環 | 比較的よい | 悪い |

（高津）

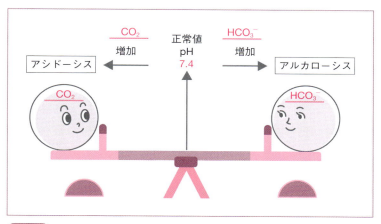

図 10-3　pH バランス

表 10-4　酸・塩基平衡異常と検査所見

| | pH<br>7.35〜7.45 | pCO₂ (mmHg)<br>35〜45 | HCO₃⁻ (mEq/l)<br>24〜26 |
|---|---|---|---|
| 正常値 | | | |
| 代謝性アシドーシス | ↓ | ↓ | ↓ |
| 代謝性アルカローシス | ↑ | ↑ | ↑ |
| 呼吸性アシドーシス | ↓ | ↑ | ↔ |
| 呼吸性アルカローシス | ↑ | ↓ | ↔ |

### d 呼吸性アルカローシス

心因性の過剰換気，激しく泣いたとき，脳障害時などの過呼吸時にみられる．

## 4　輸液療法

水分や電解質が失われた状態に，適正な輸液剤を用いて正常な状態に戻すことが輸液療法である．経口的に投与可能なときには，経口的に投与する．しかし嘔吐や意識障害があり経口的摂取が不可能な場合には，静脈内持続点滴注入法が必要になる．脱水症があれば臨床症状や血清電解質の値を参考にして，使用する電解質液，量を決定する．

# C　糖尿病

糖尿病は膵臓のインスリン分泌低下または組織におけるインスリンの作用障害のために糖質代謝が低下し，高血糖および糖尿をきたす代謝性疾患である．糖尿病は1型（膵β細胞の破壊による絶対的なインスリン欠乏），2型（インスリン分泌低下を主体とするもの，インスリン抵抗性が主体でそれにインスリンの相対的不足を伴うものなど）およびその他（クッシング症候群など内分泌疾患に合併する糖尿病など）に分類される．わが国における糖尿病の発症率は，16歳未満人口10万人当たり約2.1人，その有病率（対象人口1万人当たり）は1.2人である．

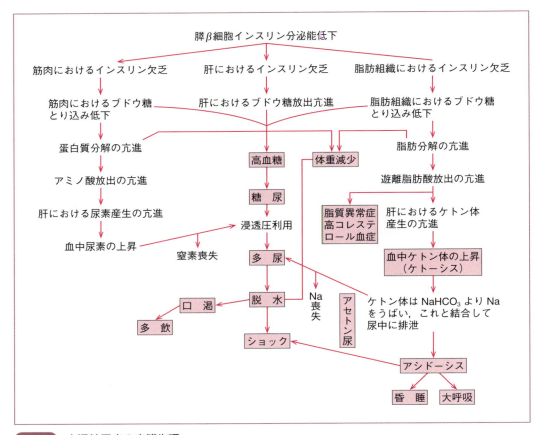

図 10-4　小児糖尿病の病態生理

　小児糖尿病の多くは1型であったが，近年，肥満に合併した2型が増加している．1型の特徴として，体重減少がみられることや急に発症しケトアシドーシス（ケトン体の蓄積によるアシドーシス）を起こしやすいこと，また血糖コントロールがむずかしく，将来，糖尿病合併症（網膜症，腎症，動脈硬化，高血圧，神経障害，白内障）を起こしやすいことが挙げられる．一定の素因をもったヒトにウイルス感染，環境因子が作用して膵β細胞が傷害されると，これに引き続く自己免疫機序により膵β細胞の傷害が進み，発症すると考えられている．図 10-4 に小児糖尿病の病態生理を示す．

　[症　状]　**口渇**，**多飲**，**多尿**，**夜間頻尿**，食欲増進，嘔吐，疲労感などがみられ，進行すると**腹痛**，嘔吐，脱水，**昏睡**をきたす．

　[治　療]　1型の治療では**インスリン療法**と食事・運動療法が，2型では食事・運動療法が基本となる．1型では自己血糖測定とインスリン注射を一生続ける必要があり，精神的負担も大きい．糖尿病に対する知識の教育と患者間の連帯意識を育てるために，糖尿病サマーキャンプが毎年全国各地で開催されている．

## D　アセトン血性嘔吐症

　**自家中毒症**，周期性嘔吐症ともよばれる．2～10歳の小児に不規則な間隔で嘔吐を反復する症候群であり，10歳を過ぎると起こらなくなる．

　[症　状]　明らかな原因がなくて，急に元気がなくなり，ぐったりして嘔吐し，しだいに嗜眠，昏睡，けいれんおよび吐血を含む嘔吐，脈拍頻数・細小など循環障害を示し，**アセトン血症**および**ケトン尿症**を伴う．発病の誘因として気道感染などが多く，時に疲労，精神的ストレスなども考えられる．

　[治　療]　ブドウ糖電解質液の十分な補充を行う．

## E　肥満症

　肥満とは，食事による摂取エネルギー量が運動などによる消費エネルギー量を上回り，余分のエネルギーが脂肪の形で体内に蓄積した状態をいう．一般には体重が身長に対する標準体重より20％以上重い場合（肥満度20％以上）を肥満という．肥満度により軽度肥満（20～30％未満），中等度肥満（30～50％未満）および高度肥満（50％以上）に分類される．肥満の判定には乳幼児ではカウプ指数も，また学童・生徒ではローレル指数（「2章　小児の発育と発達」A-11項，p.14参照）も用いられる．

　[症　状]　小児の肥満は単純性肥満と症候性肥満とに分類され，前者が大部分を占める．基礎疾患がなく，身長は平均より高く，肥満以外に症状がみられない場合は単純性肥満が考えられる．一方，肥満の他に低身長，知的障害などがみられる場合には症候性肥満が考えられる．症候性肥満にはクッシング症候群，甲状腺機能低下症，プラダー・ウィリー症候群，フレーリッヒ症候群，ローレンス・ムーン・バルデ・ビードル症候群が含まれる．

**Column：夏場は子どもの熱中症に要注意！**

　毎年，夏の炎天下，車中に残された幼児が熱中症で死亡したという痛ましい報道を耳にする．熱中症とは，高温環境下で体温が上昇し，体から水分と塩分が失われて脱水状態となり，うまく体温調整ができなくなったものである．子どもは体内水分の割合は高いが，大人と比べて絶対量が少ないので，大量に汗をかくと水分と塩分が多量に失われ，容易に脱水状態になってしまう．さらに，子どもは体温調整機能が未熟で，体重当たりの体表面積が大きいので，周りの熱をとり込みやすく熱中症にかかりやすい．熱中症は，体温が上昇し，筋肉のけいれん，めまいや失神，頭痛，嘔気，嘔吐，脱力状態ではじまり，重症になると，意識を失い全身の臓器不全で死亡する．熱中症が疑われる場合は，早急に以下の処置をとる．①風通しのよい涼しい場所で休ませて，水分（塩分を含んだスポーツドリンクなど）を補給し体を冷却する．②衣類を緩めたり脱がしたりして，体から熱の放散を助ける．③体をぬれタオル，アイスバッグなどで冷やす．④意識があり，嘔気や嘔吐がない場合は，冷たい水分を与える．⑤呼びかけや刺激に対する反応がおかしい，答えないときには重症の熱中症と考えて，ただちに救急車を呼んで病院に搬送する．

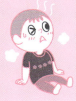

肥満が持続すると高コレステロール血症，脂肪肝，糖尿病，さらに成人になると高血圧症，動脈硬化症を合併するようになる．近年，小児肥満は増加しており，肥満児の約4/5は成人肥満へ移行するので生活習慣病予備群として警戒されている．

[治　療]　小児単純性肥満の治療は食事制限（摂取カロリーと糖質の制限）と運動によるエネルギー消費が基本になる．しかし，食事制限を厳しくし過ぎて成長を妨げないように注意する必要がある．一般に乳児肥満には，カロリー制限を行わない．

## F　小児生活習慣病

近年，10歳代の小児の98％にすでに動脈硬化の初期病変が起きていること，また学童，高校生で動脈硬化危険因子をもつものが多いことが明らかにされた．すなわち，児童，生徒の5〜15％において高コレステロール血症が認められ，2〜3％で高血圧が，5％前後で肥満がみられる．これは，生活習慣病になる悪い生活習慣は幼児期に刷り込まれていることを示唆している．したがって，生活習慣病の予防は小児期，とくに幼児期から開始すべきであることを社会に提言するために「小児生活習慣病」という病名が使用されるようになった．

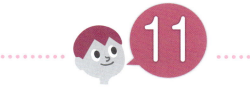

# 11 内分泌疾患

　ホルモンとは，内分泌器官から分泌され，血流を介して標的臓器*の受容体に結合して生理作用を発揮する物質である（表11-1，図11-1，2）．内分泌疾患は，種々の生理作用をもつホルモンの異常によるものであり，多彩な症状を示すことが多い．小児では低身長，巨人症，性早熟，性発達遅延，肥満，やせなど成長発達，成熟の異常が主な症状となる．

　*標的臓器：ホルモンがその作用を発揮する臓器．

## A 間脳・下垂体疾患

　内分泌器官は生体内に広く分布し，相互に深い関係を有している．間脳視床下部は内分泌系を支配する中枢であり，下垂体前葉の刺激ホルモンの分泌を調節している．下垂体前葉より分泌されるホルモンおよびその作用は表11-1のようであり，下垂体後葉からは**アルギニンバゾプレシン（抗利尿ホルモン）**と**オキシトシン**が分泌される．また，**間脳下垂体**の形成異常，腫瘍，外傷，炎症などに由来するホルモン分泌異常によりいろいろな病像を呈する（表11-2）．

### 1 成長ホルモン分泌不全性低身長症

　低身長の約10％を占め，間脳-下垂体系の機能不全による成長障害である．原因不明ないしは発生学的異常による特発性のものと，脳腫瘍，外傷，炎症などによる器質性のものに大別できる．特発性と考えられているものがほとんどで，その中に低出生体重児，分娩障害などがかなり多くみられる．

　［症　状］　特発性のものは背が低いという以外に無症状のことが多い．骨成熟の遅れが目立つ．器質性のものでは原因疾患による特有な症状を伴う．

　［診　断］　均整のとれた低身長，骨成熟の遅れ，血中の成長ホルモン（GH）がインスリン，アルギニン，プロプラノロールなどの負荷に反応して増加しないこと，ソマトメジンC値（GH分泌量を反映）などを参考にする．

　低身長の原因としてはGH分泌不足の他に，甲状腺ホルモンの不足，ターナー症候群（染色体異常），思春期遅発症などがある．思春期遅発症は身長が幼小児期を通じて低く，骨年齢も遅れる．第二次性徴の出現も遅いが，思春期発来とともに成長加速現象が現れ，最終的には正常の身長に達する．

表 11-1 内分泌器官とその標的臓器およびホルモン作用

| 器官 | ホルモン | 標的臓器と主な作用 |
|---|---|---|
| 視床下部 | 副腎皮質刺激ホルモン放出ホルモン（CRH）<br>甲状腺刺激ホルモン放出ホルモン（TRH）<br>黄体ホルモン放出ホルモン（LHRH）<br>成長ホルモン放出ホルモン（GRH） | 下垂体前葉 |
| 下垂体前葉 | 副腎皮質刺激ホルモン（ACTH）<br>甲状腺刺激ホルモン（TSH）<br>性腺刺激ホルモン（FSH，LH）<br>プロラクチン<br>メラニン刺激ホルモン<br>成長ホルモン（GH） | 副腎皮質，コルチゾン合成促進<br>甲状腺，サイロキシン合成促進<br>性腺，性ホルモン合成促進<br>乳房発育促進，乳汁分泌促進<br>メラニン細胞でのメラニン色素産生促進<br>成長亢進，肝でのソマトメジン産生促進，蛋白合成，糖利用低下，脂質動員 |
| 下垂体後葉 | オキシトシン<br>アルギニンバゾプレシン（抗利尿ホルモン） | 子宮収縮，乳汁分泌<br>腎での水の再吸収，血圧調節 |
| 甲状腺 | サイロキシン<br>（トリヨードサイロニン）<br>カルシトニン | 基礎代謝亢進，蛋白合成促進，成長，発育<br>TSH 分泌抑制<br>骨への Ca 沈着促進，血中 Ca 低下作用 |
| 副甲状腺 | パラソルモン（PTH） | 骨から Ca 動員，血中 Ca 上昇作用<br>胸腺細胞の成長促進 |
| 副腎皮質 | コルチゾン（ヒドロコルチゾン）<br><br>アルドステロン<br>男性ホルモン<br>女性ホルモン | 糖新生，糖利用の低下，血糖上昇，蛋白の異化亢進，肝蛋白の増加，抗炎症作用，ACTH 分泌抑制，抗ストレス作用<br>腎での $Na^+$，$Cl^-$ の再吸収，$K^+$ の排泄促進<br>本章 D-1〜4 項　性腺疾患，p. 122 参照<br>〃 |
| 副腎髄質 | アドレナリン（エピネフリン）<br><br>ノルアドレナリン | 筋（肝）のグリコーゲン分解，脂肪動員作用，心筋，筋肉中の血流量増大，神経伝達物質<br>血管の収縮，神経伝達物質 |
| 腎臓 | エリスロポエチン<br>レニン<br>1,25 水酸化ビタミン D（活性化ビタミン D） | 骨髄赤芽球<br>アンジオテンシノーゲン<br>骨 |
| 精巣 | テストステロン | 男性の第一次・第二次性徴の形成，蛋白合成，骨成長，FSH，LH の分泌抑制 |
| 卵巣 | エストロゲン<br><br>プロゲステロン | 女性の第二次性徴の形成，蛋白合成促進，骨端閉鎖促進，Na，水の貯留，FSH，LH の分泌抑制<br>受精卵の着床準備，乳房発達，蛋白合成低下 |

[治療] ヒト GH の皮下注射，甲状腺機能低下のあるものでは甲状腺薬を併用する．ヒト GH 治療の適応基準が定められている．

## 2 下垂体性巨人症

下垂体からの GH 分泌が過剰なため，骨端線閉鎖前の小児では巨人症，成人では末端肥大症となる．

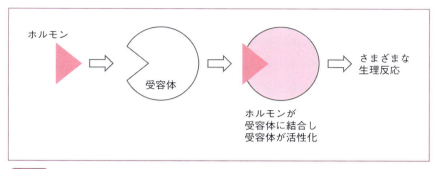

図 11-1　ホルモンと受容体の関係

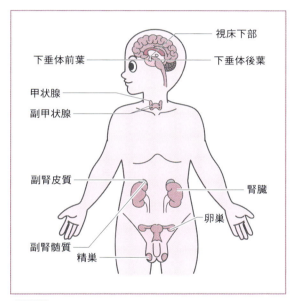

図 11-2　内分泌器官の局在

### 3　汎下垂体機能低下症

　腫瘍，炎症，出血などが原因で，下垂体，とくに前葉の萎縮，破壊などを生じた場合にみる予後不良な病気である．
　［症　状］　新生児期の低血糖，小陰茎，尿崩症，発育停止，第二次性徴の遅延がみられる．著明なやせ，低体温，低血圧となり，老人様顔貌がみられる．
　［治　療］　原因疾患の治療（手術，放射線照射），下垂体ホルモンの投与を行う．

### 4　尿崩症

　抗利尿ホルモン（ADH）の欠乏，または ADH の分泌が十分であるのに腎尿細管が反応しないことによる病気であり，前者の下垂体性尿崩症には特発性のものと器質的なもの（脳腫瘍，脳炎，外傷など）がある．後者は腎性尿崩症といわれ，下垂体とは直接

表11-2 下垂体ホルモンの分泌異常による疾患

| ホルモン | 分泌異常 | 疾患 |
|---|---|---|
| 成長ホルモン | 分泌亢進 | 下垂体性巨人症 |
| | 分泌低下 | 成長ホルモン分泌不全性低身長症 |
| 甲状腺刺激ホルモン | 分泌亢進 | TSH産生腫瘍 |
| | 分泌低下 | 下垂体性甲状腺機能低下症<br>1. TSH単独欠損症<br>2. 成長ホルモン分泌不全性低身長症<br>3. 汎下垂体機能低下症 |
| 副腎皮質刺激ホルモン | 分泌亢進 | クッシング症候群 |
| | 分泌低下 | 下垂体性副腎皮質機能低下症<br>1. ACTH単独欠損症<br>2. 成長ホルモン分泌不全性低身長症<br>3. 汎下垂体機能低下症<br>4. 副腎皮質ステロイドの長期使用 |
| 性腺刺激ホルモン | 早期分泌 | 真性（中枢性）思春期早発症 |
| | 分泌低下 | 二次性性腺機能低下症<br>1. ゴナドトロピン単独欠損症<br>2. 成長ホルモン分泌不全性低身長症<br>3. 汎下垂体機能低下症 |
| 抗利尿ホルモン | 分泌低下 | 下垂体性尿崩症 |
| | 不適切分泌 | ADH不適切分泌症候群 |

の関係はないが，下垂体性尿崩症と同様な症状を呈す．

[症　状]　多尿および口渇（のどが渇くこと）のために多飲がみられる．多尿のため夜尿，睡眠障害，食欲不振，皮膚の蒼白，乾燥などがみられる．著しい高張性脱水（高ナトリウム血症）をきたす．尿比重は低く1.005以下であり，尿浸透圧も低い．尿量は1日4〜10 $l$ である．

[治　療]　アルギニンバゾプレシンの誘導体の点鼻薬が使用される．器質的なものには原疾患の治療をする．

# B 甲状腺疾患

## 1 甲状腺機能低下症

小児内分泌疾患の約1/3が甲状腺疾患であるが，その80〜90％は先天性甲状腺機能低下症（クレチン症）である．小児の甲状腺機能低下をきたす原因には，以下のようなものがある．

### a 甲状腺欠損性または異所性クレチン症

胎生期発生過程の異常により甲状腺の欠損をきたしたり，または舌根部，頸部に甲状腺組織の残留を認めるものである．

[症　状]　顔貌は浮腫状であり，鞍鼻*，両眼開離，口唇，舌の肥厚がある．皮膚は

乾燥し厚ぼったく，貧血状である．発汗が少なく，運動も不活発である．食欲不振，便秘がちで，腹部膨満，臍ヘルニアがある．体重増加が悪く，しだいに小人症が目立ち，知的発達の遅れがみられ，骨年齢の低下がある．

*鞍鼻：鼻すじが落ち込んだ形の鼻になっていることをいう．ホルモン異常による鼻軟骨の形成異常である．

[治療] 甲状腺ホルモンの投与により著効を呈する．早期診断，治療が必要である．新生児マススクリーニングによる早期発見と早期治療が行われ，きわめて良好な治療効果を上げている．わが国での発見頻度は出生約4,000人に1人である．

### b 甲状腺腫性クレチン症

甲状腺ホルモン合成に必要な酵素の欠損が原因である．出生時または乳幼児期に甲状腺腫が認められ，かつ甲状腺機能低下の症状を呈するが，その症状は欠損性のものに比し，一般に軽度である．

### c 若年性粘液水腫

甲状腺腫のない萎縮性甲状腺炎で粘液水腫など甲状腺機能低下の一症状がみられる．知的障害はない．甲状腺炎に引き続いて起こるので，自己免疫が関与すると考えられている．一部に甲状腺腫を伴う．

## 2 甲状腺機能亢進症

思春期前後の女子に多い．ほとんどが自己免疫疾患であるバセドウ病である．落ち着きがない，根気が続かない，学業成績が不良となる，食欲が充分あるのに体重が増加しない，発汗，心悸亢進，血圧上昇などの症状がみられる．甲状腺腫，眼球突出，頻脈が3大徴候である．このような症状があれば，甲状腺機能検査により診断を確定する．

抗甲状腺薬投与によりコントロール可能なことが多い．薬物の副作用があるときは，甲状腺部分切除を行う．

## 3 単純性甲状腺腫

思春期の女子に多く，甲状腺がびまん性に腫大している以外に症状はない．炎症症状もなく，甲状腺機能も正常で悪性化も認められない．

## 4 甲状腺炎

急性化膿性甲状腺炎は非常にまれである．亜急性甲状腺炎は非化膿性の亜急性型の甲状腺炎である．慢性甲状腺炎（橋本病）は自己免疫疾患の代表的なものである．思春期の女子に多い．小児の甲状腺炎の原因としてもっとも多い．抗甲状腺抗体が強陽性である．甲状腺機能は正常で経過とともに一部は低下するが，経過中に亢進することもある．

# C 副甲状腺疾患

副甲状腺ホルモンは副甲状腺（上皮小体）の主細胞から分泌される唯一のホルモンで，ビタミンDおよびカルシトニンとともに生体内のカルシウムとリンの代謝を支配

する．副甲状腺ホルモンは血清カルシウムを増加させ，リンを減少させる．

## 1 副甲状腺機能低下症

　特発性のものと，術後および偽性(ぎせい)副甲状腺機能低下症がある．

　低カルシウム血症によるテタニー発作およびけいれんが認められる．手足のしびれ感，筋強直，四肢の緊張性けいれんがある．乳幼児では喉頭気管支のけいれん発作のため呼吸困難やチアノーゼがみられる．てんかん様の全身けいれんもみられることがある．

　偽性副甲状腺機能低下症は，副甲状腺ホルモンは正常または過剰分泌されるが，腎尿細管がそれに反応しないために，低カルシウム，高リン血症を呈するものである．

　治療はカルシウムおよびビタミンDの投与である．

## 2 副甲状腺機能亢進症

　副甲状腺の過形成，腺腫や癌などにより分泌過剰をきたす．原発性のものは小児ではまれである．種々の腎障害，その他の代謝疾患で続発性副甲状腺機能亢進をみる．

　食欲不振，体重減少，全身倦怠(けんたい)，多飲，多尿，腎結石，血尿，便秘，下痢，腹痛，病的骨折，軟部組織の石灰化などの症状がある．

　血清カルシウムの高値，リンの低値がみられる．

# D 性腺疾患

## 1 思春期の発来

　性ホルモンに対して視床下部が強く反応するようになり，ゴナドトロピン放出ホルモンの分泌増加を起こすことによる．思春期発来の時期は人種，各個人により異なる．

## 2 思春期早発症（性早熟症）

　第二次性徴の発現時期が異常に早い場合には，性早熟と考える（表11-3）．第二次性徴の一部分のみが発現し，全身的変化を伴わない場合を部分的早発症という．早発乳房，早発恥毛などがある．真性早発症は間脳-下垂体-性腺系が早期に成熟し，ゴナドトロピン，性ホルモンが上昇する．一方，仮性早発症は，副腎疾患，精巣腫瘍，卵巣腫瘍

表11-3　思春期早発症の定義

| | |
|---|---|
| 女子 | 7歳半未満で乳房発達<br>8歳未満で陰毛発達<br>9歳未満で初経 |
| 男子 | 9歳未満で精巣，陰茎，陰嚢の明らかな発育<br>10歳未満で陰毛発達<br>11歳未満で陰毛，ひげの発生や声変りをみる |

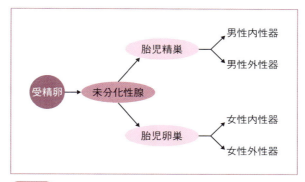

図11-3 性腺の分化過程

などによって性腺または副腎から性ホルモンが分泌されるために，第二次性徴が発現する．また，明らかな異常（原因）を認めないものを特発性，脳腫瘍，脳炎・髄膜炎後遺症，水頭症など中枢神経系に病変を認める場合を器質性という．

性発育の異常促進により成長発育が進み一時的に身長は高くなるが，骨成熟も同時に亢進するため結果的には小人症となることが多い．

[治　療]　原因疾患により異なるが，腫瘍の摘除，放射線照射，抗腫瘍薬の投与が行われる．骨成熟促進を抑えて，最終身長を伸ばすために薬物療法も試みられている．副腎過形成には副腎皮質ステロイドの維持量を投与する．

## 3 性発育不全

第二次性徴の発現が異常に遅い場合に性発育不全を考える．間脳-下垂体系の障害によるもの（二次性，中枢性，低ゴナドトロピン性）と性腺自体の異常によるもの（原発性，高ゴナドトロピン性）に分けられる．

## 4 性分化異常

性分化の基本プログラム（図11-3）は女性への分化であり，精巣決定因子（*sex-determining region Y* 遺伝子），テストステロンなどの因子が作用することで男性に誘導される．この段階での異常により，外性器異常の有無にかかわらず，性分化異常が発生してくる．

男女両性の性腺および外性器を備えた真性半陰陽と，性腺と外性器の一致しない仮性半陰陽がある．真性半陰陽はきわめてまれであり，男性仮性半陰陽は性腺は精巣，外性器は女性型で性染色体はXY，女性仮性半陰陽は性腺は卵巣，外性器は男性型で性染色体はXXである．

# E　副腎疾患

副腎は髄質とそれをとり巻く皮質からなる．皮質でつくられるステロイドホルモンは糖質コルチコイド（コルチゾン），性ホルモン（アンドロゲン，エストロゲン，プロゲ

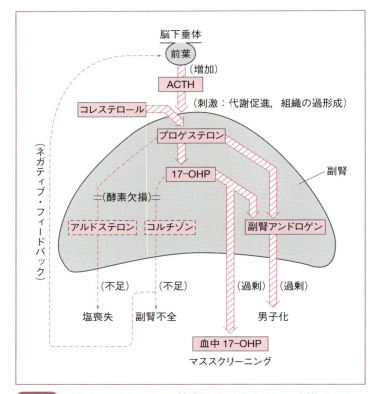

**図 11-4　21-ヒドロキシラーゼ欠損におけるホルモン病態**（諏訪）
21-ヒドロキシラーゼが欠損しているとコルチゾンとアルドステロンの産生が低下し，副腎不全や塩喪失をもたらす．コルチゾン不足はネガティブ・フィードバックによって ACTH 分泌増加を起こさせ，大量の ACTH は副腎の代謝を活発にするが，17-OHP（17-ヒドロキシプロゲステロン）や副腎アンドロゲンなどを不必要なまでに産生し，副腎の組織は過形成となる．

ステロン），鉱質コルチコイド（アルドステロン）に分けられる．髄質はアドレナリンとノルアドレナリンを分泌する．

## 1　副腎皮質機能の異常

### a　先天性副腎過形成（副腎性器症候群）

　副腎皮質ホルモン合成酵素の欠損による常染色体劣性遺伝病である．欠損の酵素の種類により，その臨床症状は異なる．もっとも多い病型は **21-ヒドロキシラーゼ**（21-水酸化酵素）**欠損症**である．コルチゾンの産生障害のために ACTH が過剰に分泌されて出生時から皮膚の色素沈着が認められたり，副腎の男性ホルモン（アンドロゲン）の産生が増すために性早熟がみられる．単純男性化型，高血圧型，塩類喪失型に分けられる（図 11-4）．
　塩類喪失型は新生児期にショックに陥って死亡することもあるので，21-ヒドロキシラーゼ欠損症の新生児マススクリーニングが実施され，わが国の発見頻度は出生 17,000 人に 1 人である．治療はコルチゾンの欠乏を補うことにより，ACTH の過剰分泌を抑

え，アンドロゲンの産生を抑制する．鉱質コルチコイドの欠乏があれば，鉱質コルチコイドあるいは食塩を投与する．

### b 急性副腎皮質機能不全

ウォーターハウス・フリーデリクセン症候群は細菌性敗血症，とくに流行性脳脊髄膜炎菌による副腎出血が原因である．紫斑，ショック状態より急激に死の転帰をとる．治療としては輸液とヒドロコルチゾンの投与が有効である．

### c 慢性副腎皮質機能不全

小児では先天性が多く，自己免疫によるものは少ない．特有な皮膚・粘膜の色素沈着，体重減少，嘔吐，下痢などの症状を呈し，低血糖を起こすこともある．治療としてはステロイド薬を投与する．

### d クッシング症候群

コルチゾンの過剰分泌が原因である．小児期はまれであり，副腎の癌または過形成による．満月様顔貌，四肢の細い肥満，低身長，高血圧，糖尿病などがみられる．

腫瘍によるものは摘出，腫瘍が証明できないものでは放射線照射および副腎の全摘を行う．

### e 高アルドステロン症

アルドステロンの分泌亢進により高血圧，低カリウム血症，多飲，多尿を症状とする疾患で，原発性のものと二次性のものがある．

## 2 副腎髄質疾患

### a 褐色細胞腫

小児には少なく全症例の5％以下である．カテコールアミン分泌過剰による高血圧と自律神経症状（頭痛，胸内苦悶，心悸亢進，発汗，腹痛など）が主である．治療は腫瘍の摘出である．

---

### Column：知っておきたい赤ちゃんの内分泌の病気

普通に生まれたのになんとなく元気がない，ミルクの飲みも悪い．他の赤ちゃんと比べて皮膚の色も黒っぽい（色黒の皮膚）．こんなとき，小児科医は，頻度は低いが，早めに気づかないと赤ちゃんがショック状態になり死亡することもある病気，先天性副腎皮質過形成の存在を疑う．この病気は副腎で21-ヒドロキシラーゼが先天性に欠損して発病するもので，副腎から男性ホルモン（アンドロゲン）が大量に産生されるために，女児の外性器が男性化する特徴がある．現在，この病気は新生児マススクリーニングで早期に発見して治療すべきものの1つになっている．また，常染色体劣性の遺伝病なので，母親が再び妊娠した場合，お腹の赤ちゃんは同じ病気に罹患している可能性がある．最近は，出生前診断を行いながら，母体にホルモン療法を行って胎児（女児）の外性器の男性化を防ぐ胎内治療も試みられている．生まれた赤ちゃんは体に必要なホルモンを補充するために薬を一生服用し続ける必要があるが，きちんと飲んでいれば成長や発達に問題は生じない．この病気に詳しい小児科医，産婦人科医と両親が十分に話し合い理解しながら，赤ちゃんの治療や成長のサポートを協力して行うことが大切である．

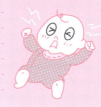

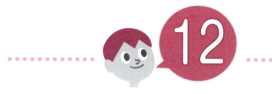

# 消化器系疾患

　消化器とは人が生きていくのに必要なエネルギーを得るために，食べた物を消化・吸収・排泄・代謝・貯留する器官である．消化管は口から肛門まで連続する一本の管腔臓器で，消化器は消化管の消化に関わる臓器である（図12-1）．

## A 口腔疾患

### 1 口唇炎

　おもちゃや食物との接触，口唇を舌でなめることなどにより，口唇が乾燥・発赤・腫脹し，びらん，潰瘍となることもある．

### 2 口角炎

　ビタミン $B_2$ 欠乏などが原因となる．両側または片側の口角粘膜および皮膚の亀裂，

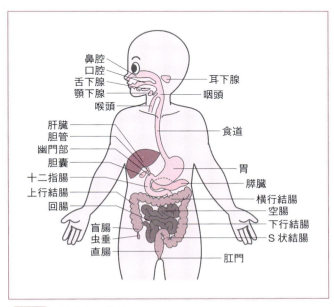

図12-1　消化管の構造

びらん，潰瘍，出血をみる．刺激を避け，ビタミン $B_2$ を投与する．

### 3 アフタ性口内炎

口腔粘膜に直径 2〜3 mm の発赤を伴う浅い潰瘍があり，有痛性である．乳幼児期に多く，ヘルペスウイルスが原因である．

### 4 鵞口瘡(がこうそう)

舌，頰(きょう)粘膜，硬口蓋(こうこうがい)粘膜の乳カス様の小さな白斑ではがしにくく，無理にはがすと出血する．新生児，乳児にみられ，真菌（カンジダアルビカンス）の感染による．抗真菌薬入りゲルの口腔内塗布が有効である．

### 5 地図状舌

乳幼児にみられる舌表面の地図状の赤い斑紋である．とくに治療の必要はない．

### 6 舌小帯短縮症(ぜっしょうたい)

舌小帯が舌の先端近くまで続き，付着した状態をいう．哺乳上問題なく発語の妨げにもならない．極端な重症例以外手術は不要である．

### 7 唇裂(しんれつ)，口蓋裂(こうがいれつ)

両者はよく合併するが，発生学的機序は異なる．頻度はそれぞれ出生 1,000 人に 1 人と 2,500 人に 1 人である．

## B 食道疾患

### 1 先天性食道閉鎖症

出生直後より嚥下(えんげ)不能で泡を混じた粘液を吐出し，咳嗽(がいそう)（せき），哺乳困難，呼吸困難がみられる（図 12-2a）．疑わしい場合は栄養チューブを挿入して確かめる．初回哺乳前に診断し，手術する．

### 2 食道噴門弛緩症

食道下端部の持続的弛緩のため胃内容が逆流(しかん)し，吐乳(とにゅう)する．

## C 胃および腸疾患

### 1 乳児肥厚性幽門狭窄症(ゆうもんきょうさくしょう)

生後 2〜3 週間ごろから胆汁を含まない噴水状の吐乳がはじまり，しだいに増強する

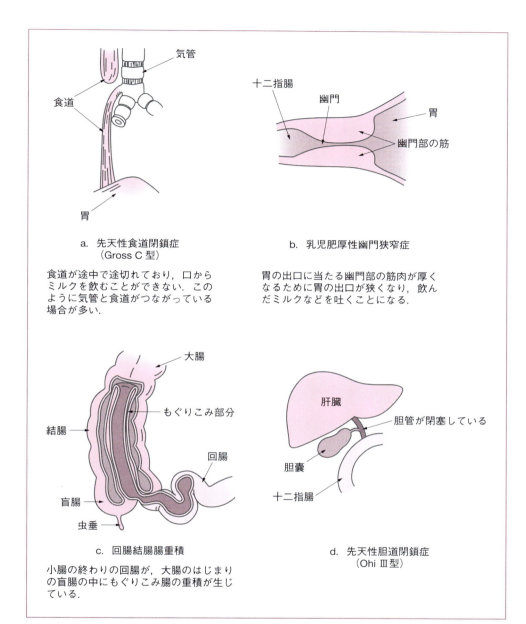

図12-2　小児の消化器疾患

（図12-2b）．男児に多い．
　幽門部の筋層の厚さが2〜3倍に肥厚し，粘膜も浮腫状になり，幽門管の長さは延長し管腔も狭い．右上腹部に腫瘤を触れる．
　アトロピンを食前に投与したり，1回の哺乳量を少なくし，頻回に哺乳させる．これらの治療により軽快しないときは手術を行う．

## 2 胃潰瘍

小児期にはまれであると考えられていたが，近年増加の傾向にある．新生児には出血および穿孔をきたしやすい急性胃潰瘍がみられる．年長児では自律神経不安定，精神的ストレスが原因となる．

## 3 急性および慢性胃腸炎

原因としては食べすぎ，腸管内感染によることが多い．病原体としてはカンピロバクター，サルモネラ，大腸菌，ウイルス群が多い．食欲不振，不機嫌，発熱，腹痛，嘔吐，下痢などの症状があり，下痢便には粘液，膿，血液を混ずることがある．1ヵ月以上症状が続き，あるいは反復するものを慢性胃腸炎という．

食事を減量し，水分を十分に補給する．病原菌に対し有効な抗生物質の投与，消化薬，止痢薬の投与，必要に応じて輸液を行う．

## 4 腸重積

蠕動のさかんな部分の腸管が隣接する腸管に嵌入（もぐりこむこと）した状態をいう．回腸が結腸に入り込み重積するものがもっとも多い（図 12-2c）．乳幼児期，とくに生後6ヵ月〜1年6ヵ月に好発し，男児に多い．

腹痛のために突然激しく泣く発作が反復して起こるが，発作と発作のあいだには平静になる．嘔吐がみられ，粘血便の排泄をみる．腹部に軟らかい境界不明瞭な腫瘤を触れることが多い．泣き方が特徴的であり，泣き声だけで診断のつくことが多い．

X線透視下で造影剤の高圧浣腸が診断および治療上必要である．早期に診断すれば大部分が高圧浣腸により整復可能である．整復不能な場合には開腹手術を行う．

## 5 ヒルシュスプルング病（先天性巨大結腸症）

頑固な便秘と腹部膨満を主症状とし，結腸の肥大拡張をきたす疾患である．大腸の神経叢の神経節細胞の欠如により，それより上部の大腸が拡大する．造影剤を注入し，狭い部分と上部の拡大部を証明する．生検により神経節細胞の欠如があれば確実である．

# D 肝・胆道・膵疾患および腹膜疾患

肝疾患では黄疸を伴うことが多く，皮膚，眼球結膜，粘膜などの黄染をきたす．血清ビリルビンが2.5 mg/dl以上になると黄疸を認める．黄疸は成因によって，網内系で多量につくられた間接ビリルビンが肝細胞障害などにより，直接ビリルビンにならずに蓄積するもの（新生児生理的黄疸など）と，肝細胞でグルクロン酸抱合を受けた直接ビリルビンの排泄障害によるもの（逆流，肝炎，胆道閉塞など）とに分けられる．

## 1 ウイルス性肝炎

肝炎ウイルスは，よく知られたA型，B型，B型と同時あるいは重複して感染する

D（デルタ）型，非 A 非 B 型の中から発見された輸血後慢性肝炎に多い C 型，主に開発途上国で水を介して経口感染する E 型，および後になって確認された G 型の 6 種が知られている．

### a A 型肝炎

経口感染によるもので，潜伏期は 2〜6 週間である．わが国のように衛生環境のよいところには大流行はない．ただカキの生食が増える冬季に発症数が増加する．

食欲不振，悪心，嘔吐，発熱などの前駆症状があり，やがて黄疸，灰白色の便，ビリルビン尿，皮膚の瘙痒感（かゆみ），右季肋下痛，肝腫大がみられる．小児では，高度の黄疸，高熱，意識混濁，けいれんが現れる劇症肝炎化はまれで，慢性キャリア化（ウイルスが体内に潜んでいる状態）はない．

特殊な療法はなく，安静，輸液などを行う．予防の目的で抗体価の高い免疫グロブリン（高力価免疫グロブリン）およびワクチンが用いられる．

### b B 型肝炎

血液が感染源となり，4 週間〜4ヵ月の潜伏期のあとに発症する．輸血，注射，針刺し事故，分娩のときに感染する．また，唾液も感染源となる．診断は血液中の HBs 抗原，HBe 抗原・抗体，HBc 抗体，HBV-DNA 定量を組み合わせて行う．

A 型肝炎と同様な急性肝炎症状を示し，一部劇症化する．また，無症候性キャリアになり，慢性肝炎から，肝硬変，肝癌へ進行することもある．

急性肝炎には安静と対症療法とを行う．慢性肝炎にはインターフェロン療法が行われる．平成 28（2016）年より，B 型肝炎感染と将来の肝癌を予防するために B 型肝炎ワクチンの定期接種が開始されている．無症候性キャリア妊婦からの出生児および針刺し事故など医療上の事故では，高力価免疫グロブリンと B 型肝炎ワクチンとで発症を予防する．知的障害児の施設の職員も，子どもの唾液や血液からの感染を予防するために，あらかじめワクチンを接種すべきである．

### c C 型肝炎

血液を介して感染する（輸血後肝炎，母子感染など）．母子感染率は約 10％で，授乳による感染率の上昇はなく，ほとんどが無症候性である．血液検査で HCV 抗体価の上昇，HCV-RNA が検出される．慢性に経過して成人後，肝硬変，肝癌に進展する例が多い．治療は，インターフェロン療法や抗ウイルス薬を用いる．

## 2 新生児肝炎

原因ウイルスは不明である．黄疸，灰白色便がみられ，先天性胆道閉鎖症との鑑別が大切である．予後は一般に良好で 1 歳までに大部分は正常化する．

## 3 先天性胆道閉鎖症

胎内における胆道の感染，胆道の発生異常による肝外胆管の閉鎖による（図 12-2d）．黄疸，白色便，肝腫大がある．診断後，手術が不可能な場合は予後不良である．

## 4 先天性胆道拡張症

膵管胆管合流異常（発生異常）のために膵液が総胆管内に逆流するので，膵液酵素に

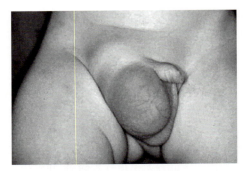

**図 12-3** 右外鼠径ヘルニアにおける右鼠径部の膨隆
[石橋広樹, 木下ゆきこ：鼠径ヘルニア. シンプル小児科学, 香美祥二（編），南江堂，東京，p.253 より許諾を得て転載]

よって総胆管壁が消化されるために胆道拡張をきたす．
　反復する黄疸，右季肋部の疼痛，腹部膨満，白色便などがみられる．手術をしないと胆道癌になる．手術をすれば先天性胆道閉鎖症と違い予後はよい．

## 5　ヘルニア

### a 臍ヘルニア
皮膚におおわれた臍の突出．新生児期のものの95％は2年以内に自然治癒する．

### b 鼠径ヘルニア
泣いて腹圧がかかったときに鼠径部が膨れる（図12-3）．ヘルニアがもとに戻らなくなった状態を嵌頓（ヘルニア嵌頓）という．臍ヘルニアと違いほとんど自然治癒はない．手術を要する．

---

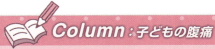：子どもの腹痛

乳幼児は「お腹が痛い」というように具体的に痛いところを訴えることができない．そこで，子どもの表情をみることで腹痛を推測する．急に激しく泣いたり，嘔吐をしたり，ミルクも欲しがらずに不機嫌，顔色が悪い（顔面蒼白），苦しい表情の場合は，腹痛を生じる疾患にかかっている可能性がある．緊急処置が必要な疾患は腸重積，ヘルニア嵌頓である．お腹をふれるとしこり（腫瘤）があり，便に血が混じる場合は腸重積を疑う．太ももの付け根付近（鼠径部）に軟らかい膨らみがあればヘルニア嵌頓を疑う．また，単純な便秘でも激しい腹痛になることがあるので，日々の排便の有無にも注意が必要である．

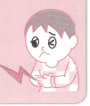

# 13 感染性疾患

## A 感染症

　感染症は，病原体の感染により生じる局所，または全身性の疾患である．感染症では，「感染症の予防及び感染症の患者に対する医療に関する法律（感染症法）」に基づいて医療機関の対応が定められている［2016（平成28）年2月改訂］（表13-1）．
　病原体の種類は，寄生虫，真菌，細菌（リケッチア，クラミジアを含む），ウイルス，プリオンに分けられている．

## B ウイルス感染症

### 1 ウイルス感染の機序

　◆ウイルスは核酸しかもたず，そのため細菌や真菌，原虫などと違ってウイルス自身では増殖することができず，細胞の中に侵入し自分の核酸を細胞に合成させて増殖する．ウイルスは，核酸の種類によってDNAウイルスとRNAウイルスの2群に分けられる．
　ウイルスの感染拡大は，個体への侵入，複製（増殖），排出，他の個体への伝染からなる．ほとんどのウイルスの侵入部位は気道や腸の粘膜であるが，日本脳炎の場合は蚊が媒介し皮膚から侵入する．侵入したウイルスは，まず所属リンパ節に運ばれ，リンパ節のマクロファージ内で増殖する（第1段階）．初期増殖後，血流にのって（ウイルス血症）全身に拡がる（第2段階）．それぞれのウイルスは親和性細胞に侵入し，そこで増殖したウイルスはさらに周囲の細胞に感染し，そのウイルス特有の症状を現すようになる（第3段階）（図13-1）．
　ウイルス疾患の診断には，詳しい問診と発熱，発疹，特異症状などの観察が大切である（表13-2）．人から人への伝播には，水平伝播と垂直伝播がある．水平伝播は，直接あるいは間接の接触伝播や空気（飛沫）伝播をいい，垂直伝播は母親から子どもへの伝播を指すが，ほとんどは水平伝播である．

### 2 発疹性ウイルス疾患

　主な疾患は，麻疹（はしか），風疹（三日ばしか），突発性発疹，伝染性紅斑（リンゴ病）である．その特徴を水痘，流行性耳下腺炎とともに表13-3にまとめた．

### 表 13-1 感染症の種類

| | | 感染症名等 | 性格 | 届け出制度 | 患者などへの対応 | 担当医療機関 |
|---|---|---|---|---|---|---|
| 感染症類型 | 1類感染症 | エボラ出血熱，クリミア・コンゴ出血熱，痘瘡，南米出血熱，ペスト，マールブルグ病，ラッサ熱 | 感染力，罹患した場合の重篤性等に基づく総合的な観点からみた危険性がきわめて高い感染症 | 診断した医師は，ただちに最寄りの保健所長を経由して都道府県知事に届け出る | 患者・擬似症患者・無症状病原体保有者は原則入院 省令で定める業務への就業禁止 | ・特定感染症指定医療機関<br>・第1種感染症指定医療機関 |
| | 2類感染症 | 急性灰白髄炎，結核，ジフテリア，重症急性呼吸器症候群（SARS），鳥インフルエンザ（H5N1, H7N9）中東呼吸器症候群（MERS） | 感染力，罹患した場合の重篤性等に基づく総合的な観点からみた危険性が高い感染症 | 1類と同じ | 状況に応じて入院 省令で定める業務への就業禁止 | ・特定感染症指定医療機関<br>・第1種・第2種感染症指定医療機関 |
| | 3類感染症 | コレラ，細菌性赤痢，腸管出血性大腸菌感染症，腸チフス，パラチフス | 感染力，罹患した場合の重篤性等に基づく総合的な観点からみた危険性が高くないが，特定の職業への就業によって感染症の集団発生を起こし得る感染症 | 1類と同じ | 省令で定める業務への就業禁止 | ・一般の医療機関 |
| | 4類感染症 | E型肝炎，A型肝炎，黄熱，Q熱，狂犬病，炭疽，鳥インフルエンザ［鳥インフルエンザ（H5N1, H7N9）を除く］，ボツリヌス症，マラリア，野兎病，その他の感染症（政令で規定） | 動物，飲食物等の物件を介して人に感染し，国民の健康に影響を与えるおそれのある感染症（人から人への伝染はない） | 1類と同じ 動物の感染については獣医師が届け出る | | ・一般の医療機関 |
| | 5類感染症 | インフルエンザ（鳥インフルエンザおよび新型インフルエンザ等感染症を除く），ウイルス性肝炎（E型肝炎およびA型肝炎を除く），クリプトスポリジウム症，後天性免疫不全症候群，性器クラミジア感染症，梅毒，麻疹，メチシリン耐性黄色ブドウ球菌感染症，その他の感染症（省令で規定） | 国が感染症発生動向調査を行い，その結果等に基づいて必要な情報を一般国民や医療関係者に提供・公開していくことによって，発生・拡大を防止すべき感染症 | IMD*および麻しんはただちに最寄りの保健所長を経由して都道府県知事に届け出る．その他の感染症は7日以内に届け出るものと，医療機関ごとに週または月ごとにとりまとめて届け出るものがある | | ・一般の医療機関 |
| 新型インフルエンザ等感染症 | | 新型インフルエンザ | 新たに人から人に伝染する能力を有することとなったウイルスを病原体とするインフルエンザ | 診断した医師は，ただちに最寄りの保健所長を経由して都道府県知事に届け出る | | ・特定感染症指定医療機関<br>・第1種・第2種感染症指定医療機関 |
| | | 再興型インフルエンザ | かつて，世界的規模で流行したインフルエンザであって，その後流行することなく長期間が経過しているものとして厚生労働大臣が定めるものが再興した感染症 両型ともに，全国的かつ急速なまん延により国民の生命・健康に重大な影響を与えるおそれがあると認められるもの | | | |
| 指定感染症 | | 政令で1年間に限定して指定された感染症 | 既知の感染症の中で上記1〜3類，新型インフルエンザ等感染症に分類されない感染症で1〜3類に準じた対応の必要が生じた感染症 | | | |
| 新感染症 | 当初 | 都道府県知事が厚生労働大臣の技術的指導・助言を得て個別に応急対応する感染症 | 人から人に伝染すると認められる疾病であって，既知の感染症と症状等が明らかに異なり，その伝染力，罹患した場合の重篤度から判断した危険性がきわめて高い感染症 | 診断した医師は，ただちに最寄りの保健所長を経由して都道府県知事に届け出る | | ・特定感染症指定医療機関 |
| | 要件指定後 | 政令で症状等の要件指定をした後には1類感染症と同様の扱いをする感染症 | | | | |

＊IMD：侵襲性髄膜炎菌感染症

［厚生統計協会編：国民衛生の動向 2017/2018 年および感染症法より著者作成］

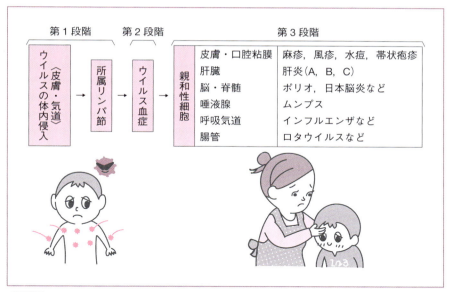

図 13-1 ウイルスの体内伝播の模式図

表 13-2 ウイルス疾患の診断のポイント

1. 発熱の有無，他の症状（発疹など）の出現との時間的関係
2. 発疹の有無
   ①分布：最初に現れた場所，拡がりの様子
   ②性状：丘疹，紅斑，融合状態，水疱，かゆみの有無
   ③消退状況：落屑，色素沈着の有無
3. 特異な臨床症状の有無，潜伏期など

## 3 水疱性ウイルス疾患

### a 単純ヘルペスウイルス1型，2型の感染症

1型は口唇や眼から，2型は陰部の皮膚や粘膜から感染する．初感染後，1型は三叉神経節に潜伏して口唇部位に再発し，2型は仙骨神経節に潜伏して性器に再発を繰り返す．1型の初感染は乳幼児期にみられ，ヘルペス性口内炎（高熱，口腔内や口唇に発赤，水疱，びらん，潰瘍が生じる）を呈する．2型は性行為により感染する性器ヘルペス（外陰部，肛門に水疱，潰瘍を生じる）や産道感染による新生児ヘルペス（発熱，呼吸障害，肝脾腫，多臓器障害が生じる）を発症する．

### b 水痘帯状疱疹ウイルス

水痘（水ぼうそう）は水痘帯状疱疹ウイルスの初感染の症状であり，治癒とともに知覚神経節に侵入・潜伏する．その後，ウイルスに対する免疫力が低下する条件が生じると，知覚神経に沿って帯状に水疱が出現する．これが帯状疱疹である（表 13-3）．

### c エンテロウイルス

経口感染で，潜伏期は1～5日である．夏かぜ，発疹性疾患，ヘルパンギナ，手足口病，無菌性髄膜炎，心筋炎，急性出血性結膜炎などを起こす．エンテロウイルス（属）

表 13-3 主なウイルス疾患の臨床症状の比較

|  | 麻疹 | 風疹（3日ばしか） | 突発性発疹 | 伝染性紅斑（リンゴ病） | 水痘 | 流行性耳下腺炎 |
|---|---|---|---|---|---|---|
| ウイルス | 麻疹ウイルス | 風疹ウイルス | ヒトヘルペスウイルス6, 7 | ヒトパルボウイルスB19 | 水痘帯状疱疹ウイルス | ムンプスウイルス |
| 潜伏期（日） | 10〜12 | 14〜21 | 9〜15 | 4〜20 | 10〜21 | 14〜21 |
| 好発年齢 | 2〜3歳 | 3〜10歳 | 5〜7ヵ月 | 2〜12歳 | 2〜6歳 | 4〜5歳 |
| 臨床症状 | 発熱 コプリック斑（発疹出現前に） 小斑状丘疹（耳後部から） 色素沈着（＋） 糠状落屑（＋） | 発熱 リンパ節腫脹（頸部など） 丘疹（顔面から） | 発熱（2〜4日間） 解熱後に発疹（体幹） | 頬部紅斑 | 発熱 粘膜疹 水疱（顔面，体幹） かゆみが強い 痂皮（＋） | 耳下腺の腫脹（疼痛が強い） |
| 合併症・その他 | 中耳炎 修飾麻疹 | 先天性風疹症候群 | 熱性けいれん | とくになし | 伝染力強い | 髄膜炎 精巣炎 膵炎 |

表 13-4 エンテロウイルスと臨床像

| 臨床像 | ポリオ | コクサッキーA | コクサッキーB | エコー | エンテロ |
|---|---|---|---|---|---|
| 麻痺 | ○ | ○ | ○ | ○ | ○ |
| 無菌性髄膜炎 | ○ | ○ | ○ | ○ |  |
| 発疹症 |  | ○ |  | ○ |  |
| ギラン・バレー症候群 |  |  |  | ○ |  |
| ヘルパンギナ |  | ○ |  |  |  |
| 手足口病 |  | ○ |  |  | ○ |
| 下痢 |  | ○ |  |  |  |
| 流行性筋痛症 |  |  | ○ |  |  |
| 心筋炎 |  |  | ○ | ○ |  |

は，ポリオウイルス，コクサッキーウイルス，エコーウイルス，エンテロウイルスに分かれる．腸管に感染し増殖するためエンテロウイルスと呼ばれる．1つのウイルスが多くの異なる症状を起こすこと，同一の症状がいくつものウイルスによって生ずるという特徴がある（表13-4）．

　ヘルパンギナは乳幼児に好発し，高熱で始まり口蓋弓，軟口蓋，口蓋垂に小水疱がみられる．手足口病は，口腔粘膜に小水疱，手掌，足蹠（足の裏）に小丘疹，水疱がみられる疾患である．

## 4 胃腸炎症状を呈するウイルス疾患

### a ロタウイルス

　冬から春に流行する乳幼児の胃腸炎で，便中に排泄されたウイルスの経口感染により伝播する．発症は急激で，発熱，嘔吐，下痢がみられる．下痢は水様性で酸性臭を伴う白色，淡黄色となることが多い．多くの例で脱水症を伴う．経口弱毒生ヒトロタウイル

スワクチンでの予防が可能である．
### b ノロウイルス
冬季に多く発症する胃腸炎で，生ガキなどの飲食物を介した経口感染や便，吐物を介したヒト-ヒト間の感染を生じる．症状は悪心，嘔吐が目立ち，下痢は軽いことが多い．

## 5 RS ウイルス感染症

RS ウイルスにより，乳幼児期の細気管支炎などを起こす多様な呼吸器感染症である．主に冬季に流行する．普通感冒，クループ症候群などの上気道感染症から，気管支炎，細気管支炎，肺炎などの下気道感染症まで多様な病態をきたす．とくに細気管支炎が重要であり，鼻汁，咳嗽（がいそう），発熱ではじまり，数日で急激に進行し，呼気性喘鳴（ぜんめい），陥没呼吸，呼吸促迫などの呼吸障害やチアノーゼを呈する．36 週未満の早産児，慢性肺疾患児，先天性心疾患児などの下気道感染が重症化する乳幼児には，RS ウイルスに対するヒト化モノクロナール抗体の予防投与が行われる．

# C 細菌感染症

## 1 溶血性連鎖球菌感染症

溶血性連鎖球菌（溶連菌）はグラム陽性球菌で，細胞壁の性状の違いから A〜H 群，K〜V 群に分けられ，赤血球の溶血パターンから完全溶血群（β 溶血），部分溶血群（α 溶血），非溶血群（γ 溶血）に分けられる（表 13-5）．

### a 皮膚感染症
A 群溶連菌は皮膚感染症として膿痂疹（のうかしん）や丹毒などを起こす．
膿痂疹はかさぶた様に下肢に好発し，数日から数週間で拡がるが発熱や局所の痛みに伴わない．丹毒は皮膚真皮に限局した蜂窩織炎（ほうかしきえん）であり，高熱を伴う．

### b 全身性の A 群溶連菌感染症
敗血症と劇症型 A 群溶連菌感染症がある．前者は，栄養障害，悪性疾患，免疫不全患者で，連鎖球菌の感染に続発することが多い．後者は小児では少ないが，突発的な敗血症の病態であり，急激な経過をとり多臓器不全に陥る．

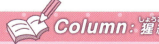
Column：猩紅熱（しょうこうねつ）

好発年齢は 5〜15 歳で，潜伏期間は 1〜7 日である．発熱，頭痛，腹痛，嘔吐で発症し，12〜48 時間後に特徴的な皮疹がみられる．皮疹は点状〜丘疹状で，腋窩，鼠径部，頸部などの軟らかい部分からはじまり，全身に拡がる．口の周りを除いて顔は紅潮する（口囲蒼白）．落屑［粃糠状（粃糠状落屑：こまかい落屑）あるいは膜様］は発疹出現後 7 日目ごろより顔面からはじまり，最後に手足にいたる．咽頭炎，苺舌（いちごした）もみられる．

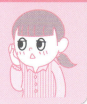

表13-5　臨床上問題となる連鎖球菌と疾患

| 連鎖球菌名（群・溶血型） | 増殖部位 | 疾　患 |
|---|---|---|
| *Streptococcus pyogenes*（A群β溶連菌） | 咽頭，皮膚，直腸 | 咽頭炎，扁桃炎，丹毒，膿痂疹，敗血症，蜂窩織炎，髄膜炎，肺炎，劇症連鎖球菌感染症，猩紅熱，リウマチ熱，急性糸球体腎炎 |
| *Streptococcus agalactiae*（B群β溶連菌） | 咽頭，腟 | 産褥敗血症，新生児敗血症，骨髄炎，肺炎，心内膜炎 |
| *Streptococcus viridans*群（α溶連菌） | 口腔 | う歯，心内膜炎 |

 ## 2　ブドウ球菌感染症

　ブドウ球菌は代表的な化膿菌の1つであり，中耳炎，結膜炎，水疱性膿痂疹，肺炎，骨髄炎，臍炎，敗血症，食中毒などを起こす．

　乳幼児肺炎の起炎菌としては，肺炎球菌やインフルエンザ菌とともに多く，膿胸を起こしやすい．

　ブドウ球菌性熱傷様皮膚症候群は，黄色ブドウ球菌が産生する表皮剥脱毒素による疾患である．6歳以下の乳幼児に好発する．紅斑は急速に拡大し，こすると水疱化する．黄色痂皮や皮膚の亀裂を生じる．適切な治療で2週間前後で治癒する．

◆メチシリン耐性黄色ブドウ球菌（MRSA）は，ほとんどの合成ペニシリンやセフェム系薬剤に耐性を示すので，感染防止に十分な対策を講じなければならない．

---

### Column：知っておきたい感染用語

以下に小児に関係する感染用語を挙げる．

●**輸入感染症**：感染症が蔓延している海外地域にヒトが滞在して感染し，国内に持ち込む場合をいう．帰国のときは，潜伏期間中のため，しばらくして発症することもある．マラリア，細菌性赤痢，腸チフス，デング熱などがある．発熱，発疹，下痢が主症状である．

●**日和見感染症**：免疫力が低下している人（癌，免疫抑制薬使用中の患者など）に，健康であれば感染症を起こさないような病原性の低い病原体にかかって発病する場合をいう．

●**新興感染症**：WHO（世界保健機関）の定義では，かつては知られていなかったが，この20年間に新しく認識されたもので，局地的に，あるいは国際的に公衆衛生上の問題となる場合をいう．

●**再興感染症**：新興感染症と類似の概念のもので，WHOの定義では，かつて存在した感染症で公衆衛生上ほとんど問題とならなかったが，近年再び増加してきたもの，あるいは将来的に再び問題となる可能性がある感染症をいう．

●**院内感染**：病院や医療機関内で，新たに病原体に感染すること．易感染者への罹患や薬剤耐性菌による場合が少なくないことから，発生を防止することが重要である．感染経路としては，接触，経口，飛沫，血液，手術による感染などがある．

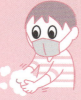

# 14 呼吸器疾患

　呼吸器*疾患は小児疾患の大きな部分を占めている．その大部分は上気道の急性炎症症状を示すかぜ症候群である．抗生物質の普及により細菌感染症は減少し，ウイルスおよびマイコプラズマによるものが多い．乳幼児では上気道感染症から肺炎に進展したり，鼻閉による呼吸障害や下痢などを起こしやすい．

*呼吸器：気道のうち，鼻から鼻腔，咽頭，喉頭までを上気道という．これに対して気管，気管支，細気管支，肺胞までを下気道という（図14-1）．

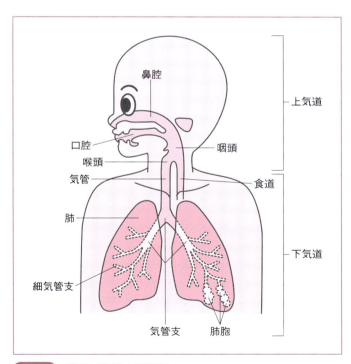

図14-1　呼吸に関係する器官

## A 鼻の疾患

### 1 鼻の奇形

鼻の奇形で重要なのは後鼻孔閉鎖で，片側性のことと両側性のことがある．

### 2 急性鼻炎

ウイルス感染，とくにライノウイルスによることが多い．咳嗽（せき），鼻閉，粘稠性（濃くねばり気のある）の鼻汁，軽度の発熱をみる．アレルギー性鼻炎の場合には他のアレルギーの徴候を有し，鼻汁塗抹標本で好酸球増加が著明である．抗ヒスタミン薬を投与する．

### 3 鼻出血

ほとんどが鼻中隔前部の粘膜のびらんや傷によるものである．まれに白血病など血液疾患の初発症状のこともあるので注意を要する．

## B 咽頭・喉頭疾患

### 1 急性鼻咽頭炎（かぜ症候群）

鼻炎の症状が主であるが，同時に咽頭の炎症もみられる．主にウイルス感染により発病する．鼻閉，鼻汁，鼻の異常感，咳嗽，くしゃみ，咽頭痛などがみられ，39℃以上の高熱となることもある．

### 2 急性咽頭炎

咽頭の炎症性変化が主で咽頭痛を訴える．扁桃にも炎症が波及することが多い．ウイ

---

**Column：風邪（かぜ）って何？**

母親は，自分の子どもが熱を出し鼻水や咳をしていたら，「あ，かぜにかかったんだ」と思う．病院に連れていって，先生にも「かぜですね」といわれ納得して，薬をもらって帰ってくる．そして，数日間で症状はなくなり，子どもはもとのように元気になっている．これは，日常的によくみられる生活の一コマであるし，かぜってこういう病気なんだと，普通の人は考えている．かぜは，医学的にはかぜ症候群であり，急性鼻咽頭炎である．そして，大部分はウイルス感染による病気である．ウイルス感染によるかぜには特効薬はないので，実際は自分自身の免疫力で治している．かぜ薬は，単に症状を和らげるだけである．かぜは，このようにありふれた病気だが，時には，かぜ症状を呈するウイルスの中に，肺炎やクループ症候群といった重症の呼吸器の病気を引き起こすものがいるし，腎臓や肝臓に障害を残すものもある．さらに，心筋炎や脳炎，脳症などを引き起こして短期間に子どもを死亡させる悪性のものもいる．まさに，諺，「かぜは万病のもと」で，油断大敵なのである．

ルスによることが多いが，細菌では溶連菌によるものが重要である．

ウイルス性の場合は一般に症状は軽い．細菌性の場合は高熱，咳嗽のほか，頭痛，腹痛，嘔吐などもみられることがある．ヘルパンギナでは軟口蓋に水疱疹を，ジフテリアでは偽膜*を認める．ウイルス性のものでは対症療法，細菌によるものは感受性のある抗生物質を投与する．

*偽膜：ジフテリアでは扁桃・咽頭周辺に白～灰白色の膜様物（偽膜）が形成される．

## 3 急性扁桃炎

咽頭炎と同様の病因によることが多いが，溶連菌による場合はリウマチ熱，急性腎炎などの発症と関係するのでとくに重要である．

扁桃の発赤，腫脹が主徴であり，38～39℃の高熱，腹痛，嘔吐などを伴う．局所の病変によりカタル性（局所の粘膜が腫脹し，粘液と白血球からなる浸出液が生じる状態），濾胞性（カタル性変化の他に小さい白斑が散在），腺窩性（小膿栓，偽膜がある），潰瘍性（偽膜とその周辺の潰瘍形成があり，口臭が著明）に分けられる．治療は急性咽頭炎に準ずる．

## 4 扁桃肥大

### a 口蓋扁桃（図14-2）

発育とともに，口蓋扁桃の大きさは6～7歳で最高となり，それ以後は縮小する．素因的なもの，反復感染と関係がある．扁桃は免疫機構に関与し，また病原体の侵入を防ぐ関門になっているので，その摘出には慎重でなければならない．単なる肥大では手術の適応とはならない．病巣感染の場合，毎月1回以上扁桃炎による39℃以上の高熱があり，リウマチ熱，腎炎などの発症の危険が大きいとき，高度の肥大のため呼吸障害があるときにのみ手術を考慮する．

### b 咽頭扁桃

発育とともに，咽頭扁桃の大きさは4～5歳で最大となり，13歳以後は退化する．咽頭扁桃の肥大はアデノイドともいわれ，乳幼児では後鼻孔を塞ぎ，呼吸障害，哺乳障害をきたす．年長児ではいびきがひどく，アデノイド様顔貌（ポカンと口をあけている）を呈する．難聴，注意力散漫，記憶力減退もみられる．必要に応じて摘出する．

## 5 咽後膿瘍

乳幼児に多く，鼻炎，咽頭喉頭炎，外傷などに続発する．溶連菌，ブドウ球菌などが

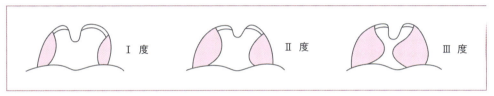

図14-2　口蓋扁桃肥大の分類（Mackenzie）
Ⅰ度肥大は前口蓋弓の面よりわずかに突出しているもの，Ⅱ度肥大は口蓋弓より強く突出し，その程度はⅠ度とⅢ度の中間にある．Ⅲ度肥大は口蓋帆の正中線を越えて突出，または両側の扁桃が正中で接触している．

原因のことが多い．高熱，嚥下時の疼痛があり，呼吸困難，チアノーゼをきたす．
抗生物質投与，切開排膿する．

### 6 クループ症候群

喉頭周囲の炎症，腫脹により気道が狭窄して，空気を十分に吸い込めなくなっている状態である．パラインフルエンザウイルスによることが多いが，その他インフルエンザ，RS，ライノなどのウイルスも原因となることがある．

嗄声（しわがれ声），犬吠様咳嗽*，吸気性喘鳴*を主徴とし，幼児に多く，寒冷期の夜間に突然呼吸困難で発病することが多い．

アドレナリンの吸入により症状は軽快する．しかし，ジフテリア菌によるものは重症である．

*犬吠様咳嗽：文字の通り，犬が吠えるような甲高い咳で，「ケンケン」いう感じの咳き込み方をいう．
*喘鳴：ぜいぜい，ひゅうひゅうという呼吸音．

## C 気管支炎

### 1 急性気管支炎

上気道炎に続発することが多く，インフルエンザウイルス，RS ウイルス，アデノウイルス，ライノウイルスなどが原因である．麻疹，百日咳，ジフテリアなどにも合併する．

発熱，咳嗽があり，粘液性，膿性の喀痰排出がある．

普通 10 日前後で治るが，乳児では肺炎にまで進展することがある．

### 2 喘息様気管支炎

1〜2 歳の乳幼児に多く，喘鳴を主症状とする．感染，寒冷などの刺激による気管支粘膜の滲出性反応が主な原因であるが，アレルギーの関与も否定できない．

喘鳴の他，咳嗽があり，発熱を伴うこともある．かぜのたびに反復するが，2 歳以後は治癒することが多い．しかし気管支喘息に移行するものもある．かぜの予防，皮膚の鍛錬が必要である．

### 3 急性細気管支炎

細気管支の炎症であり，主として 2 歳以下の乳幼児にみられ，6 ヵ月児にピークがある．RS ウイルスが全体の約 50％を占め，パラインフルエンザウイルス，アデノウイルスなども原因となる．

鼻炎の症状ではじまり，数日後に高熱，発作性咳嗽，高度の呼吸困難，チアノーゼが起こる．発病後 2〜3 日を過ぎると軽快する．

脱水症，呼吸性アシドーシスに対する輸液療法，酸素吸入，細菌の二次感染防止のため抗生物質投与を行う．

表 14-1 小児急性肺炎の臨床的特徴

| 項　目 | 細菌性肺炎 | マイコプラズマ肺炎 | ウイルス性肺炎 |
|---|---|---|---|
| 年　齢 | 全年齢（乳児に多い） | 学童〜思春期 | 全年齢 |
| 体　温 | 大多数≧39℃ | 大多数＜39℃ | 大多数＜39℃ |
| 発　症 | 急性発症<br>（多くは上気道炎先行） | 徐々に<br>咳嗽悪化<br>（抗生物質前投与3日以上） | 徐々に<br>上気道炎増悪 |
| 随伴症状<br>（合併症など） | 比較的まれ<br>（髄膜炎，耳炎，関節炎） | しばしば<br>（頭痛，咽喉痛，筋肉痛<br>時に発疹，結膜炎，鼓<br>膜炎，口内疹） | しばしば<br>（筋肉痛，発疹，結膜炎<br>咽喉炎，口内炎，下痢<br>膀胱炎） |
| 咳　嗽 | 乾性→喀出性，湿性<br>刺激性（笛声喘鳴） | 多発する咳<br>（発作性<br>時に喀出性） | 非喀出性<br>（笛声喘鳴<br>無呼吸発作：乳児） |
| 胸膜炎性胸痛 | しばしば | 比較的まれ | まれ |

## D 肺　炎

肺炎は発熱，呼吸困難，咳嗽を主症状とする疾患で，細菌，マイコプラズマ，ウイルス，真菌などが原因となる（表14-1）．

### 1 細菌性肺炎

一次性のこともあるが，ウイルス感染に引き続いて起こる二次性のものもある．
肺炎球菌，ブドウ球菌によるものが多い．肺炎球菌性肺炎は4歳以下に，ブドウ球菌性肺炎は乳児に多い．他に，インフルエンザ菌，緑膿菌，肺炎桿菌による肺炎もある．

#### a 肺炎球菌性肺炎

小児の細菌性肺炎の90％以上を占める．上気道感染に引き続き，高熱，呼吸困難，咳嗽が著明で，胸痛，嘔吐，腹痛がある．チアノーゼ，けいれんなどもみられることがある．治療は安静，抗生物質の投与，解熱薬，鎮静薬なども用いる．

#### b ブドウ球菌性肺炎

ウイルスによる上気道感染が先行することが多い．皮膚化膿症や化膿性骨髄炎などに併発することもある．高熱，咳嗽，呼吸困難が起こる．呼吸困難が増強し，チアノーゼも出現し，苦悶状態となる．進展すると易刺激性，眠りがち，さらにショック状態になることもある．多くは胃腸症状を合併する．肺には空洞形成がみられ，血痰を排出する．膿気胸が約25％に起こる．治療は酸素療法，輸液の他，抗生物質を投与する．

### 2 マイコプラズマ肺炎

小児に多いが成人にもみられ，流行性に発生したり，家族内発生をみることもある．年長児に多く，秋から冬にかけて多い．潜伏期は1〜3週間で，徐々に発病する．
咳嗽が激しく，とくに夜間，早朝に著明である．頭痛，倦怠感，発熱，食欲不振などの症状もみられる．発熱は2〜3日から1週間以上続く．胸部X線像は特徴的で，肺門

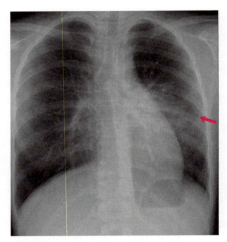

**図 14-3** マイコプラズマ肺炎
左中肺野に浸潤陰影を認める．

部の濃い均等な陰影，両肺下野に肺門部から翼を広げたような広範・均等な陰影がみられる（図 14-3）．抗生物質が有効で予後は良好である．

## 3 ウイルス性肺炎

RS ウイルス（「13 章　感染症疾患」B-5 項，p.137 参照），インフルエンザウイルス，パラインフルエンザウイルス，アデノウイルス，麻疹ウイルス，サイトメガロウイルスなどによって起こる間質性肺炎である．RS ウイルスがもっとも多い．呼吸困難より咳嗽が著明である．

## 4 その他の肺炎

ニューモシスチス・カリニ肺炎［間質性形質細胞肺炎で免疫機能低下のある小児，後天性免疫不全症候群（AIDS）患者に多発する］，クラミジア肺炎，オウム病（鳥類から感染し，咳嗽，高熱など肺炎症状を呈する），嚥下性肺炎（食物，吐物を気道に誤飲するかベンゼンなどを吸入することによって発症する），レジオネラ病（病院，ビルなどの冷房用冷却水の中でレジオネラ菌は増殖する．新生児，乳幼児で発症することが知られている）などがある．

# 15 血液疾患

## A 貧血

　貧血は，ヘマトクリット値（Ht）またはヘモグロビン（Hb）濃度の低下と定義されている．健常児の平均値は，年齢や性別，人種により異なる．貧血の症状としては，顔面や眼瞼結膜の蒼白，疲れやすい，頻脈，動悸などが認められるが，貧血がゆっくり進行してきた場合には，貧血がよほど高度にならないと症状が出にくい．貧血の原因は，赤血球の産生障害，分化障害，破壊の亢進，喪失の4つに分類される（表15-1）．疾患の中で頻度が高いのは，鉄欠乏性貧血であり，日常診療でよく遭遇する．

### 1 鉄欠乏性貧血

　赤血球に含まれるヘモグロビンの合成には鉄が必要である．鉄が不足してくると貧血になる．鉄の不足は，鉄供給の不足，鉄需要の増大，鉄の喪失などによりもたらされる．鉄供給の不足には，**未熟児貧血**（早産児や低出生体重児に多い），偏食やダイエットによる摂取不足，牛乳の過飲（牛乳貧血）などがある．鉄需要の増大には，発育に伴う増大がある．鉄の喪失には，出血による喪失（消化性潰瘍に伴う出血，月経など）や過度の運動による喪失（**スポーツ貧血**）がある．

　血液検査では小球性低色素性貧血を示し，**血清鉄**の低下，**血清フェリチン値**の低下がみられる．治療は鉄剤を経口投与し，血清フェリチン値が十分回復するまで投与しなければならない．

表15-1 貧血の成因と疾患

| 成因 | 疾患 |
| --- | --- |
| 赤血球の産生障害 | 再生不良性貧血，赤血球癆，白血病，抗癌剤などの薬剤による骨髄抑制 |
| 赤血球の分化障害 | 鉄欠乏性貧血，巨赤芽球性貧血 |
| 赤血球の破壊の亢進 | 遺伝性球状赤血球症，発作性夜間ヘモグロビン尿症，自己免疫性溶血性貧血 |
| 赤血球の喪失 | 出血 |

## 2 巨赤芽球性貧血

主な原因は，ビタミン $B_{12}$ および葉酸の欠乏である．胃・腸管切除後や慢性下痢などに伴う吸収不全，菜食主義，薬剤などによりビタミン $B_{12}$ や葉酸の欠乏をきたす．

## 3 遺伝性球状赤血球症

常染色体優性遺伝の形式をとる．赤血球は球状化し，変形能が低下するため，脾臓で破壊される．貧血，黄疸，脾腫，胆石を主症状とする例があるが，パルボウイルス B19 による無形成発作や，感染症による低形成発作をきたしやすい．検査では，ヘモグロビン低下，網状赤血球増加，間接ビリルビン上昇，ハプトグロビン低下，血液塗抹標本で球状赤血球を認める．多くは軽症で経過観察でよいが，重篤な貧血，低形成発作を繰り返す例，発育不良，著しい脾腫，胆石の合併例に対しては，脾摘が推奨される．

## 4 自己免疫性溶血性貧血

温式抗体性と冷式抗体性（寒冷凝集素症と発作性寒冷血色素尿症）に分類される．温式抗体性の多くは原因が不明であるが，リンパ増殖性疾患や全身性エリテマトーデス（SLE）などの基礎疾患，薬剤との関連もあり，クームス試験が陽性である．寒冷凝集素症は，マイコプラズマやエプスタイン-バーウイルスによる感染症，リンパ増殖性疾患などに随伴することが多い．溶血（赤血球がこわれること）の発作をしばしば認める．発作性寒冷血色素尿症は，ウイルス感染症や梅毒に合併し，大部分は自然に治癒する．

温式抗体性では，ステロイド，免疫グロブリンや免疫抑制剤，脾摘が考慮される．寒冷凝集素症や発作性寒冷血色素尿症では，寒冷環境への曝露を避けることが必要である．

## 5 再生不良性貧血

原因として，免疫の異常による造血障害などが考えられている．末梢血で赤血球，白血球（好中球），血小板のすべてが減少（汎血球減少）する疾患である．そのため，症状は貧血，血小板減少による出血症状，好中球減少による感染症の合併（発熱など）がみられる．先天性と後天性に分類され，後天性は，原因不明の特発性と二次性に分類される．80％は特発性で，肝炎後や薬剤性などの二次性が 10％，ファンコニ貧血などの先天性が 10％を占める．重症例に対する治療は，同種造血幹細胞移植[*]や免疫抑制療法であり，成績は良好である．また，赤血球産生のみが障害される疾患として，赤芽球癆があり，先天性（ダイアモンド・ブラックファン症候群）と後天性に分類される．

[*]同種造血幹細胞移植：患者の骨髄を，健康な人（ドナー）から提供された造血幹細胞で置き換えて，病気を根本的に治すことを目標とした治療法．

### a ファンコニ貧血

常染色体劣性遺伝疾患で，FA 蛋白質の遺伝子異常が認められる．汎血球減少に，低身長，皮膚の色素沈着，骨格の異常，腎・泌尿器や生殖器の異常，精神発達遅滞などを合併する．同種造血幹細胞移植が唯一の治療法である．

### b ダイアモンド・ブラックファン症候群

まれな**先天性赤芽球癆**であり，1歳までに発症する．50％以上に，低身長，頭蓋顔面の変形，上肢の異常などの奇形を合併する．60％は**副腎皮質ステロイド**が有効である．無効例は，同種造血幹細胞移植の適応である．

### c 後天性赤芽球癆

パルボウイルス B19 などのウイルス感染，胸腺腫，自己免疫性疾患，リンパ腫などのリンパ系疾患に伴う．

## 6 発作性夜間ヘモグロビン尿症

赤血球やその他の細胞が**補体**（免疫にかかわる蛋白質で細菌や細胞を破壊する物質）による障害を受けることによって発症する．**汎血球減少**が認められ，再生不良性貧血との鑑別が必要である．夜間に溶血が悪化するときには，夜間および早朝にヘモグロビン尿がみられる．フローサイトメトリー法を用いた，赤血球や白血球の CD55, CD59 の発現解析が最良の診断法となっている．治療には，ステロイド，抗凝固療法，抗胸腺細胞球グロブリン，免疫抑制剤などが用いられる．

## B 白血球系疾患（図 15-1）

白血病は小児でもっとも多い悪性新生物（癌）であり，**急性リンパ性白血病**がもっとも多く，**急性骨髄性白血病**，**慢性骨髄性白血病**と続く．まれなものとして，乳児白血

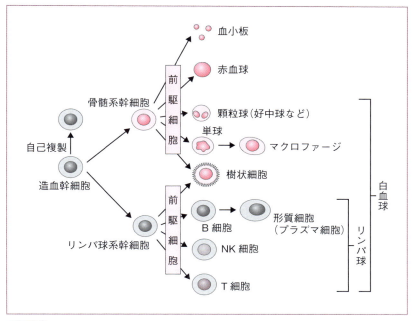

**図 15-1** 造血幹細胞の分化

病，若年性骨髄単球性白血病などがある．主な治療法である化学療法（複数の抗癌剤を同時に用いる）は，白血球減少や免疫抑制により，ウイルス感染や細菌感染，真菌感染などのリスクが高い．

### 1 急性リンパ性白血病

3〜6歳に発症のピークがある．85％がB前駆細胞性で，15％がT細胞性である．症状は，食欲不振，倦怠感，不機嫌，微熱など非特異的なものが多い．下肢の骨痛や関節痛，顔色不良，紫斑，点状出血，感染症による発熱などもみられる．白血病細胞の浸潤によるリンパ節腫脹や肝脾腫もみられることがある．貧血と血小板減少は，多くの症例でみられるが，白血球数は減少するものから増加するものまでさまざまである．骨髄検査において，細胞形態，細胞表面マーカー，染色体分析，遺伝子解析などにより病型診断がなされる．再発の危険度に影響する予後因子で重要なものは，診断時の年齢（1歳未満，10歳以上は予後不良），診断時の白血球数（5万〜10万/μl以上は予後不良），治療への反応性である．複数の抗癌剤を組み合わせた**多剤併用化学療法**が選択され，寛解導入療法，強化療法，中枢神経治療，維持療法などの治療相からなる．寛解導入療法により，95％以上の症例において完全寛解（骨髄中の白血病細胞がほとんど消えること）が得られる．強化療法や維持療法は，2〜3年継続する．**フィラデルフィア染色体**として知られるt(9;22)は予後不良である．15〜20％の症例は，再発をきたす．早期に再発をきたす症例は予後不良で，**同種造血幹細胞移植**を考慮する．

### 2 急性骨髄性白血病

小児白血病の20％を占める．形態学的基準に基づく，**FAB分類**が用いられている．急性リンパ性白血病と同じように，発熱や顔色不良，食欲不振，粘膜出血，肝脾腫がみられる．**骨髄検査**において，病型診断がなされる．寛解導入療法で，約90％の症例は完全寛解が得られる．その後，数回の**強化療法**を施行する．寛解が得られない症例や再発例は同種造血幹細胞移植の適応となる．60〜70％の症例で長期生存が得られる．急性骨髄性白血病の化学療法は強力であり，重症感染症のリスクが高くなる．

### 3 慢性骨髄性白血病

小児白血病の2〜3％を占める．フィラデルフィア染色体として知られるt(9;22)がみられ特徴的である．各分化段階の骨髄系細胞が増加し，血小板も増加していることが多い．はじめに慢性期が存在する．その後，数年の経過で，芽球が増加し，移行期から急性転化期へと進行していく．慢性期例の治療の第一選択は，チロシンキナーゼ阻害薬である．移行期・急性転化期例には，同種造血幹細胞移植を行う．

### 4 乳児白血病

小児白血病のうち1歳前に発症する症例は2％程度に過ぎない．2/3以上の症例で11q23転座（*MLL*遺伝子再構成）が認められ，予後が悪い．白血球増加，中枢神経病変などが認められる．11q23転座の症例では，第一寛解期に同種造血幹細胞移植を行う．

### 5 若年性骨髄単球性白血病

小児白血病のうち2％未満に過ぎない．すべての症例で同種造血幹細胞移植が適応となる．

### 6 ダウン症候群と白血病

ダウン症候群の症例では急性白血病の発生率が高い．急性骨髄性白血病の予後は，非ダウン症候群の症例より良好である．化学療法剤に対する感受性が高いため，強い毒性を生じるため，強度の低い治療で十分である．ダウン症候群の新生児は，**一過性骨髄異常増殖症（TAM）**を発症しやすい．通常は自然軽快するが，TAMの20〜30％が数年以内に急性骨髄性白血病（FAB分類のM7）を発症する．*GATA1*遺伝子の変異が発症に関与している．

### 7 非ホジキンリンパ腫

T細胞，B細胞などのリンパ球が悪性化したものである．小児非ホジキンリンパ腫は，病理組織学的に，**リンパ芽球性リンパ腫**（T細胞性が多い），**小非分割細胞性リンパ腫**（B細胞性が多い），**大細胞性リンパ腫**，および**未分化大細胞性リンパ腫**の4つの組織型に集約される．治療方針の決定には**病期分類**が必要である．初発症状は，頸部や腋窩の無痛性リンパ節腫大，縦隔腫瘍などである．縦隔腫瘍は，リンパ芽球性リンパ腫にみられ，呼吸困難，上大静脈症候群を伴うことが多い．小非分割細胞性リンパ腫は，腹部原発が多く，腹痛や腸重積による腸管閉塞などをきたす．進行例は，全身臓器（骨髄，骨，中枢神経系，肝臓，脾臓など）への浸潤を認める．治療は，病期（stage I〜Ⅳ）に従って，多剤併用化学療法が選択される．

## C 出血性疾患

### 1 凝固異常症

#### a 血友病

血友病A（先天性第Ⅷ因子欠乏症）と血友病B（先天性第Ⅸ因子欠乏症）に分類され，いずれも**X連鎖劣性遺伝性**である．通常男児のみに発症する．乳幼児期に皮下血腫，口腔内出血，関節内出血，筋肉内出血，頭蓋内出血などで発症する．関節内出血を繰り返すと，関節障害（血友病性関節症）が進行する．血友病A, Bはともに活性化部分トロンボプラスチン時間（APTT）が著明に延長し，出血時間やプロトロンビン時間（PT）は正常である．第Ⅷ，第Ⅸ因子の活性値により，重症（<1％），中等症（1〜5％）および軽症（>5％）に分類される．出血に対して，第Ⅷまたは第Ⅸ因子製剤を補充する．重症例などでは，血友病性関節症などを予防するために，定期補充療法が導入される．補充療法を受けた血友病患者に，第Ⅷまたは第Ⅸ因子に対する同種中和抗体（インヒビター）が発生することがある．インヒビター症例は，リコンビナント活性化

第Ⅶ因子性剤などによるバイパス療法が選択肢となる．また，インヒビターの消失を目的に，第Ⅷまたは第Ⅸ因子製剤を継続して投与する免疫寛容導入療法が行われ，有効な場合もある．

#### b フォン・ウィルブラント病（VWD）

フォン・ウィルブラント因子（VWF）の量や機能の異常に基づく，常染色体優性（一部劣性）遺伝の出血性疾患である．1〜3型に分類される．皮下出血や鼻出血，月経過多などの粘膜出血を認めることが多い．1型では，抗利尿ホルモン薬が有効である．その他の病型では，血漿由来のFⅧ/VWF複合体製剤の投与を行う．

## 2 血小板異常症

#### a 特発性血小板減少性紫斑症

抗血小板抗体の付着による脾臓での血小板破壊亢進が病態である．急性型（6ヵ月以内に治癒）と慢性型に分かれる．小児では急性型が多いが，年齢とともに慢性型の比率が増加する．慢性型は，女性に多い．急性型は，ウイルス感染症に続発することが多い．皮膚・粘膜出血を呈し，関節内出血や頭蓋内出血はまれである．血小板減少を認めるが，凝固時間，ヘモグロビン値，白血球数および血液像は正常である．初期治療としては，免疫グロブリン大量療法やステロイドが用いられ，急性型には有用である．慢性型は，ステロイド投与や摘脾を行う．

#### b 血小板機能異常症

血小板数は正常であるが，血小板の機能異常のために出血症状をきたす疾患である．巨大血小板を伴う血小板減少症と出血時間の延長が特徴である**ベルナール・スリエ症候群**，血小板減少や湿疹，免疫不全による反復性感染症が特徴である**ウィスコット・オルドリッチ症候群**，血小板凝集障害を生じた**グランツマン型血小板無力症**がある．

# 16 小児がん

## A 小児がんの特徴

わが国における小児がんの年間発生数は約 2,000 人とまれで，**造血器腫瘍（白血病やリンパ腫）**が半分近くを占める（図 16-1）．その他には，**脳腫瘍や神経芽細胞腫**が多い．多くの小児がんは，乳幼児期に好発する．代表的な疾患としては，白血病，神経芽細胞腫，腎芽腫（ウイルムス腫瘍），網膜芽細胞腫，肝芽腫などである．10 歳以降に多いのは，脳腫瘍，リンパ腫，骨腫瘍などである．5 年生存率は，治療の進歩などにより 70〜80％ と改善されている．

小児がんの発生要因として，環境要因と遺伝的要因がある．環境要因としては，放射線，高圧電線，感染症などとの関連が指摘されている．遺伝的要因としては，癌抑制遺伝子の異常により発生するもの（ウイルムス腫瘍や網膜芽細胞腫）や，ダウン症候群などの染色体異常に合併するものがある．

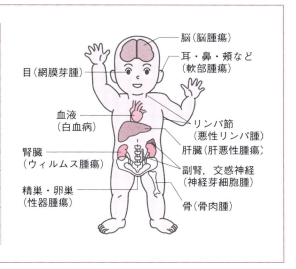

| 疾患 | 割合% | 最頻年齢 |
|---|---|---|
| 白血病 | 30.2 | 1〜4 歳 |
| リンパ腫 | 6.4 | 10〜14 歳 |
| 脳腫瘍 | 25.0 | 10〜14 歳 |
| 神経芽腫 | 7.2 | 1〜4 歳 |
| 網膜芽腫 | 3.7 | 1〜4 歳 |
| 腎腫瘍 | 1.9 | 1〜4 歳 |
| 肝腫瘍 | 3.3 | 1〜4 歳 |
| 骨腫瘍 | 4.1 | 10〜14 歳 |
| 軟部腫瘍 | 6.8 | 10〜14 歳 |
| 胚細胞腫瘍 | 6.8 | 10〜14 歳 |
| その他 | 3.6 | 10〜14 歳 |

図 16-1 小児がんの発生割合と最頻年齢
［国立がん研究センター がん対策情報センターがん登録センター院内がん登録室：がん診療連携拠点病院等院内がん登録 2014 年全国集計報告書，2016 を参考に著者作成］

## 1 画像診断

単純X線，CT，MRI，超音波検査，核医学検査などの画像検査で，腫瘍の原発部位や大きさなどを診断する．病期分類や治療効果の判定にも有用である．CTは，腹部腫瘍の多い小児では有用である．MRIは，脳腫瘍には有用であるが，撮影に時間を要する．全身検索には，核医学検査*が有用で，骨腫瘍や骨転移には $^{99m}Tc$ シンチ*，神経芽細胞腫には $^{123}I$-MIBG シンチが用いられる．FDG-PET*は，シンチに代わる重要な画像検査になると思われる．

*核医学検査・シンチ：放射性医薬品を投与し，臓器などに集まる様子を画像化することによって，疾病の診断や治療効果判定を行うなどに有用である．放射線を捉えることのできるシンチカメラを用いるが，目的とする臓器によって，使用する医薬品が異なる．シンチカメラで撮影するので，○○シンチという検査名になる．

*FDG-PET：従来のCTなどの体の構造をみる検査とは異なり，細胞の活動状況を画像でみることができ，癌などの診断や治療効果判定に有用である．

## 2 病理診断

小児がんの診断は，生検や摘出組織の病理診断による．免疫染色や分子遺伝学的検査が必要となることもある．

## 3 治療

化学療法，外科的治療，放射線治療などが行われる．治療の中心は化学療法であるが，一般に小児がんは化学療法による反応性が高いからである．複数の抗悪性腫瘍薬を組み合わせた**多剤併用化学療法**が基本となる．放射線治療は，晩期障害*が問題になることが多いため，あまり積極的には用いられない．再発性や進行性の難治例に対しては，造血幹細胞移植を併用した大量化学療法が用いられる．

*晩期障害：癌そのものからの影響や，薬物療法，放射線治療など治療の影響によって生じる合併症のことで，低身長，不妊，学習障害，心機能異常，二次癌などがある．

# B 主な小児がん

## 1 神経芽細胞腫

脳腫瘍を除いた小児悪性固形腫瘍の中でもっとも多く，**副腎**や**交感神経節**から発生する．1歳未満にもっとも多く発生する．**腹部腫瘤**として気づかれることが多いが，転移性腫瘍では多様な症状が出現する．転移の好発部位は，骨，骨髄，肝臓などで，肺はまれである．眼窩転移による眼球突出がみられることもある．まれではあるが，頸部腫瘍におけるホルネル症候群，脊椎管内浸潤（ダンベル型）における脊髄圧迫症状，あるいは小脳性運動失調やオプソクローヌス・ミオクローヌス症候群を伴うことがある．血清NSE，尿VMA（バニリルマンデル酸）やHVA（ホモバニリン酸）が高値となり，腫瘍マーカー*として有用である．超音波検査やCT，MRI*，$^{123}I$-MIBGシンチなどの画

像検査，骨髄検査などで病期の確定をする．腫瘍摘出や生検にて病理診断を行う．分子遺伝学的所見は重要であり，*N-myc* 遺伝子の増幅例は予後不良である．治療方針は，病期や年齢，病理分類，*N-myc* 遺伝子の増幅の有無などを参考に決定する．治療としては，**多剤併用化学療法**，**外科的治療**，**放射線治療**を組み合わせて行う．乳児の限局性神経芽腫の一部は，経過観察のみで自然消退することがある．高リスクの症例に対しては，造血幹細胞移植を併用した大量化学療法が有効である．限局例の予後は良好であるが，ステージⅣなどの高リスクの症例は予後不良である．

　＊**腫瘍マーカー**：癌の存在によって体液（おもに血液）中で増加する物質のこと．腫瘍マーカーを測定することで，癌の有無や進行度，治療効果などを評価することができる．
　＊**MRI**：磁気の力を利用して体の臓器や血管を撮影する検査のこと．診断を行うために適した断面を縦，横，斜めなど自由に撮影できるのが特長であり，脳や脊髄などの診断に適している．

### 2　ウィルムス腫瘍

　小児の**悪性腎腫瘍**の多くはウィルムス腫瘍であり，乳児期の発生が多い．ウィルムス腫瘍のうち，*WT1* 遺伝子変異を有するのは10％以下である．**腹部腫瘤**として気づかれることが多く，血尿や高血圧を認めることもある．画像検査で診断，病期の確定をする．転移は肺が多い．腫瘍マーカーは存在しない．摘出不能症例などを除き，まず腫瘍を摘出する．病期と組織分類に応じて，**術後化学療法**を行う．非進行例（ステージⅠ～Ⅲ）では，90％前後の長期生存が期待できる．

### 3　肝腫瘍

　小児の悪性肝腫瘍の多くは**肝芽腫**であり，乳児期の発生が多い．腹部腫瘤として気づかれることが多い．血清α-フェトプロテイン（AFP）の異常高値や画像検査から診断は容易である．**術前化学療法**で腫瘍の縮小を得た後に，**摘出術**を行う．完全摘出が原則であり，術後化学療法も行う．摘出不能例では，肝移植が選択される．非進行例では，90％以上の長期生存が期待できるが，遠隔転移例は予後不良である．

### 4　横紋筋肉腫

　横紋筋へと分化する間葉系細胞が起源と考えられており，あらゆる部位から発生する．小児軟部悪性腫瘍としては，もっとも頻度が高い．胎児型と胞巣型に大別され，胎児型は乳児，胞巣型は年長児に多い．治療としては，**多剤併用化学療法**，**外科的治療**，**放射線治療**を組み合わせて行う．完全切除が可能な症例は予後良好であるが，遠隔転移例は予後不良である．

### 5　骨肉腫

　年長児の発生が多い．好発部位は，大腿骨や頸骨などの下肢が多い．転移の好発部位は，肺と他の骨である．初発症状としては，疼痛と腫脹が多い．血中アルカリホスファターゼ（ALP）が高値を示す場合がある．**術前化学療法**の後に腫瘍切除を行う．多くの症例で**下肢温存**が可能である．術後化学療法を行い，完全切除が可能な症例は予後良好であるが，骨盤原発例や遠隔転移例は予後不良である．

## 6 ユーイング肉腫

　骨および軟部組織から発生する神経外胚葉性の腫瘍である．転移の好発部位は，肺と骨である．**化学療法**に対する反応性が良好であり，**術前化学療法**の後に腫瘍切除を行う．**放射線治療**も有効である．完全切除が可能な症例では予後良好であるが，骨盤原発例や遠隔転移例は予後不良である．

## 7 網膜芽細胞腫

　発生の大部分は3〜4歳までである．25％は**両眼性・遺伝性**であり，遺伝性の方が発症が早い．癌抑制遺伝子である *RB* 遺伝子（網膜芽細胞腫遺伝子）の異常が認められる．白色瞳孔や斜視で気づかれることが多く，眼底検査や画像検査で診断する．片眼性では大きな腫瘍を認めることが多く，視力が期待できない場合には，眼球摘出を行う．両眼性では，病変のより進行した側の眼球を摘出し，軽い側の眼球は温存療法として，化学療法，放射線治療，局所治療（レーザー照射など）などを組み合わせて行う．生命予後は良好で，5年生存率は90％以上である．遺伝性症例では，二次癌（とくに骨肉腫）発生のリスクが高い．

## 8 脳腫瘍

　小児悪性腫瘍の中で2番目に頻度が高く，多様な悪性腫瘍群からなる．**化学療法**が確立され，脳神経外科的治療や**放射線治療**の進歩により，予後は向上している．小児脳腫瘍に多いのは，星細胞腫，髄芽腫，上衣腫，頭蓋咽頭腫，胚細胞腫瘍などである．長期生存者が増える一方で，晩期障害の合併が問題となってきている．晩期障害としては，けいれん，学習障害，内分泌障害（甲状腺機能低下症，成長障害，第二次性徴の遅延），二次癌などがある．

# 17 循環器疾患

　乳幼児の循環器疾患（心臓病）のうちには，新生児期または乳児期早期に適切な処置を行わなければ死亡する重症なものから，自然治癒の期待できるもの，正常な子どもと同様に扱ってよい軽症なものまである．乳幼児期に問題となる心臓病は大部分が先天性心疾患である．心筋炎，心筋症，感染性心内膜炎などの後天性心疾患や不整脈疾患も重要である．

　心臓病の診断には問診（口唇や爪が青紫色あるいは暗紫色を呈するチアノーゼの有無，ミルクの飲み方，体重の増え方，心雑音発見の時期，呼吸器感染の頻度，運動障害の程度など）が重要である．チアノーゼ，呼吸困難，浮腫，胸郭の変形，太鼓バチ状指*および心雑音の有無などに注意する．血圧，胸部X線，心電図，心音図などを参考にすれば診断可能なことが多いが，必要に応じて心エコー検査，心カテーテル検査などを行う．

　＊**太鼓バチ状指**：指趾の末端が丸くふくれて，爪が円味を帯びてその上にのっかっている様子のものをいう．心肺疾患に伴う長期の低酸素血症によることが多く，指趾末端の血流が増加し指先の腫脹，爪の彎曲が生じている．

## A 先天性心疾患

　先天性心疾患の出生頻度は出生1,000人に対し5〜8人である．このうち生後1週間以内に1/5，1ヵ月以内に1/4，6ヵ月以内に1/3，1年以内に約1/2が死亡する．一方，軽症心室中隔欠損症のように出生後に欠損孔の自然閉鎖をみるものがあるので，学童期における頻度は約0.2％で出生時の1/3になる．

### 1 無短絡群（動脈血と静脈血とが混じり合わないもの）

#### a 右胸心
　心臓の位置が右側にあり，心尖（図17-1）が右方に向いているものを広義に右胸心という．正常の心臓と鏡像の形をとる右胸心は腹部内臓も逆位をとり，心奇形を伴うことはまれである一方で，心臓のみが右側にある右胸心は無脾症（脾臓がない），多脾症（脾臓が2つ以上ある），複雑心奇形を伴うことが多い．

#### b 肺動脈狭窄症
　90％は弁性狭窄である．胸骨左縁上部に収縮期雑音がきかれる．軽症では無症状で

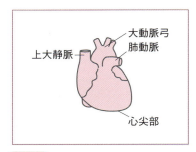

図 17-1　心臓の外観と心尖部の位置

ある．弁の狭窄部は成長につれて拡大する傾向にあるが，狭窄が進行する場合には弁性狭窄の解除を行う（図 17-2a）．

### c 大動脈縮窄症

　縮窄部と動脈管（「3 章　小児の生理」B-1 項，p. 23 参照）の位置関係から管前型，管後型に分ける．管前型は乳児期に心不全を起こしやすい．年長児には管後型が多く，無症状のものが多いが，高血圧のため頭痛，胸痛などを訴えることもある．上肢に比して下肢で脈拍が触れにくく，血圧も低い．乳児期に心不全に陥ったものは内科的治療をまず行い，無効な場合には手術する．無症状の場合でも 5〜10 歳までに縮窄部を切除する．

## 2　左→右短絡群（動脈血が静脈血に混入し肺血流量が増加するもの）

### a 心室中隔欠損症

　先天性心疾患のうちでもっとも頻度が高く，全体の約 1/2 を占める．欠損孔の大きさは直径数 mm 程度のものから 1 cm 以上のものまである．膜性中隔の欠損のことが多いが，筋性中隔にまで及ぶものもあり，欠損孔が 2 個以上のこともある．一般に左室圧が高いので左→右短絡がみられ，肺流血量が増大し，肺血管抵抗が高まるので右室圧が高くなる．右室圧が左室圧より高くなると右→左の逆短絡を生じる（アイゼンメンゲル症候群）．

　欠損孔が小さい軽症（胸部 X 線，心電図に異常がなく，無症状のもの）の 50〜60％以上は自然閉鎖の可能性がある．たとえ閉鎖しなくとも細菌性心内膜炎の合併がない限りは普通の生活を送ることができる．欠損孔が大きくても 5〜10％の自然閉鎖があり得る．中等症以上のものは 4〜5 歳ごろに手術をする．欠損孔が大きいものは乳児期に心不全を起こすこともあり，アイゼンメンゲル症候群になる可能性があるので 2 歳までに手術の必要なことがある（図 17-2b）．

### b 心房中隔欠損（二次孔欠損）症

　右心房と左心房の間にある心房中隔に欠損孔が開いているもので，女児に多い．小児期の心房中隔欠損は無症状のことが多く，雑音も軽いので，幼稚園や小学校入学時まで気づかないこともある．成人になると息切れ，疲れやすい，胸痛などを訴え，心不全に陥ることが多いので，4〜10 歳，できれば就学前に根治手術を受けるのが望ましい（図 17-2c）．自然閉鎖する率は低い．

A. 先天性心疾患　157

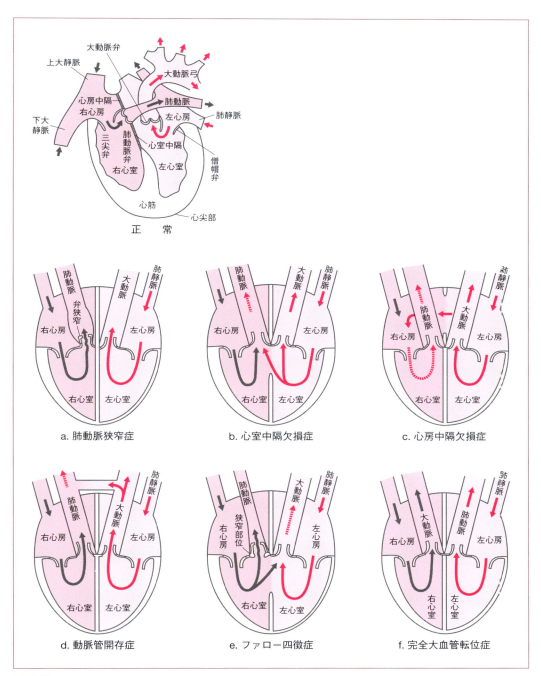

図 17-2　正常および各種心奇形シェーマ（松尾準雄より改変）
■ 動脈血　■ 静脈血　||||| 動静脈血の混合

### C 動脈管開存症

　動脈管は胎児循環に欠くことができないものであるが，生後まもなく閉鎖する．これが閉鎖しないと大動脈と肺動脈のあいだに交通があり，その圧差のために左→右短絡を

生ずる．

　左右短絡量が少ないと無症状であるが，多いときにはかぜをひきやすく，呼吸数が多く，息切れ，動悸を訴える．また生後2～3ヵ月で心不全に陥ることがある．

　動脈管を結紮または切断して根治する．最近はカテーテルを用いた閉鎖法も行われる．乳児期に心不全症状がみられる場合にはなるべく早く手術する（図17-2d）．

### d 心内膜床欠損症

　心内膜床は心房中隔（一次中隔）の下部，心室中隔の上部，僧帽弁および三尖弁の中隔尖の形成に関わるものである．心内膜床に発育異常があると，これらの部位に種々の程度の形成不全を生ずる．臨床上，もっとも多くみられるのは一次中隔欠損に僧帽弁前尖（中隔尖）の裂隙を伴うもの（不完全型）と，共同房室弁口遺残（完全型）である．

　心拡大，左胸壁前面の膨隆，多呼吸がみられる．完全型では生後2～3ヵ月で心不全に陥るものが多いが，不完全型では症状は軽い．

　完全型では乳児期の心不全により死亡するものが多い．肺高血圧が比較的早期よりみられ，肺血管病変が進展するものが多い．

　完全型で心不全に陥ったものは内科的に治療し，肺血管病変が進展しないうちに人工弁を用いて根治手術を行う．不完全型でも肺血管病変の進行が早いので，3～4歳ごろまでに根治手術を行う．

## 3　右→左短絡群（静脈血が動脈血に混入しチアノーゼが生ずるもの）

### a ファロー四徴症

　右→左短絡群の中でもっとも多く，心室中隔欠損，肺動脈狭窄，大動脈騎乗（大動脈が右によって両心室にまたがる），右室肥大の4つの特徴がある（図17-2e）．

　出生直後は動脈管の閉鎖の遅れによりチアノーゼは著明でないが，生後数ヵ月～1歳ごろまでにチアノーゼを認めるようになる．食事，啼泣，排便，起床時などを機に突然，肺血流が減少してチアノーゼが増強，無酸素発作（血中酸素濃度が急に低下する）を起こす．発作により呼吸困難，意識障害，けいれんなども出現し，死亡したり脳障害を起こしたりする．歩行開始，発育も遅れ，少し動くと蹲踞*がみられる．

　　*蹲踞：うずくまることをいう．ファロー四徴症に特徴的な姿勢とされている．この姿勢をとることにより大腿動脈が圧迫され体循環抵抗が増加し右→左短絡が減少する．患者が肺血流量を維持するための防衛的姿勢といえる．

　無酸素発作を起こしたときは，膝胸位（膝と胸をつけるように折り曲げる）をとらせ，酸素を投与する．発作が頻発するときには手術により肺血流量の増加をはかる．3～5歳で修正手術を行う．

### b 完全大血管転位症

　大動脈は前方で右室より発し，肺動脈は後方で左室より出る（図17-2f）．出生時よりチアノーゼが著明で，多呼吸があり心不全に陥る．治療しないと生後6ヵ月までに90％が死亡する．動静脈血の混和が不十分なために低酸素症が起こるので，心房中隔切開術を行う．修正手術にはマスタード術式などがある．

## B 後天性心疾患

### 1 心筋炎

　従来はジフテリアによる心筋炎が多かったが，予防注射，環境の改善によりジフテリアが減少し，ジフテリアによる心筋炎はほとんどみられなくなった．コクサッキーウイルス（とくにB群），インフルエンザウイルスが原因として注目されている．

　感冒症状で始まり，呼吸困難をきたし，心不全症状を呈する．ジギタリス製剤，利尿薬を投与し，安静を守らせる．

### 2 特発性心筋症

#### a 拡張型心筋症

　心室の著明な拡大による心拡大を特徴とする．心筋の収縮不全のために，うっ血性心不全症状を呈する．不整脈を伴いやすい．症状は進行性で改善することが少ない．心不全の治療と不整脈の管理が重要である．

#### b 肥大型心筋症

　主に左室心筋が著明に肥大するために左室拡張期に十分に左室が拡がらず，十分な血液を送り出せない．動悸，運動時呼吸困難，胸部圧迫感，易疲労性（疲れやすい）などがみられる．突然死の可能性もあり，激しい運動は控えさせる．

### 3 細菌性心内膜炎

　先天性心疾患（心室中隔欠損症，動脈管開存症，ファロー四徴症）または後天性心疾患が基礎にあり，その障害部位の心内膜に菌が定着して発症する．発熱，体重減少，食欲不振，貧血，肝脾腫，点状出血などがある．原因菌としては緑色連鎖球菌，ブドウ球菌などがある．血液中から菌を証明し，有効な抗生物質を長期間投与する．う歯（むし歯）によることが多い．

## C 不整脈

　洞結節で発生した刺激は心房→房室結節→ヒス束→プルキンエ線維に伝達され，心室筋の収縮を起こす（図17-3, 4）．正常では規則的な律動を示すが，この規則的な律動がなんらかの原因により正常のリズムあるいは速度を失った状態を不整脈という．

### 1 洞性頻脈，徐脈，不整脈

　洞結節の刺激生成は発熱，精神的緊張，啼泣，運動などにより増加し，洞性頻脈をきたす．体温が1℃上昇すると脈拍数は約20回/分増加する．思春期，睡眠時，運動選手などは洞結節の刺激生成の頻度が減少し，徐脈がみられる．洞性不整脈は大部分が呼吸性で，吸気時に心拍数が増加し，呼気時に減少する．

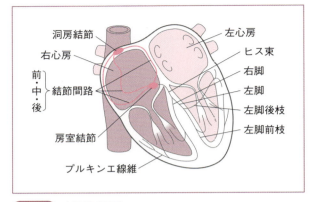

図 17-3　刺激伝達系

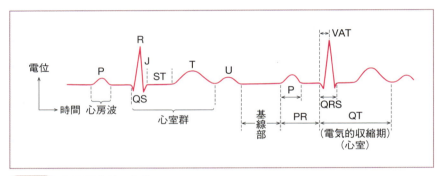

図 17-4　心電図曲線の名称

### 2　期外収縮

洞結節以外の部位で刺激が起こるものである．心房性と結節性とを合わせた上室性と心室性とに分類される．小児には基礎心疾患がなくても起こることが多い．

### 3　発作性頻拍症

1分間に200～350回の頻拍が突然に現れ，突然消失する．そのほとんどが上室性のものである．発作時には元気がなく，不機嫌となり，食欲も低下する．乳児ではこの発作が48時間以上続くと心不全を起こしやすい．眼球圧迫やアイスバッグを顔面に置くことで頻拍を止める．基礎心疾患がない場合は良好であるが，心筋疾患，WPW症候群などがあるとこの発作が反復して起こる．

### 4　房室ブロック

リウマチ性心炎，ジギタリス製剤投与などによって起こる不完全房室ブロックと，心房と心室の伝達が完全に遮断された完全房室ブロックがある．心拍数が40/分以下になると，めまい，失神，チアノーゼなどを起こす（アダムス・ストークス発作）．

## 5 WPW 症候群

　心電図で PR 時間が短縮し，QRS の幅が広い，頻拍発作を起こす．小児で偶然発見されたものでは頻拍発作を起こさないことが多い．

 **Column：成人先天性心疾患とは？**

　現在，先天性心疾患の子どもの多くは外科手術や内科治療を受け，慢性の心疾患（成人先天性心疾患）として思春期，成人期を迎えることが可能になった．したがって，成人期以降も病気の観察と管理・治療が必要な時代となっている．しかし，成人となった先天性心疾患患者さんにとっては，小児の病院に通うことはあまり居心地がよいものではない．一方，成人内科では先天性心疾患を十分には経験しておらず，診療が難しいことも多い．そこで，小児科から内科へ診療移行がスムーズに行くように，小児科，内科，外科の医師が協力して，思春期，成人期の成人先天性心疾患の患者さんを診療する体制をつくる動きが進んでいる．

# 18 アレルギー疾患

## A アレルギー反応の定義

アレルギーとは，「本来は無害であるはずのものが体の中に入ることで，体に備わっている免疫系が病的な反応を起こし健康が損なわれる状態」を意味している．生体内に入るものを**抗原**，生体内に抗原が入ることによって生じるものを**抗体**という．以前に，ある抗原（微生物，食物，花粉，薬物など）によって感作されている（抗体ができている）生体に，その後再び同じ抗原が侵入すると，抗体とその抗原が反応を起こす．その免疫反応の結果が生体に障害を引き起こす場合，その反応を**アレルギー反応**という．その場合の抗原を**アレルゲン**という．アレルギー反応の結果，発症する疾患が**アレルギー疾患**である．

## B アレルギー反応の分類

アレルギー反応は次の4つの反応型に分けられる．

①**Ⅰ型アレルギー（即時型）**：アレルゲンに対する特異IgE抗体が肥満細胞の細胞膜に固定され，そこで抗原抗体反応が起こると肥満細胞からヒスタミン，セロトニン，ロイコトリエンなどの化学伝達物質が遊離される．その結果，血管透過性や腸蠕動の亢進，気管支平滑筋の収縮などによりさまざまなアレルギー症状が起こり，時に全身性のアナフィラキシー症状を起こす．じん麻疹，気管支喘息，アレルギー性鼻炎，花粉症，食物アレルギーなどで重要な免疫反応である．

②**Ⅱ型アレルギー（細胞融解型）**：細胞膜に存在する抗原に抗体が補体の関与のもとに反応し，細胞を傷害し，破壊する．血液型不適合輸血，溶血性貧血，特発性血小板減少性紫斑病などの病態で重要な免疫反応である．

③**Ⅲ型アレルギー（免疫複合体型）**：血中での抗原抗体反応の結果，免疫複合体が生じ，これに補体が結合し，血管炎をきたす免疫反応である．血清病，腎炎，全身性エリテマトーデス（SLE）などで重要な免疫反応である．

④**Ⅳ型アレルギー（遅延型）**：侵入した抗原と抗原感作を受けたリンパ球が反応し，リンパ球が活性化されて活性物質（サイトカイン）を放出する．その結果，血管の壊死，リンパ球などの浸潤による炎症反応をきたす．接触性皮膚炎，結核，移植反応など

## C 主なアレルギー疾患

### 1 アトピー性皮膚炎

瘙痒（かゆみ）のある湿疹が，軽快・増悪を繰り返し慢性に経過するものをいう．アトピー性皮膚炎では皮膚のバリア機能が低下している．そこにさまざまな刺激やアレルゲンが加わって湿疹を生じ，さらに掻破（皮膚をかいて，傷むこと）やさまざまな悪化因子が加わることで湿疹が悪化する．

[症　状]　年齢とともに病変の部位，症状に差がみられる．

①乳児期：頭部，顔面にはじまり，しばしば体幹や四肢にも皮疹がみられる．掻破によりびらんや浸出液を認めることがある．

②幼児期および学童期：びらんなどの湿潤性の皮疹は減少し，乾燥傾向が強くなり，頸部や四肢関節部に皮疹を認めることが多い．全身の皮膚も乾燥性でざらざらした鳥肌様の乾燥皮膚（dry skin）となる．

③思春期：上半身（顔，頸部，胸，背中）に皮疹が強い傾向がある．四肢関節屈側，摩擦部の苔癬化がみられ，皮膚が肥厚することが多く，時に湿潤する．

皮疹の強さや面積により，以下のように重症度を決定する．

　　軽症：面積にかかわらず，軽度の皮疹のみみられる．
　　中等症：強い炎症を伴う皮疹が体表面積の 10% 未満にみられる．
　　重症：強い炎症を伴う皮疹が体表面積の 10% 以上，30% 未満にみられる．
　　最重症：強い炎症を伴う皮疹が体表面積の 30% 以上にみられる．

[診　断]　慢性に経過する瘙痒の強い，特徴のある皮疹と発現する部位から診断される．患児や家族のアレルギー性疾患（気管支喘息，アレルギー性鼻炎など）の有無も参考となる．末梢血液中の好酸球増多，血清 IgE が高値を示すことが多い．血中特異 IgE 抗体を検索することにより，乳幼児では牛乳，卵白，大豆などの食物抗原が陽性と出ることがあり，一部の患者ではアトピー性皮膚炎の悪化に食物アレルギーが関与する．年長児ではダニ，家屋塵（ハウスダスト）に陽性を示すものが多い．

[治　療]　アトピー性皮膚炎の治療は原因・悪化因子の検索と対策，スキンケア，薬物療法の 3 つが基本である．

①原因・悪化因子の検索と対策：食物，汗，物理化学的刺激（掻破，洗剤，衣服のこすれなど），環境因子（ダニ，ほこり，動物の毛など），ストレスなどの原因・悪化因子への対策が重要である．

②スキンケア：皮膚を清潔に保ち，保湿剤による皮膚の保湿・保護を行う．

③薬物療法：皮膚の炎症を抑え，かゆみを軽減させる目的でステロイド軟膏やタクロリムス軟膏の外用を行う．必要に応じて抗ヒスタミン薬の内服を行う．

[予　後]　乳児アトピー性皮膚炎は 3〜4 歳ごろまでに寛解することが多い．幼児期に移行したものは増悪，寛解を繰り返すが，加齢とともに治癒する．一部のものは成人

アトピー性皮膚炎として残る．

## 2 気管支喘息

小児喘息は，発作性に笛声喘鳴（ヒューヒュー，ゼーゼーという息づかい）を伴う呼気性呼吸困難を繰り返す疾患であり，発生した呼吸困難は自然ないし治療により軽快，治癒する．その病理像は気道の粘膜，筋層にわたる可逆性の狭窄性病変と，持続性の炎症（慢性炎症）とそれに基づく組織変化（気道のリモデリング）からなるものと考えられている．

アレルゲンで感作された生体組織内の特異IgE抗体が，アレルゲンと抗原抗体反応を起こし，気道の肥満細胞からヒスタミン，セロトニン，アセチルコリンなどの化学伝達物質が遊離され，気管支平滑筋の収縮，気管支粘膜の分泌亢進が生じる．その後，好酸球，リンパ球が集積して炎症が起こり，持続，反復することにより気道組織の構造が変化する．

アレルゲンとしては吸入性アレルゲンが多く，ハウスダスト，花粉，その他真菌，動物の毛などによる気管支喘息が多い．

既往症としてアトピー性疾患，家族歴でアレルギー性疾患を有するものが多く，遺伝的素因が考えられ，気候，気象の変化，過食，過労，興奮，精神的因子などが誘因となる場合がある．運動により一時的に喘鳴や呼吸困難が起きる現象を運動誘発喘息とよぶ．

[症　状] 喘息発作は，咳嗽ではじまり，喘鳴がしだいにひどくなるとともに呼気は延長し，笛声喘鳴と呼気性の呼吸困難の状態となる．さらに進行すると著明な喘鳴とともに，冷汗，チアノーゼ，頻拍となり，臥床に耐えられず座位で背中を丸くして呼吸を楽にしようと起坐呼吸となる．胸部聴診では呼気が延長し，乾性ラ音を聴取する．胸部X線像では心陰影の縮小がみられ，肺野は明るく肺気腫*の像を呈する．

＊肺気腫：気管支の狭窄によって，呼気が十分行われず，空気が肺に蓄積され，肺の容量が増加する状態．

[診　断] 家族歴，アトピー素因，臨床症状や身体所見，アレルギー検査などを参考に総合的に判断する．アレルギー検査で吸入性アレルゲンに対するIgE抗体の存在を確認することも診断の目安となる．年長児では肺機能検査（PEF＝最大呼気流量）により気流制限（呼吸をする際の空気の流れの制限）の確認が可能である．

[治　療] 小児気管支喘息は，急性発作時の治療と，発作を予防して最終的には寛解，治癒を目指す長期管理治療に分けられる．

＜急性発作時の治療＞

まずは気管支拡張作用のある$\beta_2$刺激薬の吸入を行う．症状の改善が不十分な場合には反復吸入が可能である．$SpO_2$が95％未満の場合には酸素投与を行う．$\beta_2$刺激薬の吸入で改善しない場合，発作強度に応じてステロイドやアミノフィリンの点滴静注などが使用される．『小児気管支喘息治療・管理ガイドライン2017』では発作強度に応じた薬物療法プランが示されている（表18-1）．

＜長期管理治療＞

症状の程度と頻度に基づいた適正な重症度判定と，重症度に応じた薬物療法プランの選択が重要である．症状の程度と頻度に基づいた小児気管支喘息の重症度分類（表

表 18-1 喘息症状の程度（発作強度）と治療

|  | 症状 | 日常生活 | SpO₂ | PEF | 治療 |
|---|---|---|---|---|---|
| 小発作 | 軽い喘鳴がある<br>軽い呼吸困難を伴うことがある | 普通 | 96％以上 | 60％以上 | $\beta_2$刺激薬の吸入 |
| 中発作 | 明らかな喘鳴と陥没呼吸を認め，呼吸困難がある | やや困難 | 92〜95％ | 30〜60％ | 〈酸素吸入〉<br>$\beta_2$刺激薬の反復吸入<br>ステロイド・アミノフィリンの点滴静注 |
| 大発作 | 著明な喘鳴，呼吸困難，起坐呼吸を呈し，時にチアノーゼを認める | 不能，またはそれに近い状態 | 91％以下 | 30％未満 | 〈入院治療〉<br>酸素吸入，輸液，$\beta_2$刺激薬の反復吸入，ステロイド・アミノフィリンの点滴静注，イソプロテレノール持続吸入 |
| 呼吸不全 | 著明な呼吸困難，チアノーゼ，呼吸音減弱，意識障害（興奮，意識低下，疼痛に対する反応の減弱） | 不能 | 91％未満 | 測定不能 | 〈上記に加えて〉<br>人工呼吸管理<br>アシドーシス補正<br>麻酔薬の使用 |

［日本小児アレルギー学会：小児気管支喘息治療・管理ガイドライン 2017，協和企画，東京，p. 30 および p. 150，2017 を参考に著者作成］

表 18-2 治療前の臨床症状に基づく小児気管支喘息の重症度分類

| 重症度 | 症状の程度ならびに頻度 |
|---|---|
| 間欠型 | ・年に数回，季節性に咳嗽，軽度喘鳴が出現する<br>・時に呼吸困難を伴うこともあるが，$\beta_2$刺激薬の頓用で短期間で症状は改善し，持続しない |
| 軽症持続型 | ・咳嗽，軽度喘鳴が1回/月以上，1回/週未満<br>・時に呼吸困難を伴うが，持続は短く，日常生活が障害されることは少ない |
| 中等症持続型 | ・咳嗽，軽度喘鳴が1回/週以上，毎日は持続しない<br>・時に中・大発作となり日常生活が障害されることがある |
| 重症持続型 | ・咳嗽，軽度喘鳴が毎日持続する<br>・週に1〜2回，中・大発作となり日常生活や睡眠が障害される |
| 最重症持続型 | ・重症持続型に相当する治療を行っていても症状が持続する<br>・しばしば夜間の中・大発作で時間外受診，入退院を繰り返し，日常生活が制限される |

［日本小児アレルギー学会：小児気管支喘息治療・管理ガイドライン 2017，協和企画，東京，p. 33，2017 より許諾を得て転載］

18-2）において，軽症持続型以上の重症度の場合に長期管理薬の適応となる．また，薬物療法とともに環境整備によるアレルゲン除去に努めることも重要である．

①薬物療法：長期管理治療の目的は，気道の炎症を抑制し，発作のない状態をできるだけ長期に維持し，生活の質（QOL）を保持することである．吸入ステロイド薬や経口抗アレルギー薬（ロイコトリエン受容体拮抗薬）が基本治療薬として用いられる．その他，吸入抗アレルギー薬（クロモグリク酸ナトリウム），長時間作用型$\beta_2$刺激薬の吸入，経口テオフィリン徐放製剤が追加治療薬として用いられる．『小児気管支喘息治療・管理ガイドライン 2017』では，年齢および発作重症度に応じた薬物療法プランが示されている．

②アレルゲンの除去と環境の整備：ダニ，ハウスダスト，ペットの動物の毛，真菌な

どは気管支喘息のアレルゲンとしてもっとも重要であり，非発作時に生活環境を整えておくことはきわめて重要である．室内の清掃と十分な換気を行い，絨緞，ソファー，ぬいぐるみなどはできるだけ使用しないこと，ふとんの乾燥と清掃を行うこと，ネコなどのペットを飼わないことなどが大切である．受動喫煙も発作の誘引となる．

［予　後］小児の気管支喘息は比較的予後がよいといわれているが，従来は小学1〜6年生にかけて減少していた有症率は，近年では，むしろ増加の傾向にある．長期の予後調査では，初診時に軽症であったものでは寛解率は高く，重症であったものは初診時軽症であったものに比べ寛解率はやや低いといわれる．

### 3　アレルギー性鼻炎

アレルギー性鼻炎は，鼻粘膜におけるI型アレルギーである．

季節性アレルギー性鼻炎と通年性アレルギー性鼻炎に分類される．季節性のものは主として花粉によって発症する花粉症であり，春のアレルギー性鼻炎の主な原因はスギやシラカバなどの花粉によるものが多く，夏や秋のアレルギー性鼻炎はブタクサ，カモガヤなどのイネ科あるいは雑草の花粉が原因となることが多い．通年性のものはハウスダスト，ダニ，羽毛，ペットの毛などが原因となることが多い．

［症　状］反復するくしゃみ，水様性鼻汁，鼻閉，鼻腔や眼のかゆみ，流涙などが主要症状である．鼻の症状や眼のかゆみのため，鼻翼をぴくぴくさせたり，鼻を手でこすったり，眼瞼（まぶた）の周囲の色調が変わったりする．

［診　断］症状によって診断は容易である．鼻汁の好酸球の証明，血中IgE値の上昇，血液中好酸球の増加を認める．原因抗原の決定は，皮膚テスト（皮内テストやスクラッチテスト），血中抗原特異的IgE抗体検査によって行われる．

［治　療］予防，治療には原因となるアレルゲンを回避することが原則である．しかし完全に除去することは困難なことが多い．薬物療法として，抗ヒスタミン薬，抗アレルギー薬の内服，鼻噴霧用ステロイド薬などが，症状や重症度に応じて用いられる．症状の軽減や薬剤の減量を目的としたアレルゲン免疫療法（皮下，舌下）も行われている．

### 4　じん麻疹

小児にしばしばみられるアレルギー疾患であるが，原因を明確にすることはむずかしい．瘙痒感を伴った一過性の大小不同の境界鮮明な膨疹である．食物アレルギー，薬物アレルギーなどの際によくみられる．圧迫，寒冷などの刺激によっても発症する．

［治　療］抗ヒスタミン薬，副腎皮質ステロイド薬が有効である．

### 5　食物アレルギー

食物アレルギーとは，食物の特定成分（主に蛋白質）に対して生体が過剰な反応を起こし，身体にさまざまな症状を起こす疾患である．食物アレルギーの主体をなす即時型反応では，IgE，肥満細胞，ヒスタミンなどの化学伝達物質が中心的役割を果たすI型アレルギーにより，全身臓器に症状を起こし得る．

近年，わが国の食物アレルギーの有病率は増加しており，乳児で約5〜10％，幼児で

### 表 18-3 即時型食物アレルギーの年齢別原因食品（新規発症）

| 年齢群<br>(症例数) | 0歳<br>(884) | 1歳<br>(317) | 2, 3歳<br>(173) | 4〜6歳<br>(109) | 7〜19歳<br>(123) | 20歳以上<br>(100) |
|---|---|---|---|---|---|---|
| 第1位 | 鶏卵<br>57.6% | 鶏卵<br>39.1% | 魚卵<br>20.2% | 果物<br>16.5% | 甲殻類<br>17.1% | 小麦<br>38.0% |
| 第2位 | 牛乳<br>24.3% | 魚卵<br>12.9% | 鶏卵<br>13.9% | 鶏卵<br>15.6% | 果物<br>13.0% | 魚類<br>13.0% |
| 第3位 | 小麦<br>12.7% | 牛乳<br>10.1% | ピーナッツ<br>11.6% | ピーナッツ<br>11.0% | 鶏卵<br>小麦<br>9.8% | 甲殻類<br>10.0% |
| 第4位 | | ピーナッツ<br>7.9% | ナッツ類<br>11.0% | ソバ<br>魚卵<br>9.2% | | 果物<br>7.0% |
| 第5位 | | 果物<br>6.0% | 果物<br>8.7% | | ソバ<br>8.9% | |

[今井孝成ほか：消費者庁「食物アレルギーに関連する食事表示に関する調査研究事業」平成23年即時型食物アレルギー全国モニタリング調査結果報告，アレルギー 65（7），p. 942-946, 2016 より許諾を得て転載]

### 表 18-4 食物アレルギーの臨床型分類

| 臨床型 | | 発症年齢 | 頻度の高い食物 | 耐性獲得<br>(寛解) | アナフィラキシーショックの可能性 | 食物アレルギーの機序 |
|---|---|---|---|---|---|---|
| 新生児・乳児消化管アレルギー | | 新生児期<br>乳児期 | 牛乳（乳児用調整粉乳） | 多くは寛解 | (±) | 主に非IgE依存性 |
| 食物アレルギーの関与する乳児アトピー性皮膚炎 | | 乳児期 | 鶏卵，牛乳，小麦，大豆など | 多くは寛解 | (+) | 主にIgE依存性 |
| 即時型症状<br>(じん麻疹，アナフィラキシーなど) | | 乳児期〜成人期 | 乳児〜幼児：<br>　鶏卵，牛乳，小麦，そば，魚類，ピーナッツなど<br>学童〜成人：<br>　甲殻類，魚類，小麦，果物類，そば，ピーナッツなど | 鶏卵，牛乳，小麦，大豆などは寛解しやすい<br>その他は寛解しにくい | (++) | IgE依存性 |
| 特殊型 | 食物依存性運動誘発アナフィラキシー（FDEIA） | 学童期〜成人期 | 小麦，エビ，カニなど | 寛解しにくい | (+++) | IgE依存性 |
| | 口腔アレルギー症候群（OAS） | 幼児期〜成人期 | 果物，野菜など | 寛解しにくい | (±) | IgE依存性 |

[厚生労働科学研究班 食物アレルギーの診療の手引き2014 検討委員会：食物アレルギーの診療の手引き2014, p. 2,（http://www.foodallergy.jp/manual2014.pdf）より許諾を得て転載]

約5%，学童以降で1.5〜3%程度と考えられている．原因食物や頻度は年齢とともに変わる（表18-3）．

食物アレルギーは表18-4に示すような臨床型に分類される．

［症　状］食物アレルギーにより誘発される主な症状を表18-5に示す．その多くは即時型反応として原因食物を食べてから2時間以内に起こるものである．短時間のうちに複数臓器に全身性にアレルギー症状が生じたものをアナフィラキシーとよぶ．それに

## C. 主なアレルギー疾患

**表 18-5** アナフィラキシーの症状

| 皮膚粘膜 | 限局性瘙痒感，発赤，じん麻疹，血管性浮腫，眼球結膜浮腫，流涙 など |
|---|---|
| 消化器 | 口腔内瘙痒感，口腔内の違和感，口唇の腫脹，悪心，嘔吐，下痢，腹痛 など |
| 呼吸器 | 鼻汁，クシャミ，鼻閉，咽頭・喉頭の瘙痒感や絞扼感，嗄声，咳嗽，喘鳴，呼吸困難 など |
| 循環器 | 頻脈，不整脈，血圧低下，徐脈，心拍停止 など |
| 中枢神経系 | 活動性の変化，不安，頭痛，意識混濁，意識消失，けいれん など |

**表 18-6** アナフィラキシーやショックを疑う緊急性の高い症状

| 全身症状 | チアノーゼ，脈が触れにくい・不規則，意識もうろう，ぐったり，失禁 |
|---|---|
| 呼吸器症状 | 喉や胸が締め付けられる，嗄声，犬吠様咳嗽，持続する強い咳込み，喘鳴，呼吸困難 |
| 消化器症状 | 持続する強い腹痛，繰り返す嘔吐 |

より血圧低下や意識消失が起こり，生命の危機を伴うものをアナフィラキシーショックとよぶ．

◆アナフィラキシーやアナフィラキシーショックは，食物アレルギーの他に，昆虫（ハチなど）や医薬品のアレルギーなどでも起こることがある．

［診　断］　なにを食べてどのような症状を起こしたかといった病歴や食物日誌などから原因食物を推定し，皮膚テスト（プリックテスト*）や血液検査（特異 IgE 抗体，ヒスタミン遊離試験）を行う．しかし，正しい診断のためには，食物経口負荷試験の実施が必須である．

*プリックテスト：特異 IgE 抗体を証明するための検査である．腕に食物の抗原エキスとコントロール液を滴下し，その上からプリックの針を押しつける．15 分後に膨疹の大きさを計測し，コントロールと比較して判定する．

［治　療］

①診断後の管理：正しい診断に基づいて，原因食物が判明した場合には必要最小限の除去を行う．乳幼児期に発症した鶏卵，牛乳，小麦，大豆アレルギーは年齢とともに治りやすいため，食べられるようになったかを評価する目的で，定期的に食物経口負荷試験を行うことが望ましい．一方で，微量でアナフィラキシーを起こすような重症例では，原因食物の除去・回避が原則である．

②アレルギー症状に対する治療：皮膚症状に対しては，抗ヒスタミン薬の内服を行う．呼吸器症状に対しては，気管支拡張薬の吸入を行い，必要により酸素投与を行う．消化器症状で経口摂取が困難な場合には，点滴を行う．

アナフィラキシーやショックを疑う緊急性の高い症状（**表 18-6**）を 1 つでも認めた場合には，できるだけ迅速に適切な処置を行うことが重要であり，アドレナリン筋肉注射が第一選択薬である．アナフィラキシーの既往やリスクのある患者に対しては，医療機関を受診するまでに速やかに対処できるよう，アドレナリン自己注射薬が処方される．また，ショックの場合には，仰臥位で下肢を挙上させ，等張液の急速輸液や酸素投与を行う．その他，追加治療として副腎皮質ステロイドの内服または静脈注射を考慮する．

◆食物アレルギーの特殊型

〈口腔アレルギー症候群〉

　原因食物を摂取した後，口腔粘膜に限局したIgE抗体を介した即時型反応のことである．果物・野菜が原因であることが多く，花粉症患者にしばしば合併する．これは，花粉症の原因の花粉と果物・野菜などとの間に交差抗原性があるために起こる．

　[症　状]　原因食物摂取直後からはじまる，口唇，舌，口蓋，喉のかゆみや違和感，血管性浮腫などである．症状は軽症で，自然におさまることが多いが，一部の症例で呼吸困難やじん麻疹などの全身症状に進展したとの報告もある．

　[診　断]　花粉症の病歴がある人における果物・野菜を摂取後の口腔咽頭症状と，皮膚テスト（プリックテスト）や血中特異的IgE抗体検査で該当するアレルゲンを確認することで診断する．確定診断は経口負荷試験（舌下投与試験）にて行う．

　[治　療]　原因食物の摂取を避けることが基本である．

〈食物依存性運動誘発アナフィラキシー〉

　ある特定の食物を摂取した後に運動をすると，アナフィラキシーを起こす疾患である．原因食物は小麦製品と甲殻類が多い．

　[症　状]　原因食物を摂取後，2〜3時間以内に運動を行ったときに，全身性のじん麻疹や血管性浮腫，紅斑などの皮膚症状が起こり，咳，喘鳴，呼吸困難といった呼吸器症状を合併することが多い．血圧や意識の低下といったショック症状を認めることもある．

　[診　断]　詳細な病歴聴取を行った上で，血液検査や皮膚テストの結果を参考にして原因食物を推定する．その上で，食物摂取と定量性のあるトレッドミルなどの運動負荷を組み合わせて症状が誘発されれば診断が確定する．原因食物を摂取後に運動をすると毎回症状を起こすわけではないため，しばしば診断に苦慮することがある．

　[治　療]　症状出現時の対応や治療は，Ⅰ型アレルギー（即時型）反応のときと同様である．診断後の対策としては，運動前には原因食物の摂取を避けること，原因食物を摂取後，最低2時間は運動を控えること，などである．

 **Column：アレルギー疾患への社会的対応**

　近年，アレルギー疾患をもつ児童生徒は増加している．これらの児童生徒が1日の多くの時間を過ごす学校での生活が安全・安心なものとなるようなとり組みが求められており，学校の教職員は個々の児童生徒について症状や治療等の特徴を正しく掌握する必要がある．そこで，学校で配慮や管理が必要なアレルギー疾患をもつ児童生徒は，主治医によって記載された「学校生活管理指導表（アレルギー疾患用）」（図18-1）を学校に提出し，記載された情報に基づいて学校と保護者が話し合いを行い，学校での取り組みプランを作成するシステムが策定されている．

　「学校生活管理指導表（アレルギー疾患用）」には，気管支喘息，アトピー性皮膚炎，アレルギー性結膜炎，食物アレルギー・アナフィラキシー，アレルギー性鼻炎において，それぞれ病型や治療，また，給食や運動，動物との接触，宿泊を伴う校外活動等における学校生活上の留意点を記載する項目が設けられている．また，医療機関受診等の緊急時対応を必要とする可能性のある気管支喘息と食物アレルギー・アナフィラキシーについては，緊急時連絡先を記載するようになっている．

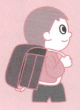

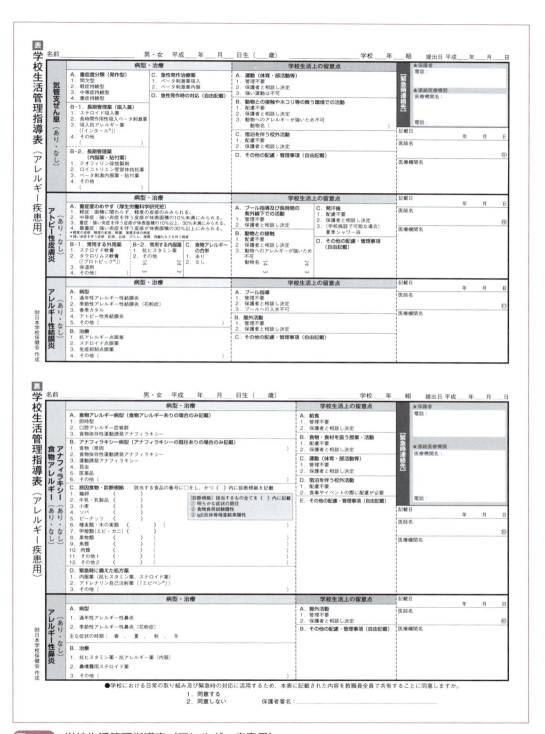

図 18-1 学校生活管理指導表（アレルギー疾患用）

［日本学校保健会：学校のアレルギー疾患に対する取り組みガイドライン，日本学校保健会図書，東京，p.12-13, 2008 より許諾を得て転載］

## 6　薬物アレルギー

　薬物を内服または注射した後に，薬物の本来の薬理作用とは無関係に，薬物またはその代謝産物を抗原として起こるアレルギー反応である．アナフィラキシーや血清病などの全身反応の他，皮膚・粘膜の症状や肝臓・腎臓・肺など特定の臓器を傷害するものなど症状は多彩である．

　[症　状]　発現時期はさまざまで，薬剤投与後数分から数日後，薬剤によってはさらに遅れて症状が現れることがある．症状は多彩で，発熱，じん麻疹，斑状，丘疹状の発疹があり，瘙痒を伴う．血液では顆粒球減少症，血小板減少症，溶血性貧血などがみられ，黄疸や肝障害，腎障害や血管炎などもみられることがある．薬物投与から10分以内に起こるのはアナフィラキシー反応であり，皮膚，消化器，呼吸器，循環器などの症状が現れ，ショックを引き起こすこともある．

　[診　断]　皮膚テスト（皮内テストやパッチテスト）などで原因薬剤の診断を行う．原因薬剤の確定には疑われる薬剤を少量から投与する誘発試験が行われるが，誘発試験により激しく発症することがあるので，慎重に実施する必要がある．

　[治　療]　薬物を中止する．大切なのはアドレナリン筋肉注射などアナフィラキシーに対する治療である．輸液，副腎皮質ステロイド薬，抗ヒスタミン薬の投与を行う．

# 19 自己免疫疾患および類縁疾患

有害な自己免疫反応により臓器障害が引き起こされる疾患群である.
原因は不明であるが, 家族内発症をみるものがあり, 遺伝的素因の関与も示唆される. 発熱, 関節症状, 皮膚症状, 赤沈促進, 血清蛋白組成異常など感染症に似た病像を示すが, 抗生物質は無効でアスピリンなどの非ステロイド系抗炎症薬, ステロイド, 免疫抑制薬が有効なことが多い.

## A 若年性特発性関節炎（JIA）

小児期の**リウマチ性疾患**の代表的疾患であり, 女児に多く, 1歳以下の発病はまれである. 左右対称性の関節炎, リンパ節腫脹, 肝脾腫を特徴とするスチル病が代表的なものである. 全身型（スチル病）, 関節型（多関節型, 少数関節型）に分類される.

［症　状］徐々に発病することが多く, 著明な発熱と全身症状ではじまり, 関節症状の出現まで数週以上に及ぶこともある. 初発時には足・手・指関節が主におかされ, 紡錘状にはれる. 関節の変形, 筋肉の萎縮を残す. 各病型にみられる朝のこわばりは, 長時間運動をしないと関節が固くなって運動しにくくなる現象で, 朝起床時にみられる. 虹彩炎, 心膜炎がみられることもある（表19-1）.
赤沈の促進, CRP陽性, 白血球増多, リウマトイド因子（RF*）がみられることもある.

＊RF：免疫グロブリンの一種, IgGに対する自己抗体である.

［治　療］非ステロイド系抗炎症薬が有効である. 全身型, 多関節型にはメトトレキサートを併用することが多い. 重症例には副腎皮質ステロイド薬, 生物学的製剤（TNF-α阻害薬, TNF-βレセプター製剤, IL-6阻害薬）などを使用する. 理学療法が必要である.
予後は悪くないが, 関節に変形を残すこともあり, 治療には長期間を要するので, この期間における患児および両親に対する励ましや指導が重要である.

## B 全身性エリテマトーデス（SLE）

皮膚, 粘膜, 関節, 腎, 血管, 中枢神経など全身の結合組織, 多臓器をおかす自己免

表 19-1　若年性特発性関節炎（JIA），全身性エリテマトーデス（SLE），小児リウマチ熱の鑑別

| 疾　患 | JIA | SLE | リウマチ熱 |
|---|---|---|---|
| 年　齢 | 5歳以下も | 5歳以上 | 5歳以上 |
| 性　比 | 女子1.5：男子1 | 女子5：男子1 | 同じ |
| 関節所見 | | | |
| 　自発痛 | 中等度 | 非特異的 | 強い |
| 　腫脹 | 非特異的 | 非特異的 | 非特異的 |
| 　圧痛 | 中等度 | 非特異的 | 強い |
| 　骨のX線上の変化 | しばしばある | 時にある | ない |
| 朝のこわばり | ある | ない | ない |
| 発　疹 | 特有な発疹 | 頬部潮紅 | 輪状紅斑 |
| 小舞踏病 | ない | まれにある | ある |
| 臨床的な心炎 | まれ | 晩期にある | ある |
| 臨床所見 | | | |
| 　白血球数 | 正常ないし増加 | 減少ないし正常 | 正常ないし増加 |
| 　RF | 50％に＋ | 20％に＋ | 陰性 |
| 生　検 | | | |
| 　皮膚発疹 | 非特異的 | 診断に有用 | 非特異的 |
| 　結節 | 非特異的 | 非特異的 | 非特異的 |
| 　アスピリンへの反応 | 遅く反応 | 反応なし | 速やか |

疫疾患で，種々の自己抗体を産生する．寛解と再燃を繰り返し，慢性に経過する．

　［症　状］　顔面の蝶形紅斑が特徴的であり，発熱，体重減少，多発性関節炎，腎障害，肝・脾・全身のリンパ節腫大，中枢神経障害（けいれん，片麻痺，精神障害など），網膜，皮膚の血管炎などがみられる（表 19-1）．

　貧血，白血球・血小板減少，赤沈促進，血尿，蛋白尿があり，血清補体価は低下し，血清免疫グロブリン値は上昇する．抗核抗体が高率に陽性で，血清梅毒反応が陽性を示すこともあるが，梅毒とは関係がない．

　［治　療］　副腎皮質ステロイド，免疫抑制薬で治療する．腎不全により死亡することもある．

## C　皮膚筋炎

　皮膚および筋肉をおかし，びまん性非化膿性炎症および退行性病変を示す．男児より女児に多い．原因は不明である．

　［症　状］　筋力低下，筋肉痛，圧痛があり，上眼瞼，両頬に拡がる紅斑があり，紫紅色となり，色素沈着を残す．呼吸筋，嚥下筋の麻痺を起こす．検査所見ではクレアチンキナーゼ（CK），アルドラーゼ（ALD），ASTなど筋由来の酵素の値が上昇する．筋電図検査では筋原性病変が認められる．

　［治　療］　副腎皮質ステロイド薬を投与し，関節拘縮（関節の動きがなんらかの原

因で制限された状態）の予防のために早期より理学療法を行う．

## D リウマチ熱

　好発年齢は学童期で，3歳以下，15歳以上には少ない．A群β溶連菌感染（「13章 感染性疾患」C-1項，p. 137参照）に続発して起こる．最近はほとんどみられなくなった．

　[症　状]　溶連菌による咽頭炎，扁桃炎に罹患後1〜3週間後に，38〜40℃の発熱と関節痛で発症する．心炎，多発性関節炎（四肢の大関節，すなわち膝・足・肘・手関節などが相次いでおかされる．1つの関節の症状は10日以内に消失する），皮下結節（肘・腕・膝関節の付近に多く，直径約1.0 cm），輪状紅斑，小舞踏病（手足の粗大な不随意運動，情緒不安定など）が主症状であり，その他に腹痛，胸痛，鼻出血，全身倦怠，顔面蒼白などもみられる．検査所見では赤沈の促進，CRP陽性，白血球増多，貧血，心電図の異常（PR時間の延長，STの異常），胸部X線による心拡大，心エコー検査で弁膜症，および溶連菌に対する抗体価（ASOなど）の上昇がある．

　[診　断]　大症状（心炎，多発性関節炎，小舞踏病，輪状紅斑，皮下結節）が2つ以上，または大症状が1つでも小症状（発熱，多関節痛，赤沈促進・CRP陽性・白血球増多の急性期反応，心電図でPR時間の延長）が2つ以上あればリウマチ熱を疑い，先行溶連菌感染の証明があれば，リウマチ熱と診断する（表19-1）．

　[治　療]　急性期には安静が必要で，溶連菌に対してはペニシリン系薬剤，心炎，関節炎などには非ステロイド系抗炎症薬，副腎皮質ステロイドを投与する．

　[予　後]　永続する心障害の有無により決まり，再発すれば心障害を残しやすいので再発の予防がもっとも重要である．予防の目的でペニシリン系薬物の投与を少なくとも5年以上続ける必要がある．

## E 川崎病（急性熱性皮膚粘膜リンパ節症候群：MCLS）

　3歳以下の乳幼児に好発する急性熱性発疹性疾患で原因は不明である．しばしば冠動脈瘤がみられ（図19-1），まれに心筋梗塞で突然死をきたすことがある．

　[症　状]　高熱が1週間以上も続き，眼球結膜の充血，口唇の乾燥発赤，苺舌，不定形発疹，手足の発赤および硬性浮腫，回復期の落屑などを特徴とする．頸部リンパ節腫大が片側性にみられることがある．

　赤沈促進，白血球増多，血小板増加がみられる．

　近年MCLSの心障害が注目され，小児の後天性心疾患として重要視されるようになってきた．

　急性期心障害は発病後1〜4週にみられ，心筋炎，心膜炎，冠動脈炎を主とするものであり，頻脈，心雑音，微弱心音，心拡大などがみられる．心電図でも70〜80％になんらかの異常がみられる．

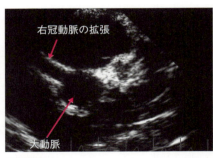 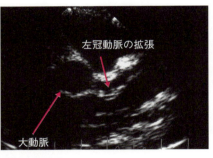

図 19-1　心エコーによる，川崎病の左右冠動脈瘤所見

[治療]　アスピリンの投与，免疫グロブリンの大量点滴静注療法が行われる．難治例には副腎皮質ステロイドや免疫抑制薬の一種，シクロスポリンの使用も試みられている．安静，心障害に対する注意深い経過観察が必要である．

後遺症としての心障害は冠動脈病変が主であるが，僧帽弁閉鎖不全，心筋梗塞発作などの合併をみる．

急性期の冠動脈瘤（図 19-1）は 6ヵ月〜1年後に大部分が消失するが，死亡例のほぼ全例に冠動脈瘤，血栓閉塞がみられる．心筋梗塞による死亡は 8〜60 病日，とくに 20〜30 病日に多い．心エコー図，冠動脈造影による経過の観察が必要である．心合併症がなければ予後は良好である．

## F　IgA 血管炎（アレルギー性紫斑病）

皮膚，腎，関節などの毛細血管〜細動脈に IgA が沈着して発症する血管炎であり，ヘノッホ・シェーンライン紫斑病，アナフィラクトイド紫斑病，血管性紫斑病ともよばれる．発症年齢は 3〜7 歳で，10 歳未満が 90％ を占める．秋から冬にかけて好発する．

[症状]
①**皮膚症状**：両側下腿前面を中心に出血斑が出現する（100％）．出血斑は経過にしたがって暗赤色から暗紫色へ色調を変え，そのサイズも点状から斑状へ変化する．また，しばしば局所性血管性浮腫が，眼周囲，口唇，頭部や額部に突然出現し，数時間で消退する［クインケ（Quincke）の浮腫］．

②**腹部症状**：腹痛，嘔吐，消化管出血などが 50〜75％ にみられる．激しい腹痛があり，血便やタール便がみられる．腸重積症合併例もある．

③**関節症状**：関節炎（60〜75％）が膝や足関節に好発する．激しい腹痛があり，熱感や発赤はみられず，数日で消退する．

④**腎症状**：約 40％ が腎炎（紫斑病性腎炎）を発症する．腎症状は他の症状に遅れて出現し，腹部症状の強い例に多い．発症時期は紫斑出現から 1 週間以内が 45％，1ヵ月以内が 75％，3ヵ月以内が 95％ である．多くは予後良好であるが，血尿に蛋白尿を伴う例やネフローゼ症候群を呈する例では経過が遷延（長引くこと）し，まれではあるが腎

不全もある．

[検査・診断] 特異的な検査所見はない．採血時の駆血部分に点状出血を認める．血漿第XIII因子の活性低下が認められることが多く，腹部症状のある例に多い．腎炎例の腎組織にはIgA免疫複合体の沈着を認め，IgA腎症と区別できない．診断は，両下肢の紫斑に腹部症状や関節症状があれば容易である．しかし紫斑が遅れて出現する場合は，急性腹症（強い腹痛），腸重積症（血便），JIA（関節炎）などとの鑑別が必要となる．

[治　療] 対症療法が主体で，腹痛（下血）に対して副腎皮質ステロイドが投与され，無効例には第XIII因子製剤の補充療法も行われている．腎炎に対しては，抗凝固薬や抗血小板薬などが使われるが，ネフローゼ症候群などの重篤な例には副腎皮質ステロイド，免疫抑制薬が用いられる．

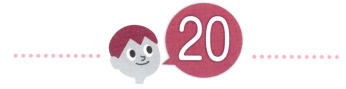

# 神経・筋疾患

## I. 中枢神経疾患

　小児期，とくに乳児期には中枢神経の発達はもっとも速やかであり，脳重量は生後1年で出生時の約3倍，2歳で成人の3/4に達し，精神・運動機能のめざましい発達がみられる．すなわち，生後1年のあいだに，寝たきり，頸がすわる，おすわり，ひとり歩きと発達し，意味のある言葉をしゃべるようになり，他の動物と異なった人間という存在となる．

　小児の中枢神経疾患の特徴として，①遺伝あるいは発生途上の種々の障害による奇形と奇形症候群（先天異常）の存在，②脳性麻痺，知的障害，自閉症スペクトラム障害など発達障害の存在などが挙げられる．

### A 神経学的検査

　神経学的診察\*に加えて，補助的検査として血液（髄液）検査，生理学的検査，画像検査，発達・知能検査が行われる．

> \*神経学的診察：運動，言語，社会性の発達レベルが何歳相当であるかをチェックする．運動，言語，社会性が，暦年齢からの遅れあるいは異常なパターンである場合に神経学的徴候としてとらえる．精神状態，言語，姿勢，運動，脳神経，反射，感覚系を調べる．これらの診察から想定される障害部位に関連する疾患を想定する．

#### 1 血液（髄液）検査

　肝機能，血糖，電解質は意識障害，けいれんの鑑別に有用である．髄液検査は髄膜炎や脳炎が疑われた場合に行う．

#### 2 生理機能検査

　脳波は，年齢的発達，精神活動，睡眠・覚醒リズム，意識状態，薬物などにより影響を受ける．けいれん，とくにてんかんでは必須の検査である．

#### 3 画像検査

　頭部外傷では頭部単純X線撮影を行う．頭部CTおよびMRI検査は出血，腫瘍，炎症，萎縮，先天奇形（図20-1, 2）の診断に有用である．

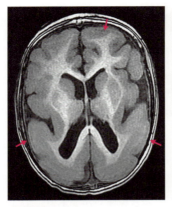

図20-1 滑脳症のMRI（T1強調像）

脳溝を認めず，大脳表面は平滑である．

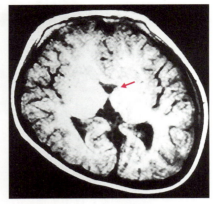

図20-2 全前脳胞症のMRI（T1強調像）

左右の側脳室前角が癒合し単一になっている．

### 4 発達・知能検査

　発達検査として，津守・稲毛式乳幼児発達スクリーニング検査（0〜7歳まで），遠城寺式乳幼児発達検査（0〜4歳7ヵ月），日本版デンバー式発達スケール（0〜6歳）がある．知能検査としては，知能を全体としてみる田中・ビネー式知能検査と言語性と非言語性に分けて考えるWPPSI知能検査，WISC-Ⅳ知能検査がある．

## B 頭蓋奇形

　頭蓋の増大，縮小，変形には，頭蓋骨のみでなく脳実質，頭蓋内圧が関係している．

### 1 頭囲の異常

　正常頭囲と±2SD*以上の差がある場合を，大頭症あるいは小頭症という．通常，頭囲の計測は，前頭結節と外後頭隆起を通る最大周径を用いる．低出生体重児では3ヵ月までの頭囲の増大は著しい．

*SD：標準偏差のことで，データがどの位ばらついているかを表す指標．通常2標準偏差以上平均値から偏っている場合を病的と考える．

#### a 大頭症

　正常発達である場合には，家族性大頭症が疑われる．病的な大頭症として，アレキサンダー病，カナバン病，テイ・サックス病などや水頭症，慢性硬膜下血腫などがある．水頭症では，脳室腹腔吻合術，または脳室心房吻合術などの外科手術が行われる．

#### b 小頭症

　脳実質が小さい場合は先天性小脳髄症（滑脳症：図20-1，厚脳回症，全前脳胞症：図20-2など），胎児期あるいは乳児期の脳の破壊性病変（出生時の重度仮死およ

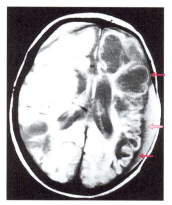

**図20-3** 出生時の重度仮死および循環障害のMRI（T1強調像）

脳実質内の多囊胞性変化（赤矢印）と硬膜下血腫（斜線矢印）

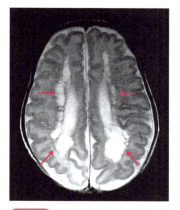

**図20-4** 脳室周囲白質軟化症のMRI（T2強調像）

在胎28週，778gにて出生．3ヵ月時：脳室周囲に多発囊胞が認められる（矢印）．

び循環障害：図20-3）による脳萎縮（二次性小脳髄症），頭蓋縫合の早期閉鎖（狭頭症）がある．先天性あるいは二次性小脳髄症では発達の遅れがあり，狭頭症では，頭蓋の変形と脳圧亢進症状や眼球突出などがある．生後6ヵ月以前に，外科的処置を行うことが望ましい．

## C 脳性麻痺

　脳性麻痺は，受胎から新生児期までに生じた脳の非進行性病変に基づく，永続的な運動および姿勢の異常である．頻度はおよそ出生500人に1人である．

　[原　因]　半数以上は，周産期における脳障害による．出生以前の原因は，脳形成異常と先天性感染症[TORCH（トーチ）症候群：トキソプラズマ，その他，風疹，サイトメガロ，単純ヘルペス]が多い．周産期での原因は，低出生体重児出生，切迫仮死，遷延分娩などに伴う脳循環障害，無酸素症である．低出生体重児では，低酸素性虚血性脳障害として**脳室周囲白質軟化症（PVL）**（図20-4）が生じやすい．核黄疸が原因の不随意運動型は減少している．出生後の原因は脳炎・髄膜炎に続発する両側性脳障害，けいれんに伴う片麻痺，外傷および頭蓋内出血などがある．

　[病型分類]
　(1)麻痺の部位による分類（図20-5）
　　①四肢麻痺：重度の障害で，上下肢の障害が同程度
　　②片麻痺：片側の麻痺で，上肢の障害が重い
　　③両麻痺：上肢に比し，下肢の障害が重い
　　④対麻痺：下肢の障害のみで上肢の障害はない

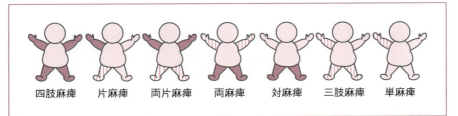

図 20-5　麻痺の部位による分類

(2) 筋緊張や異常の質的差による分類
　① 痙直型：筋緊張の亢進，深部腱反射亢進と病的反射
　② 不随意運動型：くねるような奇妙な運動であるアテトーゼが特徴
　③ 強剛型：屈伸両筋の筋緊張亢進
　④ 失調型：協調運動の障害，ふらつき
　⑤ 混合型：痙直型とアテトーゼ型

　[臨床症状]　乳児期には原始反射（モロー反射「第 2 章　小児の発育と発達」図 2-12，p. 15 参照）が 6 ヵ月以降も残り，異常な筋緊張低下あるいは亢進があり，頸定（くびのすわり）などの運動発達は遅れる．音に敏感あるいは鈍感，周囲を注視しない，ミルクにむせるなどの問題がある．歩行は異常で，下肢交差あるいはふらつきがある．片麻痺は 1 歳ごろまで明らかでないことがある．精神遅滞，てんかん，難聴，内斜視などが時に認められる．

　[治　療]　基本は機能訓練（理学療法，作業療法）であり，早期に治療を開始することが望ましい．補装具の製作，種々の工夫された日常用具（食事用具，コミュニケーションエイド*），感覚・知覚訓練，言語訓練，呼吸訓練，嚥下・摂食訓練がある．また，関節の拘縮に対して手術療法，抗けいれん薬治療，呼吸器感染症などに対する治療がある．

　\*コミュニケーションエイド：運動障害などでコミュニケーションが十分できないときに使う道具（コンピュータなど）．

## D　けいれん性疾患

　小児期は成人に比してけいれんが起こりやすく，とくに乳幼児期に起こりやすい．小児の約 10% にけいれんの既往があるといわれている．

### 1　てんかん

　てんかんとは，種々の成因によるてんかん発作を主徴とする慢性脳疾患で，発作は脳神経細胞の過剰放電により起こり，反復出現する．わが国の 13 歳未満でのてんかん有病率は，人口 1,000 人当たり 5.3～8.8 人である．てんかん発作は部分発作，全般発作に大別される．

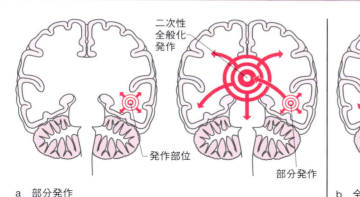
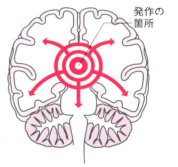

図 20-6 部分発作と全般発作

### a 部分発作

部分発作は大脳に局在するてんかん焦点に起始する発作で，意識障害を伴わない**単純部分発作**と，意識障害を伴う**複雑部分発作**に分けられる．さらに，興奮が大脳全般に波及して全身けいれんにいたる二次性全般化発作に分類されている（図 20-6a）．

単純部分発作は，運動，感覚，精神症状と脳の部位に対応した発作で，発作時の意識は保たれている（図 20-7a）．複雑部分発作は意識混濁を伴い，口のもぐもぐや無意識の動作に似た自動症を示したりする（図 20-7b）．

### b 全般発作

発作の最初から両側大脳半球全体の徴候を持つ発作で，多くは意識障害と両側対称性の運動症状を認める．てんかん発射が脳全体に及ぶときに起こる発作である（図 20-6b）．

欠神発作（小発作）がはじまるとそれまでの動作が止まってぽんやりした顔つきになり，発作がおわると急にハッとしたように我にかえる（図 20-7c）．小児欠神てんかんは学童期の女児に起こりやすく脳波上は過呼吸に誘発される 3 Hz の規則的・律動的な棘徐波複合が特徴的である（図 20-8）．

ミオクロニー発作では，突然で両側同時な筋の瞬間的な攣縮が手足，頭，体幹に出現する（図 20-7d）．間代発作では，意識消失とともに左右対称性に全身の律動的な筋肉のけいれんを起こす．強直発作では，意識消失とともに左右対称性に全身が硬直する．強直間代発作（大発作）では，突然意識が消失し，左右対称性の全身の強直性けいれんが生じ，その後，間代性けいれんに移行する（図 20-7e）．脱力発作は身体の力が一瞬ガクッと抜ける発作で，起立時に発作が生じれば転倒することが多い（図 20-7f）．

### c 小児に特有なてんかん症候群（年齢依存性てんかん性脳症）*

①点頭てんかん（ウエスト症候群）：生後 3 ヵ月から 1 歳に発症する．発作はシリーズ形成のある短い強直性けいれん（スパズム）（図 20-9）である．頭部の前屈と下肢の

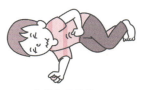
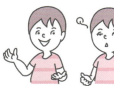

a　単純部分発作
意識障害を伴わない．

b　複雑部分発作
意識障害を伴う．自動症を
伴うことがある．

c　欠神発作(小発作)
それまでの動作が止まってぼ
んやりする．過呼吸で誘発さ
れやすい．

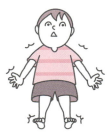
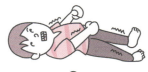
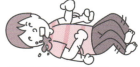
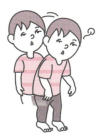

d　ミオクロニー発作
突然に両側同時に瞬間
的な筋攣縮が出現する．

e　強直間代発作(大発作)
上：突然意識が消失し，左右対称性の
　　全身の強直性けいれんが生じる．
下：間代性けいれんに移行する．

f　脱力発作
身体の力が一瞬ガクッと抜ける．
転倒することも多い．

**図 20-7**　てんかん発作

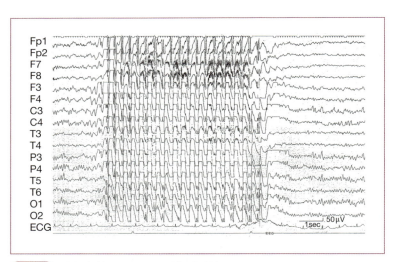

**図 20-8**　小児欠神てんかんの発作時脳波
両側広汎性・左右同期性の 3 Hz 棘徐波複合が約 7 秒間持続したのち，速やかに α 律動に
戻っている．

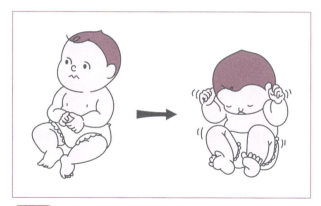

図 20-9　シリーズ形成性スパズム
四肢を屈曲あるいは伸展させる瞬間的な強直．頭部は胸に向かって前屈．5〜30秒間隔で反復する．

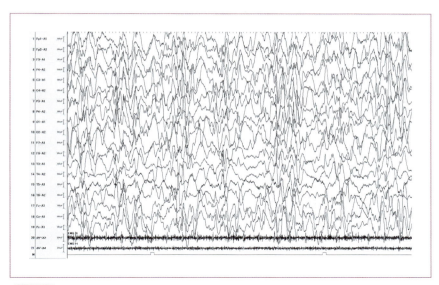

図 20-10　ウエスト症候群の6ヵ月乳児の入眠期脳波
不規則な高振幅徐波と多焦点棘波や鋭波が無秩序に混在したヒプサリズミアがみられる．

屈曲を特徴とし覚醒時に認める．脳波はヒプサリズミアで（図20-10参照），予後は一般に不良である．

　②レンノックス・ガストー症候群：多彩な小発作群を有し，2歳から8歳に発症する．発作は単発性の短い強直発作に，非定型欠神，ミオクロニー発作，脱力発作などを合併する．脳波上遅い棘徐波複合（図20-11参照）を特徴とする．

　＊**年齢依存性てんかん性脳症**：新生児期から幼児期にかけて年齢依存性に特徴的なてんかん発作で発症し，著しいてんかん性脳波異常を呈し，難治性であり，知能・運動・情緒面での発達障害を併発する疾患群である．

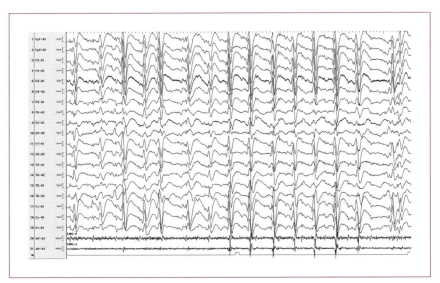

**図 20-11** レンノックス・ガストー症候群の 3 歳男児の睡眠時脳波
広汎性遅棘徐波複合を持続的に認める.

## 2 熱性けいれん

　体温の急激な上昇（38℃以上）に伴って乳幼児期に起こる発作性疾患で，中枢神経感染症，代謝異常，その他の明らかな発作の原因疾患のないものである．わが国における有病率は 7〜8％である．

　発症は，通常 6ヵ月〜5 歳までに起こる．典型的な発作症状は全身性の強直間代性けいれん（図 20-7e）であり，持続時間は数十秒〜数分．発作後は短時間で意識が回復し，麻痺はみられない．これらの特徴をもったものを単純型熱性けいれんという．このうち 1 つでも合わない症状があると複雑型熱性けいれんとよぶ．

　多くの場合，自然放置でよい．15〜20 分以上続く発作がみられた場合は，発熱時に抗けいれん薬応急投与を行い予防する．

## 3 泣き入りひきつけ

　生後 6ヵ月〜3 歳までの乳幼児にみられ，激しく泣いた後，呼気のまま呼吸が停止し，チアノーゼをきたし，けいれん発作に移行する．時に鉄欠乏性貧血が原因であることがある．

## E 化膿性髄膜炎，急性脳症

### 1 化膿性髄膜炎

重篤な後遺症を残したり，死に至ることがある．罹患頻度の高い乳幼児では成人で認められる**髄膜刺激症状**（項部強直：仰臥位で頭部を前屈させたときに下顎が胸壁につかない）に乏しいため，発熱と全身状態悪化があって疑わしければ，髄液検査を行う．

起因菌は年齢により異なり，新生児期では B 群連鎖球菌，大腸菌，乳幼児期では，インフルエンザ桿菌，肺炎球菌，髄膜炎菌が主な起因菌である．予防法として，ヘモフィルス・インフルエンザ菌 b 型（Hib）ワクチン，肺炎球菌ワクチンが有効である．

### 2 急性脳症

炎症所見のみられない中枢神経系の急性機能障害である．脳浮腫が認められる．多くは，乳幼児期のインフルエンザ，突発性発疹などのウイルス感染症に続発して発症する．意識障害と**頭蓋内圧亢進症状**（大泉門膨隆，うっ血乳頭）を呈し，脳ヘルニアを生じると脳幹障害による瞳孔，姿勢，呼吸，循環の異常をきたす．しばしばけいれんを伴う．

治療は対症的で，脳浮腫，けいれんの治療が主なものである．ステロイドパルス療法が有効なこともあるが，予後不良な例が多い．

## F 頭部外傷

乳幼児は，頭蓋骨，頭皮，骨膜が成人に比べて薄く，骨縫合が緩やかなため頭部外傷では腱膜下，骨膜下，硬膜下出血を起こしやすい（図 20-12）．そのため，軽微な外傷にもかかわらず，思わぬ重篤な病像を呈したり，一方，重篤な患者においても，治療予

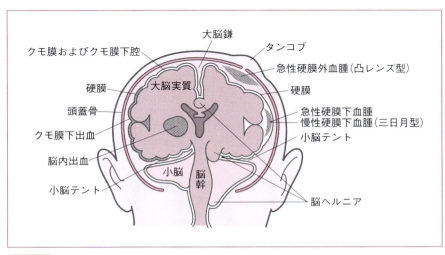

図 20-12 頭部外傷の種類

後がきわめて良好なことがあるなど，成人と異なる．時に虐待が原因のことがある．

### a 頭蓋外血腫

頭血腫は分娩時に多く発症し，骨縫合を越えて拡がることはない．帽状腱膜下血腫は，骨縫合を越えて拡がる．これらの血腫は通常2～3週間で吸収されるので，急性期には吸引しない．

### b 線状骨折

意識状態に変化がなければ問題なく経過することが多い．進行性頭蓋骨骨折は，乳幼児で骨折線の幅が数ヵ月後に著しく拡大する場合で，外科的治療が必要となる．

### c 頭蓋内出血

硬膜外血腫，硬膜下血腫（図20-3参照），外傷性脳内血腫，脳挫傷があり，頭蓋単純X線写真，CT，MRI，脳波検査を行い，必要であれば外科的処置を行う．原因として，子ども虐待の可能性を忘れてはならない．

①**硬膜外血腫**：受傷機転として，乳児は転落事故，幼児は交通事故が多いが，虐待の可能性も考慮する．受傷後2～3日してから急速に悪化する場合がある．

②**硬膜下血腫**：急性の場合は強度の外傷の機転で脳挫傷を伴うことが多い．眼底出血を伴う場合，虐待の可能性も考慮する（**乳幼児揺さぶられ症候群**，「6章 小児保健」表6-6，p.71参照）．慢性の場合，軽微な外傷を機転として発生する．大頭症の原因となることも多い．

## G 神経皮膚症候群

### 1 結節性硬化症

顔面血管線維腫，てんかん（とくに点頭てんかん），知的障害を三徴候とする．常染色体優性遺伝で発生頻度は5,000～1万人に1人である．

木の葉状白斑が出生時～2歳ごろまでにみられる．顔面の**血管線維腫**は就学前までに出現する．大脳に多数の**皮質結節**や**脳室上衣下結節**を認め（図20-13），年代により心臓，腎臓，脳（上皮下巨細胞小生星細胞腫）などに異なった腫瘍が発生する．てんかんおよび各腫瘍に対する治療が重要である．

### 2 スタージ・ウェーバー症候群

ほとんどは孤発例である．発生頻度は数万人に1人である．

**顔面血管腫（ポートワイン母斑）**が主に三叉神経の領域に認められる．脳軟膜血管腫により種々の中枢神経症状（てんかん，知的障害，麻痺，脳卒中様発作），緑内障を認める．

頭部CTにて石灰化や脳萎縮が認められる．MRIでは脳軟膜の静脈血管腫や脈絡叢の増大がみられる（図20-14）．

てんかんのコントロール，緑内障の治療が重要である．てんかんが難治な場合，外科的治療を考慮する．

G. 神経皮膚症候群　189

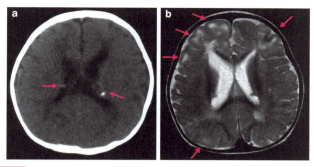

図 20-13　結節性硬化症頭部 CT（a）および MRI $T_2$ 強調画像（b）（1 歳男児）

a：石灰化を伴う脳室上衣下結節を認める（矢印）．
b：両側前頭部を中心に，$T_2$ 強調画像で高信号を呈する多数の皮質結節を認める（矢印）．

［森　健治ほか：結節性硬化症．シンプル小児科学，香美祥二（編），南江堂，東京，p. 322，2016 より許諾を得て転載］

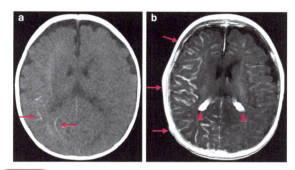

図 20-14　スタージ・ウェーバー症候群の頭部 CT（a）および造影 MRI FLAIR 画像（b）（4ヵ月乳児）

a：右大脳半球に，線状の石灰化を認める（矢印）．
b：造影 MRI FLAIR 画像にて，右大脳半球広汎性に脳軟膜の静脈血管腫（矢印）および脈絡叢の増大（矢頭）が認められる．

［森　健治ほか：スタージ・ウェーバー症候群．シンプル小児科学，香美祥二（編），南江堂，東京，p. 323，2016 より許諾を得て転載］

## 3　神経線維腫症 1 型（フォン・レックリングハウゼン病）

常染色体優性遺伝であり発生頻度は 3,000 人に 1 人である．

**カフェオレ斑**が出生時から認められる．末梢神経の鞘から生じる**神経線維腫**が，主に皮膚に思春期ごろから出現してくる．その他，視神経膠腫，虹彩小結節（目の虹彩にできる小さな腫瘍），骨病変などが認められる．

根本的な治療法はない．腫瘍の発生に注意する．

## H 変性神経疾患

運動障害や知的障害が進行性,退行性の場合,脳腫瘍,中毒,神経系変性疾患,慢性炎症など進行性神経疾患を考慮する必要がある.最近は遺伝子工学の進歩により,発症前に診断し得る疾患もあるが,治療法が確立していない時期の診断には慎重な対応が必要である.臨床診断には,発症年齢と症状が重要である.**灰白質変性症**(大脳灰白質が主病変)の場合にはけいれんと知能の退行が,**白質変性症**(大脳白質が主病変)の場合には痙性すなわち反射の亢進や病的反射,**皮質盲**\*,**皮質聾**\*が,初期より認められる.脳幹障害では眼振,脳神経症状,基底核変性症ではジストニア(体幹のねじれ姿勢)などの不随意運動が特徴である.眼科的異常として**チェリー・レッド斑**(眼底の黄斑部にアメリカン・チェリー色を認める)は,テイ・サックス病,ニーマン・ピック病に認める.末梢神経障害のある場合には,深部腱反射の減弱,末梢神経伝導速度の遅滞がある.

\***皮質盲,皮質聾**:大脳の聴覚野,視覚野障害があり,みえているのになにかわからない,聞こえているのになにかわからない状態.

## I 脳腫瘍

脳腫瘍は小児期の悪性腫瘍の中で頻度が高く,天幕下,正中部発生で,神経膠腫が多い.乳幼児期では縫合離開が起こりやすく,水頭症になりやすいが,脳圧が外へ逃げるのでうっ血乳頭を呈しにくい.脳腫瘍は,発生部位によりさまざまな症状を呈するので,中枢神経症状のある場合,脳腫瘍は必ず考慮する.小児では天幕下の腫瘍が多いが,1歳未満と11~12歳以降では天幕上に多い.多く認められる腫瘍は,髄芽腫,小脳星細胞腫,上衣腫,松果体部腫瘍(胚細胞腫瘍),頭蓋咽頭腫などである.

[症 状]

①頭蓋内圧亢進症状:頭痛,嘔吐,うっ血乳頭が特徴で,頭痛は朝方に多く,嘔吐は噴出性であるが,嘔気,食欲不振を伴わない.

②局所徴候:
　a. 小脳の腫瘍では,ふらつき,めまい,筋緊張低下,振戦
　b. 脳幹では,脳神経症状,意識障害
　c. 視床下部,視交叉部では,視力障害,視野狭窄,尿崩症,消耗症
　d. 大脳半球では,けいれん,嘔吐,片麻痺,急激な意識障害,性格変化,失語症,視力・視野障害

などを認める.

## J 発達障害

　発達障害とは，脳の成熟過程での機能的あるいは器質的障害によって小児期に現れ，言語，学習，社会性または行動の問題を示す状態と定義される．2013（平成25）年に改訂されたDSM-5®（『米国精神医学会による精神疾患の診断・統計マニュアル』）では，発達障害には神経発達障害という名称が使用され，知的障害，自閉症スペクトラム障害，注意欠如・多動性障害，学習障害などが分類されている．わが国における法令上，行政上は知的障害以外の発達障害をあらわす場合が多い（**発達障害者支援法**，平成17年施行）．

### 1 知的障害（精神遅滞）

　明らかに全般的知的機能が平均以下で，個別施行による知能検査で70以下の知能指数（IQ）であるが，幼児では，明らかに平均以下の知能であるという臨床的判断による．同時に，適応機能の欠陥または不全が存在する（すなわち社会的技能と責任，意思伝達，日々の生活機能，個人的独立，自給自足などの面で患児が属する文化圏で，その年齢に対して期待される基準を満たさない）．

　[重症度]　知的障害の程度を反映して，軽度，中等度，重度，最重度という4つのレベルがあり，指標として用いられるIQレベルは，軽度知的障害は，50〜55から約70，中等度知的障害では，35〜40から50〜55，重度知的障害では，20〜25から35〜40，最重度知的障害では，20あるいは25以下である．

　[原因]

①**遺伝的要因**：約5%．先天性代謝障害，単一遺伝子障害（結節性硬化症など），染色体異常症（転座型ダウン症候群，脆弱X症候群など）

②**胎生初期の異常**：約30%．染色体変化（21トリソミー型ダウン症候群など），毒素による障害（母親のアルコール常用など）

③**妊娠・周産期異常**：約10%．栄養障害，低出生体重児，低酸素症，出産障害など

④**乳幼児期の障害**：約5%．感染症，外傷　鉛中毒など

⑤**環境・精神障害**：約15〜20%．愛情剥奪，社会的遮断など

### 2 自閉症スペクトラム障害

　自閉症は，症状においても知的能力においても連続性があることにより，DSM-5®では自閉症スペクトラム障害（ASD）という用語で表現されている．頻度はASD全体では人口の1〜2.2%との報告があり，男女比は3〜5：1で男性に多い．病因としては，複数の遺伝子に加え環境的要因の関与も指摘されている．発症年齢は3歳以前であり，すでに1歳前後でASDの特徴をみせていることも多い．**表20-1**のAとBの2つの項目によって診断される．

　ASDの治療として，早期療育が重要である．積極的に情緒豊かに接し，人との関わり合いの本来的な楽しさや面白さを伝えていく．思春期以降はいじめによる抑うつ，不登校などの二次障害の予防と社会生活訓練，生活技術訓練などが中心となる．ASDの

**表 20-1** 自閉症スペクトラム障害の特徴

A. 社会的コミュニケーションおよび対人的相互交流の障害
1. 対人―情緒的な相互性の障害：興味，感情などを共有，共感することの障害．関わり方が一方的．
2. 対人的相互交流のために用いられる非言語的コミュニケーション行動の障害：模倣，アイ・コンタクト，ボディ・ランゲージ等の異常．視線や表情で気持ちを伝え合うのが苦手．
3. 発達水準に相応した，仲間関係を築くことと維持することの障害：ごっこ遊びの共有や友達をつくることの困難．さまざまな社会的状況で適切に振る舞うことが困難．

B. 行動，興味および活動の限局された反復的な様式
1. 常同的あるいは反復的な言語，運動，あるいは物の使用：常同行動，遅延のオウム返し，物の反復的な使用．
2. 習慣や言語あるいは非言語的行動の儀式的パターンへの過度のこだわり，あるいは変化に対する過度の抵抗：儀式的動作，反復的な質問，些細な変化に対する苦痛など．
3. 限局的で固着した興味：普通でない物への強い執着や没頭など．きわめて限局的あるいは固執的な興味．
4. 感覚情報に対する反応性亢進あるいは反応性低下，あるいは環境の感覚的側面に対する異常なほどの興味．

［American Psychiatric Association（原著），日本精神神経学会（監）：DSM-5® 精神疾患の診断・統計マニュアル，医学書院，東京，2014 より引用］

中核症状を改善する薬物はまだ開発されていない．興奮，イライラ，攻撃性，自傷などの行動障害に対しては，薬物療法が行われることがある．

### 3　注意欠如・多動性障害

注意欠如・多動性障害（ADHD）とは，発達レベルに不適当な不注意（注意力障害）・衝動性・多動性を示す行動障害で，**不注意優勢型**，**多動性-衝動性優勢型**と両方を併せもつ**混合型**の 3 つのタイプがある．症状は，7 歳以前から存在するが，行動上の問題が明らかになりやすい就学前後の年齢層になり多動性-衝動性優勢型や混合型として，問題視されることが多い．年齢が高くなるにつれて有病率は下がるものの，逆に不注意優勢型の割合が大きくなってくる．

また非行との関連も注目されており，ADHD の一部は小学校高学年において**反抗挑戦性障害**に，青年期で行為障害，成人後に反社会的パーソナリティ障害になる可能性もあるといわれている．このような二次障害をきたす症例では児童虐待など，家庭状況が大きな影響を与えていることが知られている．

ADHD の治療目標は，症状の軽減をはかり環境への適応を改善すること，損なわれた自尊感情を回復・育成すること，そして二次障害の予防である．行動療法を中心とした心理社会的治療と薬物療法からなる包括的治療が基本となる．子どものよい行動に着目し褒めて強化するとともに，具体的により適切な行動を教え実践することにより，子ども自身がよい行動を能動的に身につけられるように支援する．保護者への支援としてペアレント・トレーニングが行われる．

### 4　学習障害

学習障害（LD）とは，全般的な知能が正常範囲（IQ：70 以上）にあり，視覚や聴力などの障害がなく，学習環境や本人の意欲にも問題がないにもかかわらず，「読み書き」や「計算」などの特定の領域における習得困難がみられる状態を指す．病因は単一ではなく，多くは先天性の脳機能障害と推定されるが外傷などによる脳損傷によっても発症

することがある．症状の違いにより**読字障害**，**書字障害**，**算数障害**というサブタイプに分かれる．

　読字障害の基本病態として，音韻処理の障害が考えられている．音韻処理とは聴いた言葉を個別の音のまとまりとして認識し処理する能力のことである．読字障害では，読むことに困難があるため本が嫌いになり，読書経験が不足し，やがて語彙や知識が不足し文章の読解力も身に付かない．さらに書字障害の併存も認められる．算数障害は，計算と数的推論の障害と定義され，基本病態には数詞の処理の障害，数の概念の障害，数的事実の障害が考えられている．

　読字障害の治療には，文字とその読みとの対応を自動化する解読指導を行い，次によく知っている語彙を増やす語彙指導を行うという2段階方式が有効である．書字障害に対しては「書いて覚える」ことが原則である．算数障害では，10の分解と合成を繰り返し練習して安定して確実にできるようになることを目指す．

# II. 筋疾患

　一般に**筋疾患（ミオパチー）**は近位筋の，**末梢神経疾患（ニューロパチー）**は遠位筋の筋力低下を起こす．知覚障害や腱反射減弱・消失は末梢神経障害を疑う根拠になる．乳児期には，ダウン症候群や中枢神経疾患でも著しい筋緊張の低下をみる．脳性麻痺や進行性神経遺伝病の筋緊張低下は，徐々に筋緊張亢進に移行する．乳児期の筋緊張低下をまとめて**フロッピーインファント**＊（ぐにゃぐにゃ乳児）とよぶ．

> ＊フロッピーインファント：筋緊張が低下しており，四肢の自発運動の減少，関節の過伸展などの徴候を呈する乳児をフロッピーインファントとよぶ．神経・筋疾患，染色体異常，先天代謝異常症，結合織疾患など多様な疾患が含まれる．鑑別としては，筋力低下を示す型と示さない型に分けられる．筋力低下型は自発運動がきわめて少なく，四肢の抗重力運動が不能である．原因は主に神経・筋疾患（先天性筋ジストロフィー，先天性筋強直性ジストロフィー，先天性ミオパチー，ウェルドニッヒ・ホフマン病など）である．腱反射は減弱する．抗重力運動が可能な筋力低下を示さない型には，染色体異常（ダウン症候群，プラダー・ウィリー症候群など），結合織疾患などが含まれる．腱反射は保たれている．

　[臨床検査]　ミオパチーでは**血清クレアチンキナーゼ（CK）**（上昇：筋ジストロフィー症），筋電図および筋生検（筋原性変化）が，末梢神経障害では末梢神経伝導速度（低下），筋電図および筋生検（神経原性変化）が診断する上で有用である．

## A　重症筋無力症

　神経筋接合部の伝達障害により，骨格筋の易疲労性，筋力低下をきたす自己免疫疾患である．

　筋力低下は夕方に憎悪する日内変動を示し，連続運動により憎悪し，休息により軽快する．**眼筋型**と**全身型**＊に分類される．

　診断には**テンシロンテスト**が有用である．コリンエステラーゼ阻害薬（テンシロン）

の静注により，眼瞼下垂(がんけんかすい)などの症状改善が認められる．誘発筋電図では連続刺激を与えると，全身型では低頻度刺激（2～5 Hz）で減衰所見が認められる．血液検査で**抗アセチルコリン受容体抗体**が検出されることが多い．

眼筋型では自然軽快することも多く，コリンエステラーゼ阻害薬が第一選択薬である．副腎皮質ステロイドは小児の全身型の第一選択薬であるが，コリンエステラーゼ阻害薬抵抗性の眼筋型にも用いられる．10歳以後の全身型には胸腺摘出術が第一選択となる．

* **眼筋型**：眼瞼下垂，斜視，複視，眼球運動障害などを認める．
* **全身型**：全身の骨格筋が障害され，球症状（嚥下困難，構音障害，呼吸障害）も伴いやすい．

## B 筋ジストロフィー

進行性の筋力低下を示す遺伝性疾患であり，病理学的には筋線維の変性・壊死像を特徴とする．

### 1 福山型先天性筋ジストロフィー

常染色体劣性遺伝で罹患率は数万人に1人である．新生児期から筋緊張低下（フロッピーインファント）を認め，中等度～重度知的障害を伴う．血清CKは著しく上昇しており，頭部MRIで大脳白質の髄鞘化の遅延，多小脳回などの脳形成障害の合併を認める（図20-15）．坐位までは獲得できる例が多いが，歩行を獲得するものはまれである．平均寿命は15歳程度となり，根本的治療法はない．呼吸・心機能障害に応じた支持療法を行う．

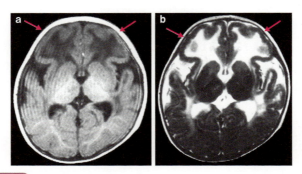

**図20-15** 福山型先天性筋ジストロフィーの頭部MRI（1歳男児）
a：$T_1$強調画像．
b：$T_2$強調画像．
前頭葉は，厚脳回様多小脳回を呈している（矢印）．大脳白質の髄鞘化の遅れも著しい．
[森 健治ほか：福山型先天性筋ジストロフィー．シンプル小児科学，香美祥二（編），南江堂，東京，p.328, 2016より許諾を得て転載]

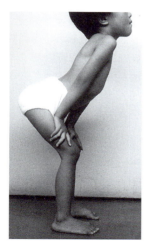

**図 20-16** デュシェンヌ型筋ジストロフィー
起立姿勢（登はん性起立，ガワーズ徴候：自分の膝に手をついての起立）．

### 2 デュシェンヌ型筋ジストロフィー・ベッカー型筋ジストロフィー

両疾患とも X 染色体短腕に位置する**ジストロフィン遺伝子異常**により筋線維が壊死に陥る．X 連鎖性劣性遺伝の筋疾患である．患者は男性に限られ，デュシェンヌ型筋ジストロフィー（DMD）の頻度は男児 10 万人当たり 10〜15 人，ベッカー型筋ジストロフィー（BMD）の頻度は男児 10 万人当たり 1.6〜2 人である．

◆筋生検において，DMD ではジストロフィン蛋白が筋線維膜に欠損しているため，全く染色されないのに対し，BMD ではまだらに薄く染色される．

DMD は，2〜3 歳ごろより転びやすい・走るのが遅いなどの症状で発症する．ふくらはぎの**仮性肥大**\*，**登はん性起立**（ガワーズ徴候，図 20-16）が認められる．血清 CK 値は著しい上昇を示す．ステロイド投与で運動障害の進行を遅らせることが可能であるが，根本的治療法はない．呼吸・心機能障害に応じた支持療法を行う．10 歳前後に歩行不能，20 歳前後で呼吸不全・心不全が顕在化する．大多数の例で 25 歳までには人工呼吸器が必要となる．

BMD は，DMD に比べ症状は軽く発症時期も遅い．歩行不能になるのは 20 歳代後半以降で，40 歳以前に歩行不能になるのは 10％にすぎない．多くの例でふくらはぎに仮性肥大を認める．BMD では歩行可能な時期に心筋症を発症することがあるので注意を要する．

\***仮性肥大**：脂肪や結合織が増えることにより，正常よりも大きくなること．

## C 筋強直（緊張）症候群

筋強直現象（ミオトニア）は，収縮した筋がただちに弛緩できないことを特徴とする．

### 1 筋強直性ジストロフィー

筋強直性ジストロフィーは先天型と成人型に区別される．常染色体優性遺伝であり，

有病率は2万人に1人である．先天型は成人型の母親から出生することが多い．

先天型は，新生児期より**フロッピーインファント**を呈し，人工呼吸管理や経管栄養を必要とすることもあるが，その後は筋緊張が改善し，3～5歳で歩行可能となることが多い．著しい知的障害を伴う．10歳以降，ミオトニア症状がみられるようになり，また成人型と同様に白内障，性腺機能低下・糖尿病などの内分泌異常，心伝導障害などを発症することがある．血清CK値は正常～軽度高値を示す．不整脈や拡張型心筋症による突然死に要注意である．

### 2 先天性筋強直症（トムゼン病，ベッカー型先天性筋強直症）

常染色体優性遺伝のトムゼン病と常染色体劣性遺伝のベッカー型先天性筋強直症に分類される．ベッカー型先天性筋強直症がより重症である．幼児期より転びやすい，手を開きにくい等のミオトニアによる症状を認める．

## D 先天性ミオパチー

骨格筋の特有の形態学的異常によって定義される．セントラルコア病を除くほとんどの病型では乳児重症型（新生児期から呼吸・嚥下障害を呈する），良性先天型（乳幼児期に運動発達の遅れがあるが，やがて歩行可能となる），成人発症型の3型に分けられる．良性先天型の頻度が高い．**フロッピーインファント**として発症し，頸屈筋群の筋力低下，顔面筋罹患などが共通して認められる．血清CK値は正常または軽度上昇を示す．根本的治療はない．対症療法とリハビリテーションを行う．

◆セントラルコア病，ネマリンミオパチー，ミオチュブラーミオパチー，中心核ミオパチー，先天性筋線維タイプ不均等症などに分類される．

## E 脊髄性筋萎縮症

脊髄運動ニューロンの変性疾患であり，体幹，四肢近位筋優位に進行性の筋萎縮と筋力低下をきたす．常染色体劣性遺伝である．臨床病型としてⅠ～Ⅲ型に分類される．Ⅰ型（ウェルドニッヒ・ホフマン病）は出生時からフロッピーインファントを呈し，坐位を獲得することはなく，呼吸障害を早期にきたす．Ⅱ型・Ⅲ型は乳幼児期に運動発達の遅れや筋力低下で気づかれる．Ⅱ型（中間型）は坐位まで獲得し，Ⅲ型（クーゲルベルク・ウェランダー病）は独歩可能となるが，以後は筋力低下が緩徐に進行する．線維束性収縮が特徴であり，指の細かな震え，舌の端にさざ波が立つような運動としてみられる．知的障害は認めない．血清CK値は正常である．通常Ⅰ型では呼吸不全のため2歳までに人工呼吸管理が必要となる．最近，原因蛋白であるSMN蛋白の発現を増やす薬物療法が可能となった．

# 21 運動器疾患

## A 骨系統疾患

骨系統疾患とは骨・軟骨をはじめとする骨格形成に関与する組織の障害により，骨格の形態や構造に異常をきたす疾患の総称である．低身長や骨変形を主訴とすることが多い．以下に代表的な3疾患について述べる．

### 1 軟骨無形成症

骨は骨端軟骨における骨組織の形成（骨化）により長軸方向へ伸びていく（軟骨内骨化）（図21-1）が，軟骨無形成症は，その**軟骨内骨化の障害**により，長管骨の長軸方向への成長障害をきたす疾患である．そのため，太く短い骨になる．頻度は出生1万〜2万人に1人であり，四肢短縮型低身長などの症状がある（図21-2）．知能は正常で生命予後は良好である．治療は低身長に対する成長ホルモン投与，骨延長術などの対症療法である．

### 2 骨形成不全症

骨の主要な成分であるⅠ型コラーゲンの生合成異常が本態であり，全身の骨の脆弱性を主症状とする．頻度は出生約2万人に1人，男女比は1：1である．主として長管骨

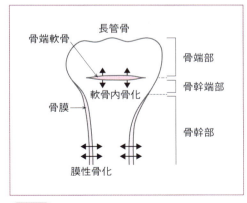

図 21-1 骨組織の形成

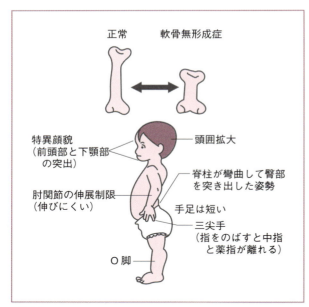

図 21-2　軟骨無形成症

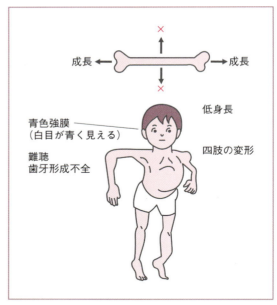

図 21-3　骨形成不全症

の骨膜における膜性骨化が障害されており（図 21-1），骨が横方向に成長できず，相対的に細長い骨になる（図 21-3）．易骨折性（骨脆弱性），その結果としての低身長，四肢の変形を認める．知能は正常で骨密度は低下している．治療の目的は骨折，骨変形の予防であり，ビスホスホネート製剤の静脈内投与，手術などがある．

### 3　大理石骨病

　破骨細胞の機能不全，それによる骨吸収不全が本態である．全身の骨硬化をきたし，結果として骨が硬くかつ脆くなり，骨髄腔が狭くなる．乳児型（重症型で致死性）と成人型（軽症型）および中間型に大別される．成人型はX線撮影での偶然の発見が多く，普通の社会生活を送れることが多い．びまん性の骨硬化により全身骨の骨髄腔が閉鎖され，X線像では骨が大理石のようにみえる．骨密度は増加する．椎体は終板の骨硬化によりサンドイッチ様あるいはラグビーのジャージのような横縞膜様を呈する．治療は対症療法である．

## B　発育性股関節形成不全症

　大腿骨頭が脱臼している状態である．先天性にゆるい不安定な股関節（関節弛緩）に，周産期から乳児期前期にかけて股関節の安定性になんらかの不利な外力（股関節の自由な運動を妨げる着衣など）が作用し，脱臼が成立する．出生1,000人に1～2人で，男女比は1:5～9と女児に多い．視診で下肢が左右非対称であったり，大腿部の皮膚皺の左右差を認める場合に本疾患を疑う．診察では，開排位で大腿を動かして脱臼音

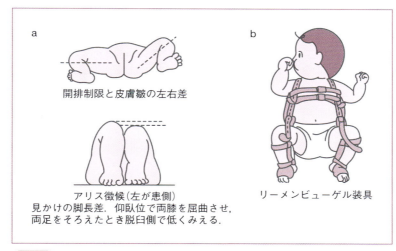

図 21-4　先天性股関節脱臼

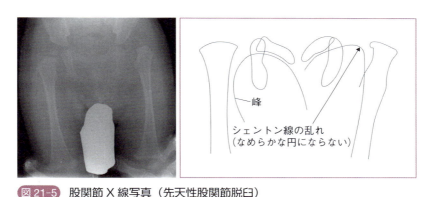

図 21-5　股関節 X 線写真（先天性股関節脱臼）
[伊藤弘道：運動器疾患．シンプル小児科学，香美祥二（編），南江堂，東京，p. 333，2016 より許諾を得て転載]

と整復音を聞くクリックテストや，開排制限，アリス徴候などを認める（図 21-4a）．股関節 X 線で診断可能であり，シェントン線の乱れなどが参考になる（図 21-5）．治療は，新生児期に診断された場合は，下肢の自由な運動を妨げないようにすること（窮屈なおむつを避けること）を指導し経過観察とすることで自然治癒することが多い．3，4ヵ月時にはリーメンビューゲルとよばれる装具療法を行う（図 21-4b）．リーメンビューゲルで整復されない場合，オーバーヘッド・トラクションといわれる入院牽引療法を行い，それでもなお修復されない場合には手術を行う．

## C　先天性斜頸

斜頸とは頭頸部が左右どちらかに斜めに傾いて，反対側に頭部が回旋している状態を

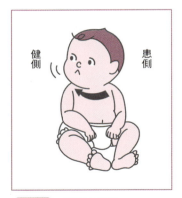

図 21-6 斜頸の頭位

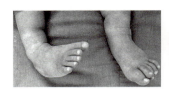

図 21-7 先天性内反足
右足が先天性内反足である.
[伊藤弘道:運動器疾患．シンプル小児科学，香美祥二（編），
南江堂，東京，p. 334, 2016 より許諾を得て転載]

指す（図 21-6）．子宮内での強制肢位や分娩時の機械的圧迫により胸鎖乳突筋に腫瘤ができ斜頸状態となる．新生児期に発見され，生後 6ヵ月ほどで自然治癒することが多く，予後は良好である．局所のマッサージや徒手矯正は行わない．

## D 先天性内反足

原因は不明であるが，出生時より，患側の足が内反，内転，尖足，凹足の 4 つが組み合わさった足変形を呈している（図 21-7）．徒手矯正は不可能である．出生 1,500 人に 1 人の発生で男女比は 2：1 である．半数が両側性．診断は視診，触診による．足の X 線で距踵角の減少を認め，10°以下になる．自然治癒はなく，放置すると重度の変形拘縮をきたすため，早期に治療を開始する．保存的治療［矯正ギプス（3ヵ月まで）→装具（デニスブラウン装具）による矯正位保持（3ヵ月から歩行開始まで）→矯正靴（歩行開始後）］を行う．保存的治療で十分な矯正が得られない場合，手術を行う．

## E 側彎症

脊柱が横（側方）に曲がり，多くの場合，脊柱自体のねじれを伴った状態である．側彎の角度（コブ角）（図 21-8）で 10°以上のものをいう．原因が不明である特発性側彎症が 80％を占める．学童期後半から思春期に認めることが多く，女児に多い．他の 20％は基礎疾患に伴うものである．確定診断には X 線が必要だが，立位検査や前屈検

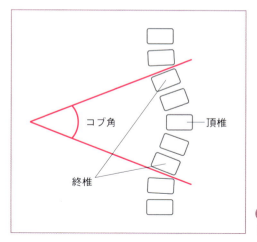

**図 21-8** 側彎の角度（コブ角）
もっとも傾斜している椎骨は終椎という．

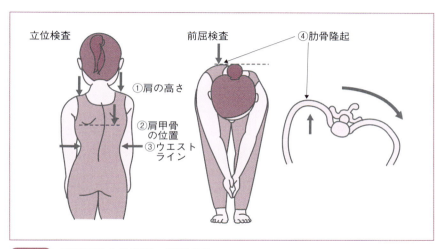

**図 21-9** 側彎症の立位検査，前屈検査
①②③が左右非対象になる．④前屈すると肋骨隆起を認める．

査で体型が左右非対称であることが参考になる（図21-9）．コブ角が軽度の場合（10～25°）は進行するかどうか3～6ヵ月ごとの経過観察を行う．側彎が25～40°までの中等度の側彎症に対しては，側彎の進行防止，矯正およびその保持のために装具療法が行われる．40°以上では手術が行われる．

## F 骨端症

骨端症とは成長期における骨端部（図21-1）への血流の遮断による同部位の骨壊死を起こす疾患である．骨端症の原因は外傷，素因などが考えられているが不明なものも多い．男児に多く，障害される部位により種々の病名がつけられている．例えば，ペル

テス病は大腿骨頭・大腿骨頸部の骨端症であり，5〜10歳に好発し，股関節痛がある．**オスグッド・シュラッター病**（いわゆるジャンパー膝）は脛骨粗面の骨端症であり，10〜15歳に好発し，スポーツのし過ぎによる膝の痛みで発症する．基本的にはX線で診断がつく．その大半は保存的に治療可能であり，予後も良好である．

## G 骨髄炎

骨と骨髄の感染症であり，化膿性骨髄炎ともいわれる．成長期の男児に多く，大腿骨，脛骨への黄色ブドウ球菌の血行性感染が多い．感染部位の強い痛みや発熱を認める．MRIで感染所見を同定できる．早期診断・早期治療を要し，全身安静，副子（患部を固定する添え木のようなもの）や牽引による局所安静，抗生物質の静脈内投与などを行うが，手術を要することもある．

## H 二分脊椎症

発生初期（妊娠4〜5週ごろ）に起こる脊椎椎弓の癒合不全であり，腰仙椎に好発する．出生2,000人に1人の発症頻度である．病変部が皮膚に覆われている潜在性二分脊椎と皮膚から外に脱出している開放性二分脊椎に分けられる．潜在性二分脊椎では腰仙部の病変部に一致して，脂肪腫，皮膚洞，皮膚陥凹，異常毛髪などがよくみられることで気づかれる．基本的には無症状である．

◆まれに脊髄係留症候群，すなわち，脂肪腫などに癒着した脊髄が身長の伸びについて行けずに引き延ばされ脊髄下部神経の障害が起き，下肢運動感覚障害，膀胱直腸障害などが出現することがあるので注意が必要である．

開放性二分脊椎では髄膜炎予防のため，出生後に背中の緊急閉鎖手術が必要である．合併症・症状としては，髄膜炎，水頭症（70〜80％に合併），キアリⅡ型奇形，脊髄空洞症，下肢運動感覚障害，膀胱直腸障害などがある．下肢運動感覚障害に対しては車椅子・補装具等，また膀胱直腸障害に対しては導尿・摘便・浣腸などが必要になる．

◆なお，葉酸サプリメントを妊娠4週間前から妊娠12週まで400 μg/日内服すると，発症リスクを70〜80％減少させることができるので挙児希望の女性は葉酸サプリメントを内服することが推奨される．

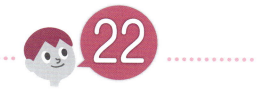

# 心身症と関連疾患

## A 心身症の定義と発症の要因

　心身症は,「身体疾患のうち,その発症と経過に心理・社会的因子が密接に関与し,器質的\*ないしは機能的障害\*の認められる病態を呈するもの」であり,神経症やうつ病などの精神障害に伴う身体症状は除外される(日本心身医学会教育研修委員会).

　鑑別の対象となる神経症は,心理的要因によって引き起こされるさまざまな精神症状,不安,恐怖,強迫行動\*などを呈する疾患で,自覚のあるものである.精神病は,身体症状はなく精神症状が主であり,自覚がなく社会適応の困難な疾患である.心身症と神経症の違いのポイントは,神経症は心理的苦痛を過剰な言動で表現しているのに対し,心身症はそのことを身体症状で表現していることである.このような特徴をとらえ,心身症は**失感情症**(アレキシサイミア alexithymia)ともいわれる.

　心身症は,ストレスによって自律神経系や内分泌系,免疫系などに異常をきたした状態である.発症要因は,個人的要因(素因,性格,発育状態など)と,環境要因(家族,友人,学校,地域,社会,文化など)に分けられ,ストレスの種類・強度と子どもの耐性能力や環境とのバランスの崩れによって発症する(表22-1, 2, 図22-1).

　\***器質的障害**:症状や疾患が,身体のどこかの損傷に基づく場合.
　\***機能的障害**:症状や疾患が,身体のどこかの損傷に基づかない場合.
　\***強迫行動**:同じ行動を繰り返す.

## B 主な心身症

### 1 遺尿症

#### a 夜尿症

　夜尿症(いわゆる"おねしょ")は,5歳を過ぎても睡眠中に排尿する状態をいう.夜尿症のうち,乳児期から夜間の排尿抑制機構が獲得されていないものを**一次性**(生来型),一度獲得された後に現れたものを**二次性**(獲得型)とよぶ.

　二次性の場合は,養育態度(過保護,過干渉,放任,無関心など),同胞(きょうだい)の誕生や家族の病気など,子どもの不安や緊張を増大させるような心理的要因が存在することが多い.一次性の場合は,子どもには劣等感,消極性などの心理的問題が生

表 22-1 各小児期の主な心身症・関連疾患とその誘因

|  | 心身症・関連疾患 | 誘因 |
|---|---|---|
| 乳児期 | 吐乳，下痢，便秘などの消化器症状，被虐待，心因性発熱 | 母親のいらいらした感情，几帳面すぎる育児態度，愛情の欠乏，放任，生活環境の不備 |
| 幼児期 | 指しゃぶり，性器いじり，遺尿症，頻尿，吃音，気管支喘息，周期性嘔吐症，遺糞症，チック，憤怒，けいれん | 弟妹の出生，嫉妬心，きょうだい間のおもちゃの取扱い，競争心，感情的育児態度，両親の共働き，愛情の欠乏 |
| 学童期 | チック，気管支喘息，心因性嘔吐，心因性頭痛，起立性調節障害，抜毛症，歩行障害，緘黙症，不登校 | きょうだいとの関係（嫉妬心，競争心），親子関係（厳格，過保護，過干渉など），友人関係，教師との関係，学業，塾 |
| 思春期 | 起立性調節障害，過敏性腸症候群，気管支喘息，過換気症候群，神経性無食欲症，過食症 | 個人の能力，身体的障害，親子関係，教師との関係，異性関係，進学の問題，人生観，社会観 |

［高木俊一郎：子どもの心とからだ，創元社，大阪，1989を参考に著者作成］

表 22-2 対人的環境要因

1. 家族が子どもに心理的影響を及ぼす場合
   ①長期の別居や入院などによる両親，とくに母親の長期不在
   ②弟妹の出生や共働きのために，とくに母親の愛情が少なくなったと感じる
   ③両親の不和や離婚などにより家庭の崩壊を感じる
   ④親の死や，生命を脅かす災害への遭遇など
2. 学校や友人との関係で子どもに心理的影響を及ぼす場合
   ①友人，先生などから愛情や信頼が感じられなくなるような状況
   ②転校に伴う担任の先生や級友との別れ
   ③先生の交代
   ④異性との破綻
   ⑤疎外やいじめ
   ⑥学業の過重
   ⑦課外活動など集団での不適応

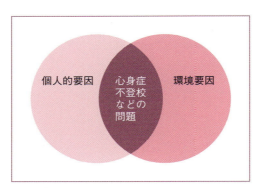

図 22-1 心身症の原因

じることが多い．日常生活を詳細に聴取するとともに，先天性腎奇形，尿崩症，尿路疾患などの基礎疾患を否定するための検査や，病態の把握のために早朝尿比重や膀胱容量の検査が必要である．治療は，水分・塩分摂取量の制限，就寝時排尿の履行，三環系抗うつ薬や抗利尿ホルモン薬などを併用する（表22-3）．一般に，一晩に排尿回数の少な

**表22-3** 夜尿症の治療

| 生活指導 | 塩分，水分摂取量の制限，就寝時排尿の習慣など |
|---|---|
| 夜尿アラーム療法 | 夜尿の水分を感知して警報が鳴る装置を利用する方法で，睡眠中の膀胱容量を増加させると考えられている． |
| 薬物療法 | 三環系抗うつ薬（アナフラニール，トフラニール，トリプタノール），抗利尿ホルモン（デスモプレシンスプレー）が効果があるとされているが，使用にあたっては副作用に注意しなければならない． |

［日本夜尿症学会（編）：夜尿症診療ガイドライン2016, 診断と治療社，東京, p.18, 2016を参考に著者作成］

いほど，排尿時間が明け方に近いほど治療に反応しやすい．なお，夜尿に昼間尿失禁を伴うものは約20%存在する．

### b 昼間尿失禁症

昼間尿失禁症（いわゆる"おもらし"）は，昼間に尿を漏らすものをいい，ほとんどは夜尿症も合併している．漏れ方には，尿意が弱く，じわじわ漏れて尿量が少ないタイプと，尿意が強く，我慢できず多量に漏れるタイプがある．学校などでは友人のからかいがあり，対応に心理的配慮が必要である．

## 2 遺糞症

遺糞症は，排便が自立すべき4歳を過ぎても，不適切な場所で無意識に排便し，下着に便を漏らす状態である．多くは便秘を伴う．排便時に疼痛を伴うことで排便を避けがちになり，そのことで便秘がひどくなって便塊が貯留し，下着に漏らすという悪循環が生じる．強制的なトイレットトレーニングや叱り過ぎなどの養育が疑われる場合，親子への心理的支援が必要である．

## 3 チック

急激で反復性に生じ，非律動的，常同的（同じ行為を不自然に繰り返す）な骨格筋の不随意的収縮，あるいは不随意的発声である．一過性のチック障害から，トゥレット症候群のように**音声チック**（咳ばらいなど）を伴う**運動性チック**が含まれる．多くはまばたきなどの**慢性運動性チック**である．要因は子どもの性格や親の養育態度が考えられている．やめさせようとする声かけは，緊張を高めるため効果的ではない．

## 4 吃音

同じ音あるいはことばの繰り返しや引き伸ばしなど，流暢さの障害である．2〜7歳に発症し，男児に多い．緊張しているときや不安なときに悪化し，落ち着いているときは消失する．治療は，子どもに不安を与えないこと，不快な表情を示さず，話し方でなく内容を大切にし，ゆっくり聞く態度が大切である．予後は良好である．

## 5 過敏性腸症候群

消化管の食物を運ぶ収縮運動が高まった状態にあり，腹痛，腹部膨満感および便通異

**表22-4** 摂食障害の診断基準（DSM-5®）

**神経性無食欲（やせ）症**
1. 必要量と比べてカロリー摂取を制限し，正常の下限を下回る体重
2. 体重増加または肥満になることに対する強い恐怖，または体重増加を妨げる持続した行動がある
3. 自分の体重，体型の感じ方における障害．自己評価に対する体重や体型の不相応な影響，または現在の低体重の深刻さに対する認識の接続的欠如

**神経性大食（過食）症**
1. 反復する過食のエピソードは以下の2つによって特徴づけられる
   ①他とはっきり区別される時間帯に（例：任意の2時間のあいだの中で），ほとんどの人が同じような時間内に同じような環境で食べる量よりも明らかに多い食物を食べる
   ②そのエピソードのあいだは，食べることを制御できないという感覚
2. 体重増加を防ぐための不適切な代償行動．例えば，自己誘発性嘔吐，下剤や利尿薬，浣腸，またはその他の薬剤の誤った使用，絶食，または激しい運動を行う
3. 過食と不適切な代償行動がともに平均して3ヵ月間にわたって少なくとも週1回は起こる
4. 自己評価は，体型や体重の影響を過度に受けている
5. 障害は，神経性無食欲症のエピソードの期間中にのみ起こるものではない

［American Psychiatric Association（原著），高橋三郎ほか（監訳）：DSM-5® 精神疾患の分類と診断の手引き，医学書院，東京，2014より引用］

常（便秘，下痢，交替性便通異常）が現れ，器質的病変の除外されるものである．①頻回に腹痛を訴える**反復腹痛型**，②起床時すぐに腹痛，便意がはじまり何度もトイレに行く**下痢型**，③放屁や腹鳴に恐怖や苦悩の強い**ガス型**に分けられる．

治療は，食事指導，消化器症状や精神症状に対する薬物療法が行われる．

## 6 過換気症候群

情緒の不安定なときにストレスが誘因となり，発作的に呼吸が頻回となり過換気をきたす．その結果，体内の二酸化炭素が不足し呼吸促迫，胸内苦悶，動悸などの症状とともに，上下肢のしびれ，硬直，振戦などの神経筋症状を呈する．発作時には落ち着かせるよう声をかけ，非発作時にはカウンセリングや心理療法を行う．

## 7 神経性無食欲（やせ）症，神経性大食（過食）症

神経性無食欲（やせ）症は主にダイエット志向から「食べない」「食べられない」状態が続き，時には死に至るほどの飢餓状態に陥る．原因は，母子葛藤など家族関係に起因する問題が潜み，そこにアイデンティティーの確立などの思春期危機に伴う生物学的・心理的要求が重なって発症すると考えられており，思春期の女子に好発する（表22-4）．過食または自己誘発性嘔吐などの排出行動の反復的エピソードのある過食排出型と，エピソードのない摂食制限型に分けられる．

神経性大食（過食）症はコントロールできない過食を繰り返し（平均して週2回以上），過食のために体重が増加しないように自己誘発による嘔吐や下剤を乱用する．病因は神経性無食欲症と同様である．

治療は患者に対する心理療法だけでなく，家族への適切な支援が必要になる．

**表 22-5** 起立性調節障害の診断基準（OD 研究班）

大症状
　A．立ちくらみあるいはめまいを起こしやすい
　B．立っていると気持ちが悪くなる．ひどくなると倒れる
　C．入浴時あるいはいやなことを見聞きすると気持ちが悪くなる
　D．少し動くと動悸あるいは息切れがする
　E．朝なかなか起きられず午前中調子が悪い

小症状
　a．顔色が青白い
　b．食欲不振
　c．臍疝痛（強い腹痛）をときどき訴える
　d．倦怠あるいは疲れやすい
　e．頭痛をしばしば訴える
　f．乗り物に酔いやすい
　g．起立試験で脈圧狭小化 16 mmHg 以上
　h．起立試験で収縮期血圧低下 21 mmHg 以上
　i．起立試験で脈拍数増加 1 分間 21 回以上
　j．起立試験で立位心電図 T II の 0.2 mV 以上の減高その他の変化

判定：大症状 3 以上，大症状 2 と小症状 1 以上，大症状 1 と小症状 3 以上あり，他の器質的疾患を除外すれば起立性調節障害と診断する．

## 8　起立性調節障害（OD）

　起立時の循環調節障害に基づく身体症状と自律神経症状が認められる（表 22-5）．日常生活における注意は，早寝早起き等の規則正しい生活リズムと，運動を心がける．OD のサブタイプとして，従来の起立試験に，起立後の血圧の回復時間を測定することにより，4 つのサブタイプが提唱されている（①起立直後性低血圧，②体位性頻脈症候群，③神経調節性失神，④遷延性起立性低血圧）．

## 9　指しゃぶり，自慰

　指しゃぶりは，生後 6 ヵ月ごろからみられるが，2 歳を過ぎると少なくなってくる．この期間は生理的現象と考え，とくに治療は要さない．4 歳以上になっても就寝前に限らず昼間も行っているときは，注意や叱責はしないで，子どもに集中できる遊びを与えるようにする．

　自慰は，幼児では性的要素を含んでいない習慣性のものである．行為そのものを叱るとか，いたずらに不安感や罪悪感を抱かせないようにする．そのとき，抱きしめるなり，興味や関心を他に向けさせる．

> **表 22-6** 不登校への援助の基本
>
> ①初期には，身体的訴えで保健室に来ることが多い．子どもと信頼関係を築くことに専念し，友人関係，教師との関係など，学校環境に問題があれば，家庭と連携をとり環境を調整する．
> ②身体的訴えは頭痛や腹痛が多く，その原因に器質的疾患がなくても「がんばりなさい」ということは，子どもの心理を理解せず，症状を長期化させる．
> ③なんとなく学校に不適応を感じながらも登校している低年齢の子どもの場合は気持ちを受容しながらの励ましが有効なことがある．小学校高学年以後の子どもでは，すでに欠席がはじまっていれば，登校刺激はかえって反発をまねく．長期的な視野に立って，子どもの自立，社会適応を目標に支援する．
> ④不登校の子どもにとっては，安心して過ごせる場所が必要である．情緒的に落ち着くことによって現実をみつめ，自分の生き方を考えるようになる．周囲の大人たちには待つ，見守る姿勢が大切である．
> ⑤専門の相談機関，学校，家庭との連携が大切であり，子どもの自立を支援する方法を相談し合う．自宅訪問は，子どもが納得する回数，時間でコミュニケーションを保つように努める．
> ⑥保健室登校や学校の行事だけに参加してくるようになっても，教室への登校をあせってはならない．

## C 関連疾患

### 1 不登校

なんらかの理由で通常の学校生活が送れない，学校に行くことができない状態を指し，種々の原因があり，多軸評価*が臨床上有用である．文部科学省は，不登校を，①無気力型，②遊び・非行型，③人間関係型，④複合型，⑤その他型に区分している．

不登校は，子どもの心理的反応であることを考慮し，子どもの感情を受容することが大切である．子どもの悩み・不安，それに伴う行動を長い目で見守り，内面的成長が遂げられるように養育者，学校関係者，専門家が早期から十分なコミュニケーションをとり，環境を調整することが大切である（表22-6）．

　*多軸評価：第1軸：背景疾患の診断，第2軸：発達障害の診断，第3軸：不登校出現様式の評価，第4軸：不登校の経過評価，第5軸：環境評価（不登校の治療，援助のもっとも基礎的部分）．齊藤万比古：不登校の児童・思春期精神医学，金剛出版，2006より引用

### 2 子ども虐待

子ども虐待は，「6章　小児保健」C-1～2項（p.69）と重複するので，ここでは心理的後遺症をとり上げる．心理的後遺症は，年齢によって症状の特徴があり，乳幼児期には**反応性愛着障害**，**脱抑制型対人交流障害**，学童期には**反抗挑戦性障害**，思春期・成人期は**心的外傷後ストレス障害（PTSD）**が多い（表22-7）．

### 3 いじめ

いじめの定義は，「当該児童生徒が，一定の人間関係にある者から，心理的，物理的な攻撃を受けたことにより，精神的な苦痛を感じたもの」（文部科学省，平成18年）で

### 表 22-7 子ども虐待の心理的後遺症

1. 反応性愛着障害：陽性感情の制限，情緒的な抑制
2. 脱抑制型対人交流障害：過度になれなれしい態度，誰にでも近づく
3. 反抗挑戦性障害：怒りっぽい，かんしゃく，挑発的行動，積極的反抗，拒否，執念深い（5歳未満の場合は，ほとんど毎日，5歳以上の子どもは1週間に1回）
4. 6歳以下の子どものPTSD：極端なかんしゃく，いら立たしさ，激しい怒り，過度の警戒心，過剰な驚愕反応，集中困難，睡眠障害（入眠困難，浅い眠り）
5. 6歳を超える子どものPTSD：①実際に危うく死ぬ目にあった，重傷を負う，性的暴力を受けるできごとへの曝露，②侵入症状の存在（苦痛な記憶，反復的で苦痛な夢，フラッシュバックなど），③刺激の持続的回避（苦痛な記憶，思考，または感情の回避など），④認知と気分の陰性の評価（解離性健忘，持続的で過剰に否定的な信念や予想，ゆがんだ認識，陰性の感情状態，関心の減退，孤立など），⑤覚醒度と反応性の著しい変化（いら立たしさと激しい怒り，自己破壊的な行動，過度の警戒心，過剰な驚愕反応，集中困難，睡眠障害など）
6. 複雑性PTSD：①感情コントロールの混乱（抑制と暴発が交互に現れる），②解離の常在化（意識，身体，感情等の統合機能の喪失），③自己イメージの混乱（罪悪感，汚辱感），④対人関係の混乱（加害者への転向，虐待の世代間連鎖），⑤意味の混乱（なぜ生まれてきたかなど）

［American Psychiatric Association（原著），髙橋三郎ほか：DSM-5® 精神疾患の分類と診断の手引き，医学書院，東京，2014 およびジュディス・L・ハーマン（著），中井久夫（訳）：心的外傷と回復，みすず書房，東京，1997を参考に著者作成］

ある．なお，起こった場所は学校の内外を問わず，いじめにあたるかどうかの判断は，いじめられた児童生徒の立場に立って行うものとされている．

いじめの内容は，無視，仲間外れ，誹謗，中傷，恐喝，暴力などである．いじめられた児童生徒は，不登校，PTSDなどの症状を表す他に，時に自殺に追い込まれている．**いじめ防止対策推進法**が施行され（平成25年），いじめの早期発見・対応が強化された．

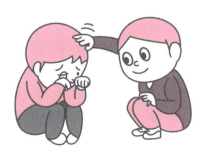

# 23 腎・泌尿器疾患

　腎-尿路系（図23-1）の奇形および遺伝性疾患は，小児期に発見されることが多い．溶連菌感染後に発症する急性糸球体腎炎は幼児から学童期に好発し，IgA腎症，紫斑病性腎炎とともに小児期に多くみられる腎疾患である．また2～4歳に多くみられる微小変化型ネフローゼ症候群も小児期特有の疾患である．体位性蛋白尿は学童期後半から思春期にかけて高率に認められる．

　腎糸球体疾患の臨床像は急性腎炎症候群，急速進行性腎炎症候群，反復性または持続性血尿症候群，慢性腎炎症候群，ネフローゼ症候群に分類されている．

　ここでは主として小児期に多くみられる腎疾患について概説する．

◆近年，尿異常，画像診断，血液，病理で腎障害の存在や糸球体濾過量（GFR）60 m$l$/min/1.73 m$^2$未満の所見が3ヵ月以上持続する場合は，腎疾患を慢性腎臓病（CKD）という病態で捉え，診断，治療，管理を行っていくことが提案されている．

## A　急性腎炎症候群

　この症候群は血尿，乏尿（尿量が減少すること），蛋白尿，高血圧，浮腫などが急激に発症するのが特徴であり，感染症が先行することが多い．

### 1　溶連菌感染後急性糸球体腎炎

　腎糸球体の急性びまん性炎症とされ，3～10歳に好発し，男児にやや多い．A群β溶連菌感染後1～2週間後に発病する．

　［症　状］先行溶連菌感染後1～2週間を経て，血尿，浮腫，高血圧の三大主徴をもって発病する．通常血尿ではじまることが多く，乏尿を伴っている．血尿は肉眼的に暗褐色を呈し（肉眼的血尿*），浮腫は眼瞼周囲，四肢にみられる．急速な体重増加だけが浮腫を示す唯一の症状の場合もある．高血圧も半数以上の例にみられ，時に高血圧のため，頭痛，嘔吐，意識障害，けいれんなどの症状（高血圧脳症）をきたすことがある．また心拡大をみることもある．

＊血尿：腎-尿路系における障害の結果，尿に血液が混入して生じている．1 $l$の尿に1 m$l$ほどの血液が混入するだけで目でみて赤い，肉眼的血尿になる．顕微鏡的血尿は，尿色は淡黄色だが，尿沈渣検査を行うと顕微鏡下（400倍）で赤血球が5個/視野以上に確認されるものである．

　［検査所見］尿は血尿，沈渣では多数の赤血球，円柱*を認め，尿蛋白は陽性（1日

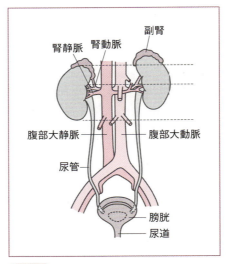

図 23-1　腎-尿路系

1g以下)．血清抗ストレプトリジン O 抗体（ASO），抗ストレプキナーゼ抗体（ASK）は有意の上昇をみることが多い．血清補体価（CH50，C3，C4）の低下は重要な診断根拠となる．

*円柱：尿細管腔の中で作られるゲル状の物質で，糸球体腎炎の尿中に出現する．

［治　療］　発症時，入院を原則とし，病初期には抗生物質を投与する．食事療法としては，急性活動期には，浮腫に対して水分制限（不感蒸泄量 $400 \, \text{ml/m}^2/$日＋前日尿量），食塩制限を行う．高血圧には降圧薬を使用する．利尿期には食塩制限，水分制限を緩和して，回復期には普通食とする．

［経過および予後］　血尿，高血圧，浮腫などの急性期症状は 1～2 週間でおさまる．蛋白尿は 2～4 週間で陰性化し，顕微鏡的血尿は発症から 2～3 ヵ月間みられるが，ほぼ 6 ヵ月以内に治癒する．90% 以上は治癒し，予後はよい．ごく一部の小児に慢性化がみられる．

### 2　その他の原因による急性糸球体腎炎

溶連菌以外の感染症でも急性糸球体腎炎を起こすことがある．ブドウ球菌，肺炎球菌などに起因する．症状，検査所見は溶連菌感染後の糸球体腎炎と類似しており，感染症の治療により軽快することが多い．

## B　慢性腎炎症候群

蛋白尿，血尿が持続し，しばしば高血圧，浮腫を呈して緩徐に腎機能障害が進行する病態であり，基本的には多種の糸球体疾患より発症する．**肉眼的血尿**，浮腫などの急性

A. 急性腎炎症候群

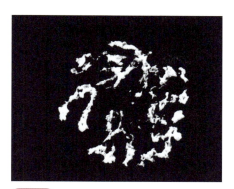

図 23-2　IgA 腎症の蛍光抗体法所見
メサンギウム領域に IgA の沈着を認める.

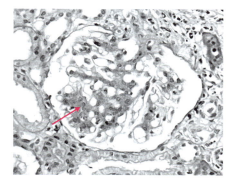

図 23-3　IgA 腎症の腎生検組織所見
（PAS 染色）
びまん性のメサンギウム細胞の増殖を認める.

腎炎様症状にて発症し遷延するものや，発症時期が不明で学校検尿などで偶然発見されるものがある．原因疾患として，原発性には**メサンギウム増殖性糸球体腎炎（IgA 腎症，非 IgA 腎症）**，**膜性増殖性糸球体腎炎**，**巣状分節性糸球体硬化症**，**膜性糸球体腎炎**があり，続発性としては，**紫斑病性腎炎**，**ループス腎炎**，**遺伝性腎炎（アルポート症候群）**などがある．原因疾患の診断には腎生検が必要であり，疾患の予後，治療法，管理法は，その組織病型の重症度により決定される．

## 1　IgA 腎症

小児の慢性腎炎の中でもっとも頻度の高い IgA 腎症は，若年発症の特徴を有しその多くが学校検尿（受診者の 5,000 人に 1 人の頻度）で発見されている．無治療であれば長期的にみて，患者の 3 割近くが腎不全に進行すると考えられている．

［症　状］無症候性血尿から腎炎症候群，ネフローゼ症候群にわたる幅広い臨床像を呈する．感染症（上気道炎，胃腸炎）に罹患した際に，肉眼的血尿を呈することもある．一般的に，尿蛋白量のレベルは糸球体障害のレベルと相関しており，高度蛋白尿（1 g/m²/日）が持続する患者は予後不良である．高血圧の存在も予後不良因子であると考えられている．

［検査所見］血尿，蛋白尿，円柱尿を認める．血清 IgA 値の上昇．進行すると，尿中 $\beta_2$-ミクログロブリン，NAG の上昇．血清の尿素窒素上昇，クレアチニン値の上昇がみられるようになる．

［診　断］腎生検による組織診断による．蛍光抗体法で，糸球体に必ず IgA の沈着があり（図 23-2），腎炎の活動性の高いものには補体成分（C3）の沈着も認められる．組織学的にはびまん性メサンギウム増殖性糸球体腎炎を呈することが多い（図 23-3）．

［治　療］尿所見や腎炎病型に準じて，抗血小板薬，抗凝固薬，**レニン-アンジオテンシン系阻害薬**，副腎皮質ステロイド薬，免疫抑制薬などを組み合わせて治療する．浮腫，高血圧，その他腎不全の症状・所見がなければ食事制限などは行わず，心理的・社会的なトータルケアを重視して，できるだけ正常に近い生活をさせるようにする．

### 2　紫斑病性腎炎

シェーンライン・ヘノッホ紫斑病（アレルギー性紫斑病）で四肢の紫斑，腹痛（下血），関節痛などを認めた後，数週間以内に続発する腎炎で，血尿，蛋白尿を一過性に認めるものが多いが，時に腎炎，ネフローゼ症候群へ移行するものがあり注意が必要である．血尿，蛋白尿が長期間にわたって持続するものがあり，慢性腎炎症候群の原因疾患にも挙げられている．腎機能障害は一般に軽いが，まれに進行性のものもある．副腎皮質ステロイド薬は腹痛，関節痛には有効であるが，腎合併症には，重症度（糸球体半月体形成度）に応じて副腎皮質ステロイド，免疫抑制薬などを併用する．

### 3　遺伝性腎炎（アルポート症候群）

神経性（感音性）難聴を伴う遺伝性の進行性腎炎である．X連鎖優性遺伝型と常染色体劣性遺伝型があり，腎球体基底膜のⅣ型コラーゲンの構成に異常が生じている．幼児期に無症候性血尿で発症し，進行すると蛋白尿を認め，ネフローゼ症候群を呈するようになる．聴力障害（患者の40％）は両側性感音性の難聴であり，進行性に増悪する．男性は10代後半～30歳ごろまでに末期腎不全にいたる．女性は血尿のみの例から蛋白尿を認める例までさまざまであるが，腎不全にいたる例は少ない．

## C　ネフローゼ症候群

糸球体基底膜の蛋白の透過性亢進による大量の蛋白尿とその結果生じる，低アルブミン血症を特徴とするものであり，高度の浮腫，**脂質異常症**を伴うこともある．小児に好発するネフローゼ症候群の約8割は比較的予後のよい微小変化型ネフローゼ症候群であり，好発年齢は慢性腎炎より低年齢である．微小変化型以外の原因としては，巣状分節性糸球体硬化症があり治療抵抗性で腎不全に進行することが多い．

---

### Column：学校検尿と子どもの腎臓病

毎年，春になると全国いっせいに学校検尿が行われている．学校検尿は30年以上も前からはじまったもので，長い歴史のある学校事業の1つとして定着している．なぜ，このような手間とお金のかかることが毎年，行われているのだろうか．それは昭和40年代には，慢性腎炎が原因で学校を休んでいる子どもたちが多く学校保健の領域で大きな問題となっていたことと，検尿をすれば体の症状（疲労感，貧血，高血圧，浮腫）が出る前に腎炎の子どもをみつけて，病気が軽い段階に治療ができるのではと考えたからである．以来，学校検尿で腎炎のみつかった子どもたちは，治療法の進歩と相まって小児期に腎不全になってしまうことが確実に減少してきた．腎炎が原因で学校を長期に休む子どもの数も激減した．ただ，最近，検尿異常を指摘されても，体の症状がないために親子ともども，検尿結果を重く受け止めず病院を受診しないことが時にあるようである．これでは毎年，検尿を行っている意味がなくなってしまう．やはり，慢性腎炎は症状が出る前に，検尿異常だけの段階で早く発見してもらって，医療機関で検査や治療をきちんと受けてほしいものである．

［症　状］微小変化型ネフローゼ症候群では，浮腫は全身性で徐々に出現する．はじめは顔面，後頭部などのむくみで気づかれるが，昼間は下肢，腹部に著明となり，ついには腹水，陰嚢水腫も認められるようになる．顔面は蒼白で食欲不振，嘔吐，下痢などを伴うこともある．高血圧は認められず，心拡大もない．尿では蛋白尿が著明で，3.5 g/日以上となる．沈渣では白血球，脂肪球は認められるが，赤血球はほとんど認められない．

血液では貧血は認めないが，白血球増多があり，赤沈は著明に促進する．血清蛋白は著しく低下し（乳児 5.5 g/dl 以下，幼児・学童 6.0 g/dl 以下），とくにアルブミンの減少が著明で，$\gamma$-グロブリン分画は低下し，$\alpha_2$-グロブリン分画は増加する．また脂質異常症（高コレステロール血症，乳児 200 mg/dl 以上，幼児 220 mg/dl 以上，学童 250 mg/dl 以上）が特徴的である．

［治　療］感染しやすいので衛生的生活環境にして感染を防止する．浮腫が著明なあいだは食塩制限，水分制限を行う．薬物療法はステロイドが第一選択である．ステロイドを 8 週間投与しても蛋白尿の消失がなく，ステロイドに反応しないものはステロイド抵抗性といい，免疫抑制薬の併用が行われる．再発の頻度が高く，とくに不十分な治療の場合に多い．治療中止後 3 年経過し，再発を認めない場合に治癒とみなす．

## D 急速進行性腎炎症候群

急性あるいは潜在性に発症する肉眼的血尿，蛋白尿，貧血，急速に進行する腎不全症状（乏尿，浮腫，高血圧，肺浮腫）を呈する症候群である．無治療であれば数週から数ヵ月で腎機能低下（血清クレアチニン高値，高窒素血症）をきたして腎不全にいたる予後不良の病態であり，組織学的には，半月体形成性腎炎であることが多い．

治療は，強力な免疫抑制療法が主体であり，ステロイドパルス療法（ステロイド薬を大量に点滴静注すること）と免疫抑制薬との併用療法を基本として，病態に応じて血漿交換療法が組み合わされている．

## E 無症候性蛋白尿

### 1 一過性蛋白尿

蛋白の多量摂取後，腎触診後，冷浴後など一過性に起こる蛋白尿である．

### 2 運動性蛋白尿

激しい運動のあとに一過性の蛋白尿をみることがある．運動によって腎虚血が続くことにより生じるといわれる．

### 3 起立性蛋白尿（体位性蛋白尿）

　起立位，前彎位になると蛋白尿が出現し，安静，仰臥位になると蛋白尿が消退する．浮腫はまったくなく，血清蛋白も正常でその他の所見もまったく認められず，腎機能も正常である．学童期から思春期に頻度が高い．体位変換による腎血管の圧迫による腎循環障害，腎血管攣縮，腎組織病変などが原因と考えられている．

## F　尿路感染症

　尿路感染症は上気道感染症についで多い小児感染症である．起炎菌（感染症の原因となった細菌）の感染経路は血行性，外尿道口よりの上行性が主であり，隣接した病巣から直接侵入する場合もある．起炎菌は大腸菌，クレブシエラ，ブドウ球菌が多い．好発年齢は2歳以下で，女児に多い．

### 1 腎盂腎炎

　[症　状]　一般に高熱が続き，赤沈促進，白血球増多，CRP陽性となる．乳児では嘔吐，下痢，脱水症などの消化器症状，不眠，易刺激性，けいれんなどの中枢神経症状，また黄疸を伴うこともある．幼児期を過ぎると年長児，成人と同様に腰背痛に悪感を伴う発熱をみる．重症感染ではショック，脱水，アシドーシス，腎不全症状，敗血症の症状まである．

　[検査所見]　尿は混濁し，蛋白陽性，多数の白血球（膿尿），上皮細胞を証明し，病原菌を検出し得る．

　尿路Ｘ線撮影，腹部エコー，CT，MRIなどでしばしば膀胱尿管逆流現象，尿路奇形がみられる．このような場合は反復あるいは慢性経過をとりやすい．

　奇形のない場合は予後良好で慢性型になることは少ない．

　[治　療]　起炎菌を決定し，感受性のある抗生物質，尿路殺菌薬の投与で大多数は治癒する．

### 2 急性出血性膀胱炎

　幼児期，学童期に多い．突然，血尿，頻尿，排尿痛，恥骨上部痛などの排尿障害ではじまり，発熱，上気道感染症状を伴うことがある．血尿は1〜2週間で消失するが，発作時には尿沈渣で無数の赤血球と白血球を認める．細菌は陰性である．アデノウイルスが検出されることがある．

　[治　療]　止血薬，抗アレルギー薬が使用されるが，水分を多量に摂取させ，尿量を増やす．

# G その他

## 1 包茎

　乳幼児期には亀頭は包皮に覆われており，陰茎の成長とともに思春期になると露出する．包皮開口部が狭く，包皮を反転させても亀頭が出ないものを真性包茎，出るものを仮性包茎という．

## 2 陰嚢水腫

　精巣固有鞘膜内に液体の貯留したものをいう．鞘膜からの吸収不全が原因と考えられる．陰嚢に無痛性弾力性のある腫瘤として触知され，透光性のあることで確認される．多くは自然に治癒するが，1歳を過ぎても持続する場合や鼠径ヘルニアを合併する場合には手術の適応となる．

## 3 停留精巣

　精巣は胎生期が進むとともに腹腔内から陰嚢内に下降するが，なんらかの理由で下降が妨げられ，精巣が陰嚢内に存在しない場合をいう．腹腔内に残った精巣は形成不全を伴うことが多く，腫瘍を発生するものがある．

　視診，触診により診断される．停留精巣は1歳までに自然下降が期待されるが，1歳以降も下降しない場合は手術治療が行われる．

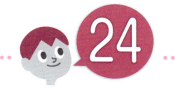

# 24 寄生虫疾患

## A 回虫症

　感染は食物，手指，おもちゃなどに付着した成熟卵によって起こる．経口で入った卵は小腸で孵化して，胃腸で定住する．肥料として人糞を用いるところではいまだにみられるが，激減した．
　[症　状]　腹痛，嘔気，下痢，倦怠感，異味感などがあり，鼻腔瘙痒感，アレルギー性発疹（じん麻疹），咳嗽，けいれんをみることもある．回虫が胃内に迷入すると上腹部激痛，胆道内に迷入すると疝痛，黄疸，肝膿瘍を引き起こす．
　[診　断]　血液検査で好酸球増多がみられ，糞便中の虫卵検査で確診される．
　[治　療]　ピランテル薬の内服が行われる．

## B 蟯虫症

　蟯虫（*Enterobius vermicularis*）の盲腸および結腸への寄生によって起こるもので，以前は小児に蟯虫感染が多くみられ蟯虫検査（学校保健法規定）が学童を対象に施行されていたが，最近の蟯虫感染の激減により，現在は廃止になっている．
　夜間就眠後1〜2時間に母虫は肛門外に出て肛門周囲に産卵するが，このとき患者は激しい瘙痒感を覚え搔破（かゆい部分をかき，傷つける）する．手指に卵が付着するので自己感染を起こす．家族内感染がしばしばみられる．
　[診　断]　セロハンテープを肛門に押しつけ，顕微鏡で検査し虫卵を証明する．
　[治　療]　ピランテル薬の内服が行われるが，家族内に患者が何人か存在する場合が多く，同時に治療することが望ましい．

## C 鉤虫症

　ズビニ鉤虫（*Anchylostoma duodenale*），アメリカ鉤虫（*Necator americanus*）の寄生によって起こる．仔虫は経皮，経口的に感染し，小腸に寄生する．
　[症　状]　貧血症状が主体である．感染後まもなく貧血が起こるが，重症になると蒼

白,倦怠感,食欲不振,悪心,嘔吐,腹痛などがみられる.頭痛,めまいなどもみられる.

　血液像では著明な好酸球増多,貧血,赤血球減少,便の潜血反応陽性などが認められる.

　[診　断]　顕微鏡で検査し,鉤虫卵を証明する.

　[治　療]　貧血が著しい場合はまず鉄剤投与,輸血などを行い貧血を改善させた後,駆虫薬による薬物療法を行う.薬物としてピランテル薬が用いられる.

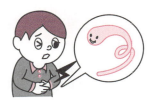

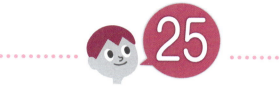

# 小児の事故

## A 事故の発生

2015（平成27）年度は15歳未満の「不慮の事故」（「6章　小児保健」表6-4，p.67参照）による死亡は352名であり，5年前（509名）に比して減少しつつある．わが国の乳児死亡率の低さは世界一であるが，「不慮の事故」による死亡率は低いとはいえない．不慮の事故の原因は年齢により異なり，乳児期では窒息が多く，幼児期以後では交通事故が多く，ついで溺死が多い（表25-1）．

子どもの事故は，日常生活の中で発生し，予測がつかない．親が家事に追われて子どもから目が離れやすい時間帯に起きる．家庭内の事故発生場所は，70％が部屋の中であり，ついで庭，台所，階段，玄関，ベランダ，風呂場の順である．

## B 年齢による事故の特徴

### 1 乳児期の事故

乳児期の安全は，児をとりまく環境と保護者に依存する．うつぶせ寝による窒息，落下物による傷，熱湯によるやけど，幼い兄や姉から受ける被害，ネコやイヌに咬まれるなどが事故原因である．生後8ヵ月ごろで這うようになれば，ベッドや縁側，階段から

表25-1　不慮の事故の原因別にみた年齢別死亡数

| 年　齢 | 0歳 | 1〜4歳 | 5〜9歳 | 10〜14歳 |
|---|---|---|---|---|
| 総数（名） | 78 | 113 | 102 | 85 |
| 主たる原因 | | | | |
| 　交通事故 | 2 | 29 | 50 | 34 |
| 　転倒・転落 | 3 | 11 | 5 | 6 |
| 　生物によらない機械的な力への曝露 | 1 | — | — | — |
| 　不慮の溺死および溺水 | 2 | 21 | 32 | 25 |
| 　その他の不慮の窒息 | 64 | 34 | 8 | 8 |
| 　高温への曝露 | 1 | 2 | — | 4 |

［厚生労働省：平成25年人口動態調査，2012より引用］

表 25-2　家庭内で点検したい危険物

| | |
|---|---|
| 台所・食堂 | 包丁，ガス台，熱いみそ汁，ゴミ入れ，テーブルクロス，ライター，電源 |
| 居　間 | ポット，暖房器具，タバコ，テーブルクロス，扇風機，延長コード，ドア，間仕切り，ソファー |
| 浴室・洗面所 | 浴槽，シャンプー，石けん，洗面器の水，化粧品，ドライヤー，電源 |
| 洗濯場 | 水槽，電源，バケツの水，洗剤，漂白剤 |
| 子ども部屋 | ベッドの柵，落下しそうな物，ゴミ入れ，ビニール袋 |

その他に階段，ベランダ，車庫など，子どもの目線で点検することが大切である．

表 25-3　主な事故の種類と発生の特色

| 種　類 | 特　色 |
|---|---|
| 窒　息 | 寝返りをして柔らかいふとんでうつぶせになる．タオルなどを顔にもってくる．激しい動きで，かけぶとんやこたつの中などにもぐりこむ．吐物が気管に入るなどで生じる |
| 誤　飲 | 1歳未満ではタバコが多い．それ以後はおもちゃや硬貨などが多くなる．飲みこんだために中毒を起こすことがある |
| 誤　嚥 | ピーナッツなど豆類が気管に入ることが多い |
| やけど | やけどは，熱湯によること（ポットの湯，みそ汁，湯飲みのお茶など）が多い．その他，アイロン，トースターなどによる．湯たんぽなど比較的温度の低いものに長時間触れて生じる低温熱傷は，小さい範囲でも深くおかされ，治りにくい |
| 転落事故 | 子どもの運動発達に伴い（寝返り，這う，歩行），ベッドや階段からの転落事故が多くなる．ベランダからの転落もまれではない |
| 水の事故 | 浅いところでも溺れる．家庭内では，風呂場，洗濯機などでの事故が多い．洗面器にたまっているわずかの水に顔を突っ込み溺死することがある |
| 交通事故 | 飛び出し，探索行動，ためし行動（大胆な行動で大人の反応をみる），トンネル視（関心のあるもの以外は見なくなる）など子どもの特性と関係がある |

表 25-4　誤飲物の危険性の程度

| | |
|---|---|
| 比較的心配のないもの | ボタン，硬貨，おはじき，碁石，タバコ，蚊取り線香・マット，オリーブ油，口紅，クレヨン，紙，ビニール，ゴム，消しゴム，マッチ，水彩絵の具，乾燥剤（塩化カルシウム，シリカゲル） |
| 比較的危険性の高いもの | ヘアピン，安全ピン，釘，逆性石けん，クレンザー，トイレ用洗浄剤，漂白剤，排水パイプ用洗浄剤，園芸用の農薬，鉛，ボタン電池，衣類用防虫剤（ナフタリン，パラジクロロベンゼン） |

の落下に注意を払う．生後10ヵ月で伝え歩きができるようになると，ベビーカー，手すりを越えての転落が起こる（表25-2, 3）．また，指先が使えるようになると，家庭内の種々の品物が誤飲*や誤嚥*の原因になる（表25-4）．

＊誤飲：食物以外の有害物を飲み込むこと
＊誤嚥：食物や唾液が喉頭や気管内に入ってしまうこと
◆誤嚥や誤飲に関しては「日本中毒情報センター」で，24時間家族からの電話相談を受け付けている（http://www.j-poison-ic.or.jp/homepage.nsf）．

## 2　幼児期の事故

好奇心や冒険心が旺盛になり，行動範囲が拡がる．なんでも口の中に入れる，高いと

| 自動車の事故への対策 | 子ども乗せ自転車の事故への対策 |
|---|---|
| ・適切に装着されたチャイルドシートを使用<br>・車内に乳幼児をひとりで放置しない．夏でなくても短時間に車内が高温になり，熱中症で死亡する場合がある<br>・乳児では進行方向後ろ向きに45°の傾斜でチャイルドシートを取り付ける<br>・後部座席でもシートベルトは着用<br>・妊婦もシートベルトを着用<br>・飲酒運転，携帯電話の使用への罰則を強化する | ・ヘルメットの使用<br>・足部ガード付きのイス<br>・子どもを乗せるときは最後に，降ろすときは最初に<br>・両立スタンドを停車時に安定させる |
| チャイルドシート | 子ども乗せ自転車 |
| 乳児用 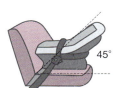 / 幼児用 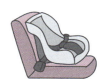 | 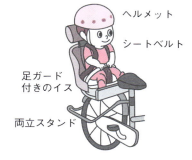 |
| 進行方向とは逆に固定し45°とする．ベッドタイプもある / チャイルドシートをしっかり座席に固定し，ハーネス（子ども用ベルト）をセットする | 子どもを自転車の後ろに乗せることができるのは6歳まで |

図25-1 子どもの交通事故防止への対策

ころに登る，水遊びが好きになるなどの時期である．危険に対処できる能力は未発達であるため，溺水や交通事故が増える．交通事故に関しては，自動車同乗中の死傷者が多く，道路交通法では6歳未満の子どもへの乗車中のチャイルドシートが義務づけられている（図25-1）．また，6歳未満の子どもを自転車の後ろに乗せる場合も，適切な自転車にチャイルドシートをきちんと装備して乗せる．

この時期の子どもの運動能力を過少評価することなく，大人の管理下で遊ばせる注意が必要である．

◆日本小児科学会では一般市民のために「こんなことで事故が生じる」との具体例を傷害速報（injury alert）として随時ホームページに掲載している（https://www.jpeds.or.jp/modules/injuryalert/）．

## C 乳幼児突然死症候群

乳幼児突然死症候群（SIDS「シズ」と発音）の定義は，「それまでの健康状態および既往歴からその死亡が予測できず，しかも死亡状況および剖検によっても，その原因が同定されない，原則として1歳未満の児に突然の死をもたらした症候群」である．最近では若干減少したが，それでも，年間100～150例の発生がある（図25-2）．

本症は生後2～6ヵ月の乳児に多い（男児＞女児）．夏よりも冬の夜間睡眠中に発症し，すでに心停止に近い状態で発見される．原因は，睡眠時無呼吸によるものではな

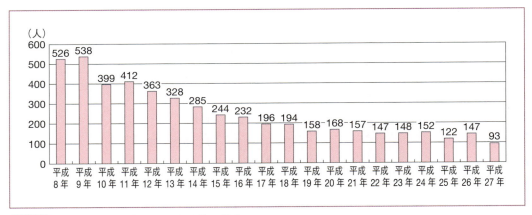

図 25-2　乳幼児突然死症候群死亡者数の推移

［厚生労働省：平成28年人口動態統計より著者作成］

く，その無呼吸状態から回復する覚醒反応に問題があると考えられる．発生頻度は出生6,000人に対し1人程度であり，0歳児の死因順位の第3位を占める（6章　表6-4，p. 67参照）．先天性代謝異常（有機酸や脂肪酸の代謝障害），遺伝性不整脈，感染症（RSウイルス感染，百日咳）など突然死をきたす疾患との鑑別が必要である．

　SIDS の発症は，①うつぶせ寝，②非母乳哺育，③保護者等の習慣的喫煙，との関連性が知られている．すなわち，SIDS の予防のためには，①**あお向けに寝かせる**こと，②できるだけ**母乳哺育**を行うこと，③妊娠期間を含めて保護者の**禁煙**の3点が大切である．その他，冬に乳児を過度の厚着にし過ぎない，添い寝は控える，なども注意点である．

---

 **Column**：乳児の心肺停止と虐待

乳児が心肺停止（CPA）で搬送され，原因が明らかでない場合がある．その際，窒息による「不慮の事故」と決めつけず，子どもの外表に不審な外傷がないか，保護者の話に矛盾がないかを詳細に聴取し，虐待を鑑別してゆく必要がある．多発性に傷がある場合には虐待を疑うことが可能であるが，「乳幼児揺さぶられ症候群」では外傷がないことが多い．その場合でも，①急性硬膜下血腫②眼底出血は虐待を疑う上で大事な所見である．

# 26 救急処置

## A 主な症状と処置

### 1 発熱

　小児の症状の中でもっとも多くみられるのが発熱である．発熱の際には，患児の衣服をゆるくして安静にし，氷枕や冷却シートなどを用いて頭部を冷やすのがよい．十分な水分補給が不可欠である．解熱目的で座薬や内服薬を用いる場合，過剰に使用しないよう保護者を指導する．

　発熱があっても機嫌がよく食欲もあるときは，安静にして経過をみればよいが，顔色が蒼白で不機嫌な場合，意識がはっきりしない場合，呼吸が速い場合などは早急に小児科を受診させる．とくに生後3ヵ月未満の乳児で38℃以上の発熱の場合は，早めの受診が大切である．

### 2 嘔吐

　嘔吐の原因疾患はさまざまである．幼若乳児での溢乳や空気嚥下症など器質的障害がない場合には，離乳期に自然に治癒する場合がまれでない．一方，外科的治療を要する消化器疾患として，消化管通過障害（幽門狭窄，十二指腸狭窄）や腹膜炎（虫垂炎が多い）などが挙げられる．内科的治療を要する疾患として感染性胃腸炎（ロタウイルスやノロウイルス感染）がある．腸重積症は頻回の嘔吐以外に，強い腹痛と血便を伴う．中枢性嘔吐は髄膜刺激症状の1つとしてみられ，髄膜炎，脳炎，脳腫瘍などが原因である．その他，内分泌代謝性疾患，尿毒症，薬物中毒などによる嘔吐もある．小児では百日咳など激しい咳嗽によっても嘔吐が誘発される．また神経質な小児では，心理的要因による神経性嘔吐や習慣性嘔吐などもみられる．

　頻回の嘔吐は，水分および電解質の喪失をきたし，脱水および電解質異常をもたらす．乳幼児では吐物の気道への誤嚥により窒息する場合があり注意が必要である．

　乳児で胃食道逆流が考えられる場合は，哺乳後は上体挙上し，排気させる．吐きそうであれば顔を横に向け，吐物が気道に逆流しないように注意を払う．感染性胃腸炎で嘔吐が頻回にみられるときは，水分の経口投与を短時間中止し様子をみる．その後，落ち着いたら少量ずつ頻回に水分を与えることが大切である（**経口補液療法**）．なお，わが国で発売されているドリンク用イオン水のナトリウム濃度は低めであり，飲み過ぎによる低ナトリウム血症には注意する．

## 3　けいれん

　　けいれんとは中枢神経系の異常興奮により全身または身体の一部の筋肉が発作性かつ不随意に収縮する病態である．小児では熱性けいれんの頻度が圧倒的に高く，小児の7～10％にみられる．

　　小児は種々の原因でけいれんを起こす（「20章　神経・筋疾患」I-D-1～3項，p.182参照）．全身のけいれんの場合は，通常意識障害を伴い，間代性けいれんと強直性けいれんに分けられる（20章　図20-7e, p.184参照）．身体の一部のみのけいれんは部分発作と呼ばれる．部分発作の中にも意識レベルの低下を伴う場合がある（**複雑部分発作**，20章　図20-7b, p.184参照）．

　　けいれん時には冷静に処置することが必要である．けいれんのため固く口を閉じている場合，むりに口をこじあけて割箸やスプーンなどを挿入してはいけない．また，口腔内に唾液や吐物が溜まった場合，誤嚥しないように側臥位をとらせ，口腔内容物を吸引する．

　　**熱性けいれん**は通常2～3分間で停止する．しかし，けいれんが10分以上続く場合は，**複雑型熱性けいれん**や**急性脳症**のはじまりの可能性があり，救急外来受診が必要である．けいれん停止後，眠ってしまう場合や一過性麻痺を残す場合も外来受診が必要である．

## 4　熱傷（やけど）

　　小児の熱傷では①皮膚が薄く熱傷深度が深い，②気道が狭いので閉塞しやすい，③細胞外液が多いので，熱傷後に水分が失われるとショックになりやすい，④低体温，低血糖をきたしやすい，などの特徴がある．熱傷深度はⅠ度熱傷：表皮の紅斑，浅達性Ⅱ度熱傷：表皮の水疱，深達性Ⅱ度熱傷：真皮の水疱・びらん・出血，Ⅲ度熱傷：真皮から皮下組織の壊死，に分類される．

　　熱傷を受けたときは，まず局所を早急に水道水などで冷やすことが大切である．衣服の上から熱湯を浴びた場合も，衣服を脱がすよりも先に水道水をかける．衣服を無理に脱がせると皮膚が剥脱し，後に大きな瘢痕（傷が治った後に皮膚に残ったあと）を残すため，衣服はハサミで切り開くのが良策である．

　　Ⅰ度熱傷では軟膏は不要でガーゼも必ずしも必要ではない．水疱を伴うⅡ度熱傷では抗菌薬入り軟膏とガーゼで覆い，患部を清潔に保つ．水疱は破らないようにして医師の手当てを受ける．患部に壊死を伴うⅢ度熱傷では植皮が必要となる．

## 5　呼吸困難

　　呼吸困難も重篤な症状の1つであり，酸素供給の不足，二酸化炭素の蓄積によって起こる．呼吸器疾患，循環器疾患，中枢神経疾患，血液疾患，代謝性疾患などでみられる．急性に発症する場合は，上気道や肺の感染あるいは異物その他の原因によることが多く，発熱，咳嗽，喘鳴，喀痰，胸痛などの症状もみられる．急速に呼吸状態が悪化する深頸部感染症には，急性喉頭蓋炎，扁桃周囲膿瘍，咽後膿瘍などがあり，病変部位を造影CTで至急診断する．

**表26-1** 3-3-9度方式（JCS）

| | 刺激しないでも覚醒している状態（1桁で表現） |
|---|---|
| Ⅰ | 1. 大体意識清明だが，今ひとつはっきりしない |
| | 2. 見当識障害がある |
| | 3. 自分の名前，生年月日がいえない |
| | 刺激すると覚醒する状態・刺激をやめると眠り込む（2桁で表現） |
| Ⅱ | 10. 普通の呼びかけで容易に開眼する |
| | 20. 大きな声または体を揺さぶることにより開眼する |
| | 30. 痛み刺激を加えつつ呼びかけを繰り返すとかろうじて開眼する |
| | 刺激をしても覚醒しない状態（3桁で表現） |
| Ⅲ | 100. 痛み刺激に対し，はらいのけるような動作をする |
| | 200. 痛み刺激で少し手足を動かしたり，顔をしかめる |
| | 300. 痛み刺激に反応しない |

刺激を加えたときに，どの程度反応したり覚醒したりするかを調べる．

　呼吸困難の徴候がみられたら，衣服をゆるめ，背部を高くし，下顎を挙上する．気管支喘息では坐位をとらせる．分泌物や異物によって気道をつまらせないように十分に吸引を行い，重症例では酸素投与や気管内挿管を行う．

## 6　チアノーゼ

　チアノーゼは皮膚，粘膜が青紫色になることを指す．全身性（中枢性）チアノーゼは，呼吸器疾患や先天性心疾患による場合が多く，その他，ショック，ヘモグロビン異常症が原因の場合がある．局所的（末梢性）チアノーゼは，局所の静脈の圧迫，狭窄，閉塞などが原因となる．

　動脈血酸素飽和度はパルスオキシメータで測定できる．通常，酸素飽和度＜75％ならチアノーゼに気づかれるが，正常値が96％以上であることを考えると，「肉眼でチアノーゼを認識できる」のはすでに**低酸素血症**が相当進んだ状態だと考えるべきである．気道の分泌物が多い場合は，吸引器で吸引を行うとともに酸素吸入を実施する．体動や啼泣によってチアノーゼが増強されるので，安静，鎮静薬投与なども必要である．

## 7　意識障害

　神経疾患や代謝疾患が主な原因である．神経疾患としては，脳炎，髄膜炎などの中枢神経系感染症，脳内出血，脳腫瘍など脳外科的疾患が挙げられる．代謝疾患としては，糖尿病ケトアシドーシス，低血糖，水・電解質異常などがある．その他，臓器不全やショックなども原因である．

　意識障害は知覚，思考，注意，認知，判断などの精神活動の障害である．意識障害の評価スケールとしては，わが国では3-3-9度方式によるJapan Coma Scale（JCS）分類がよく用いられる（表26-1）．例えば，「意識レベル300」といえば，「痛みにすら反応のない，もっとも重い意識障害がある」という意味である．

　意識障害を認めたら，まず気道確保をはかり窒息を予防する．体位は側臥位とし顔面を横向けにし，頭部はやや高くして唾液などの誤嚥を防ぐ．酸素吸入と吸引器を準備

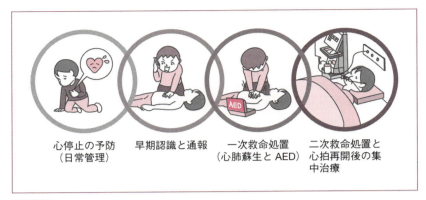

図26-1 救命の連鎖

し，表情，体温，脈拍・呼吸状態，チアノーゼの有無，血圧，四肢の運動，麻痺の有無などを注意深く観察する．経口的水分摂取は不可能で，経管栄養または輸液が行われる．

## B 救急処置

　乳幼児では大人とちがい，症状の突然の変化や異常，また不慮の事故が突発する．これらに対して医師の診療を受ける前になんらかの適切な救急処置を行うことが大切である．
　容体の急変した人を救命するための一連の行為を「**救命の連鎖**」という（図26-1）．1つ目の輪は，小児の心停止の原因である外傷，溺水，窒息などを未然に防ぐ社会活動などの予防策である．2つ目の輪は，反応のない人をみつけたら心停止を疑い，通報し，AEDや救急隊の早期到着に努めることである．3つ目の輪は市民による**一次救命処置**である．救急隊の到着を待つあいだに，そこに居合わせた市民が処置を行う．4つ目の輪が，救急救命士や医師による**二次救命処置**となる．

### 1 心肺蘇生

　市民が小児の心肺蘇生（CPR）を行う場合，成人と同じ一次救命処置（BLS）として，**胸骨圧迫**をただちに施行する．しかし，小児の心肺停止では心臓が主原因である場合は少なく，呼吸停止に続いて心肺停止になることが多い．そのため，発見と同時に胸骨圧迫をしつつ，可及的速やかな気道確保が必要である．心肺停止後，1分ごとに救命率は7～10%低下する．

#### a 心マッサージ

　児が痛みに反応がなく，呼吸がない場合はただちに胸骨圧迫を開始する．小児（約1～8歳）では，片方の手掌を患児の胸骨下部，剣状突起のやや上方にあて，他方の手掌を重ね，体重をかけるようにして真下に向かって1分間に100～120回リズミカルに圧迫する．（図26-2a）．乳児（約12ヵ月まで）の場合は，示指と中指をそろえて指先で胸骨中央部を「強く，速く，絶え間なく」圧迫する．また両手の母指を胸骨中央部に当て，他の指はそろえて患児の背部に当て圧迫する（両側母指法．図26-2b）．

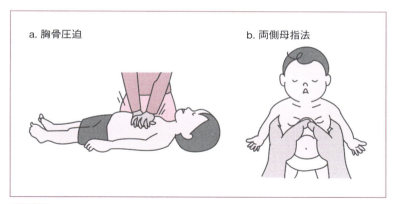

図 26-2 心マッサージ

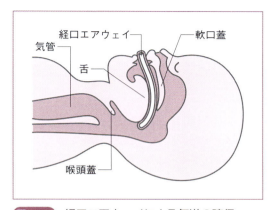

図 26-3 経口エアウェイによる気道の確保

### b 気道の確保

　小児では迅速な気道確保の処置が必要である．気道の分泌物を経口的または経気道的に完全に吸引するとともに，体位を仰臥位とし，下顎を上方に頭部を後ろに反らせるようにして気道を拡げる．手もとに**経口エアウェイ**（湾曲した器具を口腔から挿入し舌根沈下を防ぐ）があれば使用し，気道を確保する（図 26-3）．

### c 人工呼吸

　気道が確保されても，自発呼吸がなければただちに人工呼吸を行う．アンビューバッグ（蘇生用バッグ）とマスクがあれば，顔にマスクを当て，バッグをリズミカルに加圧し，肺の拡張を補助する．この際，左第3-5指で児の下顎左を保持し，左第1-2指で"C字型"にマスクを保持する．1人で**人工呼吸**を行いながら胸骨圧迫を行う場合は，30回の胸骨圧迫に対して2回の人工呼吸を行う（30：2）．救助者が2人の場合は，15回の胸骨圧迫に対して2回の人工呼吸となる（15：2）．

　蘇生用のバッグがないときには，口対鼻人工呼吸法（mouth to nose resuscitation），口対口人工呼吸法（mouth to mouth resuscitation）を行う場合があるが，一般市民に

よる CPR では絶え間ない胸骨圧迫を優先する．また，呼吸管理において酸素はしばしば投与されるが，過度の酸素投与は脳灌流障害（脳血流の流れの障害）をもたらすため注意すべきである．

### ❷ 溺水の処置

　溺水は海や川，プールだけでなく，風呂，洗濯機，バケツなど顔が水没する状態で起こる．溺水は，湿性溺水と乾性溺水に分けられる．湿性溺水は水が肺内に流入し肺障害と低酸素症が生じるもので，多くがこの型である．乾性溺水は，喉頭けいれんによる窒息でまれである．

　気道内の水は自然に体内に吸収されるため，水を吐かせることはせず，ただちに心肺蘇生を行う．気道異物の際に施行する腹部圧迫（**ハイムリック法**）は行わない．また，溺水の場合は心臓マッサージからではなく，息を吹き込むこと（通常は5回）から開始する．すぐに意識が回復し元気になった児の場合でも遅れて肺病変が出現することがあり，4～6時間は経過観察するのが望ましい．

### ❸ 異物誤飲・誤嚥の処置

　乳幼児はボタン，硬貨，おはじき，碁石，ヘアピン，安全ピン，釘などさまざまな物を誤飲する（「25章　小児の事故」表25-4，p.222参照）．90％は3歳未満の児に起こる．
　形状が丸く小型のものの多くは，食道，胃，腸管を通過して便とともに排泄される．しかしピンや針，大きめの硬貨などを誤飲した場合はX線診断を受けたほうがよい．硬貨が食道内に24時間以上停滞する場合は，自然落下を期待できず，麻酔下に内視鏡による摘出を行う場合が多い．また，ボタン型電池は食道内に停滞すると数時間で潰瘍を形成するため，より迅速な摘出が必要となる．
　タバコは医薬品と並んで，小児で頻度の高い誤飲物である．少量のタバコ（とくに2cm以下）は胃洗浄の必要はない．しかし，タバコの火を消した灰皿の水を誤飲した場合，ニコチンが溶出しておりニコチン中毒の症状（嘔吐，顔面蒼白，興奮）が出やすい．
　**喉頭部の異物**では，1歳以上の場合，**ハイムリック法**を行う（図26-4a）．1歳未満に対しては，**背部叩打法**を行う．患児を左手で支えて腹臥位として右手で数回，肩甲骨の間を叩く手法である（図26-4b）．
　気管内異物としてはピーナッツ，大豆が多く，異物を吸い込んだ際に咳嗽や喘鳴を認める．豆類では，いったんそれらの症状が消退したのち，1～2日で化学性炎症を生じ咳嗽が遷延する場合がある．気管内異物が否定できないときはただちに専門の医師の診療を受けるべきである．
　鼻腔に豆や小さなおもちゃを自分で入れてしまうこともある．その場合は，鼻をかませてみる，保護者が鼻に口を当て吸い出す，ピンセットではさんでとり出すなどの方法がある．
　耳に小さな虫が入った場合，無理に耳かきやピンセットでとり除こうとすると，外耳道を傷つけることになる．しかし，懐中電灯で耳孔を明るく照らすと虫が飛び出してくることがある．またはオリーブ油などを2～3滴外耳に落とし，耳を下にすると出てくることもある．これらの処置でも出ないときは耳鼻科受診を勧める．

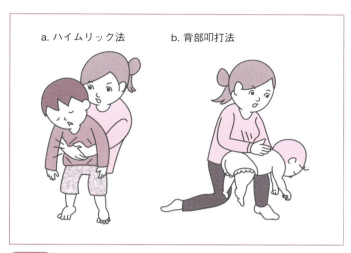

図 26-4 喉頭異物の対応

表 26-2 医薬品の誤飲事故：月齢・年齢と事故の特徴

| 月齢・年齢 | 行動の特徴 | 事故の特徴 |
|---|---|---|
| 6ヵ月〜1歳半 | 身近にあるものを手にとりなんでも口に運ぶ | ・口に入れることが想定されていない医薬品（塗り薬など）を誤飲<br>・通常のとり出し方でない方法で誤飲（薬の包装シートごと食べる、袋を咬んで破る） |
| 1歳半〜2歳まで | 周囲への興味・関心が高まり人の模倣をする | ・足場を使って高い場所にある医薬品をとり出し誤飲<br>・包装容器を通常のとり出し方で開けて医薬品を誤飲 |
| 2歳〜 | 興味をもって好んで手にとる | ・お菓子と間違えて誤飲（ドロップ、ゼリー等の医薬品）．子どもが飲みやすいよう甘く味付けされたシロップ剤等を多量に誤飲<br>・足場になるものを自ら持ってくるなどして高い場所にある医薬品をとり出し誤飲 |

［消費者庁：News Release 平成 26 年 12 月 19 日を参考に著者作成］

## 4 薬物・化学物質誤飲の処置

　多くの医薬品，洗剤，殺虫剤，灯油などの誤飲事故が年々増加している．致死的な場合や後遺症を残す場合があり，迅速かつ適切な救急処置が必要である．

　まず，誤飲した薬物や化学物質の名前，摂取量をよく聞くことが大事である．医薬品の誤嚥はとくに増加しており，とくに向精神薬，血糖降下剤，気管支拡張剤，降圧薬が危険である（表 26-2）．

　治療としては，嘔吐を誘発させると有効な場合がある．牛乳，水などを飲ませた後に指またはスプーンをのどの奥に入れて押し，刺激を与えて嘔吐させる（表 26-3）．吐物は気道に入らないよう，うつむかせて吐かせる．酸・アルカリ，揮発性のある灯油，ガソリン，ベンゼンなどを誤飲した場合には嘔吐の誘発は禁忌である．酸，アルカリは胃の穿孔を起こすことがあり，嘔吐のためにかえって障害部位を拡げるおそれがある．ま

表26-3 誤飲処置の注意

| | |
|---|---|
| 水か牛乳を飲ませ刺激を与えて吐かせるもの | 洗剤，化粧品，シャンプー，リンス，ヘアトニック，タバコ，乾燥剤，家庭用医薬品など |
| 牛乳を飲ませてはいけないもの | ナフタリン，しょうのう |
| 吐かせてはいけないもの | 灯油，シンナー，ベンゼン，殺虫剤，靴クリーム，アルカリ電池など．なにも飲ませないでただちに医師のところへ行く |
| 水か牛乳を飲ませるが吐かせてはいけないもの | 住宅用洗剤，漂白剤，油性塗料，合成樹脂塗料 |

た灯油やガソリンが肺に入ると重篤な肺炎を起こす．

　温めた生理食塩水による胃洗浄は，誤飲後，数時間を経過すると効果が少ないため，できるだけ速やかに行う．意識障害を有する場合は気道を確保してから行う．また，活性炭を溶解して胃内投与すると，多くの化学物質を吸着することができる．しかし，酸，アルカリ，アルコールへの吸着作用は弱い．

## Column：自動体外式除細動器（AED）

2004（平成16）年7月からAEDの使用が一般市民にも認められて，公共の場所に設置され普及が進んでいる．「脈が触れないすべての状態」でAEDが有効というわけではないことを知っておこう．

①ただちにAEDを施行すべき状態
- 心室細動（VF）
- 脈拍を触知出来ない心室頻拍（pulseless VT）

②AEDは無効で，胸骨圧迫を続けるべき状態
- 心静止（asystole：「エイシストール」と発音）
- 無脈性電気活動（PEA：心電図上波形はあるが心臓自体はまったく動いてない）

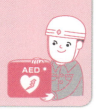

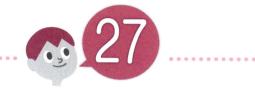

# 眼科・耳鼻科疾患

## I. 眼科疾患

眼球は，成長とともに大きくなり，13歳でほぼ成人のサイズになる．視機能は，出生後に急激に発達する．視機能には，視力，眼位，調節，輻輳（眼前の1点に両眼の視線を集中させる機能のこと）などがある．発達を妨げるものがあると，弱視などの原因となる．視力は，新生児では0.01程度であるが，3ヵ月で0.1，半年で0.2，1歳で0.1〜0.4，3歳で0.6〜0.9に達すると考えられている．

子どもの訴えで多いのは，みえにくい，目やに，目の位置がおかしい，瞳が白い，まぶたが下がるなどである．

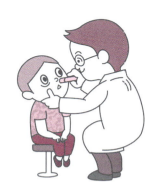

### A 子どもの目の検査

#### 1 視力検査

年齢や発達に応じた方法で行う乳幼児視力検査（PL法），字ひとつ視力検査などの方法がある．

#### 2 屈折検査

遠視，近視，乱視がないかを測定する．必要に応じて点眼薬を使用する．

#### 3 細隙灯顕微鏡検査

前眼部（角膜，結膜，水晶体）を調べる．

#### 4 眼底検査

眼底（網膜，視神経）を調べる．

#### 5 眼位・眼球運動検査

目の位置や動きを調べる．遮蔽試験やヒルシュベルグ法などがあり，斜視の検査である．

### 6 両眼視機能検査

両目でものを立体的にみえているかを調べる．チトマスステレオテストなどがある．

### 7 涙管通水検査

先天性鼻涙管閉塞の検査・治療である．

## B 子どもの目の疾患

### 1 近視・遠視

目に入ってきた光が網膜より前で，あるいは後ろで焦点を結んでピントが合わない状態である．近視は読書やテレビ観賞などの近業が多い生活環境だとなりやすい．

### 2 網膜色素変性症

網膜に異常がみられる遺伝性の疾患であり，夜盲，視野狭窄，視力低下などの症状がみられる．眼底検査や視野検査で診断する．根本的な治療はない．

### 3 弱視

斜視，遠視や乱視などの屈折異常，眼瞼下垂などの形態覚遮断（網膜に観賞刺激が十分に入らないこと）などが原因で起こる．アイパッチや手術などによる早期治療が望ましい．

### 4 色覚異常

先天赤緑色覚異常がもっとも多く，赤と緑などがみ分けにくい．X連鎖性遺伝（伴性劣性遺伝）であり，男性に多い（約5％，女性は0.2％）．

### 5 先天性鼻涙管閉塞

涙を排泄する涙道が閉塞した状態．生後1ヵ月以内に流涙や眼脂（目やに）などの症状がみられる．自然治癒が多いが，手術が必要となる症例もある．

### 6 ウイルス性結膜炎

アデノウイルスによる流行性角結膜炎や咽頭結膜熱（プール熱），エンテロウイルスによる急性出血性結膜炎などがある．

### 7 外斜視・内斜視

片方はまっすぐだが，もう片目が外側，あるいは内側に向いている状態．治療には，手術や矯正眼鏡などがある．

# II. 耳鼻科疾患

聴覚機能は胎児期に完成し，子宮内で母体の音を聴いているとかんがえられている．その聴覚機能は，健全な音声言語習得に不可欠である．また，味覚や嗅覚も，新生児のころより十分な能力を持っている．鼻の形態は出生時に成人に近いが，新生児から乳幼児期は鼻呼吸に依存している．副鼻腔の発達は生後である．

子どもの訴えで多いのは，咽頭痛，耳の痛み，鼻汁・鼻閉（びへい），いびき，言葉のおくれ，きこえが悪い，めまいなどである．

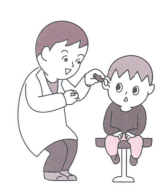

## A 子どもの耳鼻の診察

### 1 耳

耳介（形など），耳介周囲（耳瘻孔（じかい）（じろうこう）など），外耳道（がいじどう）（耳漏（じろう）*など）を診る．

### 2 鼓膜

オトスコープなどを用いる．発赤や膨隆などの所見で中耳炎の診断を行う．

### 3 鼻

鼻鏡（びきょう）などを用いる．鼻粘膜の色調でアレルギー性鼻炎などの診断を行う．

### 4 扁桃（へんとう）

口蓋（こうがい）扁桃の大きさ，膿栓（のうせん）*の有無などを診る．膿栓の付着は細菌感染症を疑う．

### 5 喉頭

乳幼児の喘鳴（ぜんめい）や呼吸困難，嗄声（させい）（声のかすれ）の精密検査目的で診る．内視鏡などを用いる．

### 6 聴力検査

新生児聴覚スクリーニングが普及している．まずは問診を行い，音に対する反応があるかをみる．その後，条件詮索反応聴力検査（COR），聴性脳幹反応検査（ABR），遊戯聴力検査など年齢に応じた聴力検査を行う．

*耳漏：耳から出る液体状のもの．耳だれのこと．
*膿栓：細菌の死がいが集まってできた，米粒大の固まり．

## B 子どもの耳鼻の疾患

### 1 中耳炎

ガイドラインを参考に抗菌薬や鼓膜切開などで治療する．反復性は2歳以下や集団保育児に多い．滲出性は難聴や耳閉感を訴えることもあるが，痛みを伴わないので乳幼児は自覚症状に乏しい．

### 2 難聴

先天性（遺伝，胎生期の風疹感染などが原因）と後天性（流行性耳下腺炎ムンプスや中耳炎などが原因），伝音難聴と感音難聴，一側性と両側性がある．補聴器や鼓室形成術などの治療が有効な場合がある．

### 3 副鼻腔炎

副鼻腔内の細菌感染が原因で鼻汁が貯留する．膿性鼻汁や鼻閉，後鼻漏（鼻水がのどに流れること）による湿性咳嗽，頭痛などを呈する．鼻処置や抗菌薬で治療する．

### 4 アレルギー性鼻炎

ハウスダストや花粉などが原因となる．くしゃみ，鼻閉，水様性鼻汁が主症状であり，鼻汁好酸球検査などで診断する．点鼻薬や内服薬などで治療する．

### 5 口蓋扁桃肥大

睡眠時無呼吸症候群，摂食・嚥下障害があるときは，手術適応となる．

### 6 睡眠時無呼吸症候群

アデノイド肥大や口蓋扁桃肥大が閉塞性の原因となる．いびきや陥没呼吸，日中の傾眠傾向，体重増加不良などを呈する．手術が著効する．中枢性は，脳から呼吸指令が出なくなる呼吸中枢の異常が原因となる．

### 7 扁桃炎

アデノウイルスや溶連菌感染が原因となる．発熱，咽頭痛などを呈する．細菌感染は抗菌薬で治療する．反復性は，扁桃摘出術の適応となる．

# 索引／INDEX

## 和文

### あ

悪性腎腫瘍　153
アシドーシス　112
アセトン血症　115
アダムス・ストークス発作　160
アデノウイルス　142
アトピー性皮膚炎　164
アドレナリン　118
アナフィラキシー　75, 169
アナフィラクトイド紫斑病　176
アプガースコア　98
アフタ性口内炎　128
アペール症候群　91
アミノ酸代謝異常　85
アルカローシス　112
アルギニンバゾプレシン　117, 118
アルコール　94
アルドステロン　118
アルポート症候群　213, 214
アレキシサイミア　203
アレルギー　163, 166, 170
　　食物——　167
　　薬物——　172
　　Ⅰ型——（即時型）　163
　　Ⅱ型——（細胞融解型）　163
　　Ⅲ型——（免疫複合体型）163
　　Ⅳ型——（遅延型）　163
　　——性紫斑病　176
　　——性鼻炎　164, 167, 236
アンビューバッグ　229

### い

胃潰瘍　130
意識障害　227
いじめ　191, 208
胃食道逆流症　29
胃洗浄　232
異染性白質ジストロフィー　86
胃腸炎　130, 136
　　——症状を呈するウイルス疾患　136
一過性骨髄異常増殖症　149
一過性多呼吸症　100
一過性蛋白尿　215
遺伝子異常　195
遺伝子病　81
遺伝性球状赤血球症　146
遺伝性腎炎　213, 214
遺尿症　203
衣服　58
異物誤飲　230
遺糞症　205
咽後膿瘍　141
インスリン　113
　　——療法　114
咽頭　139
　　——炎　140
　　——扁桃　141
院内感染　138
陰嚢水腫　217
インヒビター　149

### う

ウィスコット・オルドリッチ症候群　87, 150
ウィリアムズ症候群　91
ウイルス　133
　　アデノ——　142
　　エンテロ——　135
　　サイトメガロ——　93, 102, 105
　　水痘帯状疱疹——　135
　　水疱性——　135
　　ノロ——　137
　　パラインフルエンザ——　142
　　風疹——　102
　　ロタ——　73, 136
　　B型肝炎——　102
　　RS——　137, 142
　　——感染症　133
　　——性肝炎　130
　　——性結膜炎　234
　　——性肺炎　144
ウィルソン病　87
ウィルムス腫瘍　153
ウェクスラー児童用知能診断検査（WISC-Ⅳ）　21
ウェスト症候群　183
ウェルドニッヒ・ホフマン病　196
右胸心　155
うつぶせ寝　224
運動性蛋白尿　215

### え

エアウェイ　229
栄養失調症　107
壊死性腸炎　103

エストロゲン　118
エネルギー　36
エリスロポエチン　118
エルブの麻痺　98
嚥下性肺炎　144
嚥下反射　29
遠視　234
遠城寺式乳幼児発達検査　19
エンテロウイルス　135

### お

黄疸　104, 172
黄体ホルモン放出ホルモン　118
嘔吐　102, 225
　　初期——　103
オウム病　144
横紋筋肉腫　153
オキシトシン　117, 118
オスグッド・シュラッター病　202
おむつ　59
おもちゃ　62
温式抗体性　146
おんぶ　60

### か

カードテンション　44
外気浴　59
外斜視　234
咳嗽　165
回虫　219
灰白質変性症　190
カウプ指数　14, 115
化学療法　152
　　術前——　154
　　多剤併用——　152
過換気症候群　206
過期産児　95
下気道　139
過強陣痛　98
核黄疸　103
学習障害　154, 192
拡張型心筋症　159
学童期　3, 5, 208, 216
鵞口瘡　128
過食症　206
下垂体性巨人症　118
仮性半陰陽　123
仮性肥大　195
かぜ症候群　140
学校保健　75

## 238　索引

──安全法　76
──委員会　76
褐色細胞腫　125
褐色脂肪組織　33
活性化部分トロンボプラスチン時間　149
化膿性髄膜炎　187
過敏性腸症候群　205
カフェオレ斑　189
鎌状赤血球貧血　87
ガラクトース血症　84
顆粒球　27
カルシトニン　118
ガワーズ徴候　195
川崎病　175
寛解導入療法　148
肝腫瘍　153
関節炎　173
感染症　76, 101, 133
完全大血管転位症　158
間代発作　183
眼底出血　224
間脳下垂体　117
顔面血管腫　188
顔面頭蓋　7
寒冷凝集素症　146

期外収縮　160
気管支炎　142
気管支喘息　164, 165
喫煙　94
吃音　205
虐待　224
　　子ども──　69
　　身体的──　70
　　心理的──　70
　　性的──　70
急性胃腸炎　130
急性咽頭炎　140
急性気管支炎　142
急性硬膜下血腫　224
急性骨髄性白血病　148, 149
急性細気管支炎　142
急性糸球体腎炎　212
急性出血性膀胱炎　216
急性熱性皮膚粘膜リンパ節症候群　175
急性脳症　187, 226
急性鼻咽頭炎　140
急性鼻炎　140
急性副腎皮質機能不全　125

急性扁桃炎　141
急性リンパ性白血病　148
急速進行性腎炎症候群　215
吸啜刺激　40
吸啜反射　29
吸入抗アレルギー薬　166
救命の連鎖　228
胸郭　10
強化療法　148
胸式呼吸　25
蟯虫　219
協調運動　17
強直間代発作　183
強直発作　183
極低出生体重児　95
巨人症　188
巨赤芽球性貧血　146
巨大結腸症　130
起立性蛋白尿　216
起立性調節障害　207
筋強直（緊張）症候群　195
筋強直現象　195
筋強直性ジストロフィー　195
近視　234
筋ジストロフィー　194
筋疾患　193
緊張性頸反射　15

クインケ（Quincke）の浮腫　176
クームス試験　146
クーゲルベルク・ウェランダー病　196
口対口人工呼吸法　229
口対鼻人工呼吸法　229
クッシング症候群　113, 115, 125
ぐにゃぐにゃ乳児　193
くも膜下出血　98
クラインフェルター症候群　91, 92
クラミジア肺炎　144
グランツマン型血小板無力症　150
クループ症候群　142
クルンプケの麻痺　98
クレチン症　120
クロモグリク酸ナトリウム　166

経口エアウェイ　229
経口抗アレルギー薬　166
経口テオフィリン徐放製剤　166
経口補液療法　225
経産道感染　101, 102

経胎盤感染　101, 102
けいれん　101, 226
血圧　24
血液型不適合　103
血管線維腫　188
血漿　26
血小板　27
──機能異常症　150
──無力症　150
欠神発作　183
血清　26
──クレアチンキナーゼ　193
──鉄　145
──フェリチン値　145
結節性硬化症　188
血友病　86, 149
──A　149
──B　149
ケトン尿症　115
健康診断　76
原始反射　15

### こ

抗アセチルコリン受容体抗体　194
高アルドステロン症　125
抗アレルギー薬　166
高アンモニア血症　85
誤飲　222, 230
口蓋扁桃　141
──肥大　236
口蓋裂　128
口角炎　127
交換輸血　104
合計特殊出生率　66
抗血小板抗体　150
口腔アレルギー症候群　170
甲状腺炎　121
甲状腺機能亢進症　121
甲状腺機能低下症　115, 120
甲状腺刺激ホルモン　118
──放出ホルモン　118
甲状腺腫　121
口唇炎　127
口唇探索反射　29
光線療法　104
鉤虫　219
好中球　27
高チロシン血症　85
後天性赤芽球癆　147
喉頭　139
口内炎　128
後鼻孔閉鎖　140

抗ヒスタミン薬　167
硬膜外血腫　188
硬膜下血腫　224
硬膜下出血　98
抗利尿ホルモン　117, 119
誤嚥　222, 230
ゴーシェ病　86
股関節脱臼　59, 60
呼吸器　139
呼吸窮迫症候群　99
呼吸困難　226
心の健康づくり　78
骨形成不全症　197
骨系統疾患　197
骨髄異常増殖症　149
骨髄炎　202
骨髄検査　148
骨折　98
　　　線状――　188
骨端症　201
骨肉腫　153
骨年齢　10
子ども虐待　69
コブ角　200
コルチゾン　118
コルネリア・デ・ランゲ症候群　91
混合栄養　47

**さ**

サーファクタント　25, 99
細気管支炎　142
細菌性心内膜炎　159
細菌性肺炎　143
再興感染症　138
臍静脈　23
再生不良性貧血　146
サイトメガロウイルス　93, 102, 105
臍ヘルニア　132
細胞外液　31
細胞内液　31
サイロキシン　118
サラセミア　87
サリドマイド　94
酸・塩基平衡　111
　　　　――障害　112
産瘤　97

**し**

自慰　207
耳音響放射　14
自家中毒症　115

色覚異常　234
糸球体腎炎　211, 212, 213
自己免疫性溶血性貧血　146
死産　95
　　――率　66
脂質　37
脂質異常症　85, 214
思春期　3, 5, 208, 216
　　――早発症　122
　　――の発来　122
　　――発育急進現象　5
ジストロフィン遺伝子異常　195
姿勢反射　15, 16
失感情症　203
児童虐待防止法　69
自動体外式除細動器　232
自動聴性脳幹反応　14
シナプス形成　14
紫斑病性腎炎　213, 214
自閉症スペクトラム障害　191
死亡原因　66
死亡率　66
弱視　14, 234
若年性骨髄単球性白血病　149
若年性特発性関節炎　173
若年性粘液水腫　121
斜頸　199
斜視　234
射乳反射　40
周産期　3, 95, 191
　　――死亡率　66
重症筋無力症　193
　　――, 眼筋型　193
　　――, 全身型　193
重症複合型免疫不全症　87
絨毛採取　82
手根骨　10
受精卵　23
　　――期　3
出血性膀胱炎　216
出生数（率）　65
出生前診断　82
術前化学療法　154
腫瘍マーカー　153
上気道　139
小球性低色素性貧血　145
脂溶性ビタミン　108
常染色体　87
　　――異常　89
　　――優性遺伝　81
　　――劣性遺伝　81
小泉門　10

小頭症　180
小児期　3
小児生活習慣病　116
小非分割細胞性リンパ腫　149
静脈　23
上腕型麻痺　98
初期嘔吐　103
食道噴門弛緩症　128
食道閉鎖症　128
食物アレルギー　167
食物依存性運動誘発アナフィラキシー　170
食欲不振　54
除細動器　232
女性ホルモン　118
ショック　169
徐脈　159
腎盂腎炎　216
腎機能　31
腎炎　213, 214, 216
呻吟　99
心筋炎　159
心筋症　159
神経芽細胞腫　151, 152
神経性大食（過食）症　206
神経性無食欲（やせ）症　206
神経線維腫　189
　　　　――症1型　189
神経皮膚症候群　188
人工栄養　44
新興感染症　138
人工乳　30
心室中隔欠損症　155, 156
腎腫瘍　153
心身症　203
新生児　15
　　――仮死　98
　　――肝炎　131
　　――期　3, 95
　　――高ビリルビン血症　104
　　――死亡率　66
　　――蘇生法　99
　　――聴覚スクリーニング　14
　　――敗血症　102
　　――マススクリーニング　125
　　――マススクリーニング検査　83
　　――メレナ　104
　　――溶血性疾患　103
真性半陰陽　123
身体的虐待　70
心的外傷後ストレス障害　208

心内膜炎　159
心内膜床欠損症　158
心肺蘇生　228
心房中隔欠損（二次孔欠損）症　156
じん麻疹　167
心マッサージ　228
心理的虐待　70
唇裂　128

### す
髄鞘化　14
推奨量　36
錐体路障害　15
推定平均必要量　35
水痘　133
　　——帯状疱疹ウイルス　135
水分代謝　109
水疱性ウイルス　135
髄膜炎　102, 187
髄膜刺激症状　187
睡眠　60
　　——時間　33
　　——時無呼吸　223
　　——時無呼吸症候群　236
水溶性ビタミン　108
頭蓋外血腫　188
頭蓋内圧亢進症状　187
スキャモンの臓器別発育曲線　12, 14
スキンケア　164
スクリーニング検査　82
　　聴覚——検査　105
健やか親子21　67
鈴木・ビネー式知能検査　21
スタージ・ウェーバー症候群　188
ステロイド　150
スポーツ貧血　145

### せ
生活習慣病　116
正期産児　32, 95
脆弱X症候群　92
成人先天性心疾患　161
精神遅滞　191
性腺刺激ホルモン　118
性染色体　87
精巣決定因子　123
性早熟症　122
成長ホルモン　118
　　——分泌不全性低身長症　117
　　——放出ホルモン　118

性的虐待　70
性発育不全　123
性分化異常　123
生理的体重減少　5
赤芽球癆　146, 147
脊髄性筋萎縮症　196
　　——, Ⅰ型（ウェルドニッヒ・ホフマン病）　196
　　——, Ⅱ型（中間型）　196
　　——, Ⅲ型（クーゲルベルク・ウェランダー病）　196
脊柱　10
舌小帯短縮症　128
舌挺出反射　29, 48
線状骨折　188
染色体　87
全身性エリテマトーデス　146, 163, 173
喘息　142, 164, 165
　　——様気管支炎　142
先天異常　81
先天性巨大結腸症　130
先天性筋強直症　196
先天性高度難聴　14
先天性サイトメガロウイルス感染症　93
先天性食道閉鎖症　128
先天性心疾患　161
先天性赤芽球癆　147
先天性第Ⅷ因子欠乏症　149
先天性第Ⅸ因子欠乏症　149
先天性胆道拡張症　131
先天性胆道閉鎖症　131
先天性トキソプラズマ症　93
先天性内反足　200
先天性鼻涙管閉塞　234
先天性風疹症候群　93
先天性副腎過形成　124
先天性ミオパチー　196
先天代謝異常症　82
先天梅毒　94
全般発作　183
前腕型麻痺　98

### そ
早期新生児期　95
早期新生児死亡率　66
造血幹細胞移植　152, 153
　　同種——　146, 148
造血器腫瘍　151
早産児　32, 95
巣状分節性糸球体硬化症　213

双胎　96
側彎症　200
鼠径ヘルニア　132
粗大運動　17
蹲踞　158

### た
ターナー症候群　91, 117
第Ⅷ因子欠乏症　149
第Ⅸ因子欠乏症　149
ダイアモンド・ブラックファン症候群　147
体位性蛋白尿　216
体温調節機能　33
体温調節中枢　33
対人交流障害　208
胎芽期　3
胎芽病　82
太鼓バチ状指　155
大細胞性リンパ腫　149
胎児期　3
胎児循環　23
胎児発育遅延　98
胎児病　82
体重減少　5
胎生期　3
大泉門　10
大頭症　180
大動脈縮窄症　156
胎盤　23
胎便　30, 101
　　——吸引症候群　101
　　——栓症候群　103
耐容上限量　36
大理石骨病　198
多因子遺伝病　81
ダウン症候群　89, 91, 149, 191
　　21トリソミー型——　191
多呼吸症　100
多剤併用化学療法　152
立ち直り反射　16
だっこ　60
脱水　225
　　——症　112
脱抑制型対人交流障害　208
脱力発作　183
田中・ビネー式知能検査　21
単一遺伝子病　81
単球　27
探索反射　15
単純性甲状腺腫　121
単純部分発作　183

単純ヘルペスウイルス1型, 2型　135
男性ホルモン　118
タンデムマススクリーニング　83
胆道拡張症　131
胆道閉鎖症　131
蛋白質　37
蛋白尿　215, 216

**ち**

チアノーゼ　227
チェリー・レッド斑　190
遅延分娩　98
地図状舌　128
チック　205
知的障害　191
知能検査　21, 180
　　鈴木・ビネー式——　21
　　田中・ビネー式——　21
知能指数　21
注意欠如・多動性障害　192
昼間尿失禁症　205
中耳炎　236
腸炎　103
聴覚スクリーニング検査　105
腸重積　130, 149
超早産児　95
超低出生体重児　95
調乳　45

**つ**

津守・稲毛式乳幼児発達スクリーニング検査　19, 180

**て**

帝王切開　100
低身長症　117
低カルシウム血症　101
低血糖　101
テイ・サックス病　86, 190
低酸素血症　227
低出生体重児　94, 95, 96
停留精巣　217
テオフィリン徐放製剤　166
溺水　230
笛声喘鳴　165
摘脾　150
テストステロン　118
鉄欠乏性貧血　145
デュシェンヌ型筋ジストロフィー　195
電解質　111
　　——異常　225
　　——代謝　109
てんかん　182
　　——性脳症　183
テンシロンテスト　193
伝染性紅斑　133
点頭てんかん　183
天然栄養　38
デンバー式発達スケール　19, 180

**と**

頭血腫　97
糖原病　84
糖質代謝異常　83
同種造血幹細胞移植　146, 148
洞性頻脈　159
糖尿病　113
登はん性起立　195
頭部外傷　187
動脈　23
　　——管　24
　　——管開存症　157
　　——血　23
道路交通法　223
トキソイド　72
トキソプラズマ　93, 102, 105
特定妊婦　71
特発性関節炎　173
特発性血小板減少性紫斑症　150
特発性心筋症　159
突発性発疹　133
トムゼン病　196
ドメスティックバイオレンス　70

**な**

内斜視　234
内反足　200
内分泌障害　154
泣き入りひきつけ　186
生ワクチン　72
軟骨無形成症　197
難聴　236
　　先天性高度——　14

**に**

ニーマン・ピック病　86, 190
日光浴　59
二分脊椎症　202
日本版デンバー式発達スケール　180
乳児家庭全戸訪問事業　71
乳児期　3, 5
乳児死亡率　66
乳児白血病　148
乳児肥厚性幽門狭窄症　128
乳汁成分　44
乳糖　44
　　——分解酵素欠損症（乳糖不耐症）　85
ニューモシスチス・カリニ肺炎　144
ニューロパチー　193
乳幼児期　208
乳幼児健康診査　68
乳幼児突然死症候群　223
乳幼児発達検査　19
乳幼児発達スクリーニング検査　19, 180
乳幼児揺さぶられ症候群　60, 71, 188, 224
入浴　57
尿崩症　119
妊産婦死亡率　66

**ね**

ネグレクト　70
熱傷　226
熱性けいれん　186, 226
ネフローゼ症候群　214
　　微小変化型——　215
粘液水腫　121
年齢依存性てんかん性脳症　183

**の**

脳圧亢進　10
脳室周囲白質軟化症　181
脳室上衣下結節　188
脳室内出血　98
脳腫瘍　151, 154
脳頭蓋　7
脳性麻痺　181
ノルアドレナリン　118
ノロウイルス　137
ノンレム睡眠　34

**は**

パーセンタイル　6, 13
ハーラー症候群　84
把握反射　15
肺炎　143
　　ウイルス性——　144
　　嚥下性——　144
　　クラミジア——　144
　　細菌性——　143

ニューモシスチス・カリニ――
　　　144
　　ブドウ球菌性―― 143
　　マイコプラズマ―― 143
　　――球菌性―― 143
肺気腫 165
配偶子 87
　　――病（染色体異常） 82
肺水 25, 100
排泄 61
肺動脈狭窄症 155
梅毒 94, 102
排尿 31, 61
バイパス療法 150
背部叩打法 230
排便 61
ハイムリック法 230
ハウスダスト 164
白質変性症 190
発育 5
発育曲線 5, 12, 13, 14
発育性股関節形成不全症 198
発育遅延 99
白血球 27, 147
白血病 147, 151
　　急性リンパ性―― 148
　　急性骨髄性―― 148
　　慢性骨髄性―― 148
　　乳児―― 148
　　若年性骨髄単球性―― 149
　　ダウン症候群，―― 149
発達 5
発達検査 180
発達指数 19
発達障害 191
発熱 225
バビンスキー反射 15
歯みがき 57
パラインフルエンザウイルス 142
パラシュート反射 16
パラソルモン 118
半陰陽 123
　　仮性―― 123
　　真性―― 123
汎下垂体機能低下症 119
晩期障害 152, 154
晩期新生児期 95
汎血球減少 146
反抗挑戦性障害 192, 208
反射 15
　　嚥下―― 29
　　吸啜―― 15, 29

　　原始―― 15
　　口唇探索―― 29
　　姿勢―― 15, 16
　　射乳―― 40
　　舌挺出―― 29, 48
　　立ち直り―― 16
　　探索―― 15
　　把握―― 15
　　バビンスキー―― 15
　　パラシュート―― 16
　　非対称性緊張性頸―― 15
　　捕捉―― 29
　　モロー―― 15
　　ランドー―― 16
ハンター症候群 84
反応性愛着障害 208

**ひ**

非IgA腎症 213
鼻炎 140
鼻腔 139
微細運動 17
皮質結節 188
鼻出血 140
微小変化型ネフローゼ症候群 215
脾臓 150
肥大型心筋症 159
非対称性緊張性頸反射 15
ビタミン 38
　　――B₁₂ 146
　　――D 59
　　――K 104, 108
　　――K欠乏 43
　　――過剰症 107
　　――欠乏症 107
左→右短絡群 156
ヒト白血球抗原 26
ビフィズス菌 44
皮膚感染症 137
皮膚筋炎 174
非ホジキンリンパ腫 149
肥満 115
　　――度 14
病期分類 149
鼻翼呼吸 99
日和見感染症 138
微量元素 38
ビリルビン脳症 104
鼻涙管閉塞 234
ヒルシュスプルング病 130
貧血 145
　　鎌状赤血球―― 87

　　巨赤芽球性―― 146
　　自己免疫性溶血性―― 146
　　地中海―― 87
　　鉄欠乏性―― 145
　　再生不良性―― 146
　　小球性低色素性―― 145
　　スポーツ―― 145
　　ファンコニ―― 146
　　未熟児―― 145
　　溶血性―― 87
頻脈 159

**ふ**

ファロー四徴症 158
ファンコニ貧血 146
フィラデルフィア染色体 148
風疹 93, 133
　　――ウイルス 102
フェニルケトン尿症 85
フォン・ウィルブラント因子 150
フォン・ウィルブラント病 150
フォン・ギルケ病 84
フォン・レックリングハウゼン病
　　189
不活化ワクチン 72
不感蒸泄 32
副甲状腺機能亢進症 122
副甲状腺機能低下症 122
複雑部分発作 183, 226
腹式呼吸 25
副腎過形成 124
副腎髄質疾患 125
副腎性器症候群 124
副腎皮質機能の異常 124
副腎皮質機能不全 125
副腎皮質刺激ホルモン 118
　　――放出ホルモン 118
副腎皮質ステロイド 147, 167
副鼻腔炎 236
福山型先天性筋ジストロフィー
　　194
浮腫 176
不整脈 159
ブドウ球菌感染症 138
ブドウ球菌性肺炎 143
不登校 208
部分発作 183
プラダー・ウィリー症候群 90,
　　91, 115
プリックテスト 169
不慮の事故 221
ブルトン型無ガンマグロブリン血

症　87
フレーリッヒ症候群　115
プロゲステロン　118
フロッピーインファント　193, 196
プロトロンビン時間　149
プロラクチン　118
粉乳　45

### へ
平衡反応　15, 17
ベッカー型筋ジストロフィー　195
ベッカー型先天性筋強直症　196
ヘノッホ・シェーンライン紫斑病　176
ベビーフード　51
ヘマトクリット値　145
ヘモグロビン　26, 145
　　　——異常症　87
ペルテス病　201
ベルナール・スリエ症候群　150
ヘルニア　132
偏食　55
変性神経疾患　190
扁桃炎　141, 236
扁桃肥大　141

### ほ
包茎　217
縫合　10
膀胱炎　216
房室ブロック　160
放射線　94
帽状腱膜下血腫　188
帽状腱膜下出血　98
補液療法　225
ポートワイン母斑　188
母子健康手帳　21
母子保健法　67
捕捉反射　29
補体　147
母体血清マーカー組み合わせ検査　82
発作　183
　　アダムス・ストークス——　160
　　間代——　183
　　強直間代——　183
　　強直——　183
　　欠神——　183
　　全般——　183
　　脱力——　183

単純部分——　183
複雑部分——　183, 226
部分——　183
ミオクロニー——　183
発作性寒冷血色素尿症　146
発作性頻拍症　160
発作性夜間ヘモグロビン尿症　147
発疹　133
発疹性ウイルス疾患　133
母乳　30
　　——栄養　38
　　——哺育　224
ホモシスチン尿症　85
ポンペ病　84

### ま
マイコプラズマ肺炎　143
膜性糸球体腎炎　213
膜性増殖性糸球体腎炎　213
麻疹　133
末梢神経疾患　193
麻痺　98, 181
マルファン症候群　91
慢性胃腸炎　130
慢性骨髄性白血病　148
慢性腎炎症候群　212
慢性副腎皮質機能不全　125

### み
ミオクロニー発作　183
ミオトニア症状　196
ミオパチー　193
　　先天性——　196
右→左短絡群　158
未熟児貧血　145
未熟児網膜症　105
水中毒　112
ミネラル　38
未分化大細胞性リンパ腫　149

### む
無呼吸　223, 236
ムコ多糖症　84
無症候性蛋白尿　215
無侵襲的出生前遺伝学的検査　82
無短絡群　155
無脈性電気活動　232

### め
メープルシロップ尿症　85
メサンギウム増殖性糸球体腎炎　213

メチル水銀　94
メディア　62
目安量　36
メラニン刺激ホルモン　118
免疫寛容導入療法　150
免疫不全症　87
免疫グロブリン　27
　　　　——欠損症　87
　　　　——大量療法　150

### も
毛細血管拡張性運動失調症　87
網膜芽細胞腫　154
網膜色素変性症　234
目標量　36
沐浴　58
モルキオ症候群　84
モロー反射　15

### や
薬物アレルギー　172
夜尿症　203

### ゆ
ユーイング肉腫　154
有機酸血症　85
幽門狭窄症　128
輸液療法　113
輸血　104
輸入感染症　138
指しゃぶり　207

### よ
溶血性連鎖球菌感染症　137
葉酸　146
幼児期　3
幼児食　52
羊水穿刺　82
要保護児童対策地域協議会　70
溶連菌感染後急性糸球体腎炎　211
夜泣き　61
予防接種　72
　　　——法　72

### ら
卵円孔　23, 24
ランドー反射　16

### り
リウマチ性疾患　173
リウマチ熱　175
離乳　48

――期　49
リピドーシス　85
流行性耳下腺炎　133
流産　95
両眼視機能　14
リンパ芽球性リンパ腫　149
リンパ球　27
リンパ腫　149, 151

## る

ループス腎炎　213

## れ

冷式抗体性　146
レジオネラ病　144
レニン　118
　　　　――-アンジオテンシン系阻害薬　213
レム睡眠　34
レンノックス・ガストー症候群　185

## ろ

ロイコトリエン受容体拮抗薬　166
ローレル指数　14, 115
ローレンス・ムーン・バルデ・ビードル症候群　115
ロタウイルス　73, 136

## わ

腕神経叢麻痺　98

## 数字・欧文

1,25 水酸化ビタミン D　118
13 トリソミー症候群　90, 91

18 トリソミー症候群　90, 91
21 トリソミー　89
21-ヒドロキシラーゼ　124
22q11.2 欠失症候群　91
3-3-9 度方式　227
4p-症候群　91
5p-症候群　91
5 年生存率　151
ABO 不適合　103
ADHD　192
AED　232
APTT　149
A 型肝炎　131
A 群溶連菌感染症　137
$\beta_2$ 刺激薬　165
BMI（body mass index）　14
B 型肝炎　131
　　　――ウイルス　102
B 群溶連菌　102
B 前駆細胞性　148
C 型肝炎　131
CK　193
DQ　19
DV　70
FAB 分類　148
*GATA1* 遺伝子　149
Hb　145
HLA　29
Ht　145
IgA　28
　　　――血管炎　176
　　　――腎症　213
IgG　27
IgM　27
IL-6 阻害薬　173
IQ　21
Japan Coma Scale（JCS）分類　227

JIA　173
Kaup index　14, 115
M7　149
MCLS　175
mEq/$l$　111
MRI　153
NAG　213
NCPR　99
NIPT　82
OD　207
PEA　232
pH　111
PTSD　208
Rh 不適合　103
Rohrer index　14, 115
RS ウイルス　142
　　　――感染症　137
PT　149
PVL　181
SCID　87
SD　180
SIDS　223
SLE　146, 163, 173
SpO$_2$　165
TAM　149
TNF-α阻害薬　173
TNF-βレセプター製剤　173
TORCH（トーチ）症候群　181
T 細胞性　148
VWD　150
VWF　150
WPW 症候群　161
XXX 症候群　91
X 連鎖優性遺伝　81
X 連鎖劣性遺伝　81, 149
YY 症候群　91

**最新育児小児病学（改訂第7版）**

| | | |
|---|---|---|
| 1980年3月25日 | 第1版第1刷発行 | 監修者 黒田泰弘 |
| 2006年5月1日 | 第5版第1刷発行 | 編集者 香美祥二，森 健治 |
| 2010年9月15日 | 第6版第1刷発行 | 発行者 小立健太 |
| 2015年12月20日 | 第6版第5刷発行 | 発行所 株式会社 南江堂 |
| 2018年3月10日 | 第7版第1刷発行 | 〒113-8410 東京都文京区本郷三丁目42番6号 |
| 2022年3月1日 | 第7版第3刷発行 | ☎(出版)03-3811-7198 （営業)03-3811-7239 |
| | | ホームページ https://www.nankodo.co.jp／ |
| | | 印刷 三美印刷／製本 ブックアート |
| | | 装丁・イラスト 渡邊真介 |

Textbook of Child Health and Child Disease
© Nankodo Co., Ltd., 2018

定価は表紙に表示してあります．
落丁・乱丁の場合はお取り替えいたします．
ご意見・お問い合わせはホームページまでお寄せください．

Printed and Bound in Japan
ISBN978-4-524-25178-0

本書の無断複写を禁じます．

**JCOPY** 〈出版者著作権管理機構 委託出版物〉

本書の無断複写は，著作権法上での例外を除き，禁じられています．複写される場合は，そのつど事前に，出版者著作権管理機構（TEL 03-5244-5088, FAX 03-5244-5089, e-mail: info@jcopy.or.jp）の許諾を得てください．

本書をスキャン，デジタルデータ化するなどの複製を無許諾で行う行為は，著作権法上での限られた例外（「私的使用のための複製」など）を除き禁じられています．大学，病院，企業などにおいて，内部的に業務上使用する目的で上記の行為を行うことは私的使用には該当せず違法です．また私的使用のためであっても，代行業者等の第三者に依頼して上記の行為を行うことは違法です．

2024年版

# リンパ浮腫
## 診療ガイドライン

一般社団法人
日本リンパ浮腫学会 編

金原出版株式会社

# Evidence-Based Practice Guidelines for the Management of Lymphedema

*edited by*
The Japanese Lymphedema Society

©JLES, 2009, 2024
All rights reserved.
KANEHARA & Co., Ltd., Tokyo, Japan
Printed and bound in Japan

# 序

　このたび「リンパ浮腫診療ガイドライン2024年版」として第4版を上梓する運びとなりました。今回の改訂にあたりましては，リンパ浮腫診療に携わる新進気鋭の委員を大幅に増やすことができ，初版から15年，当時は希少であったリンパ浮腫診療者の層に厚みが出てきたことを改めて実感できたのは大いに頼もしく喜ばしいことであります。

　今回は，「実診療でよくある質問」を反映して，民間療法や美容的な施術についてのCQも加え，全23項目となりました。さらに，リンパ浮腫の患者組織「リンネット」との連携が実現し，「医療者が提供するリンパ浮腫診療」と「患者が求めるリンパ浮腫診療」との乖離を埋めるべく，患者アンケート調査による600余りの質問・疑問に基づいた「患者向けリンパ浮腫ガイドライン」も今秋には出版予定でございますので，併せてご高覧いただければ幸甚に存じます。

　最後に，委員各位にはご多忙のなかタイトなスケジュールにもかかわらず，レビューから執筆まで丁寧に作業を重ねていただきましたご尽力に，この場を借りて心から敬意を表するとともに深謝申し上げます。

　本書が，日本のリンパ浮腫診療の道標として先生方の日常診療の一助となり，科学的根拠に基づいたリンパ浮腫診療の標準化に寄与できますことを，委員一同切に望んでおります。

2024年2月

日本リンパ浮腫学会ガイドライン委員会<br>
委員長　北村　薫

# リンパ浮腫診療ガイドライン2024年版 委員一覧

## 【日本リンパ浮腫学会ガイドライン委員会】

| | | |
|---|---|---|
| 委員長 | 北村　薫 | AM CLINIC（アムクリニック） |
| 副委員長 | 岩瀬　哲 | 埼玉医科大学病院緩和医療科 |
| 委員 | 青儀健二郎 | 独立行政法人国立病院機構四国がんセンター乳腺外科 |
| | 秋田　新介 | 国立大学法人千葉大学医学部附属病院形成美容外科 |
| | 岩田　博英 | いわた血管外科クリニック |
| | 宇津木久仁子 | 公益財団法人がん研究会有明病院健診センター |
| | 小川　佳成 | 地方独立行政法人大阪市民病院機構大阪市立総合医療センター乳腺外科 |
| | 小田桐弘毅 | 独立行政法人国立病院機構弘前総合医療センター乳腺外科 |
| | 菰池　佳史 | 学校法人近畿大学医学部外科乳腺・内分泌部門 |
| | 作田　裕美 | 公立大学法人大阪大阪公立大学大学院看護学研究科 |
| | 杉原　進介 | 独立行政法人国立病院機構四国がんセンター骨軟部腫瘍整形外科・リハビリテーション科 |
| | 山本　大悟 | 医療法人大慶会星光病院乳腺外科 |
| | 山本　優一 | 公益財団法人仁泉会北福島医療センターリハビリテーション科 |
| | 吉澤いづみ | 医療法人財団順和会山王病院リハビリテーションセンター |

# 目 次

| リンパ浮腫診療ガイドラインについて | 1 |
|---|---|

## I. 総 論

- A. 診 断 ... 8
  - 病 態 ... 8
  - 分 類 ... 8
  - 解 説 ... 8
    1. 確定診断と鑑別診断 ... 8
    2. リンパ浮腫のアセスメント ... 10
- B. 予防と治療 ... 14
  1. 予防～リンパ浮腫指導管理～ ... 14
  2. 治 療 ... 14
  3. 治療方針の評価と変更 ... 22
  4. 長期管理における心理社会的介入 ... 23
  5. エビデンス－プラクティスギャップ (evidence-practice gap；EPG) ... 23

| CQ No. | クリニカルクエスチョン | 推奨グレード／エビデンスグレード | |
|---|---|---|---|
| **II. 疫学・予防** | | | |
| CQ 1 | セルフケアのためのリンパ浮腫指導は有用か？ | 上肢：C1<br>下肢：C1 | 26 |
| CQ 2 | センチネルリンパ節生検によって腋窩郭清を省略した乳癌患者に対して，リンパ浮腫ケアは必要か？ | B | 29 |
| CQ 3 | 生活関連因子（採血・点滴，血圧測定，空旅，感染，高温環境，日焼け）は続発性リンパ浮腫の発症や増悪の原因となるか？ | 採血：Substantial effect on risk unlikely（大きな関連なし）<br>点滴：<br>　通常輸液　Limited-no conclusion（証拠不十分）<br>　化学療法　Probable（ほぼ確実）<br>血圧測定：Substantial effect on risk unlikely（大きな関連なし）<br>空旅：<br>　上肢 Substantial effect on risk unlikely（大きな関連なし）<br>　下肢 Limited-no conclusion（証拠不十分）<br>感染：Probable（ほぼ確実）<br>高温環境：Limited-no conclusion（証拠不十分）<br>日焼け：Limited-no conclusion（証拠不十分） | 32 |
| CQ 4 | 続発性リンパ浮腫発症リスクのある部位に行う美容的処置（レーザー，脱毛，美容目的の脂肪吸引など）は有害（あるいは禁忌）か？ | Limited-suggestive（可能性あり） | 37 |
| CQ 5 | 乳癌患者に対して乳房再建術を行った場合，続発性リンパ浮腫の発症に影響するか？ | Substantial effect on risk unlikely（大きな関連なし） | 39 |
| CQ 6 | 弾性着衣は続発性リンパ浮腫の予防的治療として勧められるか？ | 上肢：C1<br>下肢：C2 | 42 |

| | | | |
|---|---|---|---|
| CQ 7 | a. 用手的リンパドレナージ (MLD) は続発性リンパ浮腫の発症予防の一環として勧められるか？<br>b. シンプルリンパドレナージ (SLD) は続発性リンパ浮腫の発症予防の一環として勧められるか？ | a. 上肢：C2<br>　　下肢：推奨度評価なし<br>b. 上肢：C2<br>　　下肢：推奨度評価なし | 46 |
| CQ 8 | a. 肥満は続発性リンパ浮腫発症の危険因子か？<br>b. 体重管理は続発性リンパ浮腫の発症率を下げる，あるいは浮腫を軽減するか？ | a. 上肢：Probable（ほぼ確実）<br>　　下肢：Limited-no conclusion<br>　　　　（証拠不十分）<br>b. 上肢：C1<br>　　下肢：推奨度評価なし | 49 |
| CQ 9 | 続発性リンパ浮腫の発症リスクのある患者に対して，運動（エクササイズ）はリンパ浮腫発症予防の一環として勧められるか？ | 上肢：B<br>下肢：C1 | 54 |
| CQ 10 | 放射線照射は続発性リンパ浮腫発症の危険因子か？ | 上肢：Convincing（確実）<br>　　：Limited-suggestive<br>　　　（可能性あり）<br>　　：Limited-suggestive<br>　　　（可能性あり）<br>下肢：Convincing（確実）<br>　　：Probable（ほぼ確実） | 58 |
| CQ 11 | タキサン系薬剤は続発性リンパ浮腫発症の危険因子か？ | 浮腫：Convincing（確実）<br>リンパ浮腫：Probable（ほぼ確実） | 65 |

## III. 診断・治療

| | | | |
|---|---|---|---|
| CQ 12 | 続発性リンパ浮腫に対して，弾性着衣は標準治療として勧められるか？ | 上肢：A<br>下肢：C1 | 70 |
| CQ 13 | 続発性リンパ浮腫に対して，多層包帯法（MLLB）は標準治療として勧められるか？ | 上肢：A<br>下肢：B | 73 |
| CQ 14 | a. 続発性リンパ浮腫に対して，用手的リンパドレナージ（MLD）は標準治療として勧められるか？<br>b. 続発性リンパ浮腫に対して，シンプルリンパドレナージ（SLD）は標準治療として勧められるか？ | a. 上肢：C1<br>　　下肢：C1<br>b. 上肢：C2<br>　　下肢：C2 | 77 |
| CQ 15 | a. 続発性リンパ浮腫に対して，圧迫療法や用手的リンパドレナージ（MLD）に間欠的空気圧迫療法（IPC）を加えることはリンパ浮腫発症予防の一環として勧められるか？<br>b. 続発性リンパ浮腫に対して，圧迫療法や用手的リンパドレナージ（MLD）に間欠的空気圧迫療法（IPC）を加えることは標準治療として勧められるか？ | a. 上肢：推奨度評価なし<br>　　下肢：推奨度評価なし<br>b. 上肢：C1<br>　　下肢：C1 | 82 |
| CQ 16 | 続発性リンパ浮腫に対して，運動療法は治療として勧められるか？ | 上肢：B<br>下肢：C1 | 86 |
| CQ 17 | 続発性リンパ浮腫に対してリンパ管静脈吻合術（LVA）を行った場合，行わなかった場合と比べてリンパ浮腫は改善するか？ | C1 | 90 |
| CQ 18 | 続発性リンパ浮腫に対して血管柄付きリンパ節移植術（VLNT）を行った場合，行わなかった場合と比べてリンパ浮腫は改善するか？ | C2 | 93 |
| CQ 19 | 続発性リンパ浮腫に対して脂肪吸引術を行った場合，行わなかった場合と比べてリンパ浮腫は改善するか？ | C2 | 96 |

| | | | |
|---|---|---|---|
| CQ20 | 続発性リンパ浮腫に対して漢方薬を使用した場合，使用しなかった場合と比べてリンパ浮腫は軽減するか？ | C2 | 99 |
| CQ21 | 続発性リンパ浮腫に対して漢方以外の薬物を使用した場合，使用しなかった場合と比べてリンパ浮腫は軽減するか？ | ベンゾピロン類：D<br>利尿薬：D | 102 |
| CQ22 | 原発性（一次性）リンパ浮腫に対して，複合的治療を行った場合，行わなかった場合と比べてリンパ浮腫は軽減するか？ | B | 105 |
| CQ23 | 鍼灸治療を行った場合，行わなかった場合と比べてリンパ浮腫は軽減するか？ | D | 108 |

| | |
|---|---|
| リンパ浮腫診療ガイドラインの外部評価 | 110 |
| 索　引 | 114 |

# リンパ浮腫診療ガイドラインについて

## 1. 背景と目的

2022年の癌罹患数は102万人に迫ると予想されており[1]，一部の癌治療の後遺症であるリンパ浮腫を発症する患者数も増加傾向であることは想像にかたくない。リンパ浮腫診療に関するガイドラインは2008年度，リンパ浮腫指導管理と弾性着衣・包帯が保険収載（療養費扱い）されたことを受けて初版が出版され，2014年，2018年と改訂を重ね，今回第4版の出版に至った。

この間，2016年度には診療の対象職種に作業療法士が追加されるとともに，一部の癌術後を対象に「複合的治療料」が新設され，包括的なリンパ浮腫診療の保険収載が実現している。本ガイドライン作成の目的は，リンパ浮腫診療チームの医療者が，常に最適な診療を実践するために必要な科学的根拠となる最新情報を提示し，全国的に施設差のない標準的なリンパ浮腫診療を提供する医療環境を整えることにある。

## 2. 対象

国内のリンパ浮腫人口の大半を占める続発性（二次性）リンパ浮腫，特に癌治療の一環として腋窩手術（リンパ節郭清，センチネルリンパ節生検），放射線治療，化学療法などが施行され，上肢・下肢にリンパ浮腫が発症した成人癌患者ならびに四肢の原発性（一次性）リンパ浮腫を対象とする。いずれも顔面や体幹のリンパ浮腫についてはエビデンスが乏しく，対象外とした。

## 3. リンパ浮腫の指標

リンパ浮腫の発症あるいは治療効果の判定手段として，周径，体積，自覚症状，運動機能，リンパシンチグラフィなどの画像所見，生活の質（quality of life；QOL）などを指標とする場合が多いが，普遍的な代用評価方法はいまだに確立されていない。四肢体積の定量は客観性が高いがセルフケアの視点からは継続性に乏しく，現状では術前後の周径比較が，発症や治療効果の判定には最も安価で簡便な方法といわざるを得ない。確定診断，鑑別診断などについては，厚生労働省後援「リンパ浮腫研修」が打ち出した必要な検査項目リストを示す（「総論」表2参照）。

## 4. 個別性と人間性の尊重

本ガイドラインは，画一的なリンパ浮腫診療を勧めるものではない。ガイドラインは臨床的，科学的に満たすべき一定の水準を定めているが，個々の患者への適用は，対象となる患者の個別性に十分配慮し，医療チームが責任をもって決定すべきものである。

また，本ガイドラインの適用にあたっては，ガイドラインの各項目を満たすかどうかを判断するのではなく，ガイドラインの項目ごとに十分な検討がなされ，これを通じて患者と医療チームがゴールを共有することが重要である。

本ガイドラインはリンパ浮腫診療に限定して表記しているが，実際の適用にあたっては，リンパ浮腫診療のみを議論するにとどまらず，患者の生活全体に及ぶ包括的な配慮が必要である。

## 5. 本ガイドラインの作成過程

作成過程に係るすべての議案は，随時ガイドライン委員会を開催し，あるいはメーリングリストで補足的な議論を行った後に合議制で決定した。具体的な作業手順は下記の通りである。

①作成ならびに査読に携わるメンバーについては，日本リンパ浮腫学会ガイドライン委員会委員に加え，リンパ浮腫診療に関わる職種の同学会会員，外部有識者ならびに癌サバイバー等から広く公平に選出した。

②作成ならびに査読に携わるメンバーの利益相反について申告した。

③作成方法や過程についてメンバーの合意を得た。

④指針が必要な臨床的課題を特定し，クリニカルクエスチョン（CQ）を作成した。

⑤CQを「疫学や診断に関わるもの」と「治療に関わるもの」に大別し，後者については原則としてPICO形式を適用した。

　　P（Patient）　　　：○○の患者に対して
　　I（Intervention）　：○○による治療を行った場合
　　C（Comparison）　：行わなかった場合に比べて
　　O（Outcome）　　：○○という結果となった

⑥合議のうえ各CQの担当者を2名ずつ決定した。

⑦CQに対応する最新の英文論文のシステマティックレビューを実施した。

⑧アウトカムについて，エビデンスレベルの高い論文を引用して各担当者がCQの構造化抄録と本文を作成し，グレーディングを行ったうえでDropboxで共有した。構造化抄録とは，査読委員が十分な情報に基づく意思決定を行えるよう支援するために，根拠となるエビデンスの質評価を簡潔に要約したものである。

⑨委員会において，各担当者が担当CQの主旨と推奨グレードまたはエビデンスグレードの根拠について，構造化抄録を用いて発表し，議論した。

⑩委員会での議論に基づき，各担当者がCQ本文の校正を行い，最終稿をDropboxで共有した。

⑪委員会においてデルファイ法により，CQ本文と推奨グレード・エビデンスグレードについて，その妥当性を1（適切でない）～9（適切である）の9点法で無記名投票し，評価した。CQごとに中央値，最小値，最高値を委員に公開し，相違点を議論した。すべてのCQと推奨グレード・エビデンスグレードにおいて，中央値8点以上，最大値と最小値の差が5点未満となるまで審議，修正，投票を無制限に繰り返し，上記の基準が満たされた時点で合意が得られたと判断し，審議内容を反映した修正を加えたものをもって完成とした。

## 6. 参考文献のエビデンス（科学的根拠）レベルの基準

参考文献のエビデンスレベルは「診療ガイドラインの作成の手順ver.4.3」に準拠した[2]。

| | |
|---|---|
| 1a | ランダム化比較試験のシステマティックレビュー |
| 1b | 個々のランダム化比較試験（信頼区間が狭いもの） |
| 1c | all or noneの研究 |
| 2a | コホート研究のシステマティックレビュー |
| 2b | 個々のコホート研究（質の低いランダム化比較試験を含む） |
| 2c | 「アウトカム」研究：エコロジー研究 |
| 3a | 症例対照（ケースコントロール）研究のシステマティックレビュー |
| 3b | 個々の症例対照（ケースコントロール）研究 |
| 4 | 症例集積（ケースシリーズ）研究〔質の低いコホート研究や症例対照（ケースコントロール）研究を含む〕 |
| 5 | 系統的な批判的吟味を受けていない，または生理学や基礎実験，原理に基づく専門家の意見 |

## 7. CQの推奨グレード・エビデンスグレードの基準

推奨グレードは下記①の5段階とした。発症因子など推奨グレードにそぐわないCQについては下記②のエビデンスグレードを採用した[3]。

### ①推奨グレード

| | |
|---|---|
| A | 質の高い十分な科学的根拠があり，積極的に実践するよう推奨する。 |
| B | ある程度の科学的根拠があり，実践するよう推奨する。 |
| C1 | 行うことを考慮してもよいが，十分な科学的根拠はない。 |
| C2 | 十分な科学的根拠がないので推奨できない。 |
| D | 有効性を否定する，または患者に害を及ぼす科学的根拠があるので，実践しないよう推奨する。 |

### ②エビデンスグレード

| | |
|---|---|
| Convincing（確実） | 発症リスクに関連することが確実と判断し得る十分な根拠があり，予防指導が非常に有効である。 |
| Probable（ほぼ確実） | 発症リスクに関連することがほぼ確実と判断し得る十分な根拠があり，予防指導が有効である。 |
| Limited-suggestive（可能性あり） | 「確実」や「ほぼ確実」とは判断できないが，発症リスクとの関連性を示唆する根拠がある。 |
| Limited-no conclusion（証拠不十分） | 発症リスクとの関連性を裏付ける根拠が不十分である。 |
| Substantial effect on risk unlikely（大きな関連なし） | 発症リスクとしての影響はないと判断し得る十分な根拠がある。 |

## 8. 外部協力委員によるガイドラインの評価

ガイドライン委員会が作成した暫定稿に対して，外部委員（本ガイドライン作成過程に関与していない医師，看護師，理学療法士，作業療法士，患者代表）にAGREE II[4]のチェックリストによる評価実施を依頼した。

なお，本ガイドラインは第3版同様，日本癌治療学会ガイドライン委員会ならびに公益財団法人日本医療機能評価機構「Minds」のガイドライン作成グループの事業に参画し，それぞれのサイトにリンクして公開される。

## 9．改 訂

本ガイドラインの改訂にあたっては，日本リンパ浮腫学会のガイドライン委員会と学術委員会が連携して常に論文情報をリサーチし，2～3年を目途に改訂を理事会に申請し，承認後に同学会ガイドライン委員会が改訂作業を実施する。

## 10．責 任

本ガイドラインの文責は日本リンパ浮腫学会が担うが，個々の症例に対する適用に関しては，担当する医師，看護師，理学療法士，作業療法士等からなる診療チームが，責任をもって行うものとする。

## 11．利益相反

本ガイドラインの作成過程のいずれの段階においても，ガイドライン中で扱われている物品の販売企業等，利害関係を生じ得るいかなる団体からも資金提供を受けていない。また，ガイドライン作成に参加した全委員は，扱われている物品の販売企業等，利害関係を生じ得るいかなる団体とも利益関係をもたない。

## 文 献

1）がん情報サービス．統計予測．2022年6月22日更新．国立がん研究センター．https://ganjoho.jp/reg_stat/statistics/stat/short_pred.html
2）福井次矢，丹後俊郎．診療ガイドラインの作成の手順 ver.4.3. 2001.11.7.
3）Clinton SK, Giovannucci EL, Hursting SD. The World Cancer Research Fund/American Institute for Cancer Research Third Expert Report on Diet, Nutrition, Physical Activity, and Cancer：Impact and Future Directions. J Nutr. 2020；150（4）：663-71.［PMID：31758189］
4）The AGREE Next Steps Consortium. 公益財団法人 日本医療機能評価機構 EBM 医療情報部．AGREE II日本語訳．2017.12. Japan Council for Quality Health Care Department of EBM and Guidelines 2022.9

# I. 総 論

# A. 診 断

## 病 態

　リンパ浮腫の実態は，何らかの理由でリンパ管内に回収されなかった，アルブミンなどの蛋白を高濃度に含んだ体液が間質に貯留したものである（図1）[1]。したがって，さまざまな理由で生じる，いわゆる浮腫（水分の貯留）とは異なる病態であることをまず認識し，適切に鑑別診断する必要がある。

## 分 類

　リンパ浮腫は原発性（一次性）と続発性（二次性）に大別される。
　原発性（一次性）は原因が明らかでない特発性（35歳未満を早発性，35歳以上を晩発性という）と，遺伝子異常等による先天性に分類される。
　続発性（二次性）の原因には癌治療後の後遺症として生じる場合のほか，外傷，フィラリア症（日本では1978年以降発症者が出ていない）などがあり，全世界的にはフィラリア症の占める割合が大きいが，わが国で最も多くみられるのは腋窩手術（センチネルリンパ節生検，腋窩郭清を含む）や術後照射，タキサン系抗癌薬など種々の癌治療に伴うリンパ浮腫である。主な癌の種類は，乳癌，婦人科癌，前立腺癌，悪性黒色腫，下部泌尿器系癌，直腸癌などが挙げられる。

## 解 説

### 1. 確定診断と鑑別診断

　医学的アセスメントは，浮腫を生じるすべての疾患から鑑別してリンパ浮腫の確定診断を得るほかに，その原因を特定し，あるいはその他の原因を除外することを目的としている（表1）[2]。ほとんどの場合，病歴（癌手術・照射の既往や外傷歴など）が大きな手がかりとなり，それに矛盾しない理学所見が伴っているかを精査する。したがって，注意深くきめ細かい病歴の聴取が必須である。次に，後述の検査によってリンパ浮腫以外の浮腫を惹起する疾患や既往の癌の転移・再発を除外したのちに，リンパ浮腫の病期診断へと進む。

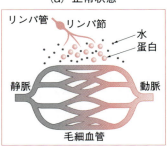
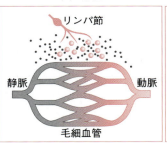
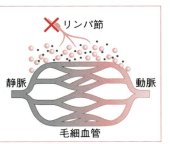

図1　リンパ浮腫と浮腫の病態
(a) 正常状態：組織液（間質液）の80～90％は組織間隙から血管に戻り，10～20％は毛細リンパ管へと再吸収される[1]。
(b) 浮腫：組織で不要になった水が回収されず，組織間隙にたまっている状態。
(c) リンパ浮腫：組織で不要になった蛋白と水がリンパ管内に回収されず，高蛋白性の体液が組織間隙にたまっている状態。

表1 リンパ浮腫の鑑別診断

| 片側性の浮腫 | 両側性の浮腫 |
|---|---|
| ・急性深部静脈血栓症 | ・うっ血性心不全 |
| ・静脈血栓症後遺症 | ・慢性静脈機能不全症 |
| ・関節炎 | ・廃用性浮腫・うっ血性浮腫 |
| ・癌の存在または再発 | ・肝機能障害 |
| | ・腎機能障害 |
| | ・低蛋白血症 |
| | ・甲状腺機能低下／粘液水腫 |
| | ・薬剤の副作用 |
| | ・脂肪性浮腫 |

(文献2より)

表2 リンパ浮腫の診断に有用な検査

1. 確定診断：機能，重症度，解剖学的位置の確認など
   ① リンパシンチグラフィ
   ② SPECT-CTリンパシンチグラフィ
   ③ ICGを用いた蛍光リンパ管造影
   ④ MRリンパ管造影
   ⑤ 局所の超音波検査
2. 併存疾患，虚血肢の除外診断，鑑別診断
   ① CT検査
   ② MRI検査
   ③ 上腕・足関節血圧比（ABPI）
   ④ 生体電気インピーダンス法
3. 他疾患との鑑別診断
   ① 血液生化学検査
   ② 胸部レントゲン検査
   ③ 心電図検査
   ④ 超音波検査（心臓，血管，腹部，骨盤内など）

(リンパ浮腫研修2023年度外科治療資料より)

## (1) 原発性リンパ浮腫

　原発性リンパ浮腫は一般に小児科領域の疾病であり，その頻度は20歳未満の人口10万人に1.15人と非常に稀である[3]。早発性はそのほとんどが思春期に発症し，晩発性は原発性全体の約10％にあたる[4]。診断には，すべての続発性リンパ浮腫の可能性を除外する必要がある。問診などにより家族性発症の疑いがあれば，遺伝子スクリーニング検査や遺伝カウンセリングの適応となる。ちなみに原発性リンパ浮腫に関連する遺伝子の主な変異は，FOXC2（リンパ浮腫・睫毛重生症候群），VEGER-3（Milroy病），SOX18（貧毛・乏毛・リンパ浮腫・毛細血管拡張症候群）などがあるが，それぞれの詳細については成書に譲る。

## (2) リンパ浮腫の検査

　診断に有用な検査を表2に示す。リンパシンチグラフィはリンパ浮腫の確定診断を得るために最も有用で，国際リンパ学会（International Society of Lymphology；ISL）でも推奨される診断法であるが，実診療では外科的治療の術前後の評価として行われることが多い。インドシアニングリーン（ICG）を用いた蛍光リンパ管造影は赤外観察カメラシステム

（photodynamic eye；PDE）によって，体表から2cm程度の深さまでならリンパ管の走行や機能動態を観察することができ，リンパ管の弁逆流に伴うdermal backflowはリンパ浮腫に特有の所見である。超音波検査は簡便で非侵襲的に皮下の水分貯留の有無や程度を観察できる。生体インピーダンスを応用して開発されたリンパ浮腫診断機器（bioimpedance spectroscopy；BIS）は，米国では片側性乳癌に限りリンパ浮腫の検査手段として保険収載されているが，左右差を評価するため，両側性乳癌や下肢の診断に対する適否など課題も多く，今後の展開が待たれる。2024年2月時点では，リンパシンチグラフィ以外いずれの画像検査も，わが国ではリンパ浮腫の診断方法としての保険収載はなされていないのが現状である。

したがって，実臨床ではリンパ浮腫の診断や治療評価には少なからず四肢周径の測定が用いられており，リンパ浮腫指導管理の際に術前からセルフケアの一環として自己測定の習得を徹底することが肝要である。

## 2. リンパ浮腫のアセスメント

リンパ浮腫の診療においては，専門的な教育を受けた医療者（対象職種である医師，看護師，理学療法士，作業療法士を指す）がチーム医療の中心的役割を担う。診断，リンパ浮腫指導管理，セルフケア指導，治療効果の評価等については，専門的な教育（厚生労働省官報より，上記資格を有し，座学33時間以上の研修の履修後に修了試験に合格した者）を受けた医療者によって行われる。発症後に複合的治療を行うにあたっては，弾性包帯や用手的リンパドレナージの施術等については指導要綱に沿った100時間（座学33時間と実習67時間）以上の研修を履修し，修了試験に合格した者によって実施されなければならない[5]。

### (1) 病期分類

リンパ浮腫の病期分類は複数存在するが，本書では広く普及している国際リンパ学会（ISL）分類（表3）[6]を用いる。0期は発症していないが，潜在性にリンパ流の領域的なうっ滞があり，将来的にリンパ浮腫のリスクを有する状態を指す。

### (2) 重症度分類

両側の上下肢や頭頸部，生殖器，体幹のリンパ浮腫に関する公式の重症度分類は存在しない。片側性四肢のリンパ浮腫に対しては，ISLの提唱する体積の左右差の程度による分類があるが，片側患肢の腫大のみが考慮されたものであり，評価の基準は施設によって異なるのが現状である。同様に重症度の評価に加味すべき項目を表4に示すが，皮膚病変以外は病期分類に反映されない[6]。他の疾患同様，リンパ浮腫も早期発見，早期介入を目指すためには，これらを含んだ包括的でより繊細な評価が望ましく，かつ両側性の病態に対応するためにも術前後で同側・同部位を比較するという方法の普及が急務である。

### (3) 測定に関するアセスメント

患部の質量計測は診断や治療効果の判定に必須であるが，頭部や体幹部などは標準化された測定方法がない。

四肢については，bioimpedance spectroscopy（生体インピーダンス法），volumeter（体積

**表3　病期分類（国際リンパ学会）**

| 0期 | リンパ液輸送が障害されているが，浮腫が明らかでない潜在性または無症候性の病態． |
|---|---|
| Ⅰ期 | 比較的蛋白成分が多い組織間液が貯留しているが，まだ初期であり，四肢を挙げることにより軽減する．圧痕がみられることもある． |
| Ⅱ期 | 四肢の挙上だけではほとんど組織の腫脹が改善しなくなり，圧痕がはっきりする． |
| Ⅱ期後期 | 組織の線維化がみられ，圧痕がみられなくなる． |
| Ⅲ期 | 圧痕がみられないリンパ液うっ滞性象皮病のほか，アカントーシス（表皮肥厚），脂肪沈着などの皮膚変化がみられるようになる． |

**表4　重症度の評価に加味すべき項目（国際リンパ学会）**

- 皮下組織の腫れ（軽度，中等度，重度；浮腫の有無）
- 皮膚の状態（肥厚，疣贅，凹凸，水疱，リンパ管拡張，創傷，潰瘍）
- 皮下組織の変化（脂肪の増加や線維化，浮腫の有無，硬化の有無）
- 患肢の形状の変化（局所的な変化あるいは全体的な変化があるか）
- 炎症・感染（蜂窩織炎）の頻度
- 内臓の合併症に関連するもの（例えば胸水や乳糜腹水）
- 運動と機能（上肢・下肢や全身的な機能の悪化）
- 心理社会的な要因

置換法），tape measurement（周径測定法），ペロメーター（赤外線法）などの測定精度が報告されている．四肢体積の変化が伴わない0期の下肢リンパ浮腫に対して，生体インピーダンス法を推奨する先行研究も存在するが[7)8)]，Limited-no conclusion（証拠不十分）と考えられる．赤外線法についてはⅠ/Ⅱ期の上肢リンパ浮腫に対して，高い検者内信頼性（ICCintra＝0.99，95％CI 0.97-1.00）と妥当性（SEM：2.1％，SDC：5.6％）が報告されているが[9)10)]，検者間信頼性（ICCinter）が報告されておらず，コストと簡便性という観点から日常診療での導入は推奨できない．一方，体積置換法は特に上肢において高い信頼性と妥当性が報告されている（ICCintra＝0.99，95％CI 0.99-0.99/ICCinter＝0.99，95％CI 0.99-0.99/SEM：0.7％，SDC：3.6％）[11)]．しかしながら，簡便性という観点からは日常診療で有用とは言い難い．現在，日常診療で最も汎用されている周径測定法は，体積置換法と比較して，ほぼ同等の信頼性をもっているようにみえる（ICCintra＝0.99，95％CI 0.99-0.99/ICCinter＝0.99，95％CI 0.98-0.98）[11)]，そして，比較的高い妥当性も認められるので（SEM：2.8％，SDC：6.6％）[11)]，最も有用な四肢測定方法に位置付けられる．

　したがって，四肢の周径測定は，計測時間や計測の際の体位を統一するなど，測定値の再現性を高める工夫をすることによって，早期発見や増悪・改善の一指標となし得る．「両側四肢のいずれかの部位で2 cm以上の左右差が出れば，臨床的に有意と判断できる」という従来汎用された基準も，①健常人の四肢左右差がいずれの部位でも1 cm未満であること，②上肢・下肢とも両側にリンパ浮腫が発症した場合，左右差の評価は無意味であること，③早期発見・早期介入により，より良い治療効果が得られることから，左右差ではなく治療前の周径を把握し，治療後は同側同部位について比較観察を行い，そのカットオフ値を1 cmとすることが望ましい．ちなみに，日本乳癌学会班研究による実態調査では健常人の上下肢に

---

ICCinter＝intraclass correlation coefficient for interrater reliability，ICCintra＝intraclass correlation coefficient for intrarater reliability，CI＝confidence interval，SEM＝standard error of measurement，SDC＝smallest detectable change

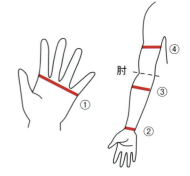
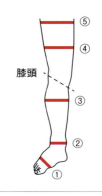

**上肢**
① MP 関節直上を含む周囲（手掌屈曲位で第 2〜5 指の根部をつなぐ線：メジャー上端を合わせて測定）
② 手関節周囲（尺側外顆—手関節）
③ 肘窩線から 5 cm 末梢側
④ 肘窩線から 10 cm 中枢側

**下肢**
① 中足骨（第 1〜5 中足骨からなる足弓）の遠位側を通る周囲
② 足関節周囲（外踝・内踝の上縁）
③ 膝窩線から 5 cm 末梢側
④ 膝窩線から 10 cm 中枢側
⑤ 大腿根部（鼠径部）

図 2　四肢における周径の計測部位

おける周径の左右差は平均 3〜8 mm であった[12]。

　本ガイドラインでは日本人の体格を考慮して，上肢においては MP 関節，手関節周囲（尺側外顆—手関節），肘窩線を挟み末梢側 5 cm，中枢側 10 cm の 4 部位を，下肢においては中足骨（足弓）遠位側，足関節周囲（外踝・内踝の上縁），膝窩線を挟み末梢側 5 cm，中枢側 10 cm，大腿根部（鼠径部）の 5 部位を計測部位と規定している（図 2）。

### (4) 皮膚のアセスメント

　過角化，乳頭状増殖，リンパ小疱，リンパ漏など，皮膚の変化を伴うリンパ浮腫はⅢ期である（表 5）[2]。軽微な所見を見逃さず早期に治療を開始すれば，続発する蜂窩織炎の抑止につながる。Ⅲ期のリンパ浮腫は特にスキンケア指導に重点を置いた，より包括的な治療が必要である。また，白癬菌感染は，蜂窩織炎の原因になりやすく，可能な限り術前から皮膚科医による徹底的な治療を行うよう指導する。

### (5) 血管のアセスメント

　下肢リンパ浮腫の治療にあたっては，血管病変，特に閉塞性動脈疾患を除外しておく必要がある。血管病変の疑いがあれば，ただちに下肢動脈の状態を評価する。足関節／上腕血圧比（ankle-brachial pressure index；ABPI）によって，下肢の動脈開存を客観的に評価できるが，血管のアセスメントは測定方法と結果の解釈に専門的な知識やスキルを要するので，

表5 皮膚所見

| | | |
|---|---|---|
| ・乾燥 | ・蜂窩織炎／丹毒 | ・瘢痕，創傷と潰瘍 |
| ・色素沈着 | ・真菌などの感染 | ・硬化 |
| ・脆弱性 | ・過角化 | ・橙皮様皮膚 |
| ・発赤／蒼白／チアノーゼ | ・リンパ管拡張 | ・深い皺襞 |
| ・局所的熱感／冷感 | ・リンパ漏 | ・Stemmer's sign |
| ・皮膚炎 | ・乳頭腫症 | |

表6 Wellsスコア

次の臨床的な特徴があれば＋1点
- 活動性の癌
- 麻痺，不全麻痺，下肢のギプス固定
- 最近（4週間以内）の手術あるいは長期（3日を超える）臥床
- 下肢の圧痛
- 下肢の腫脹
- 下肢の左右差が3 cm以上
- 下肢の表在静脈（側副血行路の有無）

＊DVT以外の疾患がより疑われる場合は－2点

高リスク：スコア3点以上，中リスク：1または2点，低リスク：0点以下

専門医への円滑なコンサルトが望ましい．通常の圧迫療法を行うためにはABPIが0.8以上なければならず，末梢動脈の閉塞症が認められれば圧迫療法は禁忌，もしくは着圧レベルを下げなければならない．

深部静脈血栓症（deep vein thrombosis；DVT）についても，特に血流停滞，静脈内皮障害，血管凝固能亢進などの誘発因子をもつ症例はスクリーニングが必要である．WellsスコアのPCP（pretest clinical probability）スコアリング（表6）[13]とDダイマーの測定が推奨される．WellsスコアはDVTの臨床確率を評価するツールで，陽性所見にそれぞれ1点を加算し，その合計でDVT罹患確率を3つのリスク群に分類するもので，Dダイマーが正常の慢性期DVTを安全に除外できるといわれている（Dダイマーの上昇によって急性期DVTを確定できる）．急性DVTが強く疑われる場合は圧迫療法を行わず，静脈エコー（断層法，あるいは断層法にドプラ法を併用する超音波検査）などの画像検査を行う．

### (6) 疼痛のアセスメント

痛みの評価には，原因，実態，頻度，タイミング，部位，程度と影響に注意を払う必要がある．効果的な治療戦略は，痛みの種類によって異なる．痛みの種類は，①リンパ浮腫治療に伴う痛み，②日々の活動に付随する痛み，③background pain（もともともっている断続的もしくは連続する安静時痛）などで，いずれも患者の伝達能力が評価の精度に影響を及ぼす可能性があるので，医療者は患者の疼痛体験を正確に吸い上げて，最も効果的な疼痛管理方法を選択する必要がある．疼痛管理とその評価は，緩和ケアチームやペインクリニックの活用も考慮すべきである．

以上のように，より早期に正確な多角的診断を行うことで，より適切なリンパ浮腫治療が行える．

## B. 予防と治療

### 1. 予防〜リンパ浮腫指導管理〜

　リンパ浮腫は発症すれば完治が困難である一方，適切なリスク管理は有効な発症抑止となることが明らかである。リンパ浮腫発症のリスクとなる特定の癌治療を受けた患者に対して設定されている「リンパ浮腫指導管理」は，①リンパ浮腫の原因と病態，②発症した場合の治療選択肢の概要，③肥満予防（体重管理），感染予防など日常生活上の注意，④セルフケア指導などを網羅して個別指導を行うもので，手術のための入院時と退院後外来でそれぞれ1回ずつ100点の診療加算が認められている）（**表7**）[14)15)]。近年では乳癌に対するセンチネルリンパ節生検のみの腋窩手術でも一定の発症リスクになり，予防的な指導が推奨されるという結果が出ており，リンパ浮腫指導管理の適応をセンチネルリンパ節生検症例にも拡大する必要性が明らかになった。セルフケア指導では，術前の段階で体重と両側上肢もしくは両側下肢の周径を測定し，術後は定期的に自身で周径と体重を測定し，早期に発症の兆候を発見できるようにすることの重要性を十分説明する。

　セルフケアで最も重要なのは感染症（蜂窩織炎）予防と体重管理（肥満の予防・是正）である。患肢の感染は，リンパ浮腫を増悪させるばかりでなく，リスクのある肢にリンパ浮腫を新たに発症するきっかけとなり得るので，外傷，火傷や虫刺されなどによる皮膚の傷害には常に注意し，受傷時には十分な感染対策を講じる必要がある。また，肥満もリンパ浮腫の発症や増悪の一因となるので，標準体重を維持するよう心がける。

　近年，発症予防目的の弾性着衣装着が上肢では有効であるとする論文が複数報告されたため，今版では推奨グレードが上がる結果となった。弾性着衣は2024年2月時点では治療目的のみ保険適用があり，今後の動向が注目される（下肢は不変）（**表8-1**）[16)17)]。

　一方，発症予防を目的とした用手的リンパドレナージもしくは患者自身やケアギバーが行うシンプルリンパドレナージの効果は科学的に証明されていないので不要であり，これらを励行する指導は患者の負担をいたずらに増やすだけなので行われるべきではない。弾性着衣の装着下に，管理の行き届いた条件で負荷運動を行うことはリンパ浮腫の発症率を上げることなく患肢の運動能力を向上させ，QOLに貢献するという複数のランダム化比較試験が，特に上肢で数多く出ており，効果的な運動療法のプログラムの確立が待たれる。

### 2. 治療

　リンパ浮腫に対する複合的治療（圧迫，圧迫下の運動などを含む複合的理学療法に日常生活上の指導やセルフケア指導を加えた，包括的な保存的治療）は，リンパ経路に生じた領域的なうっ滞を解消することによって，組織間隙に貯留する体液をリンパ管に回収することを目的とするものである。リンパ浮腫はいったん発症すれば完治することは非常に困難であるため，継続的な治療と定期的な経過観察による増悪の回避が必須である。これをより効果的に実現するためには，患者の治療歴や原発巣の状態（転移・再発の有無など），浮腫の状態とその重症度に加え，ライフスタイルや理解力，嗜好，経済状態など種々の因子を考慮して，個々に適したテーラーメイドの診療を模索する必要がある。他の慢性疾患同様，リンパ浮腫の日常的な管理は患者の適切なセルフケアによるところが大きく，具体的には治療に

### 表7　リンパ浮腫指導管理料

診療報酬の算定方法の一部を改正する件（告示）　平成28年厚生労働省告示第52号
第2章 特掲診療料 第1部 医学管理等

B001-7 リンパ浮腫指導管理料100点
- 注1　保険医療機関に入院中の患者であって，鼠径部，骨盤部若しくは腋窩部のリンパ節郭清を伴う悪性腫瘍に対する手術を行ったもの又は原発性リンパ浮腫と診断されたものに対して，当該手術を行った日の属する月又はその前月若しくは翌月のいずれか（原発性リンパ浮腫と診断されたものにあっては，当該診断がされた日の属する月又はその翌月のいずれか）に，医師又は医師の指示に基づき看護師，理学療法士若しくは作業療法士が，リンパ浮腫の重症化等を抑制するための指導を実施した場合に，入院中1回に限り算定する。
- 2　注1に基づき当該点数を算定した患者であって当該保険医療機関を退院したものに対して，当該保険医療機関又は当該患者の退院後において区分番号B005-6の注1に規定する地域連携診療計画に基づいた治療を担う他の保険医療機関（当該患者について区分番号B005-6-2に掲げるがん治療連携指導料を算定した場合に限る。）において，退院した日の属する月又はその翌月に注1に規定する指導を再度実施した場合に，当該指導を実施した，いずれかの保険医療機関において，1回に限り算定する。

別表第1（医科点数表）
B001-7 リンパ浮腫指導管理料　100点
(1) リンパ浮腫指導管理料は，手術前又は手術後において，以下に示す事項について，個別に説明及び指導管理を行った場合に算定できる。当該指導管理料は，当該指導管理料の算定対象となる手術を受けた保険医療機関に入院中に当該説明及び指導管理を行った場合に1回，当該保険医療機関を退院した後に，当該保険医療機関又は当該患者の退院後において区分番号「B005-6」の「注1」に規定する地域連携診療計画に基づいた治療を担う他の保険医療機関（当該患者について区分番号「B005-6-2」がん治療連携指導料を算定した場合に限る。）において当該説明及び指導管理を行った場合にいずれか一方の保険医療機関において1回に限り，算定できる。
- ア　リンパ浮腫の病因と病態
- イ　リンパ浮腫の治療方法の概要
- ウ　セルフケアの重要性と局所へのリンパ液の停滞を予防及び改善するための具体的実施方法
  - (イ) リンパドレナージに関すること
  - (ロ) 弾性着衣又は弾性包帯による圧迫に関すること
  - (ハ) 弾性着衣又は弾性包帯を着用した状態での運動に関すること
  - (ニ) 保湿及び清潔の維持等のスキンケアに関すること
- エ　生活上の具体的注意事項
  - リンパ浮腫を発症又は増悪させる感染症又は肥満の予防に関すること
- オ　感染症の発症等増悪時の対処方法
  - 感染症の発症等による増悪時における診察及び投薬の必要性に関すること
(2) 指導内容の要点を診療録に記載する。
(3) 手術前においてリンパ浮腫に関する指導を行った場合であって，結果的に手術が行われなかった場合にはリンパ浮腫指導管理料は算定できない。

（文献14, 15より）

よって改善した状態を維持し，悪化や再燃を最大限抑止できるよう，患者本人はもとより時にはケアギバー（caregiver：世話をする人，介護者）への教育にも注力しなければならないため，専門の知識や技術を習得した医療者チームがこれにあたるべきである（表8-2）[16)～18)]。

厚生労働省の助成研究として2004年より発足し，次々と対象疾患を増やしながら展開してきた患者状態適応型パス（patient condition adaptive path system；PCAPS）研究会（現日本臨床知識学会）のリンパ浮腫班で策定した基本的なクリニカルパス（図3）と臨床プロセスチャート（図4）を示す[19)]。リンパ浮腫を発症した患肢では同一肢でも線維化の混在や局所的な皮膚病変など部位によって状態が異なる場合が少なくないので，画一的な治療は控えなければならない。

表8-1　弾性着衣・弾性包帯の療養費払い

|写|

保医発 第0321001号
平成20年3月21日

地方社会保険事務局長
地方厚生（支）局長
都道府県民生主管部（局）　　殿
国民健康保険課（部）長
都道府県老人医療主管部（局）
　老人医療主管課（部）長

厚生労働省保険局医療課長

四肢のリンパ浮腫治療のための弾性着衣等に
係る療養費の支給における留意事項について

　四肢のリンパ浮腫治療のために使用される弾性ストッキング，弾性スリーブ，弾性グローブ及び弾性包帯（以下「弾性着衣等」と言う。）にかかる療養費の支給については，「四肢のリンパ浮腫治療のための弾性着衣等に係る療養費の支給について」（平成20年3月21日保発第0321002号）により通知されたところであるが，支給に当たっての留意事項は以下のとおりであるので，周知を図られたい。

記

1　支給対象となる疾病
　　鼠径部，骨盤部若しくは腋窩部のリンパ節郭清を伴う悪性腫瘍の術後に発生する四肢のリンパ浮腫又は原発性の四肢のリンパ浮腫
2　弾性着衣（弾性ストッキング，弾性スリーブ及び弾性グローブ）の支給
(1) 製品の着圧
　　30 mmHg以上の弾性着衣を支給の対象とする。ただし，関節炎や腱鞘炎により強い着圧では明らかに装着に支障をきたす場合など，医師の診断により特別の指示がある場合は20 mmHg以上の着圧であっても支給して差し支えない。
(2) 支給回数
　　1度に購入する弾性着衣は，洗い替えを考慮し，装着部位毎に2着を限度とする。（パンティストッキングタイプの弾性ストッキングについては，両下肢で1着となることから，両下肢に必要な場合であっても2着を限度とする。また，例えば①乳がん，子宮がん等複数部位の手術を受けた者で，上肢及び下肢に必要な場合，②左右の乳がんの手術を受けた者で，左右の上肢に必要な場合及び③右上肢で弾性スリーブと弾性グローブの両方が必要な場合などは，医師による指示があればそれぞれ2着を限度として支給して差し支えない。）また，弾性着衣の着圧は経年劣化することから，前回の購入後6ヶ月経過後において再度購入された場合は，療養費として支給して差し支えない。
(3) 支給申請費用
　　療養費として支給する額は，1着あたり弾性ストッキングについては28,000円（片足用の場合は25,000円），弾性スリーブについては16,000円，弾性グローブについては15,000円を上限とし，弾性着衣の購入に要した費用の範囲内とすること。
3　弾性包帯の支給
(1) 支給対象
　　弾性包帯については，医師の判断により弾性着衣を使用できないとの指示がある場合に限り療養費の支給対象とする。
(2) 支給回数
　　1度に購入する弾性包帯は，洗い替えを考慮し，装着部位毎に2組を限度とする。また，弾性包帯は経年劣化することから，前回の購入後6ヶ月経過後において再度購入された場合は，療養費として支給して差し支えない。
(3) 支給申請費用
　　療養費として支給する額は，弾性包帯については装着に必要な製品（筒状包帯，パッティング包帯，ガーゼ指包帯，粘着テープ等を含む）1組がそれぞれ上肢7,000円，下肢14,000円を上限とし，弾性包帯の購入に要した費用の範囲内とすること。
4　療養費の支給申請書には，次の書類を添付させ，治療用として必要がある旨を確認した上で，適正な療養費の支給に努められたいこと。
(1) 療養担当に当たる医師の弾性着衣等の装着指示書（装着部位，手術日等が明記されていること。別紙様式を参照のこと。）
(2) 弾性着衣等を購入した際の領収書又は費用の額を証する書類。

（文献16, 17より）

表8-2　リンパ浮腫複合的治療料と施設基準

■リンパ浮腫複合的治療料

診療報酬の算定方法の一部を改正する件（告示）　平成28年厚生労働省告示第52号
リハビリテーション

H007-4　リンパ浮腫複合的治療料
1　重症の場合　200点
2　1以外の場合　100点
注1　別に厚生労働大臣が定める施設基準に適合しているものとして地方厚生局長等に届け出た保険医療機関において，リンパ浮腫の患者に複合的治療を実施した場合に，患者1人1日につき1回算定する。
　2　1の場合は月1回（当該治療を開始した日の属する月から起算して2月以内は計11回）を限度として，2の場合は6月に1回を限度として，それぞれ所定点数を算定する。

診療報酬の算定方法の一部改正に伴う実施上の留意事項について（通知）
平成28年3月4日　保医発0304第3号

H007-4　リンパ浮腫複合的治療料
(1) リンパ浮腫複合的治療料は，鼠径部，骨盤部若しくは腋窩部のリンパ節郭清を伴う悪性腫瘍に対する手術を行った患者又は原発性リンパ浮腫と診断された患者であって，国際リンパ学会による病期分類Ⅰ期以降のものに対し，複合的治療を実施した場合に算定する。なお，この場合において，病期分類Ⅱ期以降の患者が「1」の「重症の場合」の対象患者となる。
(2) リンパ浮腫複合的治療料は，専任の医師が直接行うもの又は専任の医師の指導監督の下，専任の看護師，理学療法士若しくは作業療法士が行うものについて算定する。あん摩マッサージ指圧師（当該保険医療機関に勤務する者であって，あん摩マッサージ指圧師の資格を取得後，2年以上業務に従事（うち6月以上は当該保険医療機関において従事）し，施設基準に定める適切な研修を修了したものに限る。）が行う場合は，専任の医師，看護師，理学療法士又は作業療法士が事前に指示し，かつ事後に報告を受ける場合に限り算定できる。いずれの場合も，患者1名に対し従事者1名以上の割合で実施する。
(3) リンパ浮腫複合的治療料は，弾性着衣又は弾性包帯による圧迫，圧迫下の運動，用手的リンパドレナージ，患肢のスキンケア及び体重管理等のセルフケア指導等を適切に組み合わせ，「1」の「重症の場合」は1回40分以上，「2」の「1以外の場合」は1回20分以上行った場合に算定する。なお，一連の治療において，患肢のスキンケア，体重管理等のセルフケア指導は必ず行うこと。また，重症の場合は，毎回の治療において弾性着衣又は弾性包帯による圧迫を行うこと（圧迫を行わない医学的理由がある場合を除く。）。
(4) 当該保険医療機関において，直近1年間にリンパ浮腫指導管理料を50回以上算定していない場合は，リンパ浮腫の診断等に係る連携先として届け出た保険医療機関（直近1年間にリンパ浮腫指導管理料を50回以上算定しているものに限る。）においてリンパ浮腫と診断され，リンパ浮腫の複合的治療を依頼する旨とともに紹介されたもの（B009 診療情報提供料（Ⅰ）を算定するものに限る。）についてのみ算定できる。

■リンパ浮腫複合的治療料の施設基準（含研修要件）

特掲診療料の施設基準等及びその届出に関する手続きの取扱いについて（通知）
平成28年3月4日　保医発0304第2号

第47の3の2　リンパ浮腫複合的治療料
1　リンパ浮腫複合的治療料に関する施設基準
(1) 当該保険医療機関に，次の要件を全て満たす専任の常勤医師1名以上及び専任の常勤看護師，常勤理学療法士又は常勤作業療法士1名以上が勤務していること。
　ア　それぞれの資格を取得後2年以上経過していること。
　イ　直近2年以内にリンパ浮腫を5例以上経験していること。
　ウ　リンパ浮腫の複合的治療について下記(イ)から(ハ)までの要件を全て満たす研修を修了していること。なお，座学の研修を実施した主体と実技を伴う研修を実施した主体が異なっても，それぞれが下記(イ)から(ハ)までの要件を全て満たしていれば差し支えない。
　(イ) 国，関係学会，医療関係団体等で，過去概ね3年以上にわたり医師，看護師，理学療法士又は作業療法士を対象とした教育・研修の実績があるものが主催し，修了証が交付されるものであること。
　(ロ) 内容，実施時間*等について「専門的なリンパ浮腫研修に関する教育要綱」（厚生労働省委託事業「がんのリハビリテーション研修」リンパ浮腫研修委員会）に沿ったものであること。ただし，医師（専らリンパ浮腫複合的治療に携わる他の従事者の監督を行い，自身では直接治療を行わないものに限る。）については，座学の研修のみを修了すればよい。

(ハ) 研修の修了に当たっては原則として試験を実施し，理解が不十分な者については再度の受講等を求めるものであること。
(2) 当該保険医療機関が，直近1年間にリンパ浮腫指導管理料を50回以上算定していること。又は，リンパ浮腫の診断等に係る連携先として届け出た保険医療機関において，直近1年間にリンパ浮腫指導管理料を50回以上算定していること。
(3) 当該保険医療機関又は合併症治療に係る連携先として届け出た別の保険医療機関において，入院施設を有し，内科，外科又は皮膚科を標榜し，蜂窩織炎等のリンパ浮腫に係る合併症に対する診療を適切に行うことができること。
(4) 治療を行うために必要な施設及び器械・器具として以下のものを具備していること。
歩行補助具，治療台，各種測定用器具（巻尺等）
(5) 治療に関する記録（医師の指示，実施時間，実施内容，担当者等）は患者ごとに一元的に保管され，常に医療従事者により閲覧が可能である。
2 届出に関する事項
リンパ浮腫複合的治療料の施設基準に係る届出は，様式43の7を用いること。
注 ＊実施時間：座学33時間。医師以外の職種については加えて実技67時間の計100時間。

（文献16〜18より）

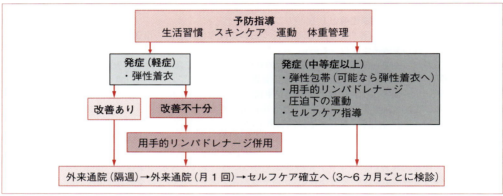

図3 基本的なクリニカルパス
従来の外来診療のみならず，在宅診療においても本クリニカルパスに準じて行われることが望ましい。

## (1) 複合的治療

標準的な複合的治療は，弾性着衣・多層包帯法による圧迫，スキンケア，圧迫下の運動，用手的リンパドレナージ，セルフケア指導が基本となる。複合的治療は重症度に応じて外来治療と入院による集中治療に分けられる。発症後の期間が比較的短いため柔らかく，線維化を伴わない初期の場合には弾性着衣の装着のみで外来通院で経過をみることが十分可能である。一方，線維化が進んで腫大や変形が著明な場合などは入院による集中治療が適している。集中治療の期間は重症度やセルフケアの達成度などに応じて，通常2〜4週間で実施されることが多く，維持治療に移行したのちにも継続的な経過観察が必要であり，一定期間で期待した効果が上がらない場合には，治療方針の再考を考慮すべきである。方針変更にあたっては，現行治療の効果が思わしくない原因をチームで分析し，患者やケアギバーの満足度や治療意欲なども勘案する。長期間にわたるリンパ浮腫治療は，患者のみならず家族にとっても心理的，経済的に大きな負担であることから，彼ら自身が治療に専念，協力する強い意志を有していることが前提である。

複合的治療は圧迫療法が主軸をなすため，末梢動脈の閉塞や虚血性変化の除外にあたって

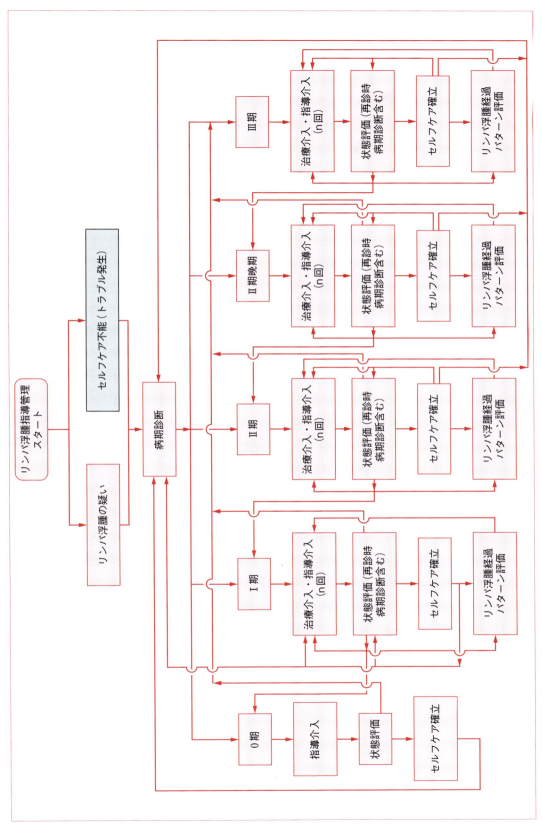

図4 リンパ浮腫の臨床プロセスチャート

は，積極的にABPIの計測を行い，動脈硬化の有無，程度を確認しておく。ABPIが0.5未満ではいかなる圧迫も禁忌，0.8未満では着圧を減弱するなどの対応を要する。そのほか，重症心不全，重症の末梢性ニューロパチー，患肢の急性炎症時なども治療の禁忌となる。

### (2) 圧　迫
#### ①弾性着衣〔CQ6, 12参照〕

　四肢形状の変形がないISL Ⅰ期やⅡ期のリンパ浮腫は，弾性着衣の良い適応である。療養費の対象となる着圧は原則として30 mmHg以上とされているが，患者の状態や耐性によって適宜選択されなければならず，装着指示書に理由を明記すれば20 mmHg以上の弾性着衣を処方することができる。ただし，治療効果の観点からは，特に下肢においては30～40 mmHgが効果的とされていたが，より低圧で介入して効果が得られた臨床研究も多い。正しい着脱の指導は非常に重要であるため，口頭指示やパンフレットの提示のみにとどまらず，実際に患者自身が装着するのを視認しながら指導を行う。

　弾性着衣の装着開始後は約4週間後に装着方法や効果を評価するため診療が必要となるが，軽症例では6カ月に1回しか保険診療が認められておらず，実臨床に合わせた改正が検討されるべきである。効果が得られた場合は以降3～6カ月後に評価する。弾性着衣は経時的に着圧が弱まるので，少なくとも6カ月着用したものは交換する必要があり，定期診察はそれ以上の間隔が空かないようにする。着衣の洗濯方法など扱い方次第で劣化が早まり，着圧の低下を招くことがあるので，適切な管理方法についても十分指導しなければならない。

　交換時期の診察では，患肢の周径や病期など，患肢の状態に変化がなく前回と同じ弾性着衣を選択してよいか否かとともに，正しい装着法が習得できているかどうかも必ず再確認するとよい。

※圧迫療法の際の標準的な装着圧

　上肢・下肢リンパ浮腫の重症度に応じて弱圧から超強圧まで4段階のスリーブ圧が経験的に使い分けられている。British Lymphology Societyのガイドラインでは，上肢については，軽度，中等度，重度のリンパ浮腫に対してそれぞれ弱圧（14～18 mmHg），中圧（20～25 mmHg），強圧（25～30 mmHg）の弾性着衣を推奨しており，下肢については，早期あるいは軽度，中等度から重度，重度，重度難治性のリンパ浮腫に対してそれぞれ弱圧（14～21 mmHg），中圧（23～32 mmHg），強圧（34～46 mmHg），超強圧（49～70 mmHg）の弾性着衣を推奨している[2]。処方された圧迫レベルに患者が耐えることができない場合には，やむを得ず低圧の弾性着衣に変更されることもある。

　欧米では弾性着衣の標準規格（装着圧：クラスⅠ～Ⅳ）が決められているが，各国ごとに規格が異なり，ストッキング以外の弾性着衣に関する規格はない（表9）。

#### ②多層包帯法（multi-layer lymphedema bandaging；MLLB）〔CQ13参照〕

　四肢の形状に歪曲を生じている，あるいは浮腫が著明で弾性着衣の装着が困難なISL Ⅱ期後期以降のリンパ浮腫は，MLLBによる圧迫を中心とした集中治療を開始することが望ましい。MLLBは患肢の外観をさらに大きくするため，患者のQOLを著しく低下させる一方，多くの場合，弾性着衣に移行するための一定期間に行う治療であり，弾性着衣に比べて短期に大きな効果を出せる利点がある。患者や家族がその利点と欠点について十分に理解ができ

表9 弾性ストッキングの標準規格

| | イギリス<br>BS6612：1985 | フランス<br>AFNOR G30.102 | ドイツ<br>RAL-GZ387：2000 | アメリカ |
|---|---|---|---|---|
| クラスⅠ | 14〜17 mmHg | 10〜15 mmHg | 18〜21 mmHg | 20〜30 mmHg |
| クラスⅡ | 18〜24 mmHg | 15〜20 mmHg | 23〜32 mmHg | 30〜40 mmHg |
| クラスⅢ | 25〜35 mmHg | 20〜36 mmHg | 34〜46 mmHg | 40〜50 mmHg |
| クラスⅣ | 報告なし | >36 mmHg | >49 mmHg | 50〜60 mmHg |

（文献2より）

ている場合には積極的に行う価値がある。

### (3) 用手的リンパドレナージ（manual lymphatic drainage；MLD）〔CQ7，14参照〕

MLDの目的は，組織間隙に貯留している高蛋白性の体液を起始リンパ管に取り込ませてリンパ液とし，さらにそのリンパ液を標的リンパ節へ向けて排液することである[11]。皮膚浅層に分布する毛細リンパ管を標的としているので，潤滑剤をつけない手掌を患肢の皮膚面に密着させてストレッチするように施術するのが原則である。筋層に垂直方向に働きかけるいわゆるマッサージや，美容目的のもみ出すような「リンパドレナージュ」などとは本来の目的もその手技もまったく異なるものであるため，リンパ浮腫治療として用いられるのは，医療手技として専門的な教育を受けた医療者が医師の指示のもとに提供するMLDのみである。MLDは通常，単独で行われることはない。圧迫療法のみで奏効する症例も少なくないことから，MLDの要否については症例ごとに十分な吟味が必要である。

ちなみに，患者自身やケアギバーによって行われるシンプルリンパドレナージについては，予防，発症とも有効性を示す論文はなく，推奨できない。

### (4) 圧迫下の運動〔CQ9，16参照〕

運動は，筋力トレーニング，有酸素運動，ストレッチングなどの体操に大別でき，上肢においては特に筋力トレーニングと有酸素運動がリンパ浮腫の予防と治療に有効であるとする研究が急増している。特に弾性着衣や弾性包帯による圧迫下での荷重運動は，筋ポンプを利用した体深部におけるリンパドレナージ効果を発揮すると考えられるため，圧迫下の運動としての有効性を検証した研究がほとんどである。運動の種類，実施時間，期間などについては現時点で標準化された指針はないが，発症予防効果に加え，発症後もリンパ浮腫の増悪なく患肢の運動機能が向上できるため，積極的な導入が勧められる。

### (5) セルフケア（スキンケアと体重管理）〔CQ1，3，8参照〕

リンパ浮腫の予防・治療に対してセルフケアは有効とする報告は多いが，その項目や条件は報告者によって異なり，標準化には至っていない。今回のレビューで訪問看護師による定期的なリマインドによって発症率が低下するという報告があり，セルフケアのアドヒアランスと介入の方法や頻度についてはさらなる研究が待たれる。

スキンケアの目的は，皮膚（爪も含む）の保清と保湿を維持し健康な組織の状態を保つことによって，感染の危険性を減少させることである。特にリンパ浮腫発症後は患肢の清潔を

保持するとともに，保湿効果の高い皮膚軟化剤で十分な湿潤化を習慣化し，常に血行が良好な健全な状態を保つようにセルフケア指導を徹底する．同時に，皮膚や爪の損傷（切傷，火傷，虫刺され，ひび割れ，さか剝けなど）を避けることと，日常的に患肢を保護する（患肢を露出しない）習慣付けなどの指導も重要である．一方，医療的な皮膚侵襲ともいえる採血は大きな関連なし，点滴については，化学療法薬が確実な発症因子とされ，それ以外は証拠不十分となった．

体重管理については，肥満がリンパ浮腫発症と増悪の双方に関与するため，その必要性は疑いもないが，今回，発症後の治療指標としてリンパ浮腫の重症度で評価した場合は関連なしとする報告が複数あった．しかしながら，患肢体積が減少すればADL，QOLなど生活能力指標は明らかに改善するため，体重管理を無効とする解釈には慎重でありたい．

### (6) 外科的治療〔CQ17～19参照〕

リンパ浮腫に対する外科的治療は，リンパ管細静脈吻合術（lymphatic-venous anastomosis；LVA），血管柄付きリンパ節移植術（vascularized lymph node transfer；VLNT），脂肪吸引術，切除減量術などがある．LVAやVLNTではマイクロサージャリー技術の進歩によって，超微細血管の吻合も可能となり，諸家がさまざまな術式を考案し報告してきたが，そのほとんどが症例集積研究であり，選択バイアスのリスクが高い点を指摘されてきた．しかしながら，LVAはシステマティックレビューやメタアナリシスで一定の有効性が示され，今回，推奨グレードがC1に上がった．VLNTも報告数は増えているものの，質の高い研究はなく，手技の標準化も進んでいないため，C2にとどまった．

### (7) 間欠的空気圧迫療法（intermittent pneumatic compression；IPC）〔CQ15参照〕

従来のIPCは，空気ポンプの収縮により末梢側から中枢側に向かって盲目的に着圧をかける機器で，リンパ浮腫に対する治療効果については一定の見解が得られず推奨されていなかった．今回，カダバー（cadaver）を用いてドレナージに有効なリンパルートのパターンを解明した論文報告に基づいて，新型IPCが開発され，臨床的な有用性が示されたことから，今後の展開に期待が高まっている．

### (8) 薬物治療〔CQ20, 21参照〕

リンパ浮腫に対する薬物治療としては漢方とそれ以外に大別できる．漢方薬は浮腫・水滞の改善を目的に処方されることがあるが，リンパ浮腫自体に対する効果は認められていない．漢方以外の薬剤には利尿薬，クマリン，フラボンとその誘導体を含むベンゾピロン類，セレン化合物などがあるが，いずれも効果に関する一定の科学的根拠はない．なお，利尿薬は有用性を示す根拠がなく，クマリンは肝機能障害を生じることが明らかになっており，複数の国で使用禁止となっていることから，今回も禁忌とした．リンパ浮腫の根本的な治療としての薬物治療という選択肢はないといってよい．

## 3. 治療方針の評価と変更

いずれの治療においても，前後の評価をすることなく漫然と開始・継続してはならない．

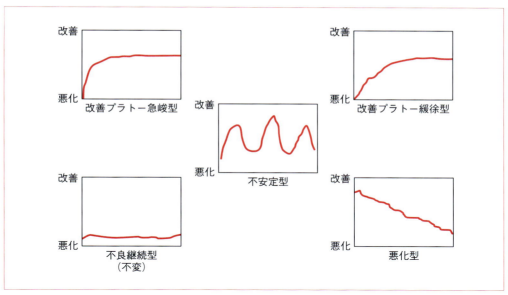

図5　治療経過のパターン分類

複合的治療が，集中治療からセルフケアも含めた維持治療に移行する際はもちろん，維持治療中も必ずその効果を定期的に評価すべきである．評価は，周径に加えて，形状，皮膚の状態（色調，弾力，柔らかさ，傷の有無など），セルフケアの到達度や治療アドヒアランスなどを客観的かつ多角的に確認し，「不変」，「不安定」や「悪化」と判定された場合には管理方法を見直し，問題点を探して，改善の余地がなければ治療方針を変更する必要がある（図5）[19]．その際は必ずインフォームドコンセントを取得し，患者の個別性にも十分考慮する必要がある．

### 4. 長期管理における心理社会的介入

リンパ浮腫は慢性疾患であるため，患者や介護者（ケアギバー）のセルフマネジメントの質を高め，適正なセルフケアを継続させることが長期管理を成功させる秘訣である．なかでも，圧迫療法のアドヒアランスを保ち，体重管理，感染予防の徹底が重要であり，複合的治療と適切なセルフケアとの継続的連動が長期的なリンパ浮腫治療の成否を左右するといっても過言ではない．

他の疾患同様，「早期診断，早期介入」によって重症化を防ぎ，より高い治療効果が得られることを認識し，効果的な管理指導を行ってセルフケアの確立に努めると同時に，医療者自身もまた，定期的に知識のアップデートや技術のブラッシュアップを継続することが望ましい．

### 5. エビデンス―プラクティスギャップ (evidence-practice gap；EPG)

エビデンス（科学的根拠）に基づく診療とは，個々の患者の治療における意思決定において，最新かつ最良のエビデンスを意識的，明示的，かつ賢明に使用することと定義されているが，エビデンスと実臨床の間には乖離があり，これをエビデンス―プラクティス（診療）

ギャップという[20]。

　リンパ浮腫診療においてもEPGの例外ではないが，常に最新のエビデンスをアップデートしつつ，個々の症例の特殊性を勘案してベストもしくはベターな治療を選択するという意識が重要である。

## 文　献

1) 加藤征治，須網博夫．新しいリンパ学―微小循環・免疫・腫瘍とリンパ系．金芳堂，2015.
2) International Lymphedema Framework. Best Practice for the Management of Lymphedema. International consensus. MEP Ltd, London, 2006.
3) Damstra RJ, Mortimer PS. Diagnosis and therapy in children with lymphoedema. Phlebology. 2008；23（6）：276-86.［PMID：19029008］
4) Rossy KM, Scheinfeld NS. Lymphedema. James WD ed. Medscape. http://emedicine.medscape.com/article/1087313-overview
5) 厚生労働省．平成28年度診療報酬改定．https://www.mhlw.go.jp/file/06-Seisakujouhou-12400000-Hokenkyoku/0000115977.pdf
6) International Society of Lymphology. The diagnosis and treatment of peripheral lymphedema：2020 Consensus Document of the International Society of Lymphology. Lymphology. 2020；53（1）3-19.［PMID：32521126］
7) Gordon S, Melrose W, Warner J, et al. Lymphatic filariasis：a method to identify subclinical lower limb change in PNG adolescents. PLoS Negl Trop Dis. 2011；5（7）：e1242.［PMID：21811644］
8) Jain MS, Danoff JV, Paul SM. Correlation between bioelectrical spectroscopy and perometry in assessment of upper extremity swelling. Lymphology. 2010；43（2）：85-94.［PMID：20848996］
9) Deltombe T, Jamart J, Recloux S, et al. Reliability and limits of agreement of circumferential, water displacement, and optoelectronic volumetry in the measurement of upper limb lymphedema. Lymphology. 2007；40（1）：26-34.［PMID：17539462］
10) Czerniec SA, Ward LC, Refshauge KM, et al. Assessment of breast cancer-related arm lymphedema --comparison of physical measurement methods and self-report. Cancer Invest. 2010；28（1）：54-62.［PMID：19916749］
11) Hidding JT, Viehoff PB, Beurskens CH, et al. Measurement properties of instruments for measuring of lymphedema：systematic review. Phys Ther. 2016；96（12）：65-81.［PMID：27340195］
12) 北村　薫，赤澤宏平．乳癌術後のリンパ浮腫に関する多施設実態調査と今後の課題．脈管学．2010；50（6）：715-20.
13) Partsch H, Blättler W. Compression and walking versus bed rest in the treatment of proximal deep venous thrombosis with low molecular weight heparin. J Vasc Surg. 2000；32：861-9.［PMID：11054217］
14) 厚生労働省．診療報酬の算定方法の制定等に伴う実施上の留意事項について．B001-7 リンパ浮腫指導管理料．https://www.mhlw.go.jp/topics/2008/03/dl/tp0305-1d.pdfo.jp.
15) 厚生労働省．「四肢のリンパ浮腫治療のための弾性着衣等に係る療養費の支給について」の一部改正について（通知）．令和2年3月27日 保医発0327第4号．https://www.mhlw.go.jp/bunya/iryouhoken13/dl/200327_01.pdf
16) 厚生労働省．課長通知：四肢のリンパ浮腫治療のための弾性着衣等に係る療養費の支給における留意事項について．保医発第0321001号 平成20年3月21日 http://www.mhlw.go.jp/topics/2008/03/dl/tp0325-1c.pdf
17) 厚生労働省．「四肢のリンパ浮腫治療のための弾性着衣等に係る療養費の支給における留意事項について」の一部改正について（通知）．令和2年3月27日 保医発0327第7号．http://www.mhlw.go.jp/bunya/iryouhoken/iryouhoken13/dl/200327_02.pdf
18) 厚生労働省．令和2年度診療報酬改定の概要（個別的事項）．令和2年3月5日版．https://www.mhlw.go.jp/content/12400000/000605493.pdf
19) 北村　薫，佐藤洋子，下野僚子，他．リンパ浮腫診療における患者状態適応型パスシステム（PCAPS）の有用性について．リンパ学．2017；40（1）：57-9.
20) Hendrickx AA, Küthe SW, van der Schans CP, et al. Early referral for breast-cancer-related lymphedema：Do we follow the evidence? A two-year prospective multicenter cohort study. Cancers (Basel)．2022；14（23）：6016.［PMID：36497495］

# Ⅱ. 疫学・予防

## CQ 1~11

## セルフケアのためのリンパ浮腫指導は有用か？

**推奨**

セルフケアは，検証された内容で十分な指導を受けた場合には，リンパ浮腫の発症予防や発症後の増悪予防となり得る。一方，乳癌関連の上肢リンパ浮腫に対する研究に比べ，婦人科癌関連の下肢リンパ浮腫に対する研究は少なく，有効な指導内容や効果について今後も研究の余地がある。**上肢：グレードC1　下肢：グレードC1**

### 背景・目的

リンパ浮腫の発症予防や治療には，継続的なセルフケアが必要である。セルフケアにはさまざまな要素があるため，発症予防や発症後の増悪予防に有効な方法を検討することが重要である。また，セルフケアに対するアドヒアランスを高めるための効果的な指導方法の検討が必要である。

### 解　説

平成20年度の診療報酬改定でリンパ浮腫指導管理料が保険収載となった[1]。指導の具体的な内容として，①リンパ浮腫の病因と病態，②リンパ浮腫の治療方法の概要，③セルフケアの重要性と局所へのリンパ液の停滞を予防および改善するための具体的実施方法，④生活上の具体的注意事項，⑤感染症の発症等増悪時の対処方法，が挙げられている。また，平成28年度からリンパ浮腫複合的治療が保険収載となり，算定要件としては，「弾性着衣または弾性包帯による圧迫，圧迫下の運動，用手的リンパドレナージ，患肢のスキンケア，体重管理等のセルフケア指導等を適切に組み合わせ行うこと」「一連の治療において，患肢のスキンケア，体重管理等のセルフケア指導は必ず行うこと」と明記されている[2]。医療制度上，セルフケアのためのリンパ浮腫指導を行うことは，既にリンパ浮腫診療の一部として組み込まれている現状がある。

セルフケアの具体的な定義について，Harrisらは，スキンケアとして患肢の傷や針刺し，巻き爪，虫刺され，ペットの引っかき，やけどに注意することとその対処，皮膚感染したときの抗菌薬の使用，サウナやスチームバス，熱い風呂などに対する注意喚起，旅行時の注意事項，運動の推奨，体重管理を挙げている[3]。

続発性リンパ浮腫患者に対するセルフケアの効果を検証したシステマティックレビューでは，3つの論文のメタアナリシス（n=54）の結果，1.31%（95%CI −4.73-2.11）のボリュームの縮小効果がみられたが有意差は認めていない[4]。1つのランダム化比較試験においてDASHスコアで有意に上肢機能の改善を認め，その他2つの報告において疼痛やだるさなどの自覚症状の改善を認めている。QOLについては，SF-36，FACT-Bをアウトカムとした研究で，それぞれの改善が報告されている。

上肢のリンパ浮腫と比べて，下肢のリンパ浮腫に関する研究は少ない現状であるが，下肢についてもセルフケアの有用性は同様に報告されている。Kostanoğluらは，在宅時に自分

で行えるCDTプログラム（セルフリンパドレナージ，多層弾性包帯，運動，スキンケア）を考案し，患者に指導した効果を検証した[5]。医療者が提供するCDTでうまくいかなかった患者でも，セルフケアによりリンパ浮腫に対する有効な結果が得られたと報告している。

　セルフケアが有効であるとしても指導するだけでは不十分であり，良い結果を得るためには確実に実施する必要がある。そのため，多くの指導法やセルフケアプログラム（ラジオ体操の導入，継続的リンパ浮腫モニタリング）に関する研究が報告されている[6]〜[9]。患者指導の工夫としてさまざまな取り組みがなされているが，Calらは，看護師が家庭を訪問し，リンパ浮腫管理についての指導を行うことによる，リンパ浮腫の発症予防効果を検証している[10]。介入群では，毎日の体操と週ごとの上肢周径の計測を指導し，週に1回，リンパ浮腫予防のための日常生活における注意点についてリマインドを行った。対照群では計測のみ行い，6カ月後の最終訪問時にリンパ浮腫管理についての指導を行った。1,455人の乳癌患者のうち，最終的に72人の患者が解析対象（介入群37人，対照群35人）となった。6カ月の時点で，介入群ではリンパ浮腫は認められなかったが，対照群では17.1%に認めていた。健康行動理論に基づいて，リンパ浮腫管理指導を訪問看護の形で行うことで，リンパ浮腫の発症予防，自己効力感の向上，上肢機能の増悪防止について効果を認めていた。これまでにも多くの論文で同様の結果が報告されており，医療従事者は乳癌術後患者に対して，リンパ浮腫管理に関する教育や情報提供を積極的に行うべきであると推察される。

　通常，乳癌や婦人科癌の患者は，癌の治療や予後について医療者から情報を得ることには熱心であるが，治療に伴う合併症として生じるリンパ浮腫については，知識が不十分な場合も少なくない。医療者からの情報提供がない限りセルフケアは行われず，リンパ浮腫の発症率は上がることとなる。セルフケアには，皮膚の手入れから，日常生活に関わる姿勢，動作，運動習慣，趣味，娯楽に至るまでさまざまな要因が含まれており，多様化の進む現代生活では一様に定義することは難しいといえる。リンパ浮腫に対するセルフケアの効果については現在，肯定的な報告が集積されているが，今後は患者に応じたセルフケアの内容，実施する頻度や時間など，具体的な指導法が確立されていくことが望まれる。

## 検索式・参考にした二次資料

　文献の検索は，下記1）2）の手順で行った。

1) 本ガイドライン2018年版の内容に加え，原則として新たに2017年以降2023年3月までのデータをPubMedで検索した。検索語は，「lymphedema AND self care」とした。該当した423編のうち，原発性とフィラリア症関連を除外し，以下の基準に当てはまる論文を抽出した。

[適格基準]
①リンパ浮腫発症リスクのある患者におけるリンパ浮腫発症予防に関する原著論文，臨床試験，メタアナリシス，ランダム化比較試験
②Primary endpointがリンパ浮腫の変化（周径，BIS，体積など），QOL，身体的苦痛，精神的苦痛，生活への影響

[除外基準]
①対象が小児に限定されているもの

②Primary endpointが非臨床的指標のもの（サイトカイン，栄養学的指標，免疫学的指標など）

③対象が終末期患者（例えば，生命予後が6カ月以下など）に限定されているもの

④Full-length paperのある同一著者による短報

2）二次資料として，Cochrane Library，UpToDate，Clinical Evidence，ガイドライン，レビュー，コンセンサス論文を参照した。

以上の手順で，本CQに関係する文献10編を得た。

## 文　献

1) 厚生労働省．診療報酬の算定方法の制定等に伴う実施上の留意事項について．B001-7 リンパ浮腫指導管理料．https://www.mhlw.go.jp/topics/2008/03/dl/tp0305-1d.pdfo.jp.
2) 厚生労働省．平成28年度診療報酬改定．質の高いリハビリテーションの評価等⑧．https://www.mhlw.go.jp/file/06-Seisakujouhou-12400000-Hokenkyoku/0000115977.pdf.
3) Harris SR, Hugi MR, Olivotto IA, et al；Steering Committee for Clinical Practice Guidelines for the Care and Treatment of Breast Cancer. Clinical practice guidelines for the care and treatment of breast cancer：11. Lymphedema. CMAJ. 2001；164（2）：191-9.［PMID：11332311］
4) Douglass J, Graves P, Gordon S. Self-Care for Management of Secondary Lymphedema：A Systematic Review. PLoS Negl Trop Dis. 2016；10（6）：e0004740.［PMID：27275844］
5) Kostanoğlu A, Ramoğlu M, Güneren E. Results of home-based modified combined decongestive therapy in patients with lower extremity lymphedema. Turk J Med Sci. 2019；49（2）：610-6.［PMID：30997976］
6) Arinaga Y, Piller N, Sato F, et al. The 10-Min Holistic Self-Care for Patients with Breast Cancer-Related Lymphedema：Pilot Randomized Controlled Study. Tohoku J Exp Med. 2019；247（2）：139-47.［PMID：30799328］
7) Kilgore LJ, Korentager SS, Hangge AN, et al. Reducing Breast Cancer-Related Lymphedema（BCRL）Through Prospective Surveillance Monitoring Using Bioimpedance Spectroscopy（BIS）and Patient Directed Self-Interventions. Ann Surg Oncol. 2018；25（10）：2948-52.［PMID：29987599］
8) Cansız G, Arıkan Dönmez A, Kapucu S, et al. The effect of a self-management lymphedema education program on lymphedema, lymphedema-related symptoms, patient compliance, daily living activities and patient activation in patients with breast cancer-related lymphedema：A quasi-experimental study. Eur J Oncol Nurs. 2022；56：102081.［PMID：34875398］
9) Ligabue MB, Campanini I, Veroni P, et al. Efficacy of self-administered complex decongestive therapy on breast cancer-related lymphedema：a single-blind randomized controlled trial. Breast Cancer Res Treat. 2019；175（1）：191-201.［PMID：30712198］
10) Cal A, Bahar Z, Gorken I. Effects of Health Belief Model based nursing interventions offered at home visits on lymphedema prevention in women with breast cancer：A randomised controlled trial. J Clin Nurs. 2020；29（13-14）：2521-34.［PMID：32243029］

## CQ 2
### センチネルリンパ節生検によって腋窩郭清を省略した乳癌患者に対して，リンパ浮腫ケアは必要か？

**推 奨**

腋窩に対してセンチネルリンパ節生検のみを施行した乳癌患者においても，上肢リンパ浮腫を発症する可能性は少ないながらもあるため，リンパ浮腫指導管理は必要である。

グレードB

### 背景・目的

乳癌手術においてセンチネルリンパ節生検が標準治療となって以降，上肢リンパ浮腫は減少してきた。その適応はセンチネルリンパ節生検陰性例だけでなく，陽性例でも一定の条件を満たせば腋窩郭清は省略されるため，センチネルリンパ節生検の臨床的意義は増している。しかし，リンパ浮腫ケアは腋窩郭清施行患者が対象であるため，センチネルリンパ節生検施行患者に対するケアは重要視されていない。本CQでは，センチネルリンパ節生検施行後患者のリンパ浮腫ケアの実施について検証し，その意義を考察した。

### 解 説

センチネルリンパ節生検は，腋窩郭清に比べ，術後合併症や上肢挙上障害が少なく，有意に術後QOLを改善させる。特に術後リンパ浮腫の発症率が明らかに低下することが示されており，乳癌患者の術後QOL向上に貢献している。

イタリアの多施設共同研究では，センチネルリンパ節転移陰性乳癌を対象に腋窩郭清省略群と腋窩郭清群を比較する中で，各群それぞれ連続した100例を抽出して，腋窩関連の有害事象を比較調査しているが，術後2年目の両上肢の周径差が1 cm以上あった割合が，腋窩郭清群では37例（37％）であったのに対し，腋窩郭清省略群では1例（1％）と極めて低かった[1]。センチネルリンパ節に微小転移を認めた場合の腋窩郭清省略群と腋窩郭清群を比較するIBCSG 23-01試験でも，副次的評価項目の一つとして術後5年のリンパ浮腫発症率を比較しているが，腋窩郭清群では13％（447人中59人）であったのに対し，腋窩郭清省略群では3％（453人中15人）と極めて低かった（$p<0.0001$）[2]。また，オーストラリアで行われた，センチネルリンパ節生検後のリンパ浮腫発症率を前向きに調査することを一つの目的としたSNAC1試験では，術後5年目に患肢において15％以上体積が増加した割合は，腋窩郭清省略群で1.7％であった（腋窩郭清群では5％，$p=0.004$）[3]。これらの大規模な臨床試験結果から，センチネルリンパ節生検のみが行われた乳癌患者の上肢リンパ浮腫発症率は非常に低頻度であると思われる。ただし，リンパ浮腫の診断基準は明確にされていない実態調査も含めると，その発症率は5〜8％であるとする報告もある[4〜6]。

近年では，センチネルリンパ節に転移を認めた場合に，腋窩郭清省略の代わりに腋窩照射を行うこともある。センチネルリンパ節転移陽性例に対する腋窩照射の有効性を検証したAMAROS試験においては，術後5年のリンパ浮腫発症率は，センチネルリンパ節生検後の

腋窩照射施行群で11%（286例中31例），腋窩郭清群で23%（328例中76例），10%以上の患肢周径増加割合を示すのはそれぞれ6%（16例），13%（43例）であり[7]，わが国での検証後，リンパ浮腫発症予防の一方法として考慮することも可能となる。また，術前化学療法を施行することにより，腋窩郭清省略の可能性も指摘されている[8]。

　センチネルリンパ節生検による腋窩郭清省略により，リンパ浮腫発症率は腋窩郭清に比べて明らかに低い。センチネルリンパ節生検後のリンパ浮腫ケアの有用性を直接的に検討した臨床試験，臨床研究はないが，生検後でも一定の割合でリンパ浮腫を発症していることから，医療者はリンパ浮腫に関する予防策，危険因子等を理解し，術後経過観察の際にもリンパ浮腫予防を行い，発症した際には早期に対応できる体制も整えておくべきである。

　近年では，センチネルリンパ節生検を含む腋窩手術や照射によるリンパ浮腫の発症予測についてのランダム化比較臨床試験も報告されている[9]。本試験では，病期Ⅰ-Ⅲ期術後乳癌患者484人を術後bioimpedance spectroscopy（BIS）使用群とtape measure（TM）使用群に分け，リンパ浮腫発症予測割合を比較したところ，広範放射線治療ありと放射線治療なしの場合，センチネルリンパ節生検症例でBIS使用群が有意に確認（33.3% vs. 12.9%，$p=0.03$）できたことから，TMよりBISはリンパ浮腫発症予測において勝っていたとされた。

　今後研究が進めば，リンパ浮腫の早期対応につながり，センチネルリンパ節生検施行後の乳癌患者にとっても朗報となるであろう[9]。

**検索式・参考にした二次資料**

　文献の検索は，下記1）～3）の手順で行った。
1) 本ガイドライン2018年版と同様，2003年1月から2017年4月までに出版されたセンチネルリンパ節生検による腋窩郭清省略について検討した代表的な6試験の医学論文から，リンパ浮腫発症率が示された3編を選択した。
2) 本ガイドライン2018年版の内容に加え，原則として新たに2017年以降2023年3月までのデータをPubMedで検索した。検索語は，「Lymphedema after sentinel lymphnode biopsy AND Breast Cancer」とした。該当した25編のうち，以下の基準に当てはまる2編を抽出した。

[適格基準]
　①センチネルリンパ節生検による腋窩郭清省略に関する原著論文，臨床試験，メタアナリシス，ランダム化比較試験で，リンパ浮腫のデータが示されているもの
　②Primary endpointがQOL，身体的苦痛，精神的苦痛，生活への影響，あるいは実態調査

[除外基準]
　①対象が小児に限定されているもの
　②Primary endpointが非臨床的指標のもの（サイトカイン，栄養学的指標，免疫学的指標など）
　③対象が終末期患者（例えば，生命予後が6カ月以下など）に限定されているもの
　④Full-length paperのある同一著者による短報
3) 二次資料として，Cochrane Library，UpToDate，Clinical Evidence，ガイドライン，レビュー，コンセンサス論文を参照した。

以上の手順で，本CQに関係する文献9編を得た。

## 文 献

1）Veronesi U, Paganelli G, Viale G, et al. A randomized comparison of sentinel-node biopsy with routine axillary dissection in breast cancer. N Engl J Med. 2003；349（6）：546-53. [PMID：12904519]
2）Galimberti V, Cole BF, Zurrida S, et al；International Breast Cancer Study Group Trial 23-01 investigators. Axillary dissection versus no axillary dissection in patients with sentinel-node micrometastases（IBCSG 23-01）：a phase 3 randomised controlled trial. Lancet Oncol. 2013；14（4）：297-305. [PMID：23491275]
3）Wetzig N, Gill PG, Espinoza D, et al. Sentinel-lymph-node-based management or routine axillary clearance? Five-year outcomes of the RACS sentinel node biopsy versus axillary clearance（SNAC）1 trial：Assessment and incidence of true lymphedema. Ann Surg Oncol. 2017；24（4）：1064-70. [PMID：27848050]
4）McLaughlin SA, Wright MJ, Morris KT, et al. Prevalence of lymphedema in women with breast cancer 5 years after sentinel lymph node biopsy or axillary dissection：objective measurements. J Clin Oncol. 2008；26（32）：5213-9. [PMID：18838709]
5）Bhatt NR, Boland MR, McGovern R, et al. Upper limb lymphedema in breast cancer patients in the era of Z0011, sentinel lymph node biopsy and breast conservation. Ir J Med Sci. 2018；187（2）：327-31. [PMID：28752233]
6）Gebruers N, Verbelen H, De Vrieze T, et al. Incidence and time path of lymphedema in sentinel node negative breast cancer patients：a systematic review. Arch Phys Med Rehabil. 2015；96（6）：1131-9. [PMID：25637862]
7）Donker M, van Tienhoven G, Straver ME, et al. Radiotherapy or surgery of the axilla after a positive sentinel node in breast cancer（EORTC 10981-22023 AMAROS）：a randomised, multicentre, open-label, phase 3 non-inferiority trial. Lancet Oncol. 2014；15（12）：1303-10. [PMID：25439688]
8）Citgez B, Yigit B, Yetkin SG. Management of the Axilla and the Breast After Neoadjuvant Chemotherapy in Patients with Breast Cancer：A Systematic Review. Sisli Etfal Hastan Tip Bul. 2021；55（2）：156-61. [PMID：34349589]
9）Boyages J, Vicini FA, Shah C, et al. The risk of subclinical breast cancer-related lymphedema by the extent of axillary surgery and regional node irradiation：a randomized controlled trial. Int J Radiat Oncol Biol Phys. 2021；109（4）：987-97. [PMID：33127493]

## CQ 3

### 生活関連因子（採血・点滴，血圧測定，空旅，感染，高温環境，日焼け）は続発性リンパ浮腫の発症や増悪の原因となるか？

患肢での採血や血圧測定，空旅がリンパ浮腫の発症や増悪の原因となる可能性は少ない。空旅と下肢のリンパ浮腫との関連については根拠が乏しい。患肢からの静脈注射については関連が低いとされるが，投与量を記載した論文がないため，通常の輸液については評価できる十分な根拠がない。化学療法の点滴はリンパ浮腫の発症や増悪原因となる可能性がある。患肢の感染はリンパ浮腫の発症や増悪の原因となる。高い気温や入浴は関連せず，日焼けやサウナの利用は関連する可能性があるが，いずれも根拠は十分ではない。

- 採血：Substantial effect on risk unlikely（大きな関連なし）
- 点滴：通常輸液　Limited-no conclusion（証拠不十分）
  　　　化学療法　Probable（ほぼ確実）
- 血圧測定：Substantial effect on risk unlikely（大きな関連なし）
- 空旅：上肢　Substantial effect on risk unlikely（大きな関連なし）
  　　　下肢　Limited-no conclusion（証拠不十分）
- 感染：Probable（ほぼ確実）
- 高温環境：Limited-no conclusion（証拠不十分）
- 日焼け：Limited-no conclusion（証拠不十分）

### 背景・目的

リンパ節を郭清した患者のリンパ浮腫発症リスクは生涯続くとされ，発症予防や発症後の重症化を防ぐことが重要とされている。そのための日常生活における注意事項や制限事項が経験的に示され，指導されている。一方で，過剰な制限事項は患者の日常生活の質を低下させることにもなる。本CQでは，日常生活における懸案事項がリンパ浮腫の発症や増悪の原因となるかを検討した。

### 解説

採血・点滴：乳癌術後患者を対象とした4編のシステマティックレビュー[1)～4)]とその引用文献10編，加えて2017年に報告されたAsdourianらによる327人を対象とした1編のコホート研究[5)]がある。10編のうち3編のコホート研究を含む6編の報告が採血や静脈注射とリンパ浮腫発症との関連はないとしている[6)～11)]。5編は腋窩郭清例を対象とし，1編は腋窩郭清とリンパ節生検を合わせた検討で，研究の対象患者数は14～348人であった。リンパ浮腫との関連ありとする報告は4編あり，3編は1955年，1962年，1998年の後ろ向きコホート研究の結果で[12)～14)]，1編は腋窩郭清患者が67%を占める188人を対象とした2005年のコホート試験の報告であった[15)]。JakesらやChengらはシステマティックレビューの検討の中で，リ

ンパ浮腫との関連を示唆する報告に関しては静脈穿刺からリンパ浮腫発症までの期間が不明で，穿刺手技以外の因子が影響する可能性も指摘している[1)2)]。これらの結果から，4編のシステマティックレビューによる検討では，採血や静脈注射とリンパ浮腫発症との関連はないと報告しており，Asdourianらによるコホート研究でもリンパ浮腫発症との関連はないとしている[1)〜5)]。一方で，Asdourianらはタキサン系化学療法によるリンパ浮腫発症のリスクを報告しており[5)]，Bevilacquaらは1,054人を対象としたコホート研究から患肢での点滴化学療法は多変量解析で独立したリンパ浮腫の危険因子であったと報告している[16)]。

採血や静脈注射など，静脈穿刺の手技がリンパ浮腫発症と関連するという報告は年代の古いものが多い。静脈注射については関連が低いとされるが，投与量を記載した論文がないため通常の輸液については評価できる十分な根拠がない。なお，化学療法についてはリンパ浮腫発症との関連を示唆する報告があり，患肢からの化学療法の点滴は通常の輸液と分けて評価する必要がある。

血圧測定：乳癌患者を対象としたシステマティックレビューが4編あり，いずれも血圧測定とリンパ浮腫発症との関連はないとしている[2)〜4)17)]。ここに引用されている報告はコホート研究と症例対照研究が5編で，2編は腋窩郭清例を対象としており，3編は腋窩郭清例とセンチネルリンパ節生検例の双方が含まれていた。ほかに16.7%が腋窩郭清例である327人の両側乳癌を対象としたコホート研究が1編あり，血圧測定とリンパ浮腫の関連はないとしている[5)]。一方，Hayesらの176人の乳癌患者を対象とした後ろ向き観察研究では，評価方法で結果は異なるものの，血圧測定によるリンパ浮腫発症のリスクはオッズ比で1.1〜3.4としている[11)]。血圧測定とは異なるが，腋窩郭清後の患者に手の手術を行う際に短時間の止血帯による圧迫を行っても浮腫の発症には影響しないとした3編の後ろ向き観察研究がある[4)]。

血圧測定など短時間の患肢の圧迫とリンパ浮腫発症との関連はないとする報告が多い。下肢についての報告はないが，日常診療において下肢で測定することは稀であるため評価の対象外とした。

空旅：Coらが，システマティックレビューにより乳癌術後患者と空旅の関連について12編の報告を検討し，空旅でリンパ浮腫が生じる患者は稀で，空旅の回数や飛行時間の長さもリンパ浮腫の悪化には関連しないと報告している[18)]。全例腋窩郭清後の患者を対象とした研究と腋窩郭清以外にセンチネルリンパ節生検などを含む研究があり，12編のうち4編は72〜632人を対象としたコホート研究を主とする前向き試験で，いずれの報告も空旅と上肢リンパ浮腫発症との関連を否定していた[6)7)19)20)]。ほかにも症例対照研究など4編の報告が関連性を否定していた[11)21)〜23)]。この中で，Fergusonらが搭乗回数や飛行時間との関連はなく[6)]，Kilbreathらが国内線と国際線の利用で差はなかったと報告しており[20)]，Grahamらに搭乗中の弾性着衣の着用は不要であるとしている[22)]。関連を示唆する報告は12編のうち3編あり，101人を対象とした2009年の症例対照研究[9)]，490人を対象とした1996年のアンケート調査報告[24)]，2009年の症例報告であった[25)]。Coらは12編の報告を統合解析し，空旅経験者の9%（107/1,189人），未経験者の8.7%（204/2,356人）にリンパ浮腫を認めたが，両群間に差はなかったと報告している[18)]。12編に加え，2017年のAsdourianらのコホート研究があり，空旅とリンパ浮腫発症との関連はみられず，空旅の回数や飛行時間による差もなかったと報告している[5)]。ほかに空旅に関連したシステマティックレビューが2編あり[3)4)]，空旅とリン

パ浮腫発症との関連はないとしているが，検討された報告はすべてCoらの検討した12編の報告に含まれていた．なお，Coらは，近年の航空機は高度12,000 mでも機内圧は標高2,400 m程度に保たれており，最新機種ではさらに機内圧が高く保たれているため，気圧低下によるリンパ浮腫への影響はわずかであるとしている[18]．

下肢については関連を検討した報告に乏しい．Casley-Smithによるリンパ浮腫患者490人（上肢続発性163人，下肢原発性136人，下肢続発性191人）を対象としたアンケート調査では，上肢では7.3％，下肢では4.6％の患者が空旅の後にリンパ浮腫を発症したと回答している[24]．

種々の研究形態が混在しているが，空旅と上肢リンパ浮腫の関連性は低い．リンパ浮腫の機序は下肢も同様であるが，飛行中の長時間の座位は健常人でも浮腫を生じるため，上肢とは別に評価する必要がある．下肢に関する報告は乏しく，今後の検討が必要である．

**感染**：Asdourianらは，乳癌術後患者を対象としたシステマティックレビューでエビデンスレベル2，3の研究7編を検討し，感染や蜂窩織炎はリンパ浮腫の確たる危険因子であると報告している[4]．7編のうち，腋窩リンパ節郭清患者を対象とした4編と，腋窩郭清例とセンチネルリンパ節生検例を含めて検討した1編が関連性を示しており[6)9)16)26)27]，対象患者数は合計2,203人で，関連なしとした報告は腋窩郭清患者を対象とした1編と腋窩郭清例とセンチネルリンパ節生検例を含めて検討した1編で[7)28]，対象患者数の合計は398人だった．このうち，Makらは感染炎症のオッズ比をリンパ浮腫発症については3.8，重症化については4.49と報告しており[9]，Fergusonらは多変量解析で蜂窩織炎とリンパ浮腫発症に有意な関連があったことを報告している[6]．ほかに，腋窩郭清例とセンチネルリンパ節生検例を含む両側乳癌術後患者327人を検討したコホート研究が関連性を報告しており[5]，Jørgensenらは腋窩郭清例およびセンチネルリンパ節生検例を含む悪性黒色腫術後患者670人を対象にした後ろ向きコホート研究で，上肢，下肢ともに手術創の感染はリンパ浮腫発症の独立した危険因子であると報告している[29]．

患側の感染や蜂窩織炎は上肢リンパ浮腫発症との関連が強い．下肢に関する報告は乏しいが，組織中のリンパ流のうっ滞や感染による炎症の波及の機序を考えると下肢も同様と考えられる．

**高温環境・日焼け**：温度差に関連する報告としては，PAL試験のサブ解析として乳癌術後患者295人を対象とし，30の生活関連因子と上肢リンパ浮腫発症との関連を検討した報告があるが，発熱，暑い日の激しい運動，高温地帯への旅行，日焼け，熱い風呂への入浴はリンパ浮腫と関連しないとしている[7]．なお，サウナの利用は，多変量解析でも有意に関連あり（オッズ比6.67，$p=0.01$）としている[7]．ただし，いずれの因子も経験患者数が延べ5～51人の少数例での検討である．また，Hayesらの報告では，日焼けによる上肢リンパ浮腫発症のリスクはオッズ比で1.1～3.6としている[11]．

上肢ではサウナ以外，気温などの温度差とリンパ浮腫との関連は少なく，日焼けとの関連については評価が異なる．下肢については報告がなく，上肢についても報告が乏しく，いずれも今後の検討が必要である．なお，この項目については本ガイドライン2018年版以降に新たな研究報告はなかった．

近年，腋窩リンパ節郭清とセンチネルリンパ節生検後の患者を含めた研究報告が増えている。腋窩郭清を施行した患者とセンチネルリンパ節生検のみを施行した患者では浮腫の発症率が異なり，各因子との関連性を同一に扱うかは検討の余地があるが，これまでの報告内容を総合的に検討した結果から，採血，血圧測定，空旅については，腋窩郭清後の患者でも大きな関連はないと判断した。

## 検索式・参考にした二次資料

文献の検索は，下記1)2)の手順で行った。

1) 本ガイドライン2018年版の内容に加え，原則として新たに2017年以降2023年3月までのデータをPubMedで検索した。検索語は，「lymphedema AND risk AND (venepuncture OR blood draw OR blood pressure measurement OR air travel OR skin infection OR temperature OR sunburn OR suntan OR sauna OR bath)」とした。該当した116編のうち，以下の基準に当てはまる16編の論文を抽出した。加えて，これらの論文の引用文献をハンドサーチした。

[適格基準]
①リンパ浮腫患者における診断・治療に関する原著論文，臨床試験，メタアナリシス，ランダム化比較試験，システマティックレビュー
②Primary endpointがQOL，身体的苦痛，精神的苦痛，生活への影響，あるいは実態調査

[除外基準]
①対象が小児に限定されているもの
②Primary endpointが非臨床的指標のもの（サイトカイン，栄養学的指標，免疫学的指標など）
③対象が終末期患者（例えば，生命予後が6カ月以下など）に限定されているもの
④Full-length paperのある同一著者による短報

2) 二次資料として，Cochrane Library，UpToDate，Clinical Evidence，ガイドライン，レビュー，コンセンサス論文を参照した。

以上の手順で，本CQに関係する文献29編を得た。

## 文　献

1) Jakes AD, Twelves C. Breast cancer-related lymphoedema and venepuncture：a review and evidence-based recommendations. Breast Cancer Res Treat. 2015；154(3)：455-61.［PMID：26589315］
2) Cheng CT, Deitch JM, Haines IE, et al. Do medical procedures in the arm increase the risk of lymphoedema after axillary surgery? A review. ANZ J Surg. 2014；84(7-8)：510-4.［PMID：24274353］
3) Brophy L, Bales A, Ziemann JK, et al. A review of the literature related to limb precautions after lymph node dissection. Clin J Oncol Nurs. 2022；26(1)：86-92.［PMID：35073289］
4) Asdourian MS, Skolny MN, Brunelle C, et al. Precautions for breast cancer-related lymphoedema：risk from air travel, ipsilateral arm blood pressure measurements, skin puncture, extreme temperatures, and cellulitis. Lancet Oncol. 2016；17(9)：e392-405.［PMID：27599144］
5) Asdourian MS, Swaroop MN, Sayegh HE, et al. Association between precautionary behaviors and breast cancer-related lymphedema in patients undergoing bilateral surgery. J Clin Oncol. 2017；35(35)：3934-41.［PMID：28976793］
6) Ferguson CM, Swaroop MN, Horick N, et al. Impact of ipsilateral blood draws, injections, blood pressure measurements, and air travel on the risk of lymphedema for patients treated for breast cancer. J

Clin Oncol. 2016；34（7）：691-8.［PMID：26644530］
 7) Showalter SL, Brown JC, Cheville AL, et al. Lifestyle risk factors associated with arm swelling among women with breast cancer. Ann Surg Oncol. 2013；20（3）：842-9.［PMID：23054109］
 8) Winge C, Mattiasson AC, Schultz I. After axillary surgery for breast cancer--is it safe to take blood samples or give intravenous infusions? J Clin Nurs. 2010；19（9-10）：1270-4.［PMID：20345831］
 9) Mak SS, Yeo W, Lee YM, et al. Risk factors for the initiation and aggravation of lymphoedema after axillary lymph node dissection for breast cancer. Hong Kong Med J. 2009；15（3 Suppl 4）：8-12.［PMID：19509430］
10) Cole T. Risks and benefits of needle use in patients after axillary node surgery. Br J Nurs. 2006；15（18）：969-74, 976-9.［PMID：17077767］
11) Hayes S, Cornish B, Newman B. Comparison of methods to diagnose lymphoedema among breast cancer survivors：6-month follow-up. Breast Cancer Res Treat. 2005；89（3）：221-6.［PMID：15754119］
12) Villasor RP, Lewison EF. Postmastectomy lymphedema；a clinical investigation into its causes and prevention. Surg Gynecol Obstet. 1955；100（6）：743-52.［PMID：14373386］
13) Britton RC, Nelson PA. Causes and treatment of post-mastectomy lymphedema of the arm. Report of 114 cases. JAMA. 1962；180：95-102.［PMID：13873187］
14) Smith J. The practice of venepuncture in lymphoedema. Eur J Cancer Care（Engl）. 1998；7（2）：97-8.［PMID：9697450］
15) Clark B, Sitzia J, Harlow W. Incidence and risk of arm oedema following treatment for breast cancer：a three-year follow-up study. QJM. 2005；98（5）：343-8.［PMID：15820971］
16) Bevilacqua JL, Kattan MW, Changhong Y, et al. Nomograms for predicting the risk of arm lymphedema after axillary dissection in breast cancer. Ann Surg Oncol. 2012；19（8）：2580-9.［PMID：22395997］
17) Bryant JR, Hajjar RT, Lumley C, et al. Clinical Question：In women who have undergone breast cancer surgery, including lymph node removal, do blood pressure measurements taken in the ipsilateral arm increase the risk of lymphedema? J Okla State Med Assoc. 2016；109（10）：474-9.［PMID：29283534］
18) Co M, Ng J, Kwong A. Air travel and postoperative lymphedema-A systematic review. Clin Breast Cancer. 2018；18（1）：e151-5.［PMID：29157874］
19) Kilbreath SL, Refshauge KM, Beith JM, et al. Risk factors for lymphoedema in women with breast cancer：a large prospective cohort. Breast. 2016；28：29-36.［PMID：27183497］
20) Kilbreath SL, Ward LC, Lane K, et al. Effect of air travel on lymphedema risk in women with history of breast cancer. Breast Cancer Res Treat. 2010；120（3）：649-54.［PMID：20180016］
21) Swenson KK, Nissen MJ, Leach JW, et al. Case-control study to evaluate predictors of lymphedema after breast cancer surgery. Oncol Nurs Forum. 2009；36（2）：185-93.［PMID：19273407］
22) Graham PH. Compression prophylaxis may increase the potential for flight-associated lymphoedema after breast cancer treatment. Breast. 2002；11（1）：66-71.［PMID：14965648］
23) Ahn S, Port ER. Lymphedema precautions：time to abandon old practices? J Clin Oncol. 2016；34（7）：655-8.［PMID：26712226］
24) Casley-Smith JR, Casley-Smith JR. Lymphedema initiated by aircraft flights. Aviat Space Environ Med. 1996；67（1）：52-6.［PMID：8929203］
25) Ward LC, Battersby KJ, Kilbreath SL. Airplane travel and lymphedema：a case study. Lymphology. 2009；42（3）：139-45.［PMID：19927904］
26) Petrek JA, Senie RT, Peters M, et al. Lymphedema in a cohort of breast carcinoma survivors 20 years after diagnosis. Cancer. 2001；92（6）：1368-77.［PMID：11745212］
27) Soran A, D'Angelo G, Begovic M, et al. Breast cancer-related lymphedema--what are the significant predictors and how they affect the severity of lymphedema? Breast J. 2006；12（6）：536-43.［PMID：17238983］
28) Johansson K, Ohlsson K, Ingvar C, et al. Factors associated with the development of arm lymphedema following breast cancer treatment：a match pair case-control study. Lymphology. 2002；35（2）：59-71.［PMID：12081053］
29) Jørgensen MG, Toyserkani NM, Thomsen JB, et al. Surgical-site infection following lymph node excision indicates susceptibility for lymphedema：A retrospective cohort study of malignant melanoma patients. J Plast Reconstr Aesthet Surg. 2018；71（4）：590-6.［PMID：29246739］

## CQ 4

### 続発性リンパ浮腫発症リスクのある部位に行う美容的処置（レーザー，脱毛，美容目的の脂肪吸引など）は有害（あるいは禁忌）か？

続発性リンパ浮腫発症リスクのある部位あるいは発症部位に対して侵襲性の低い美容的処置を行うことを禁忌とする科学的根拠はなく，一般的な有害事象である熱傷や皮膚トラブルに注意して行う必要がある[1]。皮膚に損傷をきたし得る侵襲性のある美容目的の処置は，有害事象の発生リスクが高い。

**Limited-suggestive（可能性あり）**

### 背景・目的

　リンパ浮腫の日常診療で美容的処置の可否について質問がたびたびなされるが，この課題について検討報告している論文はほぼ皆無であった。諸外国のガイドラインでも特に禁忌とはされていないというレベルである[2]。一方，美容的な処置として一般的に行われている脱毛，レーザー，脂肪吸引といった処置についてさまざまな問題点やトラブルが絶えないという事実も認識する必要がある[3]。

### 解　説

　皮膚は外界からの細菌の侵入のバリアとして働いている。脱毛のレーザーでは，炎症を惹起したり，水疱を形成するなど皮膚に損傷をきたすリスクは存在するため，リンパ浮腫の四肢において，これらの侵襲がリンパ管炎や蜂窩織炎を引き起こす可能性はあると考えられる。しかし，レーザーがリンパ浮腫の発症や進行に関連することを直接示す科学的根拠はない。

　リンパ浮腫患者の治療目的として発展してきた，必要な術前評価と治療前後の徹底した圧迫療法の指導内容の遵守，長期的な術後フォローが徹底される脂肪吸引や低出力レーザー[4]は，美容外科手術として健常人に適応される脂肪吸引や脱毛のレーザーとは明確に区別されるべきである。特に脂肪吸引は，皮下組織に対する侵襲が大きく，皮下の血管，リンパ管を損傷する行為である。健常人に対する脂肪吸引と同等の認識での治療は合併症や術後の病状悪化のリスクが大きく，治療の適応，治療方法ともに，極めて慎重になされる必要がある。

### 検索式・参考にした二次資料

　文献の検索は，下記1）2）の手順で行った。

1) 2003年1月から2023年3月までに出版された英語の医学論文をPubMedで検索した。検索語は，「lymphedema AND cosmetics OR laser OR hair removal OR liposuction」とした。該当した504編のうち，原発性とフィラリア症関連を除外し，以下の基準に当てはまる論文を抽出した。

[適格基準]
①リンパ浮腫発症リスクのある患者あるいは発症患者に対して行う美容的処置に関する原著論文，臨床試験，メタアナリシス，ランダム化比較試験
②Primary endpointがリンパ浮腫の変化（周径，BIS，体積など），QOL，身体的苦痛，精神的苦痛，生活への影響，あるいは実態調査

[除外基準]
①脂肪吸引やレーザー処置をリンパ浮腫に対する治療として行ったもの
②対象が小児に限定されているもの
③Primary endpointが非臨床的指標のもの（サイトカイン，栄養学的指標，免疫学的指標など）
④対象が終末期患者（例えば，生命予後が6カ月以下など）に限定されているもの
⑤Full-length paperのある同一著者による短報

2）二次資料として，Cochrane Library，UpToDate，Clinical Evidence，ガイドライン，レビュー，コンセンサス論文を参照した。

以上の手順で，本CQに関する文献は得られなかったが，参考文献として下記4編を抽出した。

## 文　献

1) 厚生労働省．政策について．医療安全対策．確認してください！美容医療を受ける前にもう一度．https：//www.mhlw.go.jp/stf/newpage_04978.html
2) Project team for the development of the all-Ireland lymphedema diagnosis, assessment and management guidelines 2022. All-Ireland Lymphedema Guidelines 2022. https：//www.hse.ie/eng/services/list/2/primarycare/lymphoedema/lymphoedema-guidelines.pdf
3) 一般社団法人日本美容外科学会（JSAPS）編．日本美容外科学会会報 2022 Vol. 44 特別号 美容医療診療指針（令和3年度改訂版）．全日本病院出版会．東京，2022．
4) Mahmood D, Ahmad A, Sharif F, et al. Clinical application of low-level laser therapy（Photo-biomodulation therapy）in the management of breast cancer-related lymphedema：a systematic review. BMC Cancer. 2022；22（1）：937.［PMID：36042421］

## CQ 5

## 乳癌患者に対して乳房再建術を行った場合，続発性リンパ浮腫の発症に影響するか？

乳房再建術とリンパ浮腫発症の因果関係を検証した質の高い研究はないが，乳房再建によりリンパ浮腫が改善するとの報告も多い。少なくとも現時点では乳房再建術はリンパ浮腫の発症に影響しない。

**Substantial effect on risk unlikely（大きな関連なし）**

### 背景・目的

近年，インプラントが保険適用となった影響で乳房再建術が多く行われるようになったが，乳房再建がリンパ浮腫の発症に及ぼす影響については明らかになっていない。乳房再建の材料には，広背筋や腹直筋などの自家組織を用いる場合とシリコンインプラントを用いる場合がある。また，再建時期については，乳房切除と同時に乳房再建を行う「一次再建」と乳房切除後に乳房再建を行う「二次再建」に分けられ，両者がさらに組織拡張器を用いず即時に乳房再建を完成させる「一期再建」と，組織拡張器をいったん大胸筋下に留置し，皮膚や大胸筋の伸展を待ってシリコンインプラントに入れ替える「二期再建」に分けられる。本CQでは，乳房再建がリンパ浮腫の発症に関与するか否かを検証した。

### 解説

Avrahamらは，乳房切除にセンチネルリンパ節生検か腋窩郭清を受けた乳癌術後患者に対して，組織拡張器を用いた二期再建の有無により，リンパ浮腫の発症率を比較検討した[1]。中央観察期間5年において，リンパ浮腫の発症率は，再建群では5%であるのに対し，非再建群では18%と，前者で有意に低く（$p<0.004$），センチネルリンパ節生検例のみならず，腋窩郭清例においても，二期再建は術後のリンパ浮腫発症率を増加させないと報告した。Leeらは，712人の乳房切除患者をチャートレビューにより再建群と非再建群に分類し，多変量解析を用いてリンパ浮腫発症率を比較検討したところ，やはり再建群で有意に低かったと報告している（$p=0.023$）[2]。Cardらによる同様のチャートレビューでも同様の結果が得られており，再建群におけるリンパ浮腫発症率は低く，発症時期が遅かったとしている[3]。再建材料に焦点を合わせた研究として，Millerらは乳房切除後の乳癌患者616人891乳房を対象に3群比較試験を行った[4]。76%が同時再建群（65%がシリコンインプラント群，11%が自家組織群），24%が再建なし群として，再建後2年の経過観察期間中，リンパ浮腫発症率はシリコンインプラント群4.08%，自家組織群9.89%，再建なし群26.7%であった。多変量解析では，ハザード比がシリコンインプラント群 0.352（$p<0.0001$），自家組織群 0.706（$p=0.2151$）とシリコンインプラント群で有意に発症が少なかった。このことから，シリコンインプラントを用いた一次二期乳房再建は，リンパ浮腫の発症リスクを増加させることなく実施できると報告した。また，Blanchardらは，乳房切除後にリンパ浮腫を発症した乳癌

患者20人に対して乳房再建を行った[5]。再建方法は，3人がTRAM（腹直筋）フラップ，5人はLD（広背筋）フラップ＋シリコンインプラント，12人はシリコンインプラントを用いており，リンパ浮腫発症から乳房再建までの中央値は21カ月〔四分位範囲（IQR）17～34カ月〕で，リンパ浮腫発症後は全例にMLD，19人に弾性着衣と14人にローストレッチバンデージを行っていた。乳癌手術から再建までの期間の中央値は，30カ月（IQR 23～56カ月）であった。体積の中央値は，再建前が378 mL（IQR 261～459 mL），再建後5カ月後が244 mL（IQR 159～435 mL），22カ月後が235 mL（IQR 146～361 mL）と，再建後に有意に減少していた（$p<0.02$）ことから，今後は再建術式と再建の時期についての比較試験が必要であるとしながらも，乳癌術後の二期乳房再建はリンパ浮腫発症例にも適応があると結論付けた。さらにCrosbyらが1,117人1,499乳房に対して，再建方法別のリンパ浮腫発症率，治療，成績，背景因子を比較検討している[6]。平均観察期間56カ月において，リンパ浮腫発症の強い危険因子は腋窩郭清，リンパ節転移陽性多数，術後照射，BMI≧25であった。予防的乳房切除術後の再建例を除外すると，リンパ浮腫の発症率は1,013乳房中4.0％であった。乳房再建の方法による発症率や発症時期の差はなく，腋窩郭清と再建術式との相関もなく，再建術式は発症率にも発症時期にも影響していなかったと報告している。

　Jeonらは，乳房切除術を受けた5,900人を後ろ向きに検討した[7]。一次一期乳房再建群と非再建群に分け，検討したところ，5,497人中630人がリンパ浮腫を発症していた。その中で乳房再建を受けた再建群と非再建群を比べると，再建群では有意に発症率が低かった（$p=0.02$）。さらに，BMI 30 kg/m$^2$以下，腋窩リンパ節郭清10個以下，放射線療法なしも同様に有意に発症率が低かった（$p=0.042$）。

　Siotosらは，メタアナリシスで一次一期乳房再建とリンパ浮腫発症について検討した[8]。乳房再建群は乳房切除単独群よりリンパ浮腫の発症率は有意に低下した（$p<0.001$）。また，再建方法（自家組織とインプラント）に差はなかった。さらに同年，Siotosらは，メタアナリシスで乳癌術後の二次二期乳房再建（自家組織再建）とリンパ浮腫発症について検討し，乳房再建実施例ではリンパ浮腫の発症率は有意に低下すると報告した[9]。考えられる原因として，自家組織再建の場合は，自家組織が血管やリンパ管の流れを良好にするのではないか，さらに血管内皮細胞増殖因子（vascular endothelial growth factor；VEGF）やほかのマクロファージからの媒介物による血流改善があり得るのではないかとした。人工物再建の場合は，皮膚が広げられることによってVEGFが刺激され，血管新生やリンパ管新生が進むのではないかと推測している。

　以上より，長期観察においても乳房再建がリンパ浮腫の発症リスクを増加するという論文はみられない。乳房再建とリンパ浮腫発症の相関についてのランダム化比較試験はなく，現在，Laustsen-Kielらの臨床試験が，2022～2032年で最低2,000人を登録予定で，一次乳房再建と乳房切除後に乳房再建を行う二次再建の術後患者を対象に術後リンパ浮腫やQOLをみる前向き観察研究を行っており，結果が待たれる[10]。したがって，現時点では，乳房再建は再建材料を問わず，リンパ浮腫発症の因子とはいえない。

## 検索式・参考にした二次資料

　文献の検索は，下記1) 2) の手順で行った。

1）本ガイドライン2018年版の内容に加え，原則として新たに2017年以降2023年6月までのデータをPubMedで検索した．検索語は，「"Lymphedema" AND breast reconstruction NOT "case report"」とした．該当した58編のうち，以下の基準に当てはまる論文を抽出した．

[適格基準]
①リンパ浮腫患者における診断・治療に関する原著論文，臨床試験，メタアナリシス，ランダム化比較試験，システマティックレビュー
②Primary endpointが治療効果，身体的苦痛，精神的苦痛，QOL，あるいは実態調査

[除外基準]
①対象が小児に限定されているもの
②Primary endpointが非臨床的指標や発症予防のもの
③対象が終末期患者（例えば，生命予後が6カ月以下など）に限定されているもの
④Full-length paperのある同一著者による短報

2）二次資料として，Cochrane Library，ガイドライン，レビュー，コンセンサス論文を参照した．

以上の手順で，本CQに関係する文献10編を得た．

## 文 献

1）Avraham T, Daluvoy SV, Riedel ER, et al. Tissue expander breast reconstruction is not associated with an increased risk of lymphedema. Ann Surg Oncol. 2010；17（11）：2926-32．[PMID：20499284]
2）Lee KT, Mun GH, Lim SY, et al. The impact of immediate breast reconstruction on post-mastectomy lymphedema in patients undergoing modified radical mastectomy. Breast. 2013；22（1）：53-7．[PMID：22595248]
3）Card A, Crosby MA, Liu J, et al. Reduced incidence of breast cancer-related lymphedema following mastectomy and breast reconstruction versus mastectomy alone. Plast Reconstr Surg. 2012；130（6）：1169-78．[PMID：22878475]
4）Miller CL, Colwell AS, Horick N, et al. Immediate implant reconstruction is associated with a reduced risk of lymphedema compared to mastectomy alone：a prospective cohort study. Ann Surg. 2016；263（2）：399-405．[PMID：25607768]
5）Blanchard M, Arrault M, Vignes S. Positive impact of delayed breast reconstruction on breast-cancer treatment-related arm lymphoedema. J Plast Reconstr Aesthet Surg. 2012；65（8）：1060-3．[PMID：22472052]
6）Crosby MA, Card A, Liu J, et al. Immediate breast reconstruction and lymphedema incidence Plast Reconstr Surg. 2012；129（5）：789e-95e．[PMID：22544109]
7）Jeon HB, Jung JH, Im SH, et al. Association between Immediate Breast Reconstruction and the Development of Breast Cancer-Related Lymphedema. Plast Reconstr Surg. 2023；151（2）：214e-22e．[PMID：36696309]
8）Siotos C, Sebai ME, Wan EL, et al. Breast reconstruction and risk of arm lymphedema development：A meta-analysis. J Plast Reconstr Aesthet Surg. 2018；71（6）：807-18．[PMID：29475791]
9）Siotos C, Hassanein AH, Bello RJ, et al. Delayed Breast Reconstruction on Patients With Upper Extremity Lymphedema：A Systematic Review of the Literature and Pooled Analysis. Ann Plast Surg. 2018；81（6）：730-5．[PMID：29944525]
10）Laustsen-Kiel CM, Lauritzen E, Langhans L, et al. Study protocol for a 10-year prospective observational study, examining lymphoedema and patient-reported outcome after breast reconstruction. BMJ Open. 2021；11（12）：e052676．[PMID：34873005]

## CQ 6

### 弾性着衣は続発性リンパ浮腫の予防的治療として勧められるか？

**推 奨**

弾性着衣は十分な着用時間を確保することにより上肢リンパ浮腫の発症予防効果が期待される。上肢リンパ浮腫についてはエビデンスが蓄積されつつあるが，予防的治療であるため，益と害とのバランスを考慮した症例選択が行われるべきである。下肢リンパ浮腫の予防的治療については依然としてエビデンスが少ない。

上肢：グレードC1　　下肢：グレードC2

**背景・目的**

リンパ節を郭清した患者のリンパ浮腫発症リスクは生涯続くとされ，発症予防のための対処が必要であり，重症化を防ぐためには早期発見と早期介入が重要とされている。弾性着衣はリンパ浮腫患者に対する圧迫療法の一方法として用いられ，治療維持期の有用性が報告されている。本CQでは，リンパ浮腫発症予防のための弾性着衣の有用性について検討した。

**解 説**

Paramanandamらは，乳癌腋窩郭清術後患者307人を対象として，低圧スリーブ（20〜25mmHg）着用による上肢リンパ浮腫の発症予防効果をランダム化比較試験で検討した[1]。予防教育のみ（対照群）と予防教育＋スリーブ着用の2群に分け，スリーブは術翌日から術後補助療法終了後3カ月まで日中8時間以上着用するようにした。術後1年でのリンパ浮腫発症率とQOLを評価し，対照群に比べ，スリーブ着用群でのリンパ浮腫発症のハザード比はbioimpedance spectroscopy（BIS）法で0.61（$p=0.004$），体積法で0.56（$p=0.034$）と低く，QOLについてはスリーブ着用群と対照群で差はなかったと報告している。Nadal Castellsらは，乳癌腋窩郭清術後の70人を対象として，予防教育＋運動療法と予防教育＋運動療法＋弾性着衣（クラス1）によるリンパ浮腫発症予防効果をランダム化比較試験で検討した[2]。予防教育は1時間，運動療法は術後12週間行うこととし，弾性着衣は術後3カ月まで1日8時間以上着用し，その後は1日2時間の着用を指導した。リンパ浮腫の診断は左右の体積差で行い，2年後の両群でのリンパ浮腫発症率は12.5%と12.1%で差はなかったが，着用群のうち3カ月間指示通り毎日8時間以上着用した人のリンパ浮腫発症率は3.7%で，毎日着用しなかった人より有意に低かった（$p=0.02$）。この結果から，予防プログラムは有効で，指示通り弾性着衣を使うことが重要であると報告している。Ochalekらは腋窩郭清施行例24人を含む乳癌術後患者45人を低圧スリーブ（15〜21 mmHg）着用群と非着用群にランダム化し，リンパ浮腫発症率を比較した[3]。スリーブは12カ月間日中に着用し，両群とも運動療法を併用した。非着用群は高齢でBMIが高く，腋窩郭清や化学療法施行例が少ない傾向があるなど患者背景にばらつきがあったが，1年後のリンパ浮腫発症率は着用群17%，非着用群27%で，体積増加量は着用群で少なかった（$p<0.001$）。両群間でQOLに差はなく，総合的な身体活動性は着用群のほうが良かった（$p=0.04$）。なお，試験終了後も着用を続けていた

20人の2年後のリンパ浮腫発症率は15%で，非着用者21人では28.6%だった[4]。

一方，Paskettらは，296人の腋窩郭清患者を含む乳癌患者554人を対象としたランダム化試験で，予防教育のみ（非着用群）と予防教育＋スリーブ（20〜30 mmHg）着用＋運動療法（着用群）のリンパ浮腫予防効果を比較した[5]。運動は毎日15分行い，スリーブは運動時，航空機搭乗時，過度な活動をする時の着用を指導した。10%以上の体積増加でリンパ浮腫と判定した。関節可動域の改善は着用群のほうが良好であったが（$p<0.0001$），18カ月後のリンパ浮腫未発症率は非着用群58%と着用群55%で差はなかった（$p=0.37$）。なお，指示された状況のうち75%以上の時間でスリーブを着用していた人は，着用群の1/3しかいなかった。

不顕性リンパ浮腫に対する増悪予防効果を検討したランダム化比較試験があり，Bundredらは患側上肢の相対的体積が4〜9%増加した状態を不顕性リンパ浮腫，10%以上増加した状態をリンパ浮腫と定義し，術後9カ月以内に不顕性リンパ浮腫を認めた乳癌術後患者143人を対象として，スリーブを12カ月間着用する群（着用群）と非着用群に分け，介入後24カ月までのリンパ浮腫発症率を検討した[6]。着用群では30%，非着用群では41%に浮腫が発症し（$p=0.32$），BMI$<30$ kg/m$^2$の患者での発症率は着用群21%，非着用群26%だったが，高BMI（$>30$ kg/m$^2$）の患者では着用群39%，非着用群57%と，非着用群での発症率に高い傾向がみられた（$p=0.10$）。Soranらは乳癌腋窩郭清術後患者180人を対象としたコホート研究で，弾性着衣による不顕性上肢リンパ浮腫の増悪予防効果を検討した[7]。介入群136人では術後3〜6カ月ごとにBIS法で患肢の細胞外液量を測定し，無症状でも10ユニット以上の増加がみられた場合には不顕性リンパ浮腫と診断して短期間のリハビリテーションとリンパ浮腫予防の教育，弾性着衣の着用による予防的治療を行った。その後，患肢と健常肢の周径の差が2 cm以上となればリンパ浮腫と診断した。未介入群44人には介入を行わず，術後12カ月の時点で上肢の周径でリンパ浮腫の有無を判定し，周径の差が2 cm以上あればリンパ浮腫と診断した。介入群で45人（33.6%）に不顕性リンパ浮腫を認め，予防的治療施行後2人にリンパ浮腫が発症した。介入群と未介入群でのリンパ浮腫発症率は1.5%（2/136）と36.4%（16/44）で，定期観察と予防的治療を行うことで発症率は有意に減少した（$p<0.001$）。Blomらは，乳癌術後の中等度リンパ浮腫患者75人を対象として，弾性着衣による浮腫悪化予防効果を検討するランダム化比較試験を行った[8]。セルフケアに加えて弾性着衣を日中6カ月間着用する群とセルフケアのみの群で，上肢体積の左右差がさらに2%以上増加した患者の割合は，着用群16%に対し，非着用群では57%と多く（$p<0.001$），6カ月後の体積変化率は着用群で平均$-3.8$%，非着用群で平均0.1%であった（$p<0.001$）。

下肢については，Sawanらが外陰癌13人のランダム化比較試験にて，術後6カ月間，1日10時間以上ストッキング（15〜20 mmHg）を着用した6人での患肢の体積増加は607 mLで，非着用群の953 mLよりも少なく（$p=0.01$），両群間でQOLの差はなかったが，着用群での活動指標は良好であったと報告している[9]。ただし，測定者間で算出体積に大きな差があったことを問題点として指摘している。

Stuiverらによる鼠径リンパ節郭清術後の80人に対するランダム化比較試験では，全員にリンパ浮腫予防のための指導を行ったのち，41人は術翌日から6カ月間日中にストッキング（23〜32 mmHg, graduated compression）を着用し（着用群），39人は経過観察（非着用群）と

なった[10]。着用群のBMIは27.7 kg/m²で，非着用群のBMIは24.5 kg/m²だった。健側との比較で周径の差が4 cm以上あればリンパ浮腫と診断された。6カ月後のリンパ浮腫発症率は着用群で65%，未着用群で81%，12カ月後の発症率は78%と84%で，着用群での発症率が低かったが，両群間に有意差は認めなかった。QOLも両群間で差はなかった。Hninらは，婦人科癌で会陰部リンパ節郭清，会陰部照射，あるいは両方を行った患者56人を対象として，オーダーメイドの弾性着衣（14～21 mmHg）着用群と非着用群を比較し，下肢リンパ浮腫発症率を検討した[11]。両群ともスキンケアやリンパドレナージの指導を受け，弾性着衣は6週間以上の着用を指示された。体積変化はペロメーターで測定し，15%を超える体積増加でリンパ浮腫と判定した。着用群の81%が週5日以上着用し，84.6%が1日7時間以上着用していた。2年間でのリンパ浮腫発症率は，着用群7.7%，非着用群13.3%で有意差はなかった（$p=0.496$）。Woodsらは，婦人科癌あるいは会陰部癌のリンパ節郭清術後患者108人を対象に，予防教育と弾性ストッキングの着用が下肢のリンパ浮腫発症予防に役立つかを評価するためにデータベースの記録を検討した[12]。予防教育＋6カ月間のストッキング着用をした60人と何も介入しなかった48人を比較したところ，12カ月後のリンパ浮腫発症率は介入群で35%，未介入群では12.5%で，介入の効果はみられなかった。なお，Woodsらは，リンパ浮腫の診断が各施設のセラピストに委ねられ基準が曖昧であることやストッキングの着用率が不明であるなどの問題点を指摘している。

　以上の結果から，上肢については手術直後からの予防的な低圧弾性着衣の使用はリンパ浮腫発症予防効果が期待される。年余にわたる長期間着用の効果は不明であるが，3カ月間1日8時間以上の着用は必要と判断される。着用の有無でQOLに差はないとする報告が多いが，益と害とのバランスを考慮した適応症例の選択が望ましい。下肢については発症抑制効果が期待できそうであるが，結果にばらつきがあり，測定バイアスも指摘されていることから，現状での推奨度判定には慎重でありたい。

### 検索式・参考にした二次資料

　文献の検索は，下記1) 2) の手順で行った。
1) 本ガイドライン2018年版の内容に加え，原則として新たに2017年以降2023年3月までのデータをPubMedで検索した。検索語は，「lymphedema AND (precaution OR prevention) AND (compression OR garment OR sleeve)」とした。該当した131編のうち，下記の基準に当てはまる論文を抽出した。加えて，これらの論文の引用文献をハンドサーチした。

[適格基準]
　①リンパ浮腫患者における診断・治療に関する原著論文，臨床試験，メタアナリシス，ランダム化試験，システマティックレビュー
　②Primary endpointがQOL，身体的苦痛，精神的苦痛，生活への影響，あるいは実態調査

[除外基準]
　①対象が小児に限定されているもの
　②Primary endpointが非臨床的指標のもの（サイトカイン，栄養学的指標，免疫学的指標など）

③対象が終末期患者（例えば，生命予後が6カ月以下など）に限定されているもの
④Full-length paperのある同一著者による短報

2）二次資料として，Cochrane Library，UpToDate，Clinical Evidence，ガイドライン，レビュー，コンセンサス論文を参照した。

以上の手順で，本CQに関係する文献12編を得た。

### 文献

1) Paramanandam VS, Dylke E, Clark GM, et al. Prophylactic use of compression sleeves reduces the incidence of arm swelling in women at high risk of breast cancer-related lymphedema: a randomized controlled trial. J Clin Oncol. 2022; 40 (18): 2004-12. [PMID: 35108031]
2) Nadal Castells MJ, Ramirez Mirabal E, Cuartero Archs J, et al. Effectiveness of lymphedema prevention programs with compression garment after lymphatic node dissection in breast cancer: a randomized controlled clinical trial. Front Rehabil Sci. 2021; 2: 727256. [PMID: 36188772]
3) Ochalek K, Gradalski T, Szygula Z, et al. Physical activity with and without arm sleeves: compliance and quality of life after breast cancer surgery-a randomized controlled trial. Lymphat Res Biol. 2018; 16 (3): 294-9. [PMID: 29252103]
4) Ochalek K, Partsch H, Gradalski T, et al. Do compression sleeves reduce the incidence of arm lymphedema and improve quality of life? Two-year results from a prospective randomized trial in breast cancer survivors. Lymphat Res Biol. 2019; 17 (1): 70-7. [PMID: 30339481]
5) Paskett ED, Le-Rademacher J, Oliveri JM, et al. A randomized study to prevent lymphedema in women treated for breast cancer: CALGB 70305 (Alliance). Cancer. 2021; 127 (2): 291-9. [PMID: 33079411]
6) Bundred NJ, Barrett E, Todd C, et al; Investigators of BEA/PLACE studies. Prevention of lymphoedema after axillary clearance by external compression sleeves PLACE randomised trial results. Effects of high BMI. Cancer Med. 2023; 12 (5): 5506-16. [PMID: 36507561]
7) Soran A, Ozmen T, McGuire KP, et al. The importance of detection of subclinical lymphedema for the prevention of breast cancer-related clinical lymphedema after axillary lymph node dissection; a prospective observational study. Lymphat Res Biol. 2014; 12 (4): 289-94. [PMID: 25495384]
8) Blom KY, Johansson KI, Nilsson-Wikmar LB, et al. Early intervention with compression garments prevents progression in mild breast cancer-related arm lymphedema: a randomized controlled trial. Acta Oncol. 2022; 61 (7): 897-905. [PMID: 35657063]
9) Sawan S, Mugnai R, Lopes Ade B, et al. Lower-limb lymphedema and vulval cancer: feasibility of prophylactic compression garments and validation of leg volume measurement. Int J Gynecol Cancer. 2009; 19 (9): 1649-54. [PMID: 19955953]
10) Stuiver MM, de Rooij JD, Lucas C, et al. No evidence of benefit from class-II compression stockings in the prevention of lower-limb lymphedema after inguinal lymph node dissection: results of a randomized controlled trial. Lymphology. 2013; 46 (3): 120-31. [PMID: 24645535]
11) Hnin YK, Ong LX, Tsai CC, et al. Does initial routine use of a compression garment reduce the risk of lower limb lymphedema after gynecological cancer treatment? A randomized pilot study in an Asian institution and review of the literature. Lymphology. 2018; 51 (4): 174-83. [PMID: 31119907]
12) Woods M, Ruddell S, Sandsund C, et al. A service development evaluation of retrospective data exploring prophylactic risk-reducing advice for patients with gynecological cancers. J Gynecol Surg. 2020; 36 (4): 198-204. [PMID: 32774074]

## CQ 7

**a. 用手的リンパドレナージ(MLD)は続発性リンパ浮腫の発症予防の一環として勧められるか？**

**b. シンプルリンパドレナージ(SLD)は続発性リンパ浮腫の発症予防の一環として勧められるか？**

### 推奨

a. 用手的リンパドレナージ(MLD)が上肢リンパ浮腫の発症を予防するという質の高い根拠は示されておらず，予防的施行を行うことは勧められない。下肢リンパ浮腫患者に対するMLDの予防的施行の報告例は非常に少ないため，推奨度は評価できない。　　　　　　　　　　**上肢：グレードC2　下肢：推奨度評価なし**

b. 上肢・下肢ともにシンプルリンパドレナージ(SLD)のエビデンスは乏しく，下肢においては推奨度は評価できない。　**上肢：グレードC2　下肢：推奨度評価なし**

### 背景・目的

リンパ浮腫に対するリンパドレナージについては数多くの報告がなされている。リンパドレナージには，用手的リンパドレナージ(manual lymphatic drainage；MLD)とシンプルリンパドレナージ(simple lymphatic drainage；SLD)がある。MLDは障害のあるリンパ経路の活動を増やし，リンパ管を迂回することによって停滞しているリンパ流を改善することができる。さらに，SLDはより簡便で，患者および家族が自宅で行える方法である。MLDやSLDの治療効果については別CQで述べるが，まだリンパ浮腫を発症していない状態に対して，MLDやSLDにリンパ浮腫発症予防効果があるかどうかを判断することは難しい。本CQではMLDとSLDのリンパ浮腫発症予防効果について検討した。

### 解説

1) 上肢について

上肢リンパ浮腫の予防について，Devoogdtらは腋窩リンパ節郭清を受けた乳癌患者337人のうち同意が得られた160人で検討を行った[1]。術後早期から30分間運動療法のみ(肩の運動，大胸筋のストレッチ，創部のマッサージ)を行う対照群と，30分間運動療法(肩の運動，大胸筋のストレッチ，創部のマッサージ)＋週1〜3回程度30分間のMLDを計40回行う治療群に分けた〔その際，BMI(25以上と25未満)と腋窩への放射線治療の有無を層別化因子とした〕。その結果，術後12カ月で対照群で19%，治療群で24%がリンパ浮腫を発症し，リンパ浮腫の発生率と発生期間に有意差はなかった。さらにQOL(mental healthとphysical health)にも差はなかったと報告している。

Liangら[2]やWanchaiら[3]が乳癌術後のリンパ浮腫に対するMLDの発症予防効果と治療効果をシステマティックレビューで検討したところ，MLDには発症予防効果も治療効果も認

めなかった。

　これらとは逆に，MLDにリンパ浮腫発症の予防効果があるとする報告もある。

　Zimmermannらは，乳癌手術を受けた67人（腋窩郭清35人，センチネルリンパ節生検32人）をMLD施行群33人と対照群34人にランダム化割り付けし，手術前，術後7日目，14日目，3カ月目，6カ月目に健側と患側の浮腫を測定した[4]。結果として，術後6カ月目に上腕体積を比較すると，MLD施行群では患肢2,108 ± 502 mL，非患肢2,130 ± 489 mLであるのに対し，対照群では患肢2,124 ± 470 mL，非患肢1,932 ± 367 mLと，MLDの介入によりリンパ浮腫の発生が有意に抑制された（$p=0.0033$）。

　Torres Lacombaらは，2005〜2007年に乳癌手術を受けた患者120人をMLDおよび肩関節運動を行う群（治療群）と対照群に分け，リンパ浮腫の発症率を比較した[5]。結果として，術後1年時点で116人中18人がリンパ浮腫を発症し，その内訳は治療群では4人（7%），対照群では14人（25%）と，治療群で有意に浮腫の発症を予防したと報告している。

　Dönmezらは，乳癌術後患者52人（25人が介入群，27人が対照群）にリンパ浮腫の予防として自宅での看護師主導の身体活動とSLD（40分間を週2回，6週間継続）を行い，検討した[6]。結果として，対照群に比べ，術後介入群でリンパ浮腫関連症状（生活制限，重さ，緊張，痺れ）に関するスコアが有意に低かった（$p<0.05$）。6週間後の上肢の周径において，介入群ではすべての計測ポイントで健側と比較し有意な変化はみられなかったが，対照群では健側と比較し有意な増加を認め，介入群との間に有意差を認めた（$p<0.05$）。

　これらの報告からも，上肢に対するMLDやSLDのリンパ浮腫予防効果はいまだ一定の見解が得られていない。よって，上肢に対するリンパ浮腫予防としてのMLDおよびSLDは推奨されない。

### 2）下肢について

　下肢リンパ浮腫のMLDおよびSLDの報告例は非常に少ない。研究論文（英文）は認めず，わが国における学会報告はあるものの，有効性については明らかでない。なお，下肢リンパ浮腫を伴う心不全患者にMLDを行ったことで病状が悪化したという報告もあり，注意が必要である[7]。よって，下肢リンパ浮腫のMLDとSLDの予防的施行は行わないよう勧められる。

**検索式・参考にした二次資料**

　文献の検索は，下記1）2）の手順で行った。

1) 本ガイドライン2018年版の内容に加え，原則として新たに2017年以降2023年5月までのデータをPubMedで検索した。検索語は，「lymphedema AND (manual drainage OR MLD OR SLD)」とした。以下の基準に当てはまる論文を抽出した。

[適格基準]

①リンパ浮腫患者における診断・治療に関する原著論文，臨床試験，メタアナリシス，ランダム化比較試験

②Primary endpointがQOL，身体的苦痛，精神的苦痛，生活への影響，または生命予後のもの，あるいは実態調査

[除外基準]
　①対象が小児に限定されているもの
　②薬物療法
　③Primary endpointが非臨床的指標のもの（サイトカイン，栄養学的指標，免疫学的指標など）
　④対象が終末期患者（例えば，生命予後が6カ月以下など）に限定されているもの
　⑤Full-length paperのある同一著者による短報

2）二次資料として，Cochrane Library，UpToDate，Clinical Evidence，ガイドライン，レビュー，コンセンサス論文を参照した。

以上の手順で，本CQに関係する文献7編を得た。

## 文　献

1) Devoogdt N, Christiaens MR, Geraerts I, et al. Effect of manual lymph drainage in addition to guidelines and exercise therapy on arm lymphoedema related to breast cancer：randomised controlled trial. BMJ. 2011；343：d5326．[PMID：21885537]
2) Liang M, Chen Q, Peng K, et al. Manual lymphatic drainage for lymphedema in patients after breast cancer surgery：A systematic review and meta-analysis of randomized controlled trials. Medicine (Baltimore). 2020；99 (49)：e23192．[PMID：33285693]
3) Wanchai A, Armer JM. Manual lymphedema drainage for reducing risk for and managing breast cancer-related lymphedema after breast surgery：a systematic review. Nurs Womens Health. 2021；25 (5)：377-83．[PMID：34461070]
4) Zimmermann A, Wozniewski M, Szklarska A, et al. Efficacy of manual lymphatic drainage in preventing secondary lymphedema after breast cancer surgery. Lymphology. 2012；45 (3)：103-12．[PMID：23342930]
5) Torres Lacomba M, Yuste Sánchez MJ, Zapico Goñi A, et al. Effectiveness of early physiotherapy to prevent lymphoedema after surgery for breast cancer：randomised, single blinded, clinical trial. BMJ. 2010；340：b5396．[PMID：20068255]
6) Dönmez AA, Kapucu S. The effectiveness of a clinical and home-based physical activity program and simple lymphatic drainage in the prevention of breast cancer-related lymphedema：A prospective randomized controlled study. Eur J Oncol Nurs. 2017；31：12-21．[PMID：29173822]
7) Vaassen MM. Manual Lymph Drainage in a Patient with Congestive Heart Failure：A Case Study. Ostomy Wound Manage. 2015；61 (10)：38-45．[PMID：26761960]

## CQ 8

**a. 肥満は続発性リンパ浮腫発症の危険因子か？**

**b. 体重管理は続発性リンパ浮腫の発症率を下げる，あるいは浮腫を軽減するか？**

> a. 肥満は，乳癌あるいはその治療によって起こる上肢リンパ浮腫の危険因子であると考えられる。下肢に関しても肥満はリンパ浮腫の危険因子である可能性が高いが，エビデンスが乏しく，さらなる研究が求められる。
> 上肢：Probable（ほぼ確実）　　下肢：Limited-no conclusion（証拠不十分）

**推 奨**

> b. 乳癌関連上肢リンパ浮腫患者に対する体重管理指導の有効性はまだ証拠が不十分である。肥満と上肢リンパ浮腫がほぼ確実に相関することを考えると，体重管理指導に関する質の高い研究が求められる。下肢リンパ浮腫については，体重管理指導とリンパ浮腫についてのエビデンスが得られなかったため，推奨度評価なし，とした。下肢リンパ浮腫についても，体重管理指導に関するエビデンスが求められる。
> 上肢：グレード C1　　下肢：推奨度評価なし

### 背景・目的

a. 肥満はリンパ浮腫の発症と関連しているとされ，乳癌術後患者指導の項目にも必ず含まれている。質の高い臨床研究の報告は乏しく，上肢に関しては近年，非ランダム化比較試験やコホート研究が増加し，一致した結果が得られてきている。本CQでは，肥満・体重管理と続発性リンパ浮腫に関する最近の知見を整理した。

b. 肥満はリンパ浮腫の危険因子である（特に上肢）。したがって，体重を減らし，肥満を改善することによってリンパ浮腫が軽減することが期待される。これについての報告を調査した。

### 解 説

**a. 肥満について**

上肢について，Canらは乳癌手術を受けた84人について，リンパ浮腫を有する群（34人）と有していない群（50人）の2群に分けて比較した[1]。平均体重，BMI，リンパ節転移個数，術後放射線治療の数はリンパ浮腫群で多かった（$p<0.05$）。Correlation analysisでは，年齢，学歴，BMI，腫瘍径，リンパ節転移個数，放射線治療がリンパ浮腫と関連があった。Logistic regression analysisでは，放射線治療のみが独立した危険因子であった。スキンケア，エクササイズ，圧迫包帯で治療を受けた14人ではリンパ浮腫が著明に改善した。Fuらは，乳癌術後患者140人を肥満群（BMI>30），過体重群（BMI 25〜30），正常／低体重群（BMI<25）の3群に分け，体重の変化，リンパ浮腫の発症について比較した[2]。60％以上が肥満群

(30.8％) か過体重群 (32.4％) であった。35％が正常群，1.4％ (2人) だけが低体重群であった。12カ月後では72.1％が体重を維持し，5％以上の体重減少が15.4％に，5％以上の体重増加が12.5％にみられた。Electronic bioimpedance deviceでリンパ液レベルを測定し，L-Dex ratio＞7.1をリンパ浮腫と定義した。肥満群ではそれ以外の群に比べてリンパ浮腫が有意に多かった。

　Ridnerらは，乳癌患者38人について，BMIとリンパ浮腫の関連を調べた[3]。乳癌術後6カ月以降におけるリンパ浮腫の割合が，BMI 30以上は30未満の3.6倍であった (95%CI 1.42-9.04，$p$=0.007)。Kwanらは乳癌患者997人について検討を行った[4]。133人 (13.3％) がリンパ浮腫を有しており，乳癌診断時の肥満はリンパ浮腫の危険因子であるとした (HR 1.43, 95%CI 0.88-2.31)。Swensonらは乳癌術後でリンパ浮腫のある94人とリンパ浮腫のない94人を比較し，単変量解析ではBMI＞25 ($p$=0.009)，腋窩照射 ($p$=0.011)，乳房切除 ($p$=0.008)，化学療法 ($p$=0.033)，リンパ節転移個数 ($p$=0.009)，術後リンパ液吸引 ($p$=0.005)，癌の増殖性 ($p$=0.008) で有意差があった[5]。多変量解析では肥満のみリンパ浮腫と関連していた ($p$=0.022)。腋窩郭清を伴う乳癌手術症例を検討したJohanssonらによると，リンパ浮腫群で手術時 ($p$=0.03) および試験登録時 ($p$=0.04) のBMIが有意に高かった[6]。Helyerらは乳癌患者137人について，乳癌と診断されてから3カ月ごとに上肢の体積を追跡した。24カ月時点で16人 (11.6％) にリンパ浮腫がみられた[7]。単変量解析でリンパ浮腫のリスクはBMIと有意に関連していた ($p$=0.003)。多変量解析では，BMI＞30とBMI＜25の患者を比較するとオッズ比2.93 (95%CI 1.03-8.31) であった。Manirakizaらは，BMI高値と乳癌治療後のリンパ浮腫の関連について2018年までのエビデンスでメタアナリシスを行っている。BMI＜25の患者に比べて，25≦BMI＜30，BMI≧30の患者でリンパ浮腫のリスクが高かった[8]。そのほか，乳癌術後においてBMI高値がリンパ浮腫の高リスクである，とする報告が多数みられる[9]～[14]。

　以上のように，上肢リンパ浮腫に関しては，多くの後ろ向き研究や症例対照研究で肥満との相関がみられている。また，小規模の前向き研究でも同様の結果が観察されている。BMIがリンパ浮腫と関連がなかったとする研究は一つだけであり[15]，それも後ろ向き研究であるため，肥満が上肢のリンパ浮腫の危険因子であることはほぼ確実と考えられる。

　下肢リンパ浮腫に関しては，肥満との関連について検討した研究は唯一，Yostらの報告のみであった[16]。子宮内膜癌手術後の1,048人にリンパ浮腫スクリーニング質問票とQOL測定表を送付し，参加した591人について検討を行った。質問票からは103人 (17％) でリンパ浮腫あり，と報告された。実際には47％にリンパ浮腫があったので，30％は自覚されていない。子宮摘出のみの症例では36.1％，リンパ節・付属器切除を伴う症例では52.3％にリンパ浮腫がみられた。多変量解析の結果，BMI，うっ血性心不全，リンパ節・付属器切除，放射線治療がリンパ浮腫と相関していた。QOLスコアは，リンパ浮腫のある患者がリンパ浮腫のない患者より悪かった。この報告では，リンパ浮腫の発症率がかなり高い結果となっている。これは，米国では術後放射線照射の割合が日本より多いことが理由になっていると考える。上肢と同様，下肢も肥満がリンパ浮腫の危険因子である可能性が高いと考えるが，エビデンスが乏しいため，結論に至るためには今後の研究の集積が求められる。

### b. 体重管理について

　体重管理とリンパ浮腫に関する研究は，2007年のShawらの上肢に関する2つのエビデンス以降，2018年まで報告がなかった。乳癌関連リンパ浮腫患者について，ShawらはランダムΜ化比較試験を行った。21人の乳癌関連リンパ浮腫患者を，体重減少の食事指導を受ける群（食事指導群）と一般的な食事指導を受ける群（対照群）の2群に分け，12週間後の上肢の体積を測定した[17]。食事指導群において上肢の腫脹は有意に減少した（$p=0.003$）。Shawらは別の研究で，乳癌治療を受け，上肢にリンパ浮腫のある女性64人を，摂取カロリー低下による体重減少群（減量群），低脂肪食ではあるが摂取カロリーは減らさない群（低脂肪群），食生活をまったく変えない群（対照群）の3群に分け，24週間後に上肢の体積を測定している[18]。この研究では，対照群に対して減量群，低脂肪群では，体重（$p=0.006$），BMI（$p=0.008$），皮膚厚（$p=0.044$）が有意に減少し，体重減少とリンパ浮腫の改善についての有意な相関関係が示された（$r:0.423, p=0.002$）。しかし，その後の研究では，これまでと異なる結果が報告されている。Schmitzらは，過体重の乳癌患者においてランダム化比較試験を行い，運動と体重減少のプログラムが乳癌関連リンパ浮腫（breast cancer-related lymphedema；BCRL）に与える影響を検証した[19]。結果，運動と体重減少のプログラムとBCRLには有意な相関は認められなかった。また，Tsaiらは体重減少介入（WLI）を行った4つのランダム化比較試験を用いてメタアナリシスを行っている。患肢と健常肢の体積差の平均（MD）は，介入群と対照群で244.7 mL，234.5 mLと有意差を認めたが，上肢の体積の肢間差で表されるBCRLの重症度は減少しなかった[20]。さらに，Robertsらが乳癌術後患者の体重変化，BCRL発症等を記録した8つのコホートを解析した研究でも，体重増加者と減少者でBCRL発症率に差はなかった[21]。以上から，体重減少はBCRLを改善するという従来の仮説はまだ証拠不十分であるといえ，質の高い研究結果の集積が待たれる。

　下肢に関しては，体重管理とリンパ浮腫の関係を探索したエビデンスは見出せなかった。肥満とリンパ浮腫の関連と同様に，今後さらなる研究が待たれる。

#### 検索式・参考にした二次資料

　文献の検索は，下記1）～3）の手順で行った。

1） 本ガイドライン2018年版の内容に加え，原則として新たに2017年以降2023年7月までのデータをPubMedで検索した。検索語は，aに対しては「lymphedema AND obesityおよびlymphedema AND BMI」，bに対しては「lymphedema AND weight reductionおよびlymphedema AND weight control」とした。それぞれ該当した803編，343編のうち，原発性とフィラリア症関連を削除し，以下の基準に当てはまる論文を抽出した。

［適格基準］
①リンパ浮腫患者における肥満・BMI・体重管理に関する原著論文，臨床試験，メタアナリシス，ランダム化比較試験
②Primary endpointがQOL，身体的苦痛，精神的苦痛，生活への影響，あるいは実態調査

［除外基準］
①対象が小児に限定されているもの
②薬物療法・予防・手術

③Primary endpoint が非臨床的指標のもの（サイトカイン，栄養学的指標，免疫学的指標など）

④対象が終末期患者（例えば，生命予後が6カ月以下など）に限定されているもの

⑤Full-length paper のある同一著者による短報

2）Best practice for the management of lymphoedema 誌からハンドサーチを行った。検索語は，「lymphedema AND（Obesity OR BMI OR weight control）」とした。

3）二次資料として，Cochrane Library，UpToDate，Clinical Evidence，ガイドライン，レビュー，コンセンサス論文を参照した。

以上の手順で，本CQのaおよびbに関係する文献21編を得た。

## 文　献

1) Can AG, Ekşioğlu E, Bahtiyarca ZT, et al. Assessment of risk Factors in patients who presented to the outpatient clinic for breast cancer-related lymphedema. J Breast Health. 2016；12（1）：31-6. [PMID：28331728]
2) Fu MR, Axelrod D, Guth AA, et al. Patterns of obesity and lymph fluid level during the first year of breast cancer treatment：a prospective study. J Pers Med. 2015；5（3）：326-40. [PMID：26404383]
3) Ridner SH, Dietrich MS, Stewart BR, et al. Body mass index and breast cancer treatment-related lymphedema. Support Care Cancer. 2011；19（6）：853-7. [PMID：21240649]
4) Kwan ML, Darbinian J, Schmitz KH, et al. Risk factors for lymphedema in a prospective breast cancer survivorship study：the Pathways Study. Arch Surg. 2010；145（11）：1055-63. [PMID：21079093]
5) Swenson KK, Nissen MJ, Leach JW, et al. Case-control study to evaluate predictors of lymphedema after breast cancer surgery. Oncol Nurs Forum. 2009；36（2）：185-93. [PMID：19273407]
6) Johansson K, Ohlsson K, Ingvar C, et al. Factors associated with the development of arm lymphedema following breast cancer treatment：a match pair case-control study. Lymphology. 2002；35（2）：59-71. [PMID：12081053]
7) Helyer LK, Varnic M, Le LW, et al. Obesity is a risk factor for developing postoperative lymphedema in breast cancer patients. Breast J. 2010；16（1）：48-54. [PMID：19889169]
8) Manirakiza A, Irakoze L, Shui L, et al. Lymphoedema after breast cancer treatment is associated with higher body mass index：a systematic review and meta-analysis. East Afr Health Res J. 2019；3（2）：178-92. [PMID：34308212]
9) Ahmed RL, Schmitz KH, Prizment AE, et al. Risk factors for lymphedema in breast cancer survivors, the Iowa Women's Health Study. Breast Cancer Res Treat. 2011；130（3）：981-91. [PMID：21761159]
10) Clark B, Sitzia J, Harlow W. Incidence and risk of arm oedema following treatment for breast cancer：a three-year follow-up study. QJM. 2005；98（5）：343-8. [PMID：15820971]
11) Dominick SA, Madlensky L, Natarajan L, et al. Risk factors associated with breast cancer-related lymphedema in the WHEL study. J Cancer Surviv. 2013；7（1）：115-23. [PMID：23212606]
12) van der Veen P, De Voogdt N, Lievens P, et al. Lymphedema development following breast cancer surgery with full axillary resection. Lymphology. 2004；37（4）：206-8. [PMID：15693539]
13) Vignes S, Arrault M, Dupuy A. Factors associated with increased breast cancer-related lymphedema volume. Acta Oncol. 2007；46（8）：1138-42. [PMID：17851861]
14) Fu MR, Axelrod D, Guth A, et al. The effects of obesity on lymphatic pain and swelling in breast cancer patients. Biomedicines. 2021；9（7）：818. [PMID：34356882]
15) Aoishi Y, Oura S, Nishiguchi H, et al. Risk factors for breast cancer-related lymphedema：correlation with docetaxel administration. Breast Cancer. 2020；27（5）：929-37. [PMID：32270417]
16) Yost KJ, Cheville AL, Al-Hilli MM, et al. Lymphedema after surgery for endometrial cancer：prevalence, risk factors, and quality of life. Obstet Gynecol. 2014；124（2 Pt 1）：307-15. [PMID：25004343]
17) Shaw C, Mortimer P, Judd PA. A randomized controlled trial of weight reduction as a treatment for breast cancer-related lymphedema. Cancer. 2007；110（8）：1868-74. [PMID：17823909]
18) Shaw C, Mortimer P, Judd PA. Randomized controlled trial comparing a low-fat diet with a weight-reduction diet in breast cancer-related lymphedema. Cancer. 2007；109（10）：1949-56. [PMID：17393377]

19) Schmitz KH, Troxel AB, Dean LT, et al. Effect of home-based exercise and weight loss programs on breast cancer-related lymphedema outcomes among overweight breast cancer survivors: the WISER survivor randomized clinical trial. JAMA Oncol. 2019; 5 (11): 1605-13. [PMID: 31415063]
20) Tsai CL, Chih-Yang Hsu, Chang WW, et al. Effects of weight reduction on the breast cancer-related lymphedema: a systematic review and meta-analysis. Breast. 2020; 52: 116-21. [PMID: 32505860]
21) Roberts SA, Gillespie TC, Shui AM, et al. Weight loss does not decrease risk of breast cancer-related arm lymphedema. Cancer. 2021; 127 (21): 3939-45. [PMID: 34314022]

## CQ 9
続発性リンパ浮腫の発症リスクのある患者に対して，運動（エクササイズ）はリンパ浮腫発症予防の一環として勧められるか？

### 推 奨

乳癌関連上肢リンパ浮腫の発症リスクのある患者に対して，運動（エクササイズ）はリンパ浮腫発症予防の一環として推奨される。婦人科癌関連下肢リンパ浮腫における発症予防のための運動は，圧迫の併用という条件付きで行うことを考慮してもよい。

上肢：グレードB　下肢：グレードC1

### 背景・目的

過去には，運動（エクササイズ）は血流増加により体液貯留を助長すると考えられ，リンパ浮腫発症の危険因子として運動を積極的に推奨しないといった指導が一般的であった歴史もある。ただ，いまだに術後は患肢で重いものをもたず酷使しないようにといった指導がなされている場合もあり，リスクとベネフィットについてエビデンスに基づいた提案を行うことは大変重要であると考えられる。近年，適切な指導を行ったうえでの運動では，有害事象の発生はなく，逆にリンパ浮腫発症リスクの低減につながったとされるデータが蓄積されている。乳癌術後の上肢リンパ浮腫について検討した報告に比べ，下肢リンパ浮腫について検討している報告は少ない。下肢については圧迫療法と運動療法を組み合わせたものがほとんどであり，運動療法単独を検証したものは非常に少ない。

### 解 説

リンパ浮腫の発症リスクのある患者に対し，運動の予防的効果を検証した研究の報告は，質，量ともに増加している。

Hayesらは，癌治療関連リンパ浮腫の発症リスクが高い患者および発症者に対して，運動による予防効果および治療効果を検証することを目的として定量的システマティックレビューを行った[1]。未発症者に対する予防効果（12論文111症例），発症者に対する治療効果（36論文149症例）を抽出し，メタアナリシスを行った。治療効果については，運動後24時間以内に評価した急性期の研究と，4週から1年後で評価した一定の介入後の研究に分けて評価した。未発症者に対する予防効果について（9割は乳癌の報告），運動群ではrelative risk（RR）は0.9で，リンパ節郭清を5個以上行った場合に限るとRRは0.49であった。発症者に対する治療効果では，運動後24時間以内の評価はすべて乳癌患者であったが，リンパ浮腫の変化は認めなかった。また，症状についても同様であった。1年後の評価ではリンパ浮腫の変化は認めなかったが，疼痛，倦怠感，上肢機能，四肢筋力，QOLで有意に改善が認められた。

一方，癌種や治療様式ごとに適した運動プログラムについて，運動のfrequency, intensity, time and type（FITT）にも焦点を当てて，より有効な運動プログラムの確立を

目的とした研究も増加している[2)〜5)]。乳癌術後患者のさまざまな合併症に対し，有効な運動内容を検討することを目的としてLinらは，定量的システマティックレビューを行っている[2)]。有酸素運動，MLD，関節運動，レジスタンス運動が，疼痛（VAS），関節可動域，上肢機能（DASH），上肢の体積，リンパ浮腫の発症率，筋力の軽減や改善に有効かどうかメタアナリシスを行った。有酸素運動により，疼痛（5つの研究）は軽減していた。肩関節の伸展，内旋可動域，肩関節機能が改善，外転筋力の増強が認められた。リンパ浮腫については，4つの研究でMLDと有酸素運動の組み合わせによる上肢体積の評価を行っているが，メタアナリシスでは有意差を認めなかった。4つの研究で上肢の関節運動による上肢リンパ浮腫の発生頻度の報告（運動群n＝338，対照群n＝254）があり，メタアナリシスによりリスク低減（RR 0.343，95%CI 0.207-0.569）が示されていた。レジスタンス運動（2つの研究），有酸素運動（4つの研究）ともに（運動群n＝259，対照群n＝184），上肢機能の改善を認めた（レジスタンス運動MD －4.094，95%CI －7.901〜－0.286，有酸素運動MD －5.231，95%CI －8.028〜－2.434）。術後からリンパ浮腫発症予防のために上肢の関節運動を推奨すべきであるが，運動の種類についてはさらに検証が必要であるとしている。

この後Linらは，自ら乳癌術後患者に対して3種類の運動（関節運動体操のみ，＋有酸素運動，＋レジスタンス運動）を行うことでリンパ浮腫発症予防効果，疼痛やQOLに対する効果の検証と，集中的な経過観察を行うことの効果を検証するため単盲検ランダム化比較試験を行った[3)]。4つのグループ〔G0：関節運動体操（JME）のみ，G1：JME＋intensive follow-up（IF），G2：JME＋有酸素運動（AE）＋IF，G3：JME＋レジスタンス運動（PRE）＋IF〕に分けた。運動は術後可及的に開始し，6カ月間行った。関節運動体操は1日3回，有酸素運動は30分間を週に5回行い，レジスタンス運動は1日2〜3回行い，負荷を少しずつ上げていく。Intensive follow-upは，術後1カ月は週1回，2〜3カ月は週2回，4〜6カ月は月1回のフォローアップを行った。また，WeChatを用いて毎日運動の状況をチェックし，FACT-B，NRS，relative volume change（RVC）について評価した。評価は，ベースライン，3カ月後，6カ月後に行った。192人の患者でプログラムの完遂が確認された。QOLは全グループで経時的に改善されたが，G3では他のグループに比べ有意に経時的な改善効果が認められた。疼痛についてはG2で他のグループに比べ有意に経時的な改善効果を認めた。リンパ浮腫の発症については，G0，G1に比べ，G2，G3で有意に抑えられていた。The American College of Sports Medicine（ACSM）のガイドラインではレジスタンス運動を推奨しており，有酸素運動についてはエビデンスが十分でないとしている[6)]。一方，Linらの研究でも術後3カ月，6カ月の時点ではレジスタンス運動群（G3）のほうが有酸素運動群（G2）に比べ，発症率は低い傾向にあった。

婦人科癌術後に生じる下肢リンパ浮腫について，complex decongestive therapy（CDT）として圧迫療法と運動療法を組み合わせた報告が多い現状がある[7)8)]。リンパ浮腫に対するCDTの予防効果は推奨すべき結果であるが，これらの報告から運動療法単独の効果については言及できない。運動療法単独の報告では，子宮頸癌術後患者（24人）を対象として6カ月間にわたる筋力トレーニングプログラムを行った先行研究がある[9)]。ほとんどの参加者は75%以上のプログラム順守率で，リンパ浮腫関連症状も徐々に改善し，下肢体積も開始後減少した後そのままの値で推移していた。

適切な指導に基づいた運動について，有害事象の報告はなく，利点についての記載が大勢であり，積極的に推奨できる段階であると考えられる。一方，運動といってもレジスタンス筋力強化運動，有酸素運動，関節可動運動等の大まかな記述から，ウォーキング，ノルディックウォーキング，ジョギング，水中運動，ヨガ，ウェイトリフティングなど具体的な運動に絞って研究しているものなどさまざまな様式があり，それぞれ負荷量や心肺機能にかかる負担が異なる[10]。また，手術直後の運動開始時期についてもメリット，デメリットが指摘されており，今後はリンパ浮腫予防に対してより有効な運動プログラムの検討が期待される[11]。

## 検索式・参考にした二次資料

文献の検索は，下記1) 2) の手順で行った。

1) 本ガイドライン2018年版の内容に加え，原則として新たに2017年以降2023年3月までのデータをPubMedで検索した。検索語は「lymphedema AND exercise」とした。該当した853編のうち，原発性とフィラリア症関連を除外し，以下の基準に当てはまる論文を抽出した。

[適格基準]
①リンパ浮腫発症リスクのある患者におけるリンパ浮腫発症予防に関する原著論文，臨床試験，メタアナリシス，ランダム化比較試験
②Primary endpointがリンパ浮腫の変化（周径，BIS，体積など），QOL，身体的苦痛，精神的苦痛，生活への影響，あるいは実態調査

[除外基準]
①対象が小児に限定されているもの
②Primary endpointが非臨床的指標のもの（サイトカイン，栄養学的指標，免疫学的指標など）
③対象が終末期患者（例えば，生命予後が6カ月以下など）に限定されているもの
④Full-length paperのある同一著者による短報

2) 二次資料として，Cochrane Library，UpToDate，Clinical Evidence，ガイドライン，レビュー，コンセンサス論文を参照した。

以上の手順で，本CQに関する文献10編と関連する文献として1編を加え，11編を得た。

## 文　献

1) Hayes SC, Singh B, Reul-Hirche H, et al. The effect of exercise for the prevention and treatment of cancer-related lymphedema : a systematic review with meta-analysis. Med Sci Sports Exerc. 2022 ; 54 (8) : 1389-99. [PMID : 35320145]
2) Lin Y, Chen Y, Liu R, et al. Effect of exercise on rehabilitation of breast cancer surgery patients : A systematic review and meta-analysis of randomized controlled trials. Nurs Open. 2023 ; 10 (4) : 2030-43. [PMID : 36451034]
3) Lin Y, Wu C, He C, et al. Effectiveness of three exercise programs and intensive follow-up in improving quality of life, pain, and lymphedema among breast cancer survivors : a randomized, controlled 6-month trial. Support Care Cancer. 2022 ; 31 (1) : 9. [PMID : 36512157]
4) Baumann FT, Reike A, Hallek M, et al. Does exercise have a preventive effect on secondary lymphedema in breast cancer patients following local treatment? - A systematic review. Breast Care (Ba-

sel). 2018；13（5）：380-5. [PMID：30498426]
5) Dönmez AA, Kapucu S. The effectiveness of a clinical and home-based physical activity program and simple lymphatic drainage in the prevention of breast cancer-related lymphedema：A prospective randomized controlled study. Eur J Oncol Nurs. 2017；31：12-21. [PMID：29173822]
6) Campbell KL, Winters-Stone KM, Wiskemann J, et al. Exercise guidelines for cancer survivors：consensus statement from international multidisciplinary roundtable. Med Sci Sports Exerc. 2019；51（11）：2375-90. [PMID：31626055]
7) Wang X, Ding Y, Cai HY, et al. Effectiveness of modified complex decongestive physiotherapy for preventing lower extremity lymphedema after radical surgery for cervical cancer：a randomized controlled trial. Int J Gynecol Cancer. 2020；30（6）：757-63 [PMID：32107315]
8) Wu X, Liu Y, Zhu D, et al. Early prevention of complex decongestive therapy and rehabilitation exercise for prevention of lower extremity lymphedema after operation of gynecologic cancer. Asian J Surg. 2021；44（1）：111-5. [PMID：32402630]
9) Zhang J, Ju X, Feng Z, et al. Progressive resistance exercise training to prevent lower-limb lymphedema after cervical cancer surgery：A feasibility study. Asia Pac J Oncol Nurs. 2021；9（1）：32-8. [PMID：35528793]
10) Bloomquist K, Oturai P, Steele ML, et al. Heavy-load lifting：acute response in breast cancer survivors at risk for lymphedema. Med Sci Sports Exerc. 2018；50（2）：187-95. [PMID：28991039]
11) Redemski T, Hamilton DG, Schuler S, et al. Rehabilitation for women undergoing breast cancer surgery：a systematic review and meta-analysis of the effectiveness of early, unrestricted exercise programs on upper limb function. Clin Breast Cancer. 2022；22（7）：650-65. [PMID：35902321]

## 放射線照射は続発性リンパ浮腫発症の危険因子か？

### 上肢
乳癌術後（乳房手術＋腋窩郭清）に領域リンパ節（腋窩・鎖骨下・鎖骨上窩）への照射を施行した場合，患肢のリンパ浮腫発症のリスクは高まることは明らかである。腋窩の手術がセンチネルリンパ節生検のみの場合に領域リンパ節（腋窩）への照射を施行した場合や，乳癌の術式によらず領域リンパ節を含まない照射（温存乳房のみ，胸壁のみ）を施行した場合でも，リンパ浮腫発症のリスクは高まる可能性がある。

- 腋窩郭清後に領域リンパ節（腋窩・鎖骨下・鎖骨上窩）への照射を施行した場合：**Convincing（確実）**
- センチネルリンパ節生検のみの場合，領域リンパ節（腋窩）への照射を施行した場合：**Limited-suggestive（可能性あり）**
- 乳癌術後に領域リンパ節を含まない照射（温存乳房のみ，胸壁のみ）を施行した場合：**Limited-suggestive（可能性あり）**

### 下肢
婦人科癌の術後に放射線療法を行った場合，照射方法（外照射か内照射か），照射野によってリスクの程度は違うが，いずれの場合でも放射線療法を行ったほうがリンパ浮腫の発症率が高いことが一貫して報告されている。

- 婦人科癌に対する骨盤リンパ節郭清術後の全骨盤照射はリンパ浮腫発症のリスクとなる。**Convincing（確実）**
- 婦人科癌では，主治療として全骨盤照射を施行した場合でもリンパ浮腫発症リスクとなる。**Probable（ほぼ確実）**

### 背景・目的

一般的に，放射線照射によって引き起こされる組織の線維化がリンパ管を圧排し，リンパ浮腫発症に関与することは知られている。

乳癌に関しては，先行する手術術式，照射の部位によって，リンパ浮腫発症のリスクが異なる。近年では，センチネルリンパ節生検が腋窩に対する標準的な術式となり，センチネルリンパ節に転移を認めた場合に腋窩郭清の代替手段として腋窩への照射を行うことも増えている。現在行われている照射範囲によるリンパ浮腫発症のリスクを検討した。

婦人科癌においては，子宮頸癌や子宮体癌の術後療法として，化学療法を行う場合と放射線照射をする場合がある。術後療法が必要となる危険因子には，高リスクとしてリンパ節転移陽性，子宮傍結合織浸潤などがあり，中リスクとして，深い間質浸潤，脈管侵襲，大きな腫瘍径などがある。リンパ節郭清後はリンパ浮腫が発生しやすいが，術後照射や化学放射線療法を加えることによるリンパ浮腫発症のリスクについて調査した。

なお，婦人科癌で初回治療として放射線治療を行うのは子宮頸癌である。『子宮頸癌治療

ガイドライン2022年版』（日本婦人科腫瘍学会編）においても，ⅠA2期やⅠB1期，ⅡA1期で照射を選択する場合は放射線単独照射，ⅠB2期以上の症例では化学放射線療法を推奨している。リンパ節郭清を行わない状態での，放射線照射あるいは化学放射線療法でのリンパ浮腫発症について調査した。

### 解　説

#### 1）上肢について

　乳癌術後の放射線療法は，乳房温存手術を行った場合の温存乳房への照射や，乳房切除術後の胸壁照射，リンパ節転移が高度陽性である場合の領域リンパ節（腋窩・鎖骨下・鎖骨上窩）への照射などがある。また近年では，センチネルリンパ節に転移があった場合に腋窩リンパ節郭清の代替手段として腋窩への照射が施行されることが増えている。

　Herd-Smithらは，イタリアのがん登録患者から1,278人の乳癌患者を対象とし，上肢の周径差が5%以上あった場合をリンパ浮腫とし，乳癌の治療方法（術式や照射の有無，化学療法の有無など）とリンパ浮腫発症の相関について調査した[1]。全体の15.9%にリンパ浮腫を認め，術後照射と摘出リンパ節数がリンパ浮腫発症の独立した危険因子であったと報告した。一方，Clarkらが251人の乳癌患者を3年間フォローし，リンパ浮腫発症の危険因子について調べた結果では，術式（乳房切除術）はリンパ浮腫発症の危険因子であったが，術後照射の有無は相関しなかった[2]。これらの報告では，照射野に関しては検討されていなかった。Ozaslanらは乳房切除術後の乳癌患者240人を対象として，治療関連因子や臨床病理学的因子とリンパ浮腫発症について調査し，腋窩領域への照射とBMIが発症の危険因子であると報告した[3]。また，Tsaiらは，乳癌治療とリンパ浮腫発症との相関を調べたメタアナリシスで，乳房切除術，腋窩郭清の範囲，術後照射，リンパ節転移陽性が発症の危険因子であったとした[4]。このメタアナリシスのなかで，照射野の詳細が不明のものも含めた49の研究では，術後照射を行った場合，行わなかった場合と比べてリンパ浮腫の発症は1.92倍（95%CI 1.61-2.28，$p<0.001$），腋窩への照射に限ると14の研究から2.97倍（95%CI 2.06-4.28，$p=0.0283$）といずれも有意にリンパ浮腫が増加した。

　Nguyenらは，乳癌患者1,794人を10年以上フォローしたコホート研究の結果，5年でのリンパ浮腫発症は全体の9.1%にみられたが，腋窩への術式，照射の有無，化学療法の有無やこれら治療法の組み合わせによってリンパ浮腫の発症率が異なっていた。照射の有無に関して，照射なしの場合は5年で4.2%，乳房または胸壁のみの場合の照射の場合は6.1%，それに加えて領域リンパ節への照射を行った場合は31.3%であった。多変量解析で，照射なしと比較して，乳房または胸壁照射のみの照射ではリンパ浮腫の発症リスクが1.55倍（95%CI 0.4-2.59，$p=0.09$），領域リンパ節を含めると1.91倍（95%CI 1.19-3.08，$p=0.008$）と，領域リンパ節まで含めた照射で有意にリンパ浮腫発症のリスクが高まる結果であった[5]。Kilbreathらも同様に，腋窩への照射によってリンパ浮腫発症のリスクが2.6倍（$p=0.14$）となることを報告している[6]。

　領域リンパ節への照射の範囲とリンパ浮腫についても多くの研究報告があり，Kimらは鎖骨上リンパ浮腫を含めた乳房照射はHR 2.03，$p=0.003$でリスクを高めるとしている[7]。Warrenらは，1,476人の乳癌患者に対して，照射別にリンパ浮腫発症リスクを前向きに検討

し，2年のリンパ浮腫発症率は，乳房または胸壁のみの照射では3.1%，鎖骨上窩を含めた照射では21.9%，鎖骨上窩および腋窩領域も含めた照射では21.1%であり，領域リンパ節への照射は乳房または胸壁のみの照射と比べてリンパ浮腫発症のリスクは1.7倍高いことを報告した[8]。本研究では，領域リンパ節を含め照射を行った群のほとんどが腋窩郭清を受けており，センチネルリンパ節生検と領域リンパ節への照射を行った患者についての解析は行い得なかった。Naoumらも，1,815人の乳癌患者に対する前向き研究を行い，腋窩手術の方法と，照射野ごとにリンパ浮腫発症のリスクを検討した。その結果，5年のリンパ浮腫発症率はセンチネルリンパ節生検のみで8%，センチネルリンパ節生検と領域リンパ節への照射で11%，腋窩郭清のみで25%，腋窩郭清と領域リンパ節への照射で30%であり，腋窩手術の方法によってリンパ浮腫の発症率は異なるが，領域リンパ節への照射を加えることで3〜5%リンパ浮腫の発症率が高まるとした[9]。一方，Shaitelmanらは領域リンパ節への照射についてメタアナリシスを行い，乳房照射や胸壁のみの照射に比べて，領域リンパ節への照射を加えることで，リンパ浮腫発症のリスクは高まるものの，腋窩手術がセンチネルリンパ節生検のみの場合はリンパ浮腫発症のリスクは有意に増加せず，腋窩郭清の場合で2.74倍（95% CI 1.38-5.44, $p=0.0283$）と有意にリスクが高まるため，腋窩手術のほうがより重要な因子であると報告した[10]。

　このように，乳癌患者においては，照射の有無とリンパ浮腫の発症は関連するという報告が多数あり，メタアナリシスでも示されている。特に，腋窩郭清を行った後に領域リンパ節への照射を行った場合では，ほとんどの研究で有意にリンパ浮腫発症のリスクが高まっており，放射線照射の影響は確実であると考えられる。腋窩手術がセンチネルリンパ節生検のみの場合，領域リンパ節への照射がリンパ浮腫発症に与える影響については，これまでの研究結果は報告により異なっており，近年さらに報告が増加しているため，さらなるエビデンスの集積が待たれる。

## 2) 下肢について

　次に，婦人科癌に対するリンパ節郭清術後の照射の影響について述べる。なお，術後照射は全骨盤照射が行われる。

　Kurodaらは婦人科癌患者264人に骨盤リンパ節郭清±傍大動脈リンパ節郭清を施行し，リンパ浮腫発症についてカルテ調査をした[11]。リンパ浮腫の診断は，理学的所見，本人の症状をもとに行い，血栓との鑑別が必要な場合はDダイマーや下肢超音波検査を施行した。ISL分類で評価し，II期以上をリンパ浮腫として扱った。リンパ浮腫発症率は1年で23.1%，3年で32.8%，10年で47.7%であった。放射線照射を受けたのは264人中17人でそのうち9人（52.9%）がリンパ浮腫を発症し，照射を受けていない247人では88人（35.6%）がリンパ浮腫を発症した。多変量解析にてリンパ浮腫発症のリスクとして以下の4項目が挙げられた。すなわち，BMI 25以上はHR 1.616（$p=0.037$），骨盤リンパ節郭清＋傍リンパ節郭清はHR 2.323（$p=0.023$），術後照射はHR 2.469（$p=0.021$），リンパ嚢胞はHR 1.718（$p=0.013$）であった。

　また，Todoらは，子宮体癌で系統的リンパ節郭清をした患者のリンパ浮腫発症について後ろ向きに検討した[12]。ISL分類のII期以上をリンパ浮腫と定義した。286人中108人（37.8%）に下肢リンパ浮腫が発生したと報告している。リンパ浮腫を発症したのは，術後照

射を受けた28人中19人（67.9%）と，照射を受けていない258人中89人（34.5%）であった（$p=0.0005$）。多変量解析では，術後照射はオッズ比（odds ratio；OR）5.3（$p=0.0003$）であった。その他の因子では，リンパ節郭清個数31個以上がOR 2.6（$p=0.0034$），鼠径上リンパ節の郭清がOR 6.1（$p=0.023$）であった。

Kimらは，子宮頸癌Ⅰ-ⅡA期の広汎子宮全摘術後の患者596人のうち129人（21.6%）が術後照射を受け，そのうち33人（25.5%）が下肢リンパ浮腫を発症したと報告している[13]。リンパ浮腫の診断は両下肢の周径で，有害事象共通用語規準（Common Terminology Criteria for Adverse Event；CTCAE）Ver 3に基づき，mildからsevereに分類されている。術後照射による下肢リンパ浮腫のORは3.47である。また，発症までの中央値は11カ月で，1年以内が42.3%，3年以内が78.7%であったと述べている。

Hayesらは，婦人科癌患者408人のリンパ浮腫の発症について前向きに調査した[14]。セルフレポートとbioimpedance spectroscopy（BIS）を術前，術後6週間，3カ月，6カ月，12カ月，15～24カ月で調査した。術前に，セルフレポートでは15%，測定上は27%に既にリンパ浮腫があった。術後24カ月後ではセルフレポート，測定上のリンパ浮腫は45%，37%であった。75%の患者は術後1年までに発症しており，また一部は一過性で消失するが60%で継続すると述べている。リンパ節郭清個数，化学療法，放射線照射，BMI，運動不足，腟癌/外陰癌，術前からのリンパ浮腫が危険因子（$p<0.005$）として挙げられている。BISによるリンパ浮腫発症リスクは，照射のみではOR 1.19（$p=0.726$），化学療法と照射の両方ではOR 1.64（$p=0.162$）であった。セルフレポートでは，照射のみでOR 0.082（$p=0.588$），化学療法と照射の両方でOR 1.88（$p=0.015$）であった。セルフレポートと実際のBIS間では差があるが，照射のみでなく化学療法と併用することで，さらにリンパ浮腫が増えることが明らかである。

Leeらも，単一施設の後ろ向き研究であるが，子宮体癌術後2,565人（術後照射は858人が受けている）という多数症例の検討で，子宮頸癌および子宮内膜癌術後の下肢リンパ浮腫発症の危険因子について解析を行った[15]。多変量解析で，初発治療時の年齢，ドセタキセルを含む化学療法，骨盤リンパ節に対する郭清レベル，切除された骨盤および大動脈傍リンパ節の個数，術後照射の範囲が，下肢リンパ浮腫発症の独立した危険因子であった。本研究では，照射野ごとに非照射群と比較して解析されているが，いずれの場合も照射を受けた群は統計的に有意にリンパ浮腫発症率が高く，そのリスクは1.42～3.95倍であった。

諸外国では子宮体癌術後にルーチンで腟断端照射をすることが多い。これは腟断端再発を予防するためであるが，日本では通常行われない。放射線深達度が浅いため，リンパ浮腫との関連は指摘されていない。Karabugaらが腟腔内照射についても報告しているので，ここで紹介する[16]。子宮体癌144人のうち，術後照射として52人が外照射，76人が腟腔内照射，16人は療法を受けた。照射後のQOLを，European Organization for Research and Treatment of Cancer Quality of Life Questionnaire Core 30と24-item Cervical Cancer Moduleで評価した。外照射は長期QOLにネガティブな影響を与えるが，腟腔内照射はQOLスコアが良かった（$p=0.026$）。

ここからは，リンパ節郭清を伴わない主治療としての放射線治療後のリンパ浮腫を含めて検討する。Nakamuraらは，子宮頸癌Ⅰ，Ⅱ期の患者が治療後，復職までの期間について後

ろ向きの調査をしており，その中でリンパ浮腫発症が復職までの期間を延ばしている因子であると述べている（$p=0.049$）[17]。なお，リンパ浮腫の定義はNational Lymphedema Network, USA分類のⅡ期以上としている。患者97人を，広汎子宮全摘術のみ，放射線照射のみ，広汎子宮全摘術＋照射を行った群に分け，リンパ浮腫の発症について調査した。それぞれのリンパ浮腫発症率は3.4％，9.5％，51.1％で，手術＋照射群で有意に高かった（$p=0.001$）。

　Wangらは，FIGO ⅠB-ⅣA期で放射線照射あるいは化学放射線療法を受けた自施設患者1,621人を後ろ向きに調査したところ，40人に浮腫がみられた（浮腫の基準は述べられていない）[18]。このうち32人（80％）は血栓関連浮腫で，リンパ浮腫は8人（20％）であったと述べている。2群間で有意差があったのは，血栓関連浮腫，リンパ浮腫の順に，年齢中央値51, 60（$p=0.004$），民族，浮腫発現までの期間中央値が放射線治療群で4カ月，24カ月（$p=0.002$），化学放射線療法群で5.25カ月，24カ月（$p=0.002$），血小板数（$\times 10^3$/L）が332, 185.5（$p=0.019$）であった。この論文では，放射線治療後の浮腫が血栓関連浮腫かリンパ浮腫かの鑑別には，その発症時期や危険因子の有無が重要であると述べている。また，照射によるリンパ浮腫発症の原因は放射線による微小なリンパ管やリンパ節，周囲の軟部組織の壊死や肉芽化，照射を行った周囲の正常組織のダメージによる線維化であるとしている。

　婦人科癌に関しては，近年も多くの報告と，総説が出されており[19)～21)]，系統的なメタアナリシスではないものの，一貫して術後照射を行うほうがリンパ浮腫の発症率が統計的に有意に高いことが示されている。現在は外照射と内照射との比較や，照射野による違い，リンパ節郭清のレベルや化学療法との併用による影響など，より細かな解析結果が報告されるようになっており，今後の新しい知見が待たれている。

　以上をまとめると，リンパ浮腫発症の頻度は，放射線を主治療とした場合は10％未満，リンパ節郭清のみの場合は約30％，術後療法としてリンパ節郭清術後に照射を行った場合は約50％である。したがって，リンパ節郭清＋照射はリンパ浮腫発症の頻度を高める。わが国でも子宮頸癌や子宮体癌において術後照射が多く行われていたが，現在では術後化学療法による治療が増えている。

### 検索式・参考にした二次資料

　文献の検索は，下記1）2）の手順で行った。

1) 本ガイドライン2018年版の内容に加え，原則として新たに2017年以降2023年5月までのデータをPubMedで検索した。検索語は，「lymphedema and radiation」「breast cancer and lymphedema and radiation」「lower limb lymphedema and radiation」「lymphedema and radiation and risk factor」「cancer treatment related lymphedema and radiation」とした。該当した論文のうち，以下の基準に当てはまる論文を抽出した。

[適格基準]
　①放射線治療とリンパ浮腫に関する原著論文，臨床試験，ランダム化比較試験，メタアナリシス
　②Primary endpointがリンパ浮腫の発症，QOL，あるいは実態調査

[除外基準]
　①対象が小児に限定されているもの

②Primary endpointが非臨床的指標のもの（サイトカイン，栄養学的指標，免疫学的指標など）

③対象が終末期患者（例えば，生命予後が6カ月以下など）に限定されているもの

④Full-length paperのある同一著者による短報

2）二次資料として，Cochrane Library，Clinical Evidence，ガイドライン，レビュー論文を参照した。

以上の手順で，本CQに関係する文献21編を得た。

## 文　献

1) Herd-Smith A, Russo A, Muraca MG, et al. Prognostic factors for lymphedema after primary treatment of breast carcinoma. Cancer. 2001；92（7）：1783-7.［PMID：11745250］
2) Clark B, Sitzia J, Harlow W. Incidence and risk of arm oedema following treatment for breast cancer：a three-year follow-up study. QJM. 2005；98（5）：343-8.［PMID：15820971］
3) Ozaslan C, Kuru B. Lymphedema after treatment of breast cancer. Am J Surg. 2004；187（1）：69-72.［PMID：14706589］
4) Tsai RJ, Dennis LK, Lynch CF, et al. The risk of developing arm lymphedema among breast cancer survivors：a meta-analysis of treatment factors. Ann Surg Oncol. 2009；16（7）：1959-72.［PMID：19365624］
5) Nguyen TT, Hoskin TL, Habermann EB, et al. Breast cancer-related lymphedema risk is related to multidisciplinary treatment and not surgery alone：results from a large cohort study. Ann Surg Oncol. 2017；24（10）：2972-80.［PMID：28766228］
6) Kilbreath SL, Refshauge KM, Beith JM, et al. Risk factors for lymphoedema in women with breast cancer：a large prospective cohort. Breast. 2016；28：29-36.［PMID：27183497］
7) Kim M, Shin KH, Jung SY, et al. Identification of prognostic risk factors for transient and persistent lymphedema after multimodal treatment for breast cancer. Cancer Res Treat. 2016；48（4）：1330-7［PMID：26875199］
8) Warren LE, Miller CL, Horick N, et al. The impact of radiation therapy on the risk of lymphedema after treatment for breast cancer：a prospective cohort study. Int J Radiat Oncol Biol Phys. 2014；88（3）：565-71.［PMID：24411624］
9) Naoum GE, Roberts S, Brunelle CL, et al. Quantifying the impact of axillary surgery and nodal irradiation on breast cancer-related lymphedema and local tumor control：long-term results from a prospective screening trial. J Clin Oncol. 2020；38（29）：3430-8.［PMID：32730184］
10) Shaitelman SF, Chiang YJ, Griffin KD, et al. Radiation therapy targets and the risk of breast cancer-related lymphedema：a systematic review and network meta-analysis. Breast Cancer Res Treat. 2017；162（2）：201-15.［PMID：28012086］
11) Kuroda K, Yamamoto Y, Yanagisawa M, et al. Risk factors and a prediction model for lower limb lymphedema following lymphadenectomy in gynecologic cancer：a hospital-based retrospective cohort study. BMC Womens Health. 2017；17（1）：50.［PMID：28743274］
12) Todo Y, Yamamoto R, Minobe S, et al. Risk factors for postoperative lower-extremity lymphedema in endometrial cancer survivors who had treatment including lymphadenectomy. Gynecol Oncol. 2010；119（1）：60-4.［PMID：20638109］
13) Kim JH, Choi JH, Ki EY, et al. Incidence and risk factors of lower-extremity lymphedema after radical surgery with or without adjuvant radiotherapy in patients with FIGO stage I to stage IIA cervical cancer. Int J Gynecol Cancer. 2012；22（4）：686-91.［PMID：22398707］
14) Hayes SC, Janda M, Ward LC, et al. Lymphedema following gynecological cancer：Results from a prospective, longitudinal cohort study on prevalence, incidence and risk factors. Gynecol Oncol. 2017；146（3）：623-9.［PMID：28624154］
15) Lee J, Byun HK, Im SH, et al. Risk factors for lower extremity lymphedema after surgery in cervical and endometrial cancer. J Gynecol Oncol. 2023；34（3）：e28.［PMID：36562134］
16) Karabuga H, Gultekin M, Tulunay G, et al. Assessing the quality of life in patients with endometrial cancer treated with adjuvant radiotherapy. Int J Gynecol Cancer. 2015；25（8）：1526-33.［PMID：26207785］
17) Nakamura K, Masuyama H, Ida N, et al. Radical hysterectomy plus concurrent chemoradiation/radia-

tion therapy is negatively associated with return to work in patients with cervical cancer. Int J Gynecol Cancer. 2017 ; 27（1）: 117-22.［PMID : 27668396］
18) Wang PL, Cheng YB, Kuerban G. The clinical characteristic differences between thrombosis-related edema and lymphedema following radiotherapy or chemoradiotherapy for patients with cervical cancer. J Radiat Res. 2012 ; 53（1）: 125-9.［PMID : 22302053］
19) Huang J, Yu N, Wang X, et al. Incidence of lower limb lymphedema after vulvar cancer : A systematic review and meta-analysis. Medicine（Baltimore）. 2017 ; 96（46）: e8722.［PMID : 29145314］
20) Kunitake T, Kakuma T, Ushijima K. Risk factors for lower limb lymphedema in gynecologic cancer patients after initial treatment. Int J Clin Oncol. 2020 ; 25（5）: 963-71.［PMID : 31907719］
21) Clinckaert A, Callens K, Cooreman A, et al. The prevalence of lower limb and genital lymphedema after prostate cancer treatment : a systematic review. Cancers（Basel）. 2022 ; 14（22）: 5667.［PMID : 36428759］

## タキサン系薬剤は続発性リンパ浮腫発症の危険因子か？

タキサン系薬剤，特にドセタキセル投与後には浮腫が起こりやすく，リンパ浮腫に移行したり，あるいは両者が混在していることが考えられる。一過性の浮腫と考えず，その経過をよく観察し，診断することが必要である。

- タキサン系薬剤は浮腫の危険因子である。　　　　　　**Convincing（確実）**
- タキサン系薬剤はリンパ浮腫の危険因子である。　　　**Probable（ほぼ確実）**

### 背景・目的

タキサン系の薬剤は，婦人科癌や乳癌のほかに非小細胞肺癌，胃癌，進行頭頸部癌や食道癌等で使用される。タキサン系薬剤による浮腫は，血管透過性亢進，および組織間液圧の低下により，血管内から間質への体液移行が促進し，細胞外浮腫を引き起こすと考えられている[1]。乳癌で腋窩リンパ節郭清術施行後の郭清側の上肢浮腫や，婦人科癌で骨盤リンパ節郭清術を施行後の下肢浮腫に関しては，リンパ節郭清術によるリンパ浮腫か，タキサンの薬理作用による浮腫かは鑑別できない。タキサン，特にドセタキセルに特徴的な強皮症様皮膚硬化がみられる場合は，タキサンの影響を強く疑うが，多くの場合，タキサンの副作用とリンパ浮腫が混在している可能性が高い。諸論文では，続発性リンパ浮腫発症のリスクの一つとしてタキサンの使用を挙げている。

### 解説

癌治療に関連するリンパ浮腫発症の危険因子は，体重やBMIの増加，リンパ節郭清術後や領域リンパ節への放射線照射等があるが，化学療法も危険因子とする報告が多い[2]。なかでもタキサン系，特にドセタキセルはリンパ浮腫発症の危険因子の一つとして挙げられている。

Rochéらは手術可能なリンパ節転移陽性乳癌患者1,996人に対する術後治療として，FEC（フルオロウラシル，エピルビシン，シクロホスファミド）を6コース施行する群とFEC 3コース＋ドセタキセル3コースを施行する群で浮腫の発症を比較した。本研究の有害事象のデータでは，WHO基準で分類された中等度から高度の浮腫はFEC群995人中0.3%，FEC＋ドセタキセル群1,001人中4.8%（$p<0.001$）とFEC＋ドセタキセル群で有意に高く，有意差がみられた[3]。Jonesらは，I-Ⅲ期で根治治療が行われた乳癌患者1,016人に対する補助化学療法でAC群（ドキソルビシン＋シクロホスファミド）とTC群（ドセタキセル＋シクロホスファミド）を比較した[4]。NCI-CTC（National Cancer Institute Common Toxicity Criteria）ver.1で分類された浮腫は，すべてのグレードを合わせると，AC群は510人中22人であったのに対してTC群は506人中35人と有意にTC群で高率であった。同様に，AnderssonらがHER2陽性乳癌に対するドセタキセル／トラスツズマブ（ドセタキセル群）とビノレルビン／トラスツズマブ（ビノレルビン群）を比較したHERNATA試験では，浮腫の出現はドセタキ

セル群139人で31.7%，ビノレルビン群138人で3.6%（$p=0.003$）と，ドセタキセル群での浮腫が有意に多かった[5]。この研究では，リンパ浮腫でなく，単に浮腫として報告されている。

Leeらは，初期乳癌術後患者63人にアンスラサイクリンベースの化学療法後にタキサンベースの化学療法薬を追加し，それぞれの治療前，治療後，タキサン終了後3週間後，6カ月後で浮腫の程度をBISおよび周径，症状チェックリストを用いて調べた[6]。その結果，治療後では上肢と下肢の細胞外水分量が有意に増加したが，タキサン終了後6カ月では，患肢以外の細胞外水分量は治療前に戻ったと報告している。この論文はタキサンと浮腫に関して述べたものではあるが，対象患者の73%に腋窩リンパ節郭清，26%にセンチネルリンパ節生検，85%に照射が行われているため，患肢に関しては，他の四肢に比べ，浮腫が残存しやすく，リンパ浮腫に移行あるいは混在している可能性がある。Swaroopらは術後のタキサン投与がリンパ浮腫発症のリスクを高めるのか，単に軽度のむくみなのかを明らかにするために，上肢の体積をペロメーターで測定した[7]。リンパ浮腫を相対的体積変化率（relative volume change；RVC）が術前と比べ10%以上の増加と定義し，5〜10%は軽度浮腫として検討した。1,121人中324人（29%）でタキサンを含む化学療法を行った。2年累積リンパ浮腫発症率は5.27%で，多変量解析では，腋窩郭清（$p<0.0001$），高いBMI（$p=0.007$），高齢（$p=0.04$）がリンパ浮腫発症と関与する因子であり，化学療法の有無やタキサン使用の有無は相関しなかった。ドセタキセルは軽度の浮腫には関与しており，化学療法なしあるいはタキサン以外の化学療法と比較して有意（HR 1.63, $p=0.0098$, HR 2.15, $p=0.02$）であった。筆者らは，タキサンの使用によって，浮腫がその後リンパ浮腫に移行することはないと結論付けているが，リンパ浮腫と浮腫の定義の違いがRVCの違いによるものであり，軽度浮腫が本当にリンパ浮腫でないのかは判断が難しい。

タキサンとリンパ浮腫との相関について明記された報告も多数ある。Parkらは，乳癌患者406人に対して，アンスラサイクリンとシスプラチンを投与した後，ドセタキセルを投与して手術を施行する術前化学療法のトライアルを実施した[8]。本研究では，電話によるインタビューで体重測定とリンパ浮腫に関するセルフレポートを行っている。回答した270人中97人（35.9%）がリンパ浮腫を発症していた。体重増加はドセタキセル投与後から始まり，ドセタキセルがリンパ浮腫の発症に関わっていると報告している。Nguyenらは，Olmsted County Rochester Epidemiology Project Breast Cancer Cohortの0-Ⅲ期の乳癌患者1,794人を解析し，診療録に，浮腫，リンパ浮腫，上肢の重さ，張り感などと記載されている患者をリンパ浮腫として調査した[9]。累積リンパ浮腫発症率は，2年で6.9%，5年で9.1%，10年で11.4%との報告であった。多変量解析にて，化学療法を受けなかった場合と比較し，アンスラサイクリンとタキサンを含んだ化学療法では2.25倍（$p=0.001$），アンスラサイクリンのみでは1.68倍（$p=0.04$），タキサンのみでは2.65倍（$p=0.02$），その他のレジメンでは0.7倍（$p=0.5$）と，タキサンの使用でリンパ浮腫が増えると報告している。

また，Cariatiらは，リンパ節転移があり，腋窩リンパ節郭清を受けた乳癌患者273人を後ろ向きに調査した[10]。リンパ浮腫の診断は，理学的所見あるいはペロメーターでの測定による。ペロメーターでは，健肢と比較し10%以上の体積増加をリンパ浮腫と定義している。273人中74人（27.1%）がリンパ浮腫を発症した。タキサン投与を受けた155人中では52人（33.5%）がリンパ浮腫を発症し，タキサン投与を受けていない患者と比較して発症率は2.82

倍高かった。しかし，タキサンを術前投与した場合は有意な増加はなかったとしている。その他多くの後ろ向き研究では，タキサン投与がリンパ浮腫と関連していることを報告している[11)12)]。

タキサン系のドセタキセルとパクリタキセルの浮腫の比較した論文では，Ohsumiら，Beuselinckらの報告でドセタキセル使用による浮腫が多かった[13)14)]。Aoishiらは，1,041人の乳癌術後患者において，術後化学療法が危険因子であると述べているが，多変量解析で，パクリタキセルは HR 0.855（0.234-3.118），$p=0.8119$，ドセタキセルは HR 3.790（1.413-10.167），$p=0.0081$ で，ドセタキセルが有意な危険因子であると報告している[15)]。Watanabeらは，1,049人の腋窩リンパ節転移陽性の乳癌患者をAC 4サイクル＋パクリタキセル4サイクル（ACpT），あるいはドセタキセル4サイクル追加（ACdT），とパクリタキセル8サイクル（PTx），ドセタキセル8サイクル（DTx）投与の4群に分け，無病生存期間（disease-free survival：DFS）と副作用について調査した。浮腫の出現頻度は，ACpTとPTxで0％，ACdTで1.1％，DTxで12.6％であった。ドセタキセルを使用した群ではDFSは勝っているが，浮腫は多いと述べている[16)]。KoelmeyerらもタキサンÂ系をリンパ浮腫の危険因子であり，Zhuらも多変量解析でドセタキセルがリンパ浮腫発症の危険因子であると報告している[17)18)]。

婦人科癌手術後のリンパ浮腫とタキサンに関しての報告はなかった。婦人科癌でリンパ節郭清を施行した場合は両側性リンパ浮腫を発症する可能性があるため，タキサンによる浮腫かリンパ浮腫かは判別しにくい。

まとめると，タキサン，特にドセタキセル投与後には浮腫が起こりやすく，リンパ浮腫に移行したり，あるいは両者が混在していることが考えられ，一過性の浮腫と考えず，その経過をよく観察し，治療を行うことが必要である。

### 検索式・参考にした二次資料

文献の検索は，下記1）2）の手順で行った。

1) 本ガイドライン2018年版の内容に加え，原則として新たに2017年以降2023年5月までのデータをPubMedで検索した。検索語は，「lymphedema AND Taxan」とした。該当した43編のうち，原発性とフィラリア症関連を削除して，以下の基準に当てはまる論文を抽出した。

[適格基準]
①タキサン系薬剤使用とリンパ浮腫あるいは浮腫に関する原著論文，臨床試験，メタアナリシス，ランダム化比較試験
②Primary endpoint がリンパ浮腫の発症，QOL，身体的苦痛，精神的苦痛，生活への影響，あるいは実態調査

[除外基準]
①対象が小児に限定されているもの
②Primary endpoint が非臨床的指標のもの（サイトカイン，栄養学的指標，免疫学的指標など）
③対象が終末期患者（例えば，生命予後が6カ月以下など）に限定されているもの
④Full-length paper のある同一著者による短報

2）二次資料として，Cochrane Library，UpToDate，Clinical Evidence，ガイドライン，レビュー，コンセンサス論文を参照した。

以上の手順で，本CQに関係する文献18編を得た。

### 文　献

1) Brønstad A, Berg A, Reed RK. Effects of the taxanes paclitaxel and docetaxel on edema formation and interstitial fluid pressure. Am J Physiol Heart Circ Physiol. 2004；287（2）：H963-8.［PMID：15059777］
2) Kim M, Shin KH, Jung SY, et al. Identification of prognostic risk factors for transient and persistent lymphedema after multimodal treatment for breast cancer. Cancer Res Treat. 2016；48（4）：1330-7.［PMID：26875199］
3) Roché H, Fumoleau P, Spielmann M, et al. Sequential adjuvant epirubicin-based and docetaxel chemotherapy for node-positive breast cancer patients：the FNCLCC PACS 01 Trial. J Clin Oncol. 2006；24（36）：5664-71［PMID：17116941］
4) Jones SE, Savin MA, Holmes FA, et al. Phase III trial comparing doxorubicin plus cyclophosphamide with docetaxel plus cyclophosphamide as adjuvant therapy for operable breast cancer. J Clin Oncol. 2006；24（34）：5381-7.［PMID：17135639］
5) Andersson M, Lidbrink E, Bjerre K, et al. Phase III randomized study comparing docetaxel plus trastuzumab with vinorelbine plus trastuzumab as first-line therapy of metastatic or locally advanced human epidermal growth factor receptor 2-positive breast cancer：the HERNATA study. J Clin Oncol. 2011；29（3）：264-71.［PMID：21149659］
6) Lee MJ, Beith J, Ward L, et al. Lymphedema following taxane-based chemotherapy in women with early breast cancer. Lymphat Res Biol. 2014；12（4）：282-8.［PMID：25411764］
7) Swaroop MN, Ferguson CM, Horick NK, et al. Impact of adjuvant taxane-based chemotherapy on development of breast cancer-related lymphedema：results from a large prospective cohort. Breast Cancer Res Treat. 2015；151（2）：393-403.［PMID：25940996］
8) Park S, Lee JE, Yu J, et al. Risk Factors Affecting breast cancer-related lymphedema：serial body weight change during neoadjuvant anthracycline plus cyclophosphamide followed by taxane. Clin Breast Cancer. 2018；18（1）：e49-54.［PMID：28705541］
9) Nguyen TT, Hoskin TL, Habermann EB, et al. Breast cancer-related lymphedema risk is related to multidisciplinary treatment and not surgery alone：results from a large cohort study. Ann Surg Oncol. 2017；24（10）：2972-80.［PMID：28766228］
10) Cariati M, Bains SK, Grootendorst MR, et al. Adjuvant taxanes and the development of breast cancer-related arm lymphoedema. Br J Surg. 2015；102（9）：1071-8.［PMID：26040263］
11) Jung SY, Shin KH, Kim M, et al. Treatment factors affecting breast cancer-related lymphedema after systemic chemotherapy and radiotherapy in stage II/III breast cancer patients. Breast Cancer Res Treat. 2014；148（1）：91-8.［PMID：25253173］
12) Zhu W, Li D, Li X, et al. Association between adjuvant docetaxel-based chemotherapy and breast cancer-related lymphedema. Anticancer Drugs. 2017；28（3）：350-5.［PMID：27997437］
13) Ohsumi S, Shimozuma K, Ohashi Y, et al. Subjective and objective assessment of edema during adjuvant chemotherapy for breast cancer using taxane-containing regimens in a randomized controlled trial：The National Surgical Adjuvant Study of Breast Cancer 02. Oncology. 2012；82（3）：131-8.［PMID：22433221］
14) Beuselinck B, Wildiers H, Wynendaele W, et al. Weekly paclitaxel versus weekly docetaxel in elderly or frail patients with metastatic breast carcinoma：a randomized phase-II study of the Belgian Society of Medical Oncology. Crit Rev Oncol Hematol. 2010；75（1）：70-7.［PMID：19651523］
15) Aoishi Y, Oura S, Nishiguchi H, et al. Risk factors for breast cancer-related lymphedema：correlation with docetaxel administration. Breast Cancer. 2020；27（5）：929-37.［PMID：32270417］
16) Watanabe T, Kuranami M, Inoue K, et al. Comparison of an AC-taxane versus AC-free regimen and paclitaxel versus docetaxel in patients with lymph node-positive breast cancer：Final results of the National Surgical Adjuvant Study of Breast Cancer 02 trial, a randomized comparative phase 3 study. Cancer. 2017；123（5）：759-68.［PMID：28081304］
17) Koelmeyer LA, Gaitatzis K, Dietrich MS, et al. Risk factors for breast cancer-related lymphedema in patients undergoing 3 years of prospective surveillance with intervention. Cancer. 2022；128（18）：3408-15.［PMID：35797441］
18) Zhu W, Li D, Li X, et al. Association between adjuvant docetaxel-based chemotherapy and breast cancer-related lymphedema. Anticancer Drugs. 2017；28（3）：350-5.［PMID：27997437］

# Ⅲ. 診断・治療

## CQ 12〜23

## CQ 12

### 続発性リンパ浮腫に対して，弾性着衣は標準治療として勧められるか？

**推奨**

上肢リンパ浮腫患者に対して，弾性着衣は維持期の標準治療として勧められる。下肢についてはエビデンスが少ない。　　**上肢：グレードA　下肢：グレードC1**

### 背景・目的

　弾性着衣は，リンパ浮腫患者に対する圧迫療法の一方法として用いられ，浮腫の増悪を抑制し，患肢の状態をより良好に保持するために着用する。主として，圧迫療法導入時の集中治療後にリンパ浮腫の長期管理を目的に用いられることが多く，弾性着衣単独で用いる場合もあるが，複合的治療の一環として用いられることも多い。維持期の治療は長期に及ぶため，患者の生活パターンに合わせて一日中着用する場合もあれば，運動時に着用することもあり，患者の身体的・社会心理的な必要性に応じた対応がなされている。近年は，着用の利便性や快適性を追求した新素材の有用性を検討した報告もみられる。本CQでは，弾性着衣の有用性について検討した。

### 解　説

　上肢に関しては，Roganらがシステマティックレビューで乳癌術後の上肢リンパ浮腫治療に関する32編の報告を検討し，そのうち3編のランダム化試験のメタアナリシスではスリーブ着用による患肢の体積減少効果は平均50 mLで標準化平均差（standardized mean differences；SMD）は－0.44，3編の前後比較試験のメタアナリシスではSMDは－0.26で，維持期における弾性着衣の有用性を報告している[1]。Vignesらが，乳癌術後上肢リンパ浮腫患者537人に対する複合的治療の一環としての圧迫療法の有効性をコホート試験で検討している。患肢の体積は11日間の集中治療期に407 mL減少し，維持期の1年間での体積の再増加量は84 mLであり，弾性着衣を使用した342人に対し，使用しなかった34人での体積増加の相対リスクは1.61であった[2]。Blomらは，乳癌術後中等度上肢リンパ浮腫患者75人に対する弾性着衣によるリンパ浮腫悪化予防効果についてランダム化比較試験を行った。セルフケアに加え弾性着衣を日中6カ月間着用する群とセルフケアのみの群で，上肢体積の左右差がさらに2％以上増加した患者の割合は，着用群16％に対し，非着用群では57％と多く（$p<0.001$），6カ月後の体積変化率は着用群で平均－3.8％，非着用群で0.1％であった（$p<0.001$）[3]。Mestreらの報告では，40人の乳癌術後上肢リンパ浮腫（ISL分類Ⅱ/Ⅲ期）を対象としたランダム化比較試験を行い，日中のスリーブ（auto adjustable sleeve，クラスⅡ 15〜20 mmHgあるいはクラスⅢ 20〜36 mmHg）の着用に加え30日間夜間に同一のスリーブを着用した20人では，30日後の患肢の体積増加量は46.7 mL（1.8％）で，非着用群の92.2 mL（3.2％）より良好であり，その後60日間効果が持続した。これらの患者のうち，90％は着用時の不

快感はなく，70%は着脱が容易と評価していた[4]。

　一方で，Maherらは，乳癌術後上肢リンパ浮腫の患者30人に対し，60分間のリンパドレナージを行い，その後30分間の安静時に弾性着衣（クラスⅡ，20〜30 mmHg）を着用する群と着用しない群に分けて比較したが，リンパ浮腫の体積減少率は2%以下で，短時間では両群間に差がなかったと報告している[5]。

　下肢に関しては，Sawanらが外陰癌術後患者13人のランダム化比較試験を行い，6カ月間弾性着衣（クラスⅡ，15〜20 mmHg）を着用した6人での患肢の体積増加量は607 mLで非着用群の953 mLよりも少なく（$p=0.01$），着用群での活動指標も良好であったと報告している[6]。Sierakowskiらは，トレッドミルによる歩行運動時のスポーツ用タイツ（着圧：足関節19 mmHg，臀部9 mmHg）着用の有用性を，9人の続発性早期リンパ浮腫の患者と同数の健常人を対象に検討した。Bioimpedance spectroscopy（BIS）法による測定で，患者，健常人とも運動後に下肢の皮下水分量は増加していたが，リンパ浮腫患者における体積増加量は，タイツ着用者では191±86 mL，未着用者では238±110 mLで，着用者での増加が抑制されていた（$p=0.03$）[7]。

　上肢・下肢複合のシステマティックレビューでは，Lasinskiらが2011年までの43編の報告を検討し，複合的治療の一環としての圧迫療法の有効性を示唆している[8]。Finnaneらは，システマティックレビューにより弾性着衣に関する8編の報告を検討し，その有効性を2015年に報告している[9]。この検討では，弾性着衣（着圧：30〜40 mmHg）単独による体積減少率は最大24%であった。ほかには，49人の上肢・下肢のリンパ浮腫患者（下肢は16人）に対する24週間のストッキング着用で患肢の体積減少率は15.8%であったとの報告があり[10]，5カ国94人のリンパ浮腫患者に対する夜間圧迫療法の有無による前後比較研究では，夜間の圧迫療法により80%の患者でリンパ浮腫の増悪が抑制できたが，圧迫療法を行わない場合は89%の患者で患肢の周径が増加したと報告されている[11]。

　以上のことから，少数例の検討も多く，検討方法も多様ではあるが，弾性着衣は維持期における浮腫軽減効果あるいは増悪抑制効果があると考えられ，弾性着衣はリンパ浮腫に対する標準治療として勧められる。下肢については，上肢に比べ報告が少なく，推奨グレードはC1とした。

## 検索式・参考にした二次資料

　文献の検索は，下記1）2）の手順で行った。

1）本ガイドライン2018年版の内容に加え，原則として新たに2017年以降2023年3月までのデータをPubMedで検索した。検索語は，「lymphedema AND compression AND（garment OR sleeve OR MLLB OR bandage）」とした。該当した354編のうち，以下の基準に当てはまる論文を得た。加えて，これらの論文の引用文献をハンドサーチした。

[適格基準]

①リンパ浮腫患者における診断・治療に関する原著論文，臨床試験，メタアナリシス，ランダム化試験，システマティックレビュー

②Primary endpointがQOL，身体的苦痛，精神的苦痛，生活への影響，あるいは実態調査

**[除外基準]**
　①対象が小児に限定されているもの
　②Primary endpointが非臨床的指標のもの（サイトカイン，栄養学的指標，免疫学的指標など）
　③対象が終末期患者（例えば，生命予後が6カ月以下など）に限定されているもの
　④Full-length paperのある同一著者による短報

2）二次資料として，Cochrane Library，UpToDate，Clinical Evidence，ガイドライン，レビュー，コンセンサス論文を参照した。

　以上の手順で，本CQに関係する文献11編を得た。

## 文　献

1）Rogan S, Taeymans J, Luginbuehl H, et al. Therapy modalities to reduce lymphoedema in female breast cancer patients : a systematic review and meta-analysis. Breast Cancer Res Treat. 2016 ; 159（1）: 1-14. [PMID : 27460637]
2）Vignes S, Porcher R, Arrault M, et al. Long-term management of breast cancer-related lymphedema after intensive decongestive physiotherapy. Breast Cancer Res Treat. 2007 ; 101（3）: 285-90. [PMID : 16826318]
3）Blom KY, Johansson KI, Nilsson-Wikmar LB, et al. Early intervention with compression garments prevents progression in mild breast cancer-related arm lymphedema : a randomized controlled trial. Acta Oncol. 2022 ; 61（7）: 897-905. [PMID : 35657063]
4）Mestre S, Calais C, Gaillard G, et al. Interest of an auto-adjustable nighttime compression sleeve（MOBIDERM® Autofit）in maintenance phase of upper limb lymphedema : the MARILYN pilot RCT. Support Care Cancer. 2017 ; 25（8）: 2455-62. [PMID : 28281052]
5）Maher J, Refshauge K, Ward L, et al. Change in extracellular fluid and arm volumes as a consequence of a single session of lymphatic massage followed by rest with or without compression. Support Care Cancer. 2012 ; 20（12）: 3079-86. [PMID : 22410862]
6）Sawan S, Mugnai R, Lopes Ade B, et al. Lower-limb lymphedema and vulval cancer : feasibility of prophylactic compression garments and validation of leg volume measurement. Int J Gynecol Cancer. 2009 ; 19（9）: 1649-54. [PMID : 19955953]
7）Sierakowski K, Piller N. Pilot study of the impact of sporting compression garments on composition and volume of normal and lymphedema legs. Lymphology. 2014 ; 47（4）: 187-95. [PMID : 25915979]
8）Lasinski BB, McKillip Thrift K, Squire D, et al. A systematic review of the evidence for complete decongestive therapy in the treatment of lymphedema from 2004 to 2011. PM R. 2012 ; 4（8）: 580-601. [PMID : 22920313]
9）Finnane A, Janda M, Hayes SC. Review of the evidence of lymphedema treatment effect. Am J Phys Med Rehabil. 2015 ; 94（6）: 483-98. [PMID : 25741621]
10）Badger CM, Peacock JL, Mortimer PS. A randomized, controlled, parallel-group clinical trial comparing multilayer bandaging followed by hosiery versus hosiery alone in the treatment of patients with lymphedema of the limb. Cancer. 2000 ; 88（12）: 2832-7. [PMID : 10870068]
11）Whitaker JC. Lymphoedema management at night : views from patients across five countries. Br J Community Nurs. 2016 ; 21（Suppl 10）: S22-S30. [PMID : 27715142]

## 続発性リンパ浮腫に対して，多層包帯法（MLLB）は標準治療として勧められるか？

### 推 奨

上肢リンパ浮腫患者に対して，多層包帯法（MLLB）は集中治療期の標準治療として勧められる。下肢については質の高いエビデンスが少ない。

上肢：グレードA　下肢：グレードB

### 背景・目的

多層包帯法（multi-layer lymphedema bandaging；MLLB）はリンパ浮腫に対する圧迫療法の一方法で，複合的治療の一環として行われることが多く，リンパ浮腫患者の集中治療期において浮腫の速やかな軽減のために用いられている。治療期間は1〜6週間と幅があるものの，週5日以上，一日中包帯を装着することが勧められており，リンパ浮腫の軽減による装着圧の低下に対応するために短期間での巻き直しが必要とされている。通常，MLLBには非弾性包帯を使用するが，非弾性包帯装着による患者の生活行動の負担を軽減するために，弾性包帯を用いる試みや，新たな圧迫素材の開発も行われている。本CQでは，リンパ浮腫治療におけるMLLBの有用性を検討する。

### 解 説

上肢に関しては，Roganらがシステマティックレビューで乳癌術後の上肢リンパ浮腫治療に関する32編の報告を検討し，そのうち19編の前後比較試験のメタアナリシスでは体積減少効果に関する標準化平均差（standardized mean differences；SMD）は，バンデージ（MLLB）−0.33，スリーブ−0.26，運動療法−0.074，間欠的空気圧迫療法0.013で，バンデージが最も良好であった[1]。Vignesらは，乳癌術後リンパ浮腫患者537人に低伸縮性のMLLB装着を含む複合的治療の前向き試験を行い，介入前は1,054±633 mLだった患肢の体積が介入後には647±351 mLに減少した（$p<0.0001$）[2]。また，維持期にリンパ浮腫が増悪するリスクは，MLLBとスリーブを用いた場合に比べ，用いなかった場合は50%増加することを示した（$p<0.0001$）。Karafaらは，乳癌術後リンパ浮腫患者（ISL分類Ⅱ期）30人に対し14日間のMLLBによる圧迫療法を行い，着圧の差による効果を検証し，低圧に比べ，31 mmHg以上の着圧で効果が高く，41 mmHg以上では効果に差が出ないと報告している[3]。

MLLBと他の素材を用いた圧迫療法の効果を比較するランダム化比較試験の報告があり，Smyklaらは，乳癌術後の中等度から重症リンパ浮腫患者65人にて1カ月間の圧迫療法として，MLLB，Kinesio taping，Quest Kinesio tapingの効果を比較し，3法とも治療前後で患肢の体積が有意に減少し，減少率はMLLBが53%で最も良かった（$p=0.02$）と報告している[4]。Torres-Lacombaらは，3層MLLB，2層MLLB，Cohesive bandage，Adhesive bandage，Kinesio tapeの5種類での圧迫療法の効果と快適性をランダム化試験で比較し，いずれの方

法でも介入後は有意に体積が減少し（$p<0.001$），減少率は2層MLLBで最も高く，快適性はKinesio tapeで最も良かった[5]。Dharらは，乳癌術後リンパ浮腫患者50人を対象としたランダム化比較試験で従来のMLLBと中間層をMobidermに変更したMLLBを比較し，両群とも介入後は有意に患肢の体積が減少し（$p=0.001$），減少量や浮腫に伴う症状はMobidermを利用した群のほうが良好であったと報告している[6]。

下肢については，Zasadzkaらは60歳以上の患者で，癌治療後の73人と外傷後の25人を含む下肢リンパ浮腫患者103人に対し，MLLBを含めた複合療法とMLLB単独による治療効果の差をランダム化試験で比較した。週5日，3週間の介入で，両群とも患肢の最大径，体積は有意に減少し（$p<0.001$），体積の減少量に両群で差はなかった[7]。

Yoshidaらは，下肢リンパ浮腫（ISL分類Ⅱ期後期，Ⅲ期）でリンパ管血管吻合術やリンパ節移植術が奏効せず脂肪吸引術を施行した19人に対し，術後の圧迫包帯（大腿圧≧20 mmHg，下腿圧≧40 mmHg）使用とストッキング（大腿圧10～15 mmHg，下腿圧20～30 mmHg）着用の2群によるリンパ浮腫の変化を，患肢5点の周径の2乗の合計をBMIで補正したlower extremity lymphedema（LEL）indexで評価し，6カ月間の介入によるLEL indexの改善率はストッキング着用群に比べ圧迫包帯の使用群で有意に良かった（$p=0.01$）と報告している[8]。

他の素材の効果を比較するランダム化試験にて，Damstraらは下肢リンパ浮腫の患者30人を対象にadjustable compression wrap devices（ACW）と従来のMLLBを比較し，24時間の着用で患肢の体積減少量の中央値はACWで339 mL（10.3%），MLLBで190 mL（5.9%）とACWにおいて良好であり（$p<0.05$），ACWは看護師による装着でも患者自身による装着でも着圧に差はなかったと報告している[9]。

上肢・下肢複合のシステマティックレビューで，Finnaneらは，21編のうちMLLBに関わる7編の報告を統合評価し，体積減少率は38%で効果維持期間は6カ月に達するとしている[10]。

Badgerらは上肢・下肢リンパ浮腫患者83人（下肢は29人）を対象として18日間のMLLB+24週間の弾性着衣着用群と24週間の弾性着衣単独着用群を比較し，24週間後の体積減少率がMLLB併用群で高かった（31% vs 15.8%，$p<0.001$）と報告している[11]。

なお，重症動脈閉塞の基準であるan ankle brachial pressure index（ABPI）0.5未満，また足尖の動脈圧30 mmHg未満の状態は，圧迫療法の禁忌となる[12]。ABPI 0.5以上でも，0.8未満の場合には着圧に注意が必要である。また，バンデージによる上肢の末梢神経麻痺の報告もあり，注意が必要である[13]。

以上のことから，多くの報告でMLLBのリンパ浮腫に対する体積減少効果が示されており，MLLBはリンパ浮腫の，特に集中治療期における標準治療として勧められる。下肢については，上肢に比べ報告が少なく，推奨グレードBとした。新素材については，従来法との比較により治療効果，着用時の快適性や簡便性を検討した報告もみられるが，現時点での評価には慎重でありたい。

**検索式・参考にした二次資料**

文献の検索は，下記1）2）の手順で行った。

1）本ガイドライン2018年版の内容に加え，原則として新たに2017年以降2023年3月までのデータをPubMedで検索した．検索語は，「lymphedema AND compression AND（garment OR sleeve OR MLLB OR bandage）」とした．該当した354編のうち，以下の基準に当てはまる論文を抽出した．加えて，これらの論文の引用文献をハンドサーチした．

[適格基準]
①リンパ浮腫患者における診断・治療に関する原著論文，臨床試験，メタアナリシス，ランダム化比較試験，システマティックレビュー
②Primary endpointがQOL，身体的苦痛，精神的苦痛，生活への影響，あるいは実態調査

[除外基準]
①対象が小児に限定されているもの
②Primary endpointが非臨床的指標のもの（サイトカイン，栄養学的指標，免疫学的指標など）
③対象が終末期患者（例えば，生命予後が6カ月以下など）に限定されているもの
④Full-length paperのある同一著者による短報

2）二次資料として，Cochrane Library，UpToDate，Clinical Evidence，ガイドライン，レビュー，コンセンサス論文を参照した．

以上の手順で，本CQに関係する文献13編を得た．

## 文 献

1）Rogan S, Taeymans J, Luginbuehl H, et al. Therapy modalities to reduce lymphoedema in female breast cancer patients：a systematic review and meta-analysis. Breast Cancer Res Treat. 2016；159（1）：1-14．[PMID：27460637]
2）Vignes S, Porcher R, Arrault M, et al. Long-term management of breast cancer-related lymphedema after intensive decongestive physiotherapy. Breast Cancer Res Treat. 2007；101（3）：285-90．[PMID：16826318]
3）Karafa M, Karafova A, Szuba A. The effect of different compression pressure in therapy of secondary upper extremity lymphedema in women after breast cancer surgery. Lymphology. 2018；51（1）：28-37．[PMID：30248729]
4）Smykla A, Walewicz K, Trybulski R, et al. Effect of kinesiology taping on breast cancer-related lymphedema：a randomized single-blind controlled pilot study. Biomed Res Int. 2013；2013：767106．[PMID：24377096]
5）Torres-Lacomba M, Navarro-Brazález B, Prieto-Gómez V, et al. Effectiveness of four types of bandages and kinesio-tape for treating breast-cancer-related lymphoedema：a randomized, single-blind, clinical trial. Clin Rehabil. 2020；34（9）：1230-41．[PMID：32580577]
6）Dhar A, Srivastava A, Pandey RM, et al. Safety and efficacy of a mobiderm compression bandage during intensive phase of decongestive therapy in patients with breast cancer-related lymphedema：a randomized controlled trial. Lymphat Res Biol. 2023；21（1）：52-9．[PMID：35675677]
7）Zasadzka E, Trzmiel T, Kleczewska M, et al. Comparison of the effectiveness of complex decongestive therapy and compression bandaging as a method of treatment of lymphedema in the elderly. Clin Interv Aging. 2018；13：929-34．[PMID：29785099]
8）Yoshida S, Koshima I, Imai H, et al. Effect of postoperative compression therapy on the success of liposuction in patients with advanced lower limb lymphedema. J Clin Med. 2021；10（21）：4852．[PMID：34768372]
9）Damstra RJ, Partsch H. Prospective, randomized, controlled trial comparing the effectiveness of adjustable compression Velcro wraps versus inelastic multicomponent compression bandages in the initial treatment of leg lymphedema. J Vasc Surg Venous Lymphat Disord. 2013；1（1）：13-9．[PMID：26993887]
10）Finnane A, Janda M, Hayes SC. Review of the evidence of lymphedema treatment effect. Am J Phys

Med Rehabil. 2015 ; 94(6): 483-98. [PMID: 25741621]
11) Badger CM, Peacock JL, Mortimer PS. A randomized, controlled, parallel-group clinical trial comparing multilayer bandaging followed by hosiery versus hosiery alone in the treatment of patients with lymphedema of the limb. Cancer. 2000 ; 88(12): 2832-7. [PMID: 10870068]
12) Flour M, Clark M, Partsch H, et al. Dogmas and controversies in compression therapy : report of an International Compression Club (ICC) meeting, Brussels, May 2011. Int Wound J. 2013 ; 10(5): 516-26. [PMID: 22716023]
13) Kara M, Ozçakar L, Malas FU, et al. Median, ulnar, and radial nerve entrapments in a patient with breast cancer after treatment for lymphedema. Am Surg. 2011 ; 77(2): 248-9. [PMID: 21337898]

## CQ14

**a. 続発性リンパ浮腫に対して，用手的リンパドレナージ（MLD）は標準治療として勧められるか？**

**b. 続発性リンパ浮腫に対して，シンプルリンパドレナージ（SLD）は標準治療として勧められるか？**

### 推奨

a. リンパ浮腫患者に対する用手的リンパドレナージ（MLD）の有効性に関する質の高い根拠は上肢・下肢ともに少なく，症例の選択は慎重に行われるべきである。

**上肢：グレードC1　下肢：グレードC1**

b. シンプルリンパドレナージ（SLD）はMLDと併用されることが多く，単独のSLDは上肢・下肢ともさらに科学的根拠に乏しく勧められない。

**上肢：グレードC2　下肢：グレードC2**

### 背景・目的

　リンパドレナージには用手的リンパドレナージ（manual lymphatic drainage；MLD）とシンプルリンパドレナージ（simple lymphatic drainage；SLD）がある。MLDはリンパ管の自動運動を活発にするとともに，リンパ液を正常なリンパ管に誘導することによって停滞しているリンパ流を改善すると考えられている。一方のSLDは，患者および家族が自宅でより簡便に行えるリンパドレナージであり，MLDの補完としての意味合いがある。しかしながら，MLD自体がその有用性や適切な施行方法が確立されていないのが実状である。その理由として，MLDはリンパ浮腫複合的治療（MLD，圧迫，運動，スキンケア，日常生活指導）の構成要素の一つであり，単独で行うことはほぼない。また，リンパ浮腫複合的治療のなかで圧迫療法は長時間施行するものであり，その治療効果が強力であるため，MLDの付加価値を判定することが難しい。さらに，MLDはマンパワーや費用対効果を考慮すると回数や時間に制限があるため，効果を発揮しきれない面もある。SLDに関しては，毎日施行することができるが，やはり圧迫療法と併用して行われるため，その効果を評価することが難しい。自分の四肢に触れることで，自分のリンパ浮腫の変化に気付けるという意味はあるが，治療としての効果は少ない。本CQでは，報告されている論文からMLDとSLDの治療効果について検討した。

### 解説

1）上肢について

　リンパ浮腫を発症した場合，標準治療方針はリンパ浮腫複合的治療であり，MLD単独ではなく，圧迫療法やエクササイズ，スキンケアと併用した治療を行う。したがって，報告されている論文においてもMLD単独ではなく，圧迫療法との併用の効果検証のみであった。

Andersenらは，乳癌に伴うリンパ浮腫を有する女性患者42人を2群に分け，標準療法群は弾性スリーブの装着，スキンケア，運動療法を行い，治療群は標準療法にリンパドレナージ（MLDを2週間に8回受け，自宅で毎日SLDを行う）を追加することによりリンパドレナージの効果を検討した[1]。結果は，両群ともに浮腫の軽減はみられたが，治療群間には，有意差がなかった。

　Gradalskiらも，乳癌治療後リンパ浮腫の51人を，MLDを含む複合的治療を施行した群（25人）とMLDを含まない複合的治療を施行した群（26人）に分け，26週間後の治療効果を前向きに検証した[2]。その結果，MLDの上乗せ効果はみられなかった。

　De Vriezeらは細胞外水分量のみでなく皮膚弾力性も調査した。乳癌関連リンパ浮腫患者194人に対し，教育，スキンケア，圧迫，運動を行う通常群に蛍光法を使用したMLD，あるいは通常のMLD，プラセボのMLDを追加した場合の筋膜上のリンパ液の集積と皮膚弾力性の変化を検証した。その結果，細胞外水分量はどの群でも減少したが，群間で有意差はなかった。SkinFibroMeterで行った皮膚の弾力を調べる検査では，3群とも改善したが，群間の有意差はなかった[3]。

　Senらは，乳癌関連リンパ浮腫患者54人を，多層包帯法，運動，MLDを行う群27人，通常群（多層包帯法＋運動）27人に分け，各群の上肢の体積，体積変化率，Quick-DASH，Lymph-ICFの変化を検証した。その結果，両群で体積変化率は有意に減少したが，2群間で有意差はなかった[4]。

　以上の文献より，多層包帯法が併用されているためMLDの有無にかかわらず，体積の減少効果があるが，MLDの上乗せ効果はなかったと推察される。

　一方で，MLDの上乗せ効果を示す報告もある。2017年にShaoらは，乳癌術後のリンパ浮腫に対する圧迫療法にMLDを追加する効果について，システマティックレビューを行った[5]。"lymphedema"と"lymphoedema"というキーワードで1990年から2015年までの報告から抽出された732編の論文中，評価し得る4編があった。結果として，圧迫療法にMLDを追加する効果は統計学的に認められたと報告している。

　また，McNeelyらは，乳癌患者50人を4週間のMLD/CB（compression bandage）併用群とCB単独群にランダムに分けて治療効果を検討した。4週間で両群とも有意に体積が減少したが，軽度リンパ浮腫ではMLD/CB併用群のほうが有意に体積が減少したと報告している[6]。

　Qiaoらは，4つの電子データベースから乳癌関連リンパ浮腫に対するMLDの有無でトライアルを比較した。四肢の容積の変化を含み，治療の回数と期間についてもサブグループ解析されている8編をまとめた。対象患者457人の解析では，MLDを受けた群と受けていない群を比較すると，MLDは全体として乳癌関連リンパ浮腫の上肢の体積を減少させなかった。しかし，サブグループ解析では20回を超える治療あるいは2週間以上の治療を行うと，有意にMLDを含む群で体積の減少がみられたと報告している[7]。

　MLDに関しては，リンパ浮腫の重症度や治療回数，期間などによる効果の違いがあり，施行する対象を選択して適切な頻度や期間を検討することにより，効果を発揮できる可能性があると考えられる。

　次にSLDに関する論文を紹介する。Sitziaらは，MLD群13人とSLD群15人でその効果を

検証するために，それぞれ2週間の介入を行い，その間，多層包帯法も行うpilot randomized studyを行った[8]。その結果，体積変化率はMLDで22%，SLDで11.8%であったが，両群間に有意差はなかった。

　Williamsらは上肢リンパ浮腫に対するMLDとSLDの治療効果について報告している[9]。乳癌関連リンパ浮腫患者31人に対し，3週間毎日MLD治療を行い，無治療期間6週間を経て，3週間毎日SLD治療を行う群と，3週間毎日SLD治療を行い，無治療期間6週間を経て，3週間毎日MLD治療を行う群にランダムに分け，リンパ浮腫の改善率を検証した。結果として，両群の統計的有意差はみられなかったが，ともに介入前に比べて有意にリンパ浮腫の改善はみられた。

　Bahtiyarcaらは，乳癌関連リンパ浮腫に対する複合的治療の初期治療時に，多層包帯法にMLDではなくSLDを加えることで，上肢浮腫，QOL，上肢機能，不安やうつにどのような影響を与えるかを検証している[10]。多層包帯法群14人と多層包帯法＋SLD群10人で調査した。多層包帯法は23時間，週5回施行され，SLDは多層包帯を巻く前に施行された。6カ月後，両群とも治療により有意に浮腫が軽減したが，2群間でその効果に有意差はなかった。多層包帯法を23時間行う治療は強力な治療であり，SLDの上乗せ効果はなかったものと考えられる。

　以上より，上肢リンパ浮腫に対する治療として，MLDとSLDの単独の効果はいまだ不明であると推察される。圧迫療法を含む標準療法におけるMLDの上乗せ効果は意見が分かれるところであるが，圧迫は長時間行うものであり，MLDは集中治療以外では連日施行することは不可能なので，その効果を比較すること自体難しい。

　結論として，MLDは患者の意向に一致し，効果が期待される場合に行うこととし，その実施の可否は主治医の判断に委ねられる。SLD単独の施行は，その効果について，さらに報告数が少ないため勧められない。

## 2）下肢について

　Szubaらは，四肢リンパ浮腫に対し，MLDと弾性包帯による圧迫療法を施行する前向き試験を行った[11]。治療は，四肢リンパ浮腫患者79人に対してMLDを30〜60分間行い，治療3日目からSLDを開始した。MLD後は弾性包帯による圧迫を行った。結果として，浮腫の減少率は上肢は38±56%，下肢は41±27%であった。

　また，Liaoらは，四肢リンパ浮腫に対しMLDと多層包帯法を施行する治療について前向き試験を行った[12]。四肢リンパ浮腫患者30人に対して治療を行い，治療前後で有意な改善を認めた。これらの報告のように，MLDと圧迫療法による治療の効果を示す報告は多くあるが，下肢のリンパ浮腫に対するMLDの単独効果に関する論文はない。

　下肢リンパ浮腫に対するMLDの治療効果を評価するには十分な情報がないが，上肢リンパ浮腫に関する論文も考慮すると，患者の意向を十分に検討し，かつ効果がはっきりと評価される場合に限り，行うことが推奨されると考える。SLD単独の施行は報告例も少なく勧められない。

### 検索式・参考にした二次資料

　文献の検索は，下記1）2）の手順で行った。

1) 本ガイドライン2018年版の内容に加え，原則として新たに2017年以降2023年5月までのデータをPubMedで検索した．検索語は，「lymphedema AND (manual drainage OR MLD OR SLD)」とした．該当した論文のうち，以下の基準に当てはまる論文を抽出した．

[適格基準]
①リンパ浮腫患者における診断・治療に関する原著論文，臨床試験，メタアナリシス，ランダム化比較試験
②Primary endpointがQOL，身体的苦痛，精神的苦痛，生活への影響，または生命予後のもの，あるいは実態調査

[除外基準]
①対象が小児に限定されているもの
②Primary endpointが非臨床的指標のもの（サイトカイン，栄養学的指標，免疫学的指標など）
③対象が終末期患者（例えば，生命予後が6カ月以下など）に限定されているもの
④Full-length paperのある同一著者による短報

2) 二次資料として，Cochrane Library，UpToDate，Clinical Evidence，ガイドライン，レビュー論文を参照した．

以上の手順で，本CQに関係する文献12編を得た．

## 文　献

1）Andersen L, Højris I, Erlandsen M, et al. Treatment of breast-cancer-related lymphedema with or without manual lymphatic drainage-a randomized study. Acta Oncol. 2000；39（3）：399-405.［PMID：10987238］
2）Gradalski T, Ochalek K, Kurpiewska J. Complex decongestive lymphatic therapy with or without vodder II manual lymph drainage in more severe chronic postmastectomy upper limb lymphedema：a randomized noninferiority prospective study. J Pain Symptom Manage. 2015；50（6）：750-7.［PMID：26303187］
3）De Vrieze T, Gebruers N, Nevelsteen I, et al. Does manual lymphatic drainage add value in reducing suprafascial fluid accumulation and skin elasticity in patients with breast cancer-related lymphedema? Phys Ther. 2022；102（12）：pzac137.［PMID：36209432］
4）Sen EI, Arman S, Zure M, et al. Manual lymphatic drainage may not have an additional effect on the intensive phase of breast cancer-related lymphedema：a randomized controlled trial. Lymphat Res Biol. 2021；19（2）：141-50.［PMID：33058746］
5）Shao Y, Zhong DS. Manual lymphatic drainage for breast cancer-related lymphoedema. Eur J Cancer Care（Engl）. 2017；26（5）.［PMID：27167238］
6）McNeely ML, Magee DJ, Lees AW, et al. The addition of manual lymph drainage to compression therapy for breast cancer related lymphedema：a randomized controlled trial. Breast Cancer Res Treat. 2004；86（2）：95-106.［PMID：15319562］
7）Qiao J, Yang LN, Kong YH, et al. Effect of manual lymphatic drainage on breast cancer-related post-mastectomy lymphedema：a meta-analysis of randomized controlled trials. Cancer Nurs. 2023；46（2）：159-66.［PMID：35324506］
8）Sitzia J, Sorbrido L, Harlow W. Manual lymphatic drainage compared with simple lymphatic drainage in the treatment of post-mastectomy lymphedema：a pilot randomised trial. Physiotherapy. 2002；88（2）：99-107.
9）Williams AF, Vadgama A, Franks PJ, et al. A randomized controlled crossover study of manual lymphatic drainage therapy in women with breast cancer-related lymphoedema. Eur J Cancer Care（Engl）. 2002；11（4）：254-61.［PMID：12492462］
10）Bahtiyarca ZT, Can A, Ekşioğlu E, et al. The addition of self-lymphatic drainage to compression therapy instead of manual lymphatic drainage in the first phase of complex decongestive therapy for

treatment of breast cancer-related lymphedema : A randomized-controlled, prospective study. Turk J Phys Med Rehabil. 2018 ; 65(4) : 309-17. [PMID : 31893267]
11) Szuba A, Cooke JP, Yousuf S, et al. Decongestive lymphatic therapy for patients with cancer-related or primary lymphedema. Am J Med. 2000 ; 109(4) : 296-300. [PMID : 10996580]
12) Liao SF, Huang MS, Li SH, et al. Complex decongestive physiotherapy for patients with chronic cancer-associated lymphedema. J Formos Med Assoc. 2004 ; 103(5) : 344-8. [PMID : 15216399]

## CQ 15

**a.** 続発性リンパ浮腫に対して，圧迫療法や用手的リンパドレナージ（MLD）に間欠的空気圧迫療法（IPC）を加えることはリンパ浮腫発症予防の一環として勧められるか？

**b.** 続発性リンパ浮腫に対して，圧迫療法や用手的リンパドレナージ（MLD）に間欠的空気圧迫療法（IPC）を加えることは標準治療として勧められるか？

### 推奨

**a.** 間欠的空気圧迫療法（IPC）による上肢・下肢リンパ浮腫の発症予防に関しては論文が得られなかったため，推奨度は評価できない。

　　　　　　　　　　　　　　上肢：推奨度評価なし　　下肢：推奨度評価なし

**b.** 間欠的空気圧迫療法（IPC）による上肢・下肢リンパ浮腫の治療は多くの研究で有用性が示唆されており，行うことを考慮してもよいが，それぞれの研究は症例数が限られており，質の高いエビデンスが十分ではない。さらに近年，リンパルートを標的とする新型IPCの開発によって，より良好なリンパ浮腫改善の可能性が期待されるが，臨床的なエビデンスが限られており，今後の探索研究や検証研究の結果が待たれる。

　　　　　　　　　　　　　　上肢：グレードC1　　下肢：グレードC1

### 背景・目的

　間欠的空気圧迫療法（intermittent pneumatic compression；IPC）は通常，患者をバッグに包み，空気圧によってリンパ管の流れを促すもので，浮腫治療に有効であるとされてきた。通常，1サイクル30分，圧は30〜40 mmHgで行われ，末梢側から腋窩に向かって一律に圧をかける機序である。2024年2月現在，わが国でリンパ浮腫に対するIPC装置として承認または認証を得た医療機器は存在しない。

　近年，わが国で新たに開発された新型IPCは，単に患肢を盲目的に圧迫する従来型IPCと異なり，16個のエアセルをもち，リンパルートの方向に応じて配置することで，残存するリンパルートの方向に圧迫することができる装置であり，2024年4月に承認予定である。

### 解　説

1）上肢について

　上肢リンパ浮腫に対する治療として，IPCについては以前より数多くの報告がなされてきた。Haghighatらは，乳癌術後上肢リンパ浮腫患者に対するIPCについて，圧迫療法単独と圧迫療法とIPCを併用した場合の安全性と効果について比較・調査するため，ランダム化前向き試験を行った[1]。リンパ浮腫になった乳癌術後患者112人をランダム化割り付けし，グループ1は圧迫療法のみ，グループ2では圧迫療法と圧迫施術の間にIPCを毎日行った。結果として，両群ともに治療前より浮腫は軽減していたが，圧迫療法単独よりIPCを併用する

ほうが改善率は低かった (43.1% vs. 37.5%, $p=0.036$)。

　Szolnokyらは，乳癌術後上肢リンパ浮腫患者に対して，MLD療法単独とMLDとIPCを併用した場合の安全性と効果について比較・調査するため，ランダム化前向き試験を行った[2]。リンパ浮腫になった乳癌術後患者27人を2群に分けた。グループ1はMLD 60分を1日1回，グループ2ではMLD 30分とIPC 30分を1日1回それぞれ毎日行った。結果として，両群ともに治療前より浮腫は軽減し，MLD単独よりIPCを併用するほうが14日目から有意に改善した。

　Fifeらは，乳癌術後上肢リンパ浮腫患者に対して，通常のIPC〔a standard pneumatic compression device (SPCD)〕とプログラム化できるIPC〔an advanced pneumatic compression device (APCD)〕の安全性と効果について比較・調査するため，ランダム化前向き試験を行った[3]。リンパ浮腫になった乳癌術後患者36人を2群に分けた。グループ1はSPCDを1日1回1時間，グループ2はAPCDを1日1回1時間，両群ともに12週間毎日行った。結果は両群ともに治療前より浮腫は軽減し，SPCDでは16%，APCDでは29%，浮腫が軽減した。

　Uzkeserらは，リンパ浮腫になった乳癌術後患者31人を2群に分け，前向きに検討した[4]。グループ1（15人）は複合的治療を行い，グループ2（16人）は複合的治療とIPCを行い，IPCは週5回×45分間（40 mmHg）で行った。両群ともに治療前と開始後3, 7週間後で評価を行った。結果は両群ともに治療前より浮腫は軽減したが，IPCの上乗せ効果はなかった。

　一方，IPCとMLDを比較した論文では，まずJohanssonらは，乳癌術後のリンパ浮腫患者をMLD群（12人）とSPC（順次空気圧迫療法）群（12人）に分け，比較検討を行い，ともに有意にリンパ浮腫治療効果（$p<0.05$）があり，群間では差はなかった[5]。さらに，Gurdalらは，乳癌術後のリンパ浮腫患者をMLDとCB（圧迫包帯）群（15人）とIPCとSLD（simple lymphatic drainage）群（15人）に分け，比較検討した結果，ともに有意にリンパ浮腫治療効果（$p<0.01$）があり，群間では差はなかった[6]。Sanal-Toprakらは，乳癌術後のリンパ浮腫患者46人に対するIPC（22人）とMLD（24人）について検討し，ともに開始5週目からリンパ浮腫治療効果（$p<0.05$）があり，IPCとMLDの効果は同等であった[7]。

　よって，IPCには乳癌術後のリンパ浮腫治療効果があり，IPCとMLDの群間で有意差はなかった。

　以上より，上肢リンパ浮腫患者に対するIPCの治療の有用性には一定の見解が得られている。一方，IPCによる発症予防に関する論文報告（英文）はみつからず，今後の研究が待たれる。

## 2）下肢について

　Taradajらは，下肢リンパ浮腫患者81人を3群に分け，圧を変えたIPCの効果を12-chamber apparatus Lymphatron DL1200（Technomex LLC, Gliwice, Upper Silesia, Poland）を用いて前向きに検討した[8]。グループAでは通常の圧迫療法にIPC（120 mmHg）を併用，グループBでは通常の圧迫療法にIPC（60 mmHg）を併用，グループCでは圧迫療法のみとして検討した。結果として，圧迫療法にIPC（120 mmHg）を併用することで効果が認められた。

　Blumbergらは，下肢リンパ浮腫患者70人にIPCを用い，有意に軽減効果を認め，蜂窩織炎や潰瘍も軽減したと報告している[9]。

　Dunnらは，下肢リンパ浮腫患者40人に対するIPCについて検討し，IPCはMLDへの上

乗せ効果を認めた[10]。

　Kitayamaらは，下肢リンパ浮腫患者に対するIPCを用いたリアルタイムな効果について検討した[11]。患者17人（婦人科癌14人，大腸癌3人）に対してメドマーPM8000®を着用させ，インドシアニングリーン（ICG）0.05 mLを皮内注射し，赤外観察カメラシステム（photodynamic eye；PDE）で流れを観察し，実際のICGの蛍光を測定した。結果として，IPCを行うことによってICGは流れており，リンパ浮腫の治療になり得る可能性を示唆した。

　近年，Shinaokaらは遺体を用いたリンパ管造影を行い，上肢・下肢リンパ管の流れを解明している[12)～14)]。上肢には5つのルート，下肢には4つのルートがあり，さらに下肢リンパ浮腫患者では，ルートの閉塞している位置だけでなく，リンパ浮腫の重症度と流れるルートに関係性があると報告している。特に軽症では内側方向に，中等度では外側方向に優位にリンパルートが残存しており，リンパ流促進効果が有意にみられたことを報告している。

　これらのShinaokaらの報告に基づいて開発された空気圧式リンパ流促進装置（pneumatic lymphatic drainage；PLD）が，リンパ浮腫治療用の医療機器として2024年4月に承認される予定である。実際に，乳癌術後上肢リンパ浮腫（5人）と卵巣癌術後下肢リンパ浮腫（1人）にPLDを行った探索研究では，リンパ浮腫治療効果がみられた[15]。今後，上肢・下肢リンパ浮腫に対するPLDを用いた治療の有用性が探索，そして検証されることが求められている。

　以上より，下肢リンパ浮腫に対するIPCによる治療の有用性を示す報告が多くみられるようになっている。一方，発症予防に関する論文は，上肢と同様に下肢リンパ浮腫に対するIPCの報告はなく，今後の研究が待たれる。

**検索式・参考にした二次資料**

　文献の検索は，下記1）2）の手順で行った。

1) 本ガイドライン2018年版の内容に加え，原則として新たに2017年以降2023年1月までのデータをPubMedで検索した。検索語は，「lymphedema AND Intermittent Pneumatic compression」とした。該当した3,995編のうち，以下の基準に当てはまる論文を得た。

[適格基準]
　①リンパ浮腫患者における診断・治療に関する原著論文，臨床試験，メタアナリシス，ランダム化比較試験
　②Primary endpointがQOL，身体的苦痛，精神的苦痛，生活への影響，または生命予後のもの，あるいは実態調査

[除外基準]
　①対象が小児に限定されているもの
　②Primary endpointが非臨床的指標のもの（サイトカイン，栄養学的指標，免疫学的指標など）
　③対象が終末期患者（例えば，生命予後が6カ月以下など）に限定されているもの
　④Full-length paperのある同一著者による短報

2) 二次資料として，Cochrane Library，UpToDate，Clinical Evidence，ガイドライン，レビュー論文，日本リンパ浮腫学会雑誌，特許情報プラットフォームを参照した。

以上の手順で，本CQに関係する文献15編を得た。

## 文　献

1) Haghighat S, Lotfi-Tokaldany M, Yunesian M, et al. Comparing two treatment methods for post mastectomy lymphedema：complex decongestive therapy alone and in combination with intermittent pneumatic compression. Lymphology. 2010；43（1）：25-33. ［PMID：20552817］
2) Szolnoky G, Lakatos B, Keskeny T, et al. Intermittent pneumatic compression acts synergistically with manual lymphatic drainage in complex decongestive physiotherapy for breast cancer treatment-related lymphedema. Lymphology. 2009；42（4）：188-94 ［PMID：20218087］
3) Fife CE, Davey S, Maus EA, et al. A randomized controlled trial comparing two types of pneumatic compression for breast cancer-related lymphedema treatment in the home. Support Care Cancer. 2012；20（12）：3279-86. ［PMID：22549506］
4) Uzkeser H, Karatay S, Erdemci B, et al. Efficacy of manual lymphatic drainage and intermittent pneumatic compression pump use in the treatment of lymphedema after mastectomy：a randomized controlled trial. Breast Cancer. 2015；22（3）：300-7. ［PMID：23925581］
5) Johansson K, Lie E, Ekdahl C, et al. A randomized study comparing manual lymph drainage with sequential pneumatic compression for treatment of postoperative arm lymphedema. Lymphology. 1998；31（2）：56-64. ［PMID：9664269］
6) Gurdal SO, Kostanoglu A, Cavdar I, et al. Comparison of intermittent pneumatic compression with manual lymphatic drainage for treatment of breast cancer-related lymphedema. Lymphat Res Biol. 2012；10（3）：129-35. ［PMID：22984910］
7) Sanal-Toprak C, Ozsoy-Unubol T, Bahar-Ozdemir Y, et al. The efficacy of intermittent pneumatic compression as a substitute for manual lymphatic drainage in complete decongestive therapy in the treatment of breast cancer related lymphedema. Lymphology. 2019；52（2）：82-91. ［PMID：31525829］
8) Taradaj J, Rosińczuk J, Dymarek R, et al. Comparison of efficacy of the intermittent pneumatic compression with a high- and low-pressure application in reducing the lower limbs phlebolymphedema. Ther Clin Risk Manag. 2015；11：1545-54. ［PMID：26504396］
9) Blumberg SN, Berland T, Rockman C, et al. Pneumatic compression improves quality of life in patients with lower-extremity lymphedema. Ann Vasc Surg. 2016；30：40-4. ［PMID：26256706］
10) Dunn N, Williams EM, Dolan G, et al. Intermittent pneumatic compression for the treatment of lower limb lymphedema：a pilot trial of sequencing to mimic manual lymphatic drainage versus traditional graduated sequential compression. Lymphat Res Biol. 2022；20（5）：514-21. ［PMID：34883036］
11) Kitayama S, Maegawa J, Matsubara S, et al. Real-time direct evidence of the superficial lymphatic drainage effect of intermittent pneumatic compression treatment for lower limb lymphedema. Lymphat Res Biol. 2017；15（1）：77-86. ［PMID：28323573］
12) Shinaoka A, Koshimune S, Suami H, et al. Lower-limb lymphatic drainage pathways and lymph nodes：a CT lymphangiography cadaver study. Radiology. 2020；294（1）：223-9. ［PMID：31746690］
13) Shinaoka A, Kamiyama K, Yamada K, et al. A new severity classification of lower limb secondary lymphedema based on lymphatic pathway defects in an indocyanine green fluorescent lymphography study. Sci Rep. 2022；12（1）：309. ［PMID：35013357］
14) 特許情報プラットフォーム．公開番号 特開2019-118803 リンパ系の機能を評価する方法．https://www.j-platpat.inpit.go.jp/c1800/PU/JP-2019-118803/EC2CCE92FE7F668AC-B455574E0A17FAF601165E93431DD6F2BC58E6B447DF8A9/11/ja
15) 山本大悟，他．リンパ浮腫患者に対する新型空気圧式リンパ流促進装置（新設予定）の有用性．日本リンパ浮腫学会雑誌．2023；短報第1号：11-3.

## CQ 16
### 続発性リンパ浮腫に対して，運動療法は治療として勧められるか？

**推奨**

乳癌関連上肢リンパ浮腫の患者に対して，筋力トレーニングおよび有酸素運動はリンパ浮腫治療として推奨される。婦人科癌関連下肢リンパ浮腫患者に対して，筋力トレーニングおよび有酸素運動は圧迫療法などとの併用という条件付きで推奨される。

**上肢：グレードB　下肢：グレードC1**

### 背景・目的

過去には，運動（エクササイズ）は血流増加によりリンパ浮腫を悪化させるリスクがあるため，運動を積極的に推奨しないといった指導もされていた歴史がある。近年，適切な指導を行ったうえでの運動では，リンパ浮腫の悪化や有害事象の発生はなく，逆にリンパ浮腫軽減につながったとされるデータが蓄積されている。一方，乳癌術後の上肢リンパ浮腫について検討した報告に比べ，下肢リンパ浮腫について検討した報告は少ない。

### 解説

上肢リンパ浮腫に対する運動の効果については，複数のシステマティックレビューが報告されている。

筋力トレーニングの効果について，Baumannらは乳癌関連リンパ浮腫患者を対象とした筋力トレーニングによる効果を検証するシステマティックレビューを行った[1]。選ばれた11の研究から，患肢体積，自覚症状が検討された。4つのランダム化比較試験で患肢体積の有意な減少を認め，6つのランダム化比較試験で自覚症状の有意な改善を認めた。いずれの研究でも，運動によるリンパ浮腫の増悪は認めなかった。

また，Wangらは，ガイドラインやコンセンサスステートメントを含めた定性的システマティックレビューを行った[2]。PRISMA（2020）に従って，悪化の有無，ボリューム，周径，QOL，ROM，BMI，体組成，自覚症状などについて，定性的に相対評価を行っている。22編（ガイドライン7編，コンセンサスステートメント4編，システマティックレビュー11編）が抽出され，AGREE II基準によって，ガイドラインとコンセンサスステートメントの全体的なクオリティは中程度から高いレベルであった。一方，11編のシステマティックレビューについてはAMSTAR基準での評価では，非常に低いレベルから高いレベルの間で評価されていた。筋力トレーニングについては6つのカテゴリー（安全性，有効性，トレーニング前の評価，トレーニングの処方，評価指標，注意点）において重複する内容を含め43項目を各論文からピックアップしており，主には安全に運動を行うための注意点や運動の強度，頻度，期間や設定目標，評価項目についてであった。運動を行う前に全身倦怠感や疲労感，体調不良がある場合は，無理な運動を避けること，運動前に貧血，運動麻痺，骨転移の有無，心肺機能，化学療法の影響，リンパ浮腫の悪化を担当医師にチェックしてもらうこと，同時

に運動継続中に担当医師にモニタリングしてもらうこと，運動強度，セット数，時間，頻度，種類や到達目標などは個々人の癌の状況やリンパ浮腫の状況によって異なるため，無理のない設定を行う必要があること，運動は病状を理解している専門家の指導のもとに行うことなどを列挙している。

　Hasenoehrlらは，乳癌関連リンパ浮腫患者に対する筋力トレーニングの効果について定量的システマティックレビューを行った。PRISMA（2009）に従って29の論文を抽出し，評価指標ごとに対象論文をそれぞれ抽出してメタアナリシスを行った[3]。トレーニング介入の前後で評価指標の平均測定値の変化について，フォレストプロットを作成した。Bioimpedance spectroscopy（BIS），上肢筋力，下肢筋力でそれぞれ6つの論文が抽出された。筋力トレーニングの前後で，L-Dex値（−1.10，95%CI　−2.19〜−0.01）で有意に低下を認めた。また，上肢筋力，下肢筋力もトレーニング後に有意に増加していた。

　筋力トレーニング以外の運動療法について，Olssonらは，リハビリテーション（運動と身体活動，太極拳，ヨガ，リンパ浮腫複合的治療，心理的介入）による効果について定性的システマティックレビューを行った[4]。37のシステマティックレビューを抽出し，AMSTAR 2に従って質的評価を行い（低レベル：21編，中レベル：14編，高レベル：2編），それぞれのアウトカムについて定性的システマティックレビューを行った。筋力トレーニングは，四肢筋力やQOLの向上，BMI維持に有益であった。運動（ヨガ，ノルディックウォーキング，筋力トレーニング）は患肢の体積減少に効果を認めた。複合的治療は患肢の体積減少に有効である可能性があるとした。

　個別の研究では，Kilbreathらは3カ月以上症状が持続する乳癌術後リンパ浮腫患者88人を対象として，有酸素運動と筋力トレーニングからなる運動療法の効果をランダム化比較試験で検討した[5]。介入は，12週間に渡り1時間の運動を週3回，隔週で専門の運動療法士の指導のもとでトレーニングを行った。プログラムは，ウォームアップの後，30分の筋力強化トレーニング，10分の有酸素運動（バイク，トレッドミル，ローイングマシン，クロストレーナー）を行った。筋力トレーニングは経時的に負荷を増やしていき，4週ごとに飽きないように運動メニューを変更した。EORTC QLQ-BR23スコアで胸部と上肢の症状が，介入群で有意に改善していた。LSIDSスコアでは，介入群で腫脹に対する知覚症状で有意に改善がみられた。超音波検査による胸壁での皮膚の厚さについては，運動群で手術側の皮膚で有意に減少が認められていた。BISの変化については，四肢では2群で有意差は認めず，胸壁でのみ運動群のほうが有意に改善していた。Loudonらは，ISL分類Ⅰ期の乳癌関連リンパ浮腫患者に対し，ヨガによる自己肯定感の変化を調査した[6]。映像教材を用いた自宅での8週間の介入と，その間に隔週でヨガ教室で指導を受けた。もともと関心がある対象者による主観的な評価であるが，介入後の質的評価指標は，身体的，精神的，社会的機能の面でポジティブな結果を報告している[7]。またPirincciらは，乳癌術後の中等度リンパ浮腫患者25人に対し，複合的治療に肩甲胸郭安定化運動を追加する効果についてランダム化比較試験で検討した[8]。3週間の治療前後，および治療終了5週後に肩甲骨機能，姿勢，バランスを評価し，治療後，治療終了5週後に介入群の各種指標の有意な改善（$p<0.05$）を報告している。

　以上のことから，上肢については，複数の定量的，定性的システマティックレビューの結

果から，筋力トレーニングに関しては有効性を示すデータが揃っている。そのほかの運動療法については概ね有効性を示す報告が出ていることから，推奨グレードはBとした。

下肢リンパ浮腫に対する運動の効果については，現時点ではシステマティックレビューが存在しない。

個別の研究では，Fukushimaらは，下肢リンパ浮腫のある23人に対してランダム化クロスオーバー比較試験で，圧迫療法を伴う運動療法（active exercise with compression therapy；AECT）の効果を調べた[9]。AECTは伸縮性のバンデージを着けた状態で自転車エルゴメーターを使って行われた。高負荷AECT，低負荷AECT，圧迫療法のみ（compression therapy；CT）の3つの介入方法を組み合わせた。それぞれ15分間行い，1週間の休止期間を設けた。下肢の体積はペロメーターで評価した。下肢体積の減少は3つの介入方法で異なった（$p=0.04$）。下肢体積は，CTに比較して高負荷AECTで有意に減少した（$p=0.02$）。ただし，各介入方法の間の休止期間では下肢体積に有意差はなかった（$p=0.79$）。身体症状と皮膚症状はどの介入方法でも同様であったが，介入前の皮膚症状は高負荷および低負荷AECT後で程度が軽かった。

Erginらは，維持期にある片側下肢リンパ浮腫患者57人に対し，屋内で行う体操運動と，水中で行うaqua-lymphatic therapy（ALT）の効果をランダム化比較試験で検討した[10]。1回45～60分で週2回6週間の介入を行った。両群とも，浮腫，機能レベル，QOL，社会的・将来的不安の測定値で改善がみられたが，この改善はALT群でより高かった（$p<0.05$，$p \leq 0.001$）。

Doらは婦人科癌術後の片側下肢リンパ浮腫患者40人に対し，通常の複合的治療（CDT群）と，さらにストレッチ，筋力強化，体幹安定運動，有酸素運動を加えた場合（CRCDT群）の効果をランダム化比較試験で検討した[11]。4週間の介入で体積の有意な増減はなかったものの，浮腫状態，疲労，疼痛，GCLQ-K（韓国語版婦人科癌リンパ浮腫質問票）スコアは両群で有意に改善した（$p<0.05$）。EORTC QLQ-C30および30秒椅子立ちテストにおける身体機能と疲労，膝伸展筋力は，CDT群と比較してCRCDT群で有意に改善した（$p<0.05$）。

下肢のリンパ浮腫に対する運動の効果については，論文が少しずつ増えているものの，結論を得るにはまだエビデンスが少なく，さらなる研究が待たれる。

### 検索式・参考にした二次資料

文献の検索は，下記1) 2)の手順で行った。

1) 本ガイドライン2018年版の内容に加え，原則として新たに2017年以降2023年3月までのデータをPubMedで検索した。検索語は，「lymphedema AND exercise」とした。該当した853編のうち，原発性とフィラリア症関連を除外し，以下の基準に当てはまる論文を抽出した。

[適格基準]

①リンパ浮腫患者における診断・治療に関する原著論文，臨床試験，メタアナリシス，ランダム化比較試験

②Primary endpointがリンパ浮腫の変化（周径，BIS，体積など），QOL，身体的苦痛，精神的苦痛，生活への影響，あるいは実態調査

［除外基準］

① 対象が小児に限定されているもの

② Primary endpointが非臨床的指標のもの（サイトカイン，栄養学的指標，免疫学的指標など）

③ 対象が終末期患者（例えば，生命予後が6カ月以下など）に限定されているもの

④ Full-length paperのある同一著者による短報

2）二次資料として，Cochrane Library，UpToDate，Clinical Evidence，ガイドライン，レビュー，コンセンサス論文を参照した。

以上の手順で，本CQに関係する文献11編を得た。

## 文　献

1) Baumann FT, Reike A, Reimer V, et al. Effects of physical exercise on breast cancer-related secondary lymphedema：a systematic review. Breast Cancer Res Treat. 2018；170（1）：1-13.［PMID：29470804］

2) Wang L, Shi YX, Wang TT, et al. Breast cancer-related lymphoedema and resistance exercise：An evidence-based review of guidelines, consensus statements and systematic reviews. J Clin Nurs. 2023；32（9-10）：2208-27.［PMID：35894167］

3) Hasenoehrl T, Palma S, Ramazanova D, et al. Resistance exercise and breast cancer-related lymphedema-a systematic review update and meta-analysis. Support Care Cancer. 2020；28（8）：3593-603.［PMID：32415386］

4) Olsson Möller U, Beck I, Rydén L, et al. A comprehensive approach to rehabilitation interventions following breast cancer treatment-a systematic review of systematic reviews. BMC Cancer. 2019；19（1）：472.［PMID：31109309］

5) Kilbreath SL, Ward LC, Davis GM, et al. Reduction of breast lymphoedema secondary to breast cancer：a randomised controlled exercise trial. Breast Cancer Res Treat. 2020；184（2）：459-67.［PMID：32812177］

6) Loudon A, Barnett T, Williams A. Yoga, breast cancer-related lymphoedema and well-being：A descriptive report of women's participation in a clinical trial. J Clin Nurs. 2017；26（23-24）：4685-95.［PMID：28334470］

7) Pasyar N, Barshan Tashnizi N, Mansouri P, et al. Effect of yoga exercise on the quality of life and upper extremity volume among women with breast cancer related lymphedema：A pilot study. Eur J Oncol Nurs. 2019；42：103-9.［PMID：31479846］

8) Pirincci CS, Dalyan M, Delialioglu SU, et al. Effects of scapulothoracic stabilization exercises on scapular function, posture, and balance in lymphedema after mastectomy：a randomized controlled trial. Women Health. 2023；63（4）：251-65.［PMID：36814100］

9) Fukushima T, Tsuji T, Sano Y, et al. Immediate effects of active exercise with compression therapy on lower-limb lymphedema. Support Care Cancer. 2017；25（8）：2603-10.［PMID：28386788］

10) Ergin G, Karadibak D, Sener HO, et al. Effects of aqua-lymphatic therapy on lower extremity lymphedema：a randomized controlled study. Lymphat Res Biol. 2017；15（3）：284-91.［PMID：28880750］

11) Do JH, Choi KH, Ahn JS, et al. Effects of a complex rehabilitation program on edema status, physical function, and quality of life in lower-limb lymphedema after gynecological cancer surgery. Gynecol Oncol. 2017；147（2）：450-5.［PMID：28941657］

## CQ17
### 続発性リンパ浮腫に対してリンパ管静脈吻合術（LVA）を行った場合，行わなかった場合と比べてリンパ浮腫は改善するか？

**推奨**

リンパ浮腫に対するリンパ管静脈吻合術（LVA）の有効性に関して，上肢，下肢，いずれにおいても，ほとんどの報告において体積の減少や蜂窩織炎の発生率の低下などの有効性が示されている．一方で個々の報告に目を向けると，質の高い比較研究は極めて少なく，さらに上質な研究成果の報告が待たれる． **グレードC1**

### 背景・目的

続発性リンパ浮腫に対して現在広く行われているリンパ管静脈吻合術（lymphatic-venous anastomosis；LVA）は，患肢の集合リンパ管と静脈との間で内膜を正確に接合し吻合することで，うっ滞したリンパ液を直接静脈に環流させる外科的治療法である．従来，LVAと混同されてきたリンパ管を静脈内に移植する術式とは明確に区別して検証される必要がある．本CQでは，LVAの適応と治療成績に関する近年の動向を検証した．

### 解　説

リンパ浮腫に対するマイクロサージャリーを用いた再建手術としては，LVAと血管柄付きリンパ節移植術（vascularized lymph node transfer；VLNT）が代表的である．これらは，比較的新しい術式であるが，この10年の間に非常に多くの臨床研究が報告されてきた．

Meuliらの論文150編6,496人の患者を対象としたシステマティックレビュー，メタアナリシスによると，LVAにより，余剰な周径の35.6%，余剰な体積の32.7%の減少が得られ，1年あたりの蜂窩織炎の発生回数は1.9回減少するという結果が得られており，続発性リンパ浮腫の重症度を軽減する有効な治療法であることが示されている[1]．しかし，含まれた研究のほとんどが症例集積研究であり，選択バイアスのリスクは高い．また，研究間の比較をより的確なものとするには，病期分類方法やアウトカムの測定，報告の方法が標準化されていくことが必要であると指摘されている．

Guptaらは上肢リンパ浮腫に対するLVA，Verheyらは下肢リンパ浮腫に対するLVAについて，それぞれシステマティックレビューを行っている[2,3]．術前，術後の適切な圧迫療法を行うことが前提ではあるものの，上肢においても下肢においても，進行したリンパ浮腫に比して早期のリンパ浮腫においてLVAは高い治療効果が得られていると分析されている．また，Changらの報告したシステマティックレビュー，メタアナリシスでは，上肢リンパ浮腫においては，LVAの術後に一定の割合で日々の圧迫療法を中断することが可能であったことが，5つの論文の報告結果としてまとめられている[4]．LVAは，VLNTと比べて，合併症のリスクが少なく，入院日数の短い治療方法であることが報告されている[5]．

LVAは，VLNTと比較して，報告の間で術式の違いに伴うバイアスは少ないと考えられ

る。一方で，Rosianらは，LVAの前向き試験における研究手法，評価方法について，バイアスのリスクが高いことを指摘している[6]。質の高い研究手法がとられていないことは，リンパ浮腫予防手術においても同様に指摘されている[7]。今後，より質の高い研究が蓄積されることで，明確な治療適応と，部位，重症度別の標準的治療成果が明らかになることが期待される。現時点では，LVAは，適切な保存療法の指導のもとで十分な症状のコントロールが得られていない場合において適応が検討される術式である。

### 検索式・参考にした二次資料

文献の検索は，下記1）2）の手順で行った。

1）本ガイドライン2018年版の内容に加え，原則として新たに2017年以降2023年7月までのデータをPubMedで検索した。検索語は，「lymphedema AND "lymphatic venous anastomosis" OR "lymphovenous bypass" OR "lymphaticovenular anastomosis" NOT "animal"」とした。該当した283編のうち，以下の基準に当てはまる論文を抽出した。

［適格基準］

①リンパ浮腫患者に対する外科的治療に関する原著論文，臨床試験，メタアナリシス，ランダム化比較試験，システマティックレビュー

②Primary endpointが治療効果，身体的苦痛，精神的苦痛，QOL，あるいは実態調査

［除外基準］

①対象が小児に限定されているもの

②Primary endpointが非臨床的指標のもの（サイトカイン，栄養学的指標，免疫学的指標など）

③対象が終末期患者（例えば，生命予後が6カ月以下など）に限定されているもの

④Full-length paperのある同一著者による短報

2）二次資料として，Cochrane Library，UpToDate，Clinical Evidence，ガイドライン，レビュー，コンセンサス論文を参照した。

以上の手順で，本CQに関係する文献7編を得た。

### 文　献

1）Meuli JN, Guiotto M, Elmers J, et al. Outcomes after microsurgical treatment of lymphedema：a systematic review and meta-analysis. Int J Surg. 2023；109（5）：1360-72.［PMID：37057889］
2）Gupta N, Verhey EM, Torres-Guzman RA, et al. Outcomes of lymphovenous anastomosis for upper extremity lymphedema：a systematic review. Plast Reconstr Surg Glob Open. 2021；9（8）：e3770.［PMID：34476159］
3）Verhey EM, Kandi LA, Lee YS, et al. Outcomes of lymphovenous anastomosis for lower extremity lymphedema：a systematic review. Plast Reconstr Surg Glob Open. 2022；10（10）：e4529.［PMID：36225843］
4）Chang DW, Dayan J, Greene AK, et al. Surgical treatment of lymphedema：a systematic review and meta-analysis of controlled trials. Results of a consensus conference. Plast Reconstr Surg. 2021；147（4）：975-93.［PMID：33761519］
5）Akita S, Mitsukawa N, Kuriyama M, et al. Comparison of vascularized supraclavicular lymph node transfer and lymphaticovenular anastomosis for advanced stage lower extremity lymphedema. Ann Plast Surg. 2015；74（5）：573-9.［PMID：25875724］
6）Rosian K, Stanak M. Efficacy and safety assessment of lymphovenous anastomosis in patients with

primary and secondary lymphoedema : a systematic review of prospective evidence. Microsurgery. 2019 ; 39 (8) : 763-72. [PMID : 31571265]
7) Ciudad P, Escandón JM, Bustos VP, et al. Primary prevention of cancer-related lymphedema using preventive lymphatic surgery：systematic review and meta-analysis. Indian J Plast Surg. 2022；55 (1) : 18-25. [PMID : 35444756]

## CQ18

続発性リンパ浮腫に対して血管柄付きリンパ節移植術（VLNT）を行った場合，行わなかった場合と比べてリンパ浮腫は改善するか？

### 推奨

リンパ浮腫に対する血管柄付きリンパ節移植術（VLNT）の有効性に関する研究結果はおおむね一致している。システマティックレビューでも，国際リンパ学会の病期分類（ISL）Ⅱ/Ⅲ期症例に対する有効性については結果が概ね一致しているが，個々の研究はほとんどが症例集積研究であるため，標準的な治療選択肢とするためには，より質の高い研究が必要である。

**グレードC2**

### 背景・目的

リンパ浮腫に対する外科的治療の選択肢の一つである血管柄付きリンパ節移植術（vascularized lymph node transfer；VLNT）は比較的新しい手技であり，近年，報告が急増している領域である。本CQでは，その治療成績や適応病期に関する近年の動向を検証した。

### 解説

VLNTとは，マイクロサージャリーにより，血管柄付きのリンパ組織を含むドナーフラップを，外側鼠径部，胸壁，頸部などから鼠径や腋窩に移植し，患肢の脈管循環を再構築することで浮腫の軽減を図る術式である。Carlらによる外科的治療のシステマティックレビューでは，VLNTに関して10論文（中等度～重症185人：上肢111人，下肢74人を含む）が抽出された。周径減少率は39.5%，体積減少率は26.4%であった[1]。VLNTは閉塞したリンパ機能を改善するが，侵襲が大きく，術後合併症は30.1%とする報告もあり，ISL Ⅱ期晩期からⅢ期の重症例にのみ適応すべきであると考察している。また，ScaglioniらはVLNTに関する包括的レビューを行い，24論文271人を抽出した[2]。ドナー部位は鼠径部が最も多く，外側胸部リンパ節群がこれに続くが，後者は他のドナー部位と比べて減量効果が少ないうえに合併症が27.5%と最も多かった（鼠径部10.3%，鎖骨上5.6%）。奏効率は上肢74.2%に対し，下肢は53.2%だったが，リンパ節の移植先が近位か遠位かで効果に有意差はなかった（76.9% vs. 80.4%）。これらの結果より，VLNTはマイクロサージャリーを用いて行えば，リンパ浮腫の病期にかかわらず有効な方法であるとしている。さらに，Ozturkらによるシステマティックレビューでは18論文305人が抽出された[3]。周径評価を受けた182人中165人（91%）が周径の減少を，114人中98人（86%）が患肢体積の減量を認めた。92人中55人にリンパシンチグラフィで術後中等度以上のリンパ流改善がみられ，蜂窩織炎の発症率も低下した。105人に対して満足度調査がなされており，7人を除き全例が高い満足度を示し，QOL改善が得られたと回答していた。Dionyssiouらは，乳癌術後リンパ浮腫患者36人をA群18人：VLNT＋弾性着衣6カ月着用とB群18人：複合的治療のみ6カ月に割り付けてランダム化比

較試験を行った[4]。その後の6カ月は両群とも弾性着衣を付けずに過ごし，1年後（調査開始から18カ月後）に患肢の改善度を比較検討した。体積減少率はA群57%，B群18%で，A群で有意に感染が減少した。これに伴い，A群では医療費も著しく減少し，痛みや重さについてもB群に比べて改善がみられた。Akitaらは，LVAを対照群とした症例対照研究においてそれぞれVLNTの優位性を示した[5]。後ろ向き症例集積研究ではあるが，CiudadらはVLNTの有効性を検証し，患肢の減量効果があり，蜂窩織炎の発症率がより有意に低下したと報告した（$p < 0.05$）[6]。

主な合併症はドナーロス1人，ドナーサイトの血腫1人で，観察期間の後に18人（21.7%）は減量手術を追加しており，Ⅲ期症例についてはVLNTに直接的な減量術を付加することでより良い効果が得られるとしている。Patelらは四肢リンパ浮腫患者25人に対して，De Bruckerらは乳癌術後上肢リンパ浮腫患者25人に対して，それぞれVLNT後の効果とQOL（HRQOL）の変化を検証し，どちらも良好な成績を報告している[7)8]。De Bruckerらは，50%の症例で感染が起こらなくなり，44%（11人）は平均29カ月の間，圧迫療法から解放され，他の56%は圧迫療法を行う頻度が3分の1に減ったと報告している[8]。Akitaらは，上肢リンパ浮腫患者42人にVLNTを行い，術前から術後の浮腫の治療効果を約20カ月フォローしたところ，周径，蜂窩織炎，体重減少，QOLで有意に改善がみられている[9]。また，インドシアニングリーン（ICG）による血流評価を行い，血流維持が治療効果に重要であるとしている。

Dionyssiouらは，上肢リンパ浮腫患者64人にVLNTを行い，移植片が$25cm^2$より大きいか否かで2群に分け検討している[10]。大きい群ほど多くのリンパ節が含まれ，1年後のリンパ浮腫の体積減少も有意であると報告している。

以上より，VLNTは，ISL Ⅱ/Ⅲ期の比較的進行したリンパ浮腫症例に対して減量効果を示し，これに伴い感染発症の減少など，HRQOLの改善も認められることは明らかだが，標準的な治療選択肢として確立するためには，さらに症例数が多く観察期間の長いランダム化比較試験を待つ必要がある。現時点においては，保存的治療に抵抗し，蜂窩織炎を繰り返すような難治症例に対し，現状の位置付けについて十分に理解を得たうえで実施を考慮する。

### 検索式・参考にした二次資料

文献の検索は，下記1) 2) の手順で行った。

1) 本ガイドライン2018年版の内容に加え，原則として新たに2017年以降2023年6月までのデータをPubMedで検索した。検索語は，「lymphedema AND "vascularized lymph node transfer" NOT animal」とした。該当した93編のうち，以下の基準に当てはまる論文を抽出した。

[適格基準]
①リンパ浮腫患者に対する外科的治療に関する原著論文，臨床試験，メタアナリシス，ランダム化比較試験，システマティックレビュー
②Primary endpointが治療効果，身体的苦痛，精神的苦痛，QOL，あるいは実態調査

[除外基準]
①対象が小児に限定されているもの

②Primary endpointが非臨床的指標のもの（サイトカイン，栄養学的指標，免疫学的指標など）

③対象が終末期患者（例えば，生命予後6カ月以下など）に限定されているもの

④Full-length paperのある同一著者による短報

2）二次資料として，Cochrane Library，UpToDate，Clinical Evidence，ガイドライン，レビュー，コンセンサス論文を参照した。

以上の手順で，本CQに関係する文献10編を得た。

## 文 献

1) Carl HM, Walia G, Bello R, et al. Systematic review of the surgical treatment of extremity lymphedema. J Reconstr Microsurg. 2017；33（6）：412-25.［PMID：28235214］
2) Scaglioni MF, Arvanitakis M, Chen YC, et al. Comprehensive review of vascularized lymph node transfers for lymphedema：Outcomes and complications. Microsurgery. 2018；38（2）：222-9.［PMID：27270748］
3) Ozturk CN, Ozturk C, Glasgow M, et al. Free vascularized lymph node transfer for treatment of lymphedema：A systematic evidence based review. J Plast Reconstr Aesthet Surg. 2016；69（9）：1234-47.［PMID：27425000］
4) Dionyssiou D, Demiri E, Tsimponis A, et al. A randomized control study of treating secondary stage II breast cancer-related lymphoedema with free lymph node transfer. Breast Cancer Res Treat. 2016；156（1）：73-9.［PMID：26895326］
5) Akita S, Mitsukawa N, Kuriyama M, et al. Comparison of vascularized supraclavicular lymph node transfer and lymphaticovenular anastomosis for advanced stage lower extremity lymphedema. Ann Plast Surg. 2015；74（5）：573-9.［PMID：25875724］
6) Ciudad P, Agko M, Perez Coca JJ, et al. Comparison of long-term clinical outcomes among different vascularized lymph node transfers：6-year experience of a single center's approach to the treatment of lymphedema. J Surg Oncol. 2017；116（6）：671-82.［PMID：28695707］
7) Patel KM, Lin CY, Cheng MH. A prospective evaluation of lymphedema-specific quality-of-life outcomes following vascularized lymph node transfer. Ann Surg Oncol. 2015；22（7）：2424-30.［PMID：25515196］
8) De Brucker B, Zeltzer A, Seidenstuecker K, et al. Breast cancer-related lymphedema：quality of life after lymph node transfer. Plast Reconstr Surg. 2016；137（6）：1673-80.［PMID：27219223］
9) Akita S, Ikehara Y, Arai M, et al. Clinical and histological effects of partial blood flow impairment in vascularized lymph node transfer. J Clin Med. 2022；11（14）：4052.［PMID：35887816］
10) Dionyssiou D, Sarafis A, Tsimponis A, et al. Long-term outcomes of lymph node transfer in secondary lymphedema and its correlation with flap characteristics. Cancers (Basel). 2021；13（24）：6198.［PMID：34944817］

## CQ 19
### 続発性リンパ浮腫に対して脂肪吸引術を行った場合，行わなかった場合と比べてリンパ浮腫は改善するか？

**推奨**

国際リンパ学会の病期分類（ISL）II／III期の重症リンパ浮腫に対する脂肪吸引術の有効性に関する研究結果はおおむね一致しているが，ほとんどが症例集積研究で質の高いエビデンスは認められない。複合的治療に難治性の重症例に対しては考慮の余地があるが，施術はスキルを十分に習得した術者が行い，その適応は慎重に検討されるべきである。

**グレードC2**

### 背景・目的

リンパ浮腫に対する外科的治療の一つとして脂肪吸引術があるが，論文報告は海外における限られた施設の症例集積研究が多く，標準的な治療選択肢としての地位が確立されているとはいえない。本CQでは，近年の動向や長期成績から脂肪吸引術の有効性を検証した。

### 解説

脂肪吸引術は，圧痕を示さない重症リンパ浮腫に対して行われる外科的治療である。初期のプロトコールはBrorsonらの治療チームによって1990年代から考案，改良され，「腫大の原因はリンパ液貯留のみならず蓄積した脂肪組織とときに線維化に起因するものであり，脂肪吸引によって皮下組織のリンパ輸送能が悪化することはない」とその安全性や有効性が報告された[1)2)]。Boyagesらは，一側性で圧痕がなく，ISL II／III期のリンパ浮腫で，体積の左右差が25％以上あり，これまで複合的治療が無効であった21人（15上肢，6下肢）を対象に，脂肪吸引術と術中術後の弾性着衣による圧迫療法を併用し，少なくとも術後3カ月の経過観察を行った[3)]。治療効果は，術前後の患肢体積，bioimpedance spectroscopy（BIS）と心身機能評価を術前と術後4週，3，6，9，12カ月の計6回の測定により比較評価した。平均体積減少率は89.6％，BIS（L-Dexを使用。カットオフ値は10）の平均値は術前46.9から12カ月目に39.0に減少，痛み，不安，重さ，満足度などの機能評価は上肢における不安と下肢における痛み以外は有意に改善され，選別された重症例に対する有効性を報告した。Carlらは，四肢リンパ浮腫に対する外科的治療についてquality assessmentを満たした論文39編を対象にシステマティックレビューを行った[4)]。そのなかで，脂肪吸引については4編が引用され，105人（99上肢，6下肢）の重症リンパ浮腫（重症度の記載があった2編では全例ISL II／III期であった）が対象となっている。いずれの論文でも術後合併症はなく，脂肪吸引術後の弾性着衣による圧迫療法が実施され，良好な減量効果が得られていた。そのほか，Leungらも，乳癌術後のリンパ浮腫に対する外科的治療のレビューのなかで，脂肪吸引術は患肢の減量とともに蜂窩織炎の頻度も改善できる方法として評価しているが，同時に術後も生涯続く圧迫療法が最大の課題であるとも指摘している[5)]。Hoffnerらは，乳癌術後の続発性リンパ浮腫

患者60人に対して脂肪吸引術後1年の治療効果をSF-36によるQOLの観点から検証した[6]。平均吸引脂肪量は1,373±56 mLで，術後1カ月目には精神的なスコアの改善が，3カ月目には身体機能の改善がみられ，1年後には社会生活面での機能が向上した。身体要因のスコアは3カ月目以降改善していったのに対し，心理要因のスコアは3カ月と1年の時点で改善した。国内の健常人と比較すると，身体要因のスコアのみがベースラインを下回っており，総じて心身両面のQOLを改善したと結論付けた。さらに近年，脂肪吸引と他の外科的治療との併用についても報告されているが，やはり小規模の症例集積研究にとどまっている。Karlssonらは1993～2020年に原発性リンパ浮腫63人，続発性リンパ浮腫61人の下肢リンパ浮腫患者に脂肪吸引と圧迫療法を行い，術前から術後の浮腫の治療効果を2年間フォローしたところ，体積，感染頻度で有意に改善がみられている[7]。

このように，リンパ浮腫に対する脂肪吸引術はある程度の有効性が示されてはいるものの，いずれも症例数が少ない症例集積研究で，症例対照研究以上の報告がみられず，今後もランダム化比較試験など質の高い研究報告が待たれるところである。したがって，現時点において脂肪吸引術は，従来の複合的治療だけでは奏効しない重症例で，患者の希望が強く，インフォームド・コンセントが十分に得られた場合にのみ治療選択肢となり得る。

### 検索式・参考にした二次資料

文献の検索は，下記1）2）の手順で行った。

1）本ガイドライン2018年版の内容に加え，原則として新たに2017年以降2023年6月までのデータをPubMedで検索した。検索語は，「lymphedema AND liposuction」とした。該当した110編のうち，以下の基準に当てはまる論文を抽出した。

[適格基準]
①リンパ浮腫患者に対する外科的治療に関する原著論文，臨床試験，メタアナリシス，ランダム化比較試験，システマティックレビュー
②Primary endpointが治療効果，身体的苦痛，精神的苦痛，QOL，あるいは実態調査

[除外基準]
①対象が小児に限定されているもの
②Primary endpointが非臨床的指標のもの（サイトカイン，栄養学的指標，免疫学的指標など）
③対象が終末期患者（例えば，生命予後が6カ月以下など）に限定されているもの
④Full-length paperのある同一著者による短報

2）二次資料として，Cochrane Library，UpToDate，Clinical Evidence，ガイドライン，レビュー，コンセンサス論文を参照した。

以上の手順で，本CQに関係する文献7編を得た。

### 文 献

1）Brorson H, Svensson H, Norrgren K, et al. Liposuction reduces arm lymphedema without significantly altering the already impaired lymph transport. Lymphology. 1998；31（4）：156-72．[PMID：9949387]
2）Brorson H. Liposuction in lymphedema treatment. J Reconstr Microsurg. 2016；32（1）：56-65．[PMID：

25893630]
3) Boyages J, Kastanias K, Koelmeyer LA, et al. Liposuction for advanced lymphedema : a multidisciplinary approach for complete reduction of arm and leg swelling. Ann Surg Oncol. 2015 ; 22 Suppl 3 : S1263-70. [PMID : 26122375]
4) Carl HM, Walia G, Bello R, et al. Systematic review of the surgical treatment of extremity lymphedema. J Reconstr Microsurg. 2017 ; 33 (6) : 412-25. [PMID : 28235214]
5) Leung N, Furniss D, Giele H. Modern surgical management of breast cancer therapy related upper limb and breast lymphoedema. Maturitas. 2015 ; 80 (4) : 384-90. [PMID : 25747119]
6) Hoffner M, Bagheri S, Hansson E, et al. SF-36 shows increased quality of life following complete reduction of postmastectomy lymphedema with liposuction. Lymphat Res Biol. 2017 ; 15 (1) : 87-98. [PMID : 28135120]
7) Karlsson T, Hoffner M, Brorson H. Liposuction and controlled compression therapy reduce the erysipelas incidence in primary and secondary lymphedema. Plast Reconstr Surg Glob Open. 2022 ; 10 (5) : e4314. [PMID : 35539287]

# CQ20

## 続発性リンパ浮腫に対して漢方薬を使用した場合，使用しなかった場合と比べてリンパ浮腫は軽減するか？

### 推奨

続発性リンパ浮腫に対する漢方薬治療（柴苓湯，五苓散など）は，エビデンスが十分でなく，推奨できない。複合的治療の効果が不十分で治療に難渋するリンパ浮腫に限り，それと併用して補足的に漢方薬治療を行うことは考慮される。　**グレードC2**

### 背景・目的

リンパ浮腫に対する治療は非薬物的な複合的治療が一般的であるが，その効果は必ずしも十分ではなく，治療に難渋する場合もしばしばある。利水作用のある漢方薬治療について，リンパ浮腫に対する有効性を示した報告が数多くあり，これら漢方薬治療がリンパ浮腫に対して有効であるかどうかを検討した。柴苓湯その他の漢方が四肢のリンパ浮腫に有効であるとして，臨床現場では使用されている。しかし，依然，その機序や効果については不明な点が多い。

### 解説

水滞・浮腫に対して効果が認められる漢方はいくつかあり，フロセミドなどの利尿薬と比べて，間質の水分の除去に有効とされ，より生理的な作用を示すとされる。

柴苓湯は利水作用をもつ漢方の一つで，同時に消炎作用をもち，蜂窩織炎を伴う場合や，術後の浮腫の減少に対して有効性を示した論文がいくつかある。続発性リンパ浮腫に対する有効性については非常に小規模な症例集積が散見される。Nagaiらは放射線療法に続発するリンパ浮腫に対する柴苓湯の効果を後ろ向きに検討した[1]。多施設で症例を集積し，頭頸部癌2人，乳癌2人，木村氏病（軟部好酸球肉芽腫）1人の5人のみの報告であるが，乳癌を含む2人の癌患者で著明な浮腫の改善がみられたとした。五苓散も種々の病因による浮腫に対して有効とされる。Komiyamaらは，子宮体癌，子宮頸癌術後のリンパ浮腫患者21人に対して五苓散ベースの漢方治療（五苓散に反応しなかった場合は，柴苓湯または牛車腎気丸を併用）の有効性を検討した前向き単アーム試験の結果を報告した[2]。対象症例の全例に複合的治療が行われたうえで，五苓散または五苓散に他の漢方薬を併用し，その効果を有害事象共通用語規準（CTCAE v4.0に準拠して評価した。五苓散治療群では9人中7人（78%）で有効であり，五苓散に柴苓湯または牛車腎気丸を併用した群では12人中11人（92%）で有効，治療関連有害事象はGrade1の味覚異常を認めたのみであった。

また，Kurodaらは，婦人科癌術後患者366人の検討から，下肢リンパ浮腫発症の危険因子の検討と発症の予測モデルの構築を試みたが，そのデータの中で漢方薬の投与の有無は発症に関与しなかった[3]。リンパ浮腫に対する漢方薬の治療効果をみたものではないが，予防については有効ではないと考えられた。

Yoshikawaらは，婦人科癌術後の，Ⅰ／Ⅱ期下肢リンパ浮腫患者19人に対して，標準治療である複合的治療に五苓散を加えることがリンパ浮腫軽減に有効であるかを前向きに検証した[4]。五苓散を併用した群で，体内の総水分量の減少と，リンパ浮腫に関連する症状の改善に役立ち，有害事象を認めなかったとしているが，下肢リンパ浮腫の体積減少については統計的な有意差は示されなかった。本研究は前向きのパイロットスタディで，今後ランダム化比較試験を行う価値のある結果であるとしている。

　Sheikhi-Mobarakehらは，続発性リンパ浮腫に対する漢方の効果について，14のランダム化試験を含む20の文献のレビューを報告し，その有効性を示唆したが[5]，これらランダム化試験も小規模なもので，有効なメタアナリシスには至らなかった。

　近年，Zhuらが，乳癌術後の上肢リンパ浮腫に対して，複合的治療に加えて五苓散またはプラセボを投与して，上乗せ効果と安全性について検証するランダム比較試験を開始しているが[6]，その結果はまだ明らかにされていない。今後はこのような臨床研究のデータを集積して評価するべきであろう。

　リンパ浮腫に対する漢方薬の効果についての論文は多数みられるが，基礎的研究，症例集積がほとんどである。また，これらの多くは他の治療が併用されており，漢方薬の有効性を直接的に証明していないものが多数を占めている。ランダム化比較試験も行われてきているが，すべて小規模な試験であり，漢方の有効性を科学的に証明できていない。

　また，リンパ浮腫と静脈性浮腫や廃用性浮腫との病態の違いから，単に利水効果を求めることは合理的とは言い難いこと，偽アルドステロン症や間質性肺炎等の有害事象も低頻度ながら起こり得ることに注意が必要である。以上より，リンパ浮腫に対する漢方の効果は十分に立証されていないため，まずは複合的治療が優先される。わが国ではリンパ浮腫に対してこれらの漢方薬を実臨床で使用することがしばしばあるが，複合的治療の効果が不十分な場合に限り，複合的治療に加えて使用することが考慮される。ただし，薬剤選択においては，漢方の専門的知識のある医療者と連携し，効果および有害事象に注意する必要がある。

### 検索式・参考にした二次資料

　文献の検索は，下記1）2）の手順で行った。

1) 本ガイドライン2018年版の内容に加え，原則として新たに2017年以降2023年6月までのデータをPubMedおよび医学中央雑誌で検索した。検索語は，「lymphedema AND kampo」「lymphedema AND herbal medicine」「lymphedema AND traditional chinese medicine」「lymphedema AND saireito」「lymphedema AND goreisan」「lymphedema AND wuling san」「lymphedema AND chai-Ling-tang」とした。該当した論文から，以下の基準に当てはまる論文を抽出した。

[適格基準]
① リンパ浮腫患者における診断・治療に関する原著論文，臨床試験，メタアナリシス，ランダム化比較試験
② Primary endpointがQOL，身体的苦痛，精神的苦痛，生活への影響，または生命予後

のもの，あるいは実態調査

[除外基準]

①対象が小児に限定されているもの

②Primary endpointが非臨床的指標のもの（サイトカイン，栄養学的指標，免疫学的指標など）

③対象が終末期患者（例えば，生命予後が6カ月以内）に限定されているもの

④Full-length paperのある同一著者による短報

2）二次資料として，Cochrane Library，Up To Date，Clinical Evidence，ガイドライン，レビュー論文を参照した。

以上の手順で，本CQに関係する文献6編を得た。

## 文 献

1) Nagai A, Shibamoto Y, Ogawa K. Therapeutic effects of saireito (chai-ling-tang), a traditional Japanese herbal medicine, on lymphedema caused by radiotherapy：a case series study. Evid Based Complement Alternat Med. 2013；2013：241629.［PMID：23861700］
2) Komiyama S, Takeya C, Takahashi R, et al. Feasibility study on the effectiveness of Goreisan-based Kampo therapy for lower abdominal lymphedema after retroperitoneal lymphadenectomy via extraperitoneal approach. J Obstet Gynaecol Res. 2015；41（9）：1449-56.［PMID：26013736］
3) Kuroda K, Yamamoto Y, Yanagisawa M, et al. Risk factors and a prediction model for lower limb lymphedema following lymphadenectomy in gynecologic cancer：a hospital-based retrospective cohort study. BMC Womens Health. 2017；17（1）：50.［PMID：28743274］
4) Yoshikawa N, Kajiyama H, Otsuka N, et al. The therapeutic effects of goreisan, a traditional Japanese herbal medicine, on lower-limb lymphedema after lymphadenectomy in gynecologic malignancies：a case series study. Evid Based Complement Alternat Med. 2020；2020：6298293.［PMID：32382298］
5) Sheikhi-Mobarakeh Z, Yarmohammadi H, Mokhatri-Hesari P, et al. Herbs as old potential treatments for lymphedema management：a systematic review. Complement Ther Med. 2020；55：102615.［PMID：33221590］
6) Zhu H, Peng Z, Dai M, et al. Efficacy and safety of Wuling San for treatment of breast-cancer-related upper extremity lymphoedema：study protocol for a pilot trial. BMJ Open. 2016；6（12）：e012515.［PMID：27986736］

## CQ 21

### 続発性リンパ浮腫に対して漢方以外の薬物を使用した場合，使用しなかった場合と比べてリンパ浮腫は軽減するか？

#### 推奨

リンパ浮腫に対する漢方以外の薬物療法の効果を示す明確なエビデンスはない。
- クマリンなどベンゾピロン類は，重篤な副作用の報告があるため，行わないことを強く推奨する。　　　　　　　　　　　　　　　　　　　　　　グレードD
- 利尿薬の有用性を示唆するエビデンスはなく，行わないことを強く推奨する。　　　　　　　　　　　　　　　　　　　　　　　　　　　　　　グレードD

#### 背景・目的

　リンパ浮腫に対する漢方以外の薬物療法に関しては，臨床的ニーズは高いものの，十分なエビデンスをもつものは少ない。薬物療法として古くからクマリンとその誘導体を含むベンゾピロン類の投与による臨床試験の結果が報告されてきたが，肝障害が明らかとなったため，臨床的に用いられることはない。
　クマリン以外の薬物では，利尿薬の投与が臨床の現場ではしばしば試みられることがあるもののエビデンスはない。その他の期待のもてる薬剤としてセレン化合物が挙げられているが，十分なエビデンスはない。
　本CQでは，高い臨床的ニーズを鑑み，これらのリンパ浮腫に対する漢方以外の薬物療法の妥当性について検証した。

#### 解　説

　クマリンなどの経口薬であるベンゾピロン類は，リンパ輸送経路を活性化しながら組織蛋白質を加水分解して，その吸収を促進すると推察されている。わが国では，メリロートエキス（エスベリベン®，タカベンス®）が使用されてきた。これら薬剤のリンパ浮腫に対する効果については，過去に多くの報告がなされている。1993年にCasley-Smithらは，乳癌術後のリンパ浮腫患者63人に対し，クマリン投与群とプラセボ群にランダムに割り付けし，患肢体積の変化を比較した。6カ月後にクマリン群とプラセボ群をクロスオーバーした結果，プラセボ投与の時期にリンパ浮腫が悪化したことが示され，それは特に上肢症例に顕著であった。クマリンは上肢体積を46％減少させ，下肢では25％減少させた[1]。一方，1999年にLoprinziらは，乳癌術後リンパ浮腫患者140人に対し，Casley-Smithらと同様に，クマリンとプラセボのランダム化クロスオーバー試験を行った。その結果，6カ月後に，患肢体積がプラセボ群で21 mL，クマリン群で58 mL増加した（$p=0.80$）。さらに，質問表の回答も2群間で差はなく，6カ月後の治療効果はクマリン群で15％，プラセボ群で10％であったため，乳癌術後リンパ浮腫に対してクマリンは有効でないと結論付けられた。また，クマリンによる肝毒性の影響は6％と，過去の報告（1％以下）より多くみられた[2]。2009年のコクランレ

ビューでは，これらの研究を含む15のトライアルのシステマティックレビューが行われ，クマリンは複数のランダム化比較試験によってリンパ浮腫に対する効果の有効性が示されているが，一方で無効である結果も報告されており，有効であると結論付けるのに不十分とされた[3]。また，レビューされたランダム化試験も質の低いものが多いため，定量的なメタアナリシスが行われるに至らなかった。

クマリンは薬物療法の中では最も有効性を示唆する報告がなされているが，効果発現までに時間を要し，また長期服用により肝障害が問題となる。そのため米国では使用が禁止され，わが国でも現在は製造中止になっている。しかし，肝障害については，特定の患者においてのみ認められる可能性も指摘されており[4]，クマリンの有効性を活かせる患者を選択するという新しいアプローチは今後の検討課題である。

利尿薬は，浮腫全般に使用されることがあり，リンパ浮腫に対しても臨床の現場で使用されている。しかし，利尿薬のリンパ浮腫に対する有用性に関するエビデンスはない。リンパ浮腫は病態的に静脈性浮腫や廃用性浮腫と異なり，間質液中に蛋白質が含まれることから，利尿薬によって体内水分だけを減少させることは合理的ではなく，長期使用によって電解質異常や血圧低下を引き起こし，間質液の蛋白濃度の上昇を招く可能性もあるため注意が必要である。慢性化したリンパ浮腫のなかには，廃用性あるいは静脈性の浮腫が混在していることも少なくないことから，確実な病態の把握のもとに補助的な使用が有用である可能性はあるが，複合的治療に代わるものでないことを理解すべきである。

Paskettらは，癌治療に続発するリンパ浮腫に対する薬物療法の有効性のレビューのなかで，唯一セレン化合物のみ検討できるエビデンスがあるとしている[5]。セレン化合物は体内に微量必要な元素であるが，生体への特殊な作用からリンパ浮腫の軽減効果についていくつかの臨床報告がある。Zimmermannらは，20人の口腔内癌患者に対してセレニウムとプラセボを用いた二重盲検ランダム化比較試験を行い，術後1週間の時点でセレニウム投与群ではプラセボ群と比べて平均6%の浮腫の軽減をみた（$p=0.009$）ことを報告した[6]。Kasserollerらは，乳癌術後の続発性上肢リンパ浮腫患者179人に対して同様のランダム化比較試験を行い，3カ月の経過観察で，セレニウム投与群でリンパ浮腫が有意に減少し（$p<0.01$），蜂窩織炎の頻度も減少したと報告した[7]。ただし，長期の成績や有害事象，至適な投与期間は明確でなく，大規模な臨床試験の結果が待たれる[8)9]。

感染・炎症を伴うリンパ浮腫に対して抗菌薬や消炎作用のある薬剤を使用することは考慮して良いが，リンパ浮腫に対する直接効果を期待するものではない。抗炎症作用を期待して細胞療法を行うことも検討されているが[10]，今後さらなる検討が必要である。

以上，リンパ浮腫に対する漢方以外の薬物療法については最もデータが多いクマリンなどのベンゾピロン類が使用できない現在，推奨できる薬剤はない。

### 検索式・参考にした二次資料

文献の検索は，下記1) 2) の手順で行った。

1) 本ガイドライン2018年版の内容に加え，原則として新たに2017年以降2023年3月までのデータをPubMedで検索した。検索語は，「Lymphedema AND Medicine」「Lymphedema AND Pharmacotherapy OR drug treatment」「Lymphedema AND diuretics」とした。該

当した52論文のうち，以下の基準に当てはまる2論文を抽出した。

[適格基準]

①リンパ浮腫患者における漢方以外の薬物療法に関する原著論文，臨床試験，メタアナリシス，ランダム化比較試験

②Primary endpointがQOL，身体的苦痛，精神的苦痛，生活への影響，あるいは実態調査

[除外基準]

①対象が小児に限定されているもの

②Primary endpointが非臨床的指標のもの（サイトカイン，栄養学的指標，免疫学的指標など）

③対象が終末期患者（例えば，生命予後が6カ月以下など）に限定されているもの

④Full-length paperのある同一著者による短報

2）二次資料として，Cochrane Library，UpToDate，Clinical Evidence，ガイドライン，レビュー，コンセンサス論文を参照した。

以上の手順で，本CQに関係する文献10編を得た。

## 文 献

1) Casley-Smith JR, Morgan RG, Piller NB. Treatment of lymphedema of the arms and legs with 5,6-benzo-[alpha]-pyrone. N Engl J Med. 1993；329（16）：1158-63.［PMID：8377779］
2) Loprinzi CL, Kugler JW, Sloan JA, et al. Lack of effect of coumarin in women with lymphedema after treatment for breast cancer. N Engl J Med. 1999；340（5）：346-50.［PMID：9929524］
3) Badger C, Preston N, Seers K, et al. Benzo-pyrones for reducing and controlling lymphoedema of the limbs. Cochrane Database Syst Rev. 2004；2004（2）：CD003140.［PMID：15106192］
4) Pitaro M, Croce N, Gallo V, et al. Coumarin-induced hepatotoxicity：a narrative review. Molecules. 2022；27（24）：9063.［PMID：36558195］
5) Paskett ED, Dean JA, Oliveri JM, et al. Cancer-related lymphedema risk factors, diagnosis, treatment, and impact：a review. J Clin Oncol. 2012；30（30）：3726-33.［PMID：23008299］
6) Zimmermann T, Leonhardt H, Kersting S, et al. Reduction of postoperative lymphedema after oral tumor surgery with sodium selenite. Biol Trace Elem Res. 2005；106（3）：193-203.［PMID：16141467］
7) Kasseroller RG, Schrauzer GN. Treatment of secondary lymphedema of the arm with physical decongestive therapy and sodium selenite：a review. Am J Ther. 2000；7（4）：273-9.［PMID：11486162］
8) Micke O, Bruns F, Mücke R, et al. Selenium in the treatment of radiation-associated secondary lymphedema. Int J Radiat Oncol Biol Phys. 2003；56（1）：40-9.［PMID：12694822］
9) Pfister C, Dawzcynski H, Schingale FJ. Sodium selenite and cancer related lymphedema：Biological and pharmacological effects. J Trace Elem Med Biol. 2016；37：111-6.［PMID：27267968］
10) Ogino R, Yokooji T, Hayashida M, et al. Emerging anti-inflammatory pharmacotherapy and cell-based therapy for lymphedema. Int J Mol Sci. 2022；23（14）：7614.［PMID：35886961］

## CQ22

原発性（一次性）リンパ浮腫に対して，複合的治療を行った場合，行わなかった場合と比べてリンパ浮腫は軽減するか？

### 推 奨

原発性リンパ浮腫は疾患の特徴から症例数も少なく，質の高い論文はないが，複合的治療が有効である科学的根拠があり，実践するように推奨する。

グレードB

### 背景・目的

　原発性リンパ浮腫は，循環システムの一つであるリンパ管の先天的低形成・無形成や機能不全により発症し，発症時期により先天性（出生～1年以内）と早発性（35歳未満），晩発性（35歳以上）の3型に分類される。標準的な治療方針は続発性（二次性）リンパ浮腫に対する選択肢と同様であると考えられる。本CQでは，原発性リンパ浮腫の治療アルゴリズムに関する近年の動向を検証した。

### 解 説

　本質的な原因はなお不明であるが，家族性に発症した場合はいくつかの遺伝子変異が指摘されている[1]。20歳未満の原発性リンパ浮腫の頻度は10万人に1.15人の割合で，新生児6,000人に1人の割合で発症しており，男女比はおよそ1：3である[2]。続発性に比べて頻度が圧倒的に少ないことから原発性リンパ浮腫に関する報告は非常に少なく，治療に関するランダム化比較試験はほとんど存在しない。Schookらの報告によると，発症年齢は49.2％が乳児期，9.5％が幼児期，41.3％が思春期で，男子の68％が幼少時に発症しているのに対して，女子の発症は55.3％が思春期であった[2]。病変部位は四肢が81.9％（うち下肢が91.7％）で，全体の11％が家族性か症候群性であった。治療法は，弾性着衣単独が75.4％，弾性着衣に間欠的空気圧ポンプを併用した症例が19.6％で，外科療法が行われたのは全体の13.0％であった。圧迫と運動との併用によって初めて治療効果は向上した。全体の57.9％で病状の進行はみられたものの，ほとんどの症例は弾性着衣の装着によって病状を良好にコントロールすることができた。Leeらは，原発性リンパ浮腫も続発性リンパ浮腫と同様に複合的治療，特に圧迫療法と用手的リンパドレナージにより管理するのが効果的であり，保存的介入の効果が乏しいときには外科的介入（再建術や減量術）も考慮すべきであるとしている[3]。しかしながら，術後も複合的治療の併用は有効であり，長期的には複合的治療，特に圧迫療法のコンプライアンスが治療成績を左右すると総括している。

　外科的治療については，Onodaらは33人の原発性リンパ浮腫患者のうち，リンパ管静脈吻合術（lymphatic-venous anastomosis；LVA）を実施した19人と複合的治療のみを行った12人の治療成績を比較している[4]。LVAを受けた19人中2人が経過良好であったのに対し，複合的治療のみで3カ月以上経過観察した患者では10人が良好かやや良好であった。

Damstraらは，2006〜2014年に原発性下肢リンパ浮腫患者28人に手術療法として脂肪吸引や切除を行い，術前から術後の浮腫の治療効果を5年間フォローしたところ，改善効果がみられた[5]。Chengらは，原発性リンパ浮腫患者19人に対する外科治療〔血管柄付きリンパ節移植術（vascularized lymph node transfer；VLNT）もしくはLVA〕を行い，ともに有意に治療効果（$p<0.05$）がみられたと報告している[6]。また，フランスのガイドライン（Primary lymphedema French National Diagnosis and Care Protocol）[7]では，原発性リンパ浮腫患者には圧迫療法や運動療法などを含む複合的治療を推奨している。

　よって，原発性リンパ浮腫は，疾患の特徴から症例数も少なく，質の高い論文はないが，複合的治療が有効である科学的根拠があり，実践するように推奨する。

### 検索式・参考にした二次資料

　文献の検索は，下記1）2）の手順で行った。
1）本ガイドライン2018年版の内容に加え，原則として新たに2017年以降2023年6月までのデータをPubMedで検索した。検索語は「"Primary Lymphedema" AND treatment NOT "case report"」とした。該当した56編のうち，以下の基準に当てはまる論文を抽出した。

[適格基準]
　①原発性リンパ浮腫に関する原著論文，各種臨床試験，メタアナリシス，ランダム化比較試験，システマティックレビュー
　②Primary endpointが治療効果，身体的苦痛，精神的苦痛，QOL，あるいは実態調査

[除外基準]
　①対象が小児に限定されているもの
　②Primary endpointが非臨床的指標や発症予防のもの
　③対象が終末期患者（例えば，生命予後が6カ月以下など）に限定されているもの
　④Full-length paperのある同一著者による短報
2）二次資料として，Cochrane Library，UpToDate，Clinical Evidence，ガイドライン，レビュー，コンセンサス論文を参照した。

　以上の手順で，本CQに関係する文献7編を得た。

### 文　献

1) Lee BB, Villavicencio JL. Primary lymphoedema and lymphatic malformation：are they the two sides of the same coin? Eur J Vasc Endovasc Surg. 2010；39（5）：646-53.［PMID：20176496］
2) Schook CC, Mulliken JB, Fishman SJ, et al. Primary lymphedema：clinical features and management in 138 pediatric patients. Plast Reconstr Surg. 2011；127（6）：2419-31.［PMID：21617474］
3) Lee BB, Andrade M, Antignani PL, et al；International Union of Phlebology. Diagnosis and treatment of primary lymphedema. Consensus document of the International Union of Phlebology（IUP）-2013. Int Angiol. 2013；32（6）：541-74.［PMID：24212289］
4) Onoda S, Yamada K, Matsumoto K, et al. A detailed examination of the characteristics and treatment in a series of 33 idiopathic lymphedema patients. J Reconstr Microsurg. 2017；33（1）：19-25.［PMID：27542110］
5) Damstra RJ, Dickinson-Blok JL, Voesten HG. Shaving technique and compression therapy for elephantiasis nostras verrucosa（lymphostatic verrucosis）of forefeet and toes in end-stage primary lymphedema：a 5 year follow-up study in 28 patients and a review of the literature. J Clin Med. 2020；9（10）：3139.［PMID：32998425］

6) Cheng MH, Loh CYY, Lin CY. Outcomes of vascularized lymph node transfer and lymphovenous anastomosis for treatment of primary lymphedema. Plast Reconstr Surg Glob Open. 2018；6（12）：e2056.［PMID：30656125］
7) Vignes S, Albuisson J, Champion L, et al：French national referral center for primary lymphedema. Primary lymphedema French national diagnosis and care protocol（PNDS；Protocole National de Diagnostic et de Soins）. Orphanet J Rare Dis. 2021；16（1）：18.［PMID：33407666］

## CQ23

鍼灸治療を行った場合，行わなかった場合と比べてリンパ浮腫は軽減するか？

**推奨**

リンパ浮腫に対する鍼灸治療はその効果に一貫した根拠がないのみでなく，血腫などの合併症を伴うことがあるため，患肢への鍼灸治療は勧められない。**グレードD**

### 背景・目的

　一般的に，リンパ浮腫の患者の皮膚は損傷を避けるべきである。鍼灸治療は皮膚を穿刺あるいは軽い熱傷を与える治療であり，リンパ浮腫患者への影響（メリット，デメリット）に関して，今まで日本では科学的な調査が行われていない。今回，英文の文献検索を通して，世界的にどのように評価されているかを調査する。

### 解説

　"Acupuncture and Lymphedema"，"Moxibustion and Lymphedema"で検索すると，多くは鍼治療関連の文献であり，灸に関する文献は少ない。いずれの報告も中国からのものがほとんどで，メタアナリシスの引用文献が中国語の文献であったり，質の低い論文がほとんどである[1)〜3)]。また，methodに鍼治療の経穴の位置が記載されていても我々には理解できないというジレンマがある。そのような報告のなかで，リンパ浮腫に効果があるという報告と効果がないという報告がみられたが，安全性に関しては重大な問題はないとの中国からの報告がほとんどであった。

　Chienらは，乳癌関連リンパ浮腫患者に対する鍼治療の効果についてランダム化比較試験のシステマティックレビューを行った[4)]。132の論文から6編が抽出され，鍼治療は安全であり，症状を軽減する傾向はあるが，上肢周径の減少はみられなかったと報告している。

　Memorial Sloan Kettering Cancer CenterのBaoらは，中等度のリンパ浮腫が6カ月以上続いている乳癌患者に鍼治療を週2回6週間以上施行した群（鍼治療群）と対照群に分けて，周径とbioimpedanceを測定し，健側の周径と比較し，患側の周径が30％以上減少したものをリスポンダーと判断した[5)]。82％の患者は研究期間中も通常のリンパ浮腫治療を受けている。鍼治療群36人では対照群37人より0.38cmの縮小効果があったが有意差はなかった。Bioimpedanceも鍼治療群で1.06縮小効果が多くみられたが有意差はなかった。リスポンダーも鍼治療群で17％，対照群で11％と有意差はなかった。副作用として，傷が58％，血腫が2.6％，痛みが2.6％，皮膚感染が1.3％出現しているが，重度の副作用はなかったと報告している。

　現状では，鍼灸治療がリンパ浮腫の治療として効果があるという科学的根拠はなく，勧められない。灸についても科学的根拠を示す論文がなく，勧められない。

### 検索式・参考にした二次資料

文献の検索は，下記1）2）の手順で行った。

1）2017年1月から2023年5月までに出版された英語の論文をPubMedで検索した。検索語は，「lymphedema AND Acupuncture」「lymphedema AND Moxibustion」とした。該当した各々31編のうち，以下の基準に当てはまる論文を抽出した。

[適格基準]
①リンパ浮腫患者と鍼灸に関する原著論文，臨床試験，メタアナリシス，ランダム化比較試験
②Primary endpointがリンパ浮腫に対する効果，QOL，身体的苦痛，精神的苦痛，生活への影響，または生命予後のもの，あるいは実態調査

[除外基準]
①対象が小児に限定されているもの
②Primary endpointが非臨床的指標のもの（サイトカイン，栄養学的指標，免疫学的指標など）
③対象が終末期患者（例えば，生命予後が6カ月以下など）に限定されているもの
④Full-length paperのある同一著者による短報

2）二次資料として，Cochrane Library，UpToDate，Clinical Evidenceを参照した。

以上の手順で，本CQに関係する文献5編を得た。

### 文 献

1）Wang S, Zhang F, Tang H, et al. The efficacy and safety of acupuncture and moxibustion for breast cancer lymphedema：a systematic review and network meta-analysis. Gland Surg. 2023；12（2）：215-24.［PMID：36915814］
2）Wang C, Yang M, Fan Y, et al. Moxibustion as a therapy for breast cancer-related lymphedema in female adults：a preliminary randomized controlled trial. Integr Cancer Ther. 2019；18：1534735419866919.［PMID：31422715］
3）Jin H, Xiang Y, Feng Y, et al. Effectiveness and safety of acupuncture moxibustion therapy used in breast cancer-related lymphedema：a systematic review and meta-analysis. Evid Based Complement Alternat Med. 2020；2020：3237451.［PMID：32454855］
4）Chien TJ, Liu CY, Fang CJ. The effect of acupuncture in breast cancer-related lymphoedema（BCRL）：a systematic review and meta-analysis. Integr Cancer Ther. 2019；18：1534735419866910.［PMID：31387468］
5）Bao T, Iris Zhi W, Vertosick EA, et al. Acupuncture for breast cancer-related lymphedema：a randomized controlled trial. Breast Cancer Res Treat. 2018；170（1）：77-87.［PMID：29520533］

# リンパ浮腫診療ガイドラインの外部評価

本ガイドライン作成過程の妥当性，および診療への適応の可能性に関して，外部評価を行った。外部評価委員は，本ガイドライン作成後に組織され，ガイドライン作成に直接かかわっていない，リンパ浮腫を生じ得る疾患領域の専門医，看護師，作業療法士，理学療法士と，患者会の代表（非医療者）を含む計8名によって構成された（**表1**）。

**表1** リンパ浮腫診療ガイドライン外部評価委員会

| 名前（敬称略・順不同） | 所属機関名 | 科・職名 |
| --- | --- | --- |
| 小林　範子（医師） | 北海道大学病院 | 婦人科講師 |
| 田沼　　明（医師） | 順天堂大学医学部附属静岡病院 | リハビリテーション科准教授 |
| 金井　良晃（医師） | TMGあさか医療センター | 副院長・緩和ケアセンター長 |
| 塗　　隆志（医師） | 大阪医科薬科大学 | 形成外科准教授 |
| 渡邊　知映（看護師） | 昭和大学 | 保健医療学部教授 |
| 髙島　千敬（作業療法士） | 広島都市学園大学 | 健康科学部准教授 |
| 高倉　保幸（理学療法士） | 埼玉医科大学 | 保健医療学部教授 |
| 内田　絵子（患者） | NPO法人「ブーゲンビリア」 | 統轄理事長 |

評価は国際的に汎用されているAppraisal of Guidelines for Research and Evaluation Ⅱ（AGREE Ⅱ）[1]を用いて行われ，AGREE Ⅱの結果を集計，考察した。AGREE Ⅱの調査票を示す（**表2**）。

**表2** AGREE Ⅱの調査票

| | |
| --- | --- |
| **対象と目的** | |
| 1 | ガイドライン全体の目的が具体的に記載されている。 |
| 2 | ガイドラインが取り扱う健康上の問題が具体的に記載されている。 |
| 3 | ガイドラインの適用される対象集団（患者・一般市民など）が具体的に記載されている。 |
| **利害関係者の参加** | |
| 4 | ガイドライン作成グループには，関係する全ての専門家グループの代表者が加わっている。 |
| 5 | 対象集団（患者，一般市民など）の価値観や希望が調べられた。 |
| 6 | ガイドラインの利用者が明確に定義されている。 |
| **作成の厳密さ** | |
| 7 | エビデンスを検索するために系統的な方法が用いられている。 |
| 8 | エビデンスの選択基準が明確に記載されている。 |
| 9 | エビデンス総体（body of evidence）の強固さと限界が明確に記載されている。 |
| 10 | 推奨を作成する方法が明確に記載されている。 |
| 11 | 推奨の作成にあたって，健康上の利益，副作用，リスクが考慮されている。 |
| 12 | 推奨とそれを支持するエビデンスとの対応関係が明確である。 |
| 13 | ガイドラインの公表に先立って，専門家による外部評価がなされている。 |
| 14 | ガイドラインの改訂手続きが示されている。 |

| | | |
|---|---|---|
| 提示の明確さ | | |
| 15 | 推奨が具体的であり，曖昧でない。 | |
| 16 | 患者の状態や健康上の問題に応じて，異なる選択肢が明確に示されている。 | |
| 17 | 重要な推奨が容易に見つけられる。 | |
| 適用可能性 | | |
| 18 | ガイドラインの適用にあたっての促進要因と阻害要因が記載されている。 | |
| 19 | どのように推奨を適用するかについての助言・ツールを提供している。 | |
| 20 | 推奨の適用に対する，潜在的な資源の影響が考慮されている。 | |
| 21 | ガイドラインにモニタリングや監査のための基準が示されている。 | |
| 編集の独立性 | | |
| 22 | 資金提供者の見解が，ガイドラインの内容に影響していない。 | |
| 23 | ガイドライン作成グループメンバーの利益相反が記録され，適切な対応がなされている。 | |
| ガイドライン全体の評価 | | |
| 1 | このガイドラインの全体の質を評価する。 | |
| 2 | このガイドラインの使用を推奨する。 | |

### AGREE Ⅱによる評価

AGREE Ⅱでは，6領域（「対象と目的」，「利害関係者の参加」，「作成の厳密さ」，「提示の明確さ」，「適用可能性」，「編集の独立性」）に関する23項目を7段階のリッカート尺度を用いて評価し，「ガイドライン全体の評価」はガイドライン全体の「質」を7段階のリッカート尺度で評価して，最後にガイドラインの使用を「推奨する」「推奨する（条件付き）」「推奨しない」で評価する。

### AGREE Ⅱによる評価の結果

8名の外部評価委員にAGREE Ⅱによる本ガイドラインの評価を求めたところ，領域ごとの平均点は，「対象と目的」6.58点，「利害関係者の参加」5.58点，「作成の厳密さ」6.81点，「提示の明確さ」6.50点，「適用可能性」5.75点，「編集の独立性」6.50点と，6領域中4領域において6.00点以上の評価が得られた（表3）。

表3 AGREE Ⅱによる評価の集計結果

| 評価項目 | (評価者)① | ② | ③ | ④ | ⑤ | ⑥ | ⑦ | ⑧ | 平均点 |
|---|---|---|---|---|---|---|---|---|---|
| 対象と目的 | | | | | | | | 項目1〜3 | 6.58 |
| 1 | 6 | 5 | 7 | 7 | 7 | 7 | 7 | 7 | 6.63 |
| 2 | 6 | 6 | 7 | 7 | 7 | 7 | 7 | 7 | 6.75 |
| 3 | 6 | 5 | 7 | 5 | 7 | 7 | 7 | 7 | 6.38 |
| 利害関係者の参加 | | | | | | | | 項目4〜6 | 5.58 |
| 4 | 5 | 4 | 7 | 4 | 6 | 7 | 7 | 7 | 5.38 |
| 5 | 5 | 4 | 3 | 6 | 2 | 4 | 6 | 7 | 4.63 |
| 6 | 6 | 5 | 5 | 7 | 7 | 6 | 7 | 7 | 6.25 |
| 作成の厳密さ | | | | | | | | 項目7〜14 | 6.81 |
| 7 | 7 | 7 | 7 | 7 | 7 | 7 | 7 | 7 | 7.00 |
| 8 | 7 | 7 | 7 | 7 | 7 | 7 | 7 | 7 | 7.00 |

| | | | | | | | | | |
|---|---|---|---|---|---|---|---|---|---|
| 9 | 7 | 5 | 7 | 7 | 7 | 7 | 7 | 7 | 6.75 |
| 10 | 6 | 7 | 7 | 7 | 7 | 7 | 7 | 7 | 6.88 |
| 11 | 6 | 6 | 7 | 6 | 7 | 7 | 6 | 7 | 6.50 |
| 12 | 7 | 7 | 5 | 7 | 5 | 7 | 7 | 7 | 6.50 |
| 13 | 7 | 7 | 7 | 7 | 7 | 7 | 7 | 7 | 7.00 |
| 14 | 7 | 7 | 6 | 7 | 7 | 7 | 7 | 7 | 6.88 |
| 提示の明確さ | | | | | | | | 項目15〜17 | 6.50 |
| 15 | 7 | 7 | 7 | 7 | 6 | 7 | 7 | 7 | 6.88 |
| 16 | 6 | 4 | 5 | 7 | 5 | 5 | 7 | 7 | 5.75 |
| 17 | 7 | 7 | 7 | 7 | 6 | 7 | 7 | 7 | 6.88 |
| 適用可能性 | | | | | | | | 項目18〜21 | 5.75 |
| 18 | 6 | 5 | 4 | 6 | 4 | 5 | 7 | 7 | 5.50 |
| 19 | 6 | 5 | 7 | 6 | 5 | 7 | 7 | 7 | 6.25 |
| 20 | 5 | 6 | 7 | 6 | 3 | 5 | 7 | 7 | 5.75 |
| 21 | 7 | 4 | 6 | 6 | 2 | 5 | 7 | 7 | 5.50 |
| 編集の独立性 | | | | | | | | 項目22, 23 | 6.50 |
| 22 | 7 | 7 | 7 | 7 | 7 | 5 | 7 | 7 | 6.75 |
| 23 | 7 | 7 | 6 | 7 | 7 | 2 | 7 | 7 | 6.25 |
| ガイドライン全体の評価 | | | | | | | | | |
| 1 | 6 | 6 | 6 | 7 | 6 | 7 | 7 | 7 | 6.50 |
| 2 | 推奨する | 推奨する | 推奨する | 推奨する | 推奨する | 推奨する | 推奨する | 推奨する | |

　特に項目1：「ガイドライン全体の目的が具体的に記載されている。」，項目2：「ガイドラインが取り扱う健康上の問題が具体的に記載されている。」，項目7：「エビデンスを検索するために系統的な方法が用いられている。」，項目8：「エビデンスの選択基準が明確に記載されている。」，項目9：「エビデンス総体の強固さと限界が明確に記載されている。」，項目10：「推奨を作成する方法が明確に記載されている。」，項目11：「推奨の作成にあたって，健康上の利益，副作用，リスクが考慮されている。」，項目12：「推奨とそれを支持するエビデンスとの対応関係が明確である。」，項目13：「ガイドラインの公表に先立って，専門家による外部評価がなされている。」，項目14：「ガイドラインの改訂手続きが示されている。」，項目15：「推奨が具体的であり，曖昧でない。」，項目17：「重要な推奨が容易に見つけられる。」，項目22：「資金提供者の見解が，ガイドラインの内容に影響していない。」については平均が6.50点以上と評価が高かった（図1）。一方，項目5：「対象集団（患者，一般市民など）の価値観や希望が調べられた。」については平均が4.63点と比較的に評価が低かった。

　「ガイドライン全体の評価」については，項目1：「このガイドラインの全体の質を評価する。」という項目については平均が6.50点であり，項目2：「このガイドラインの使用を推奨する。」という項目については8名中8名が「推奨する」と回答し，「推奨しない」と回答した評価者はいなかった。

### 考　察

　AGREE Ⅱを用いて本ガイドラインの外部評価を行った結果，領域「対象と目的」，領域「作成の厳密さ」，領域「提示の明確さ」については高く評価されたと考える。一方，領域「利害関係者の参

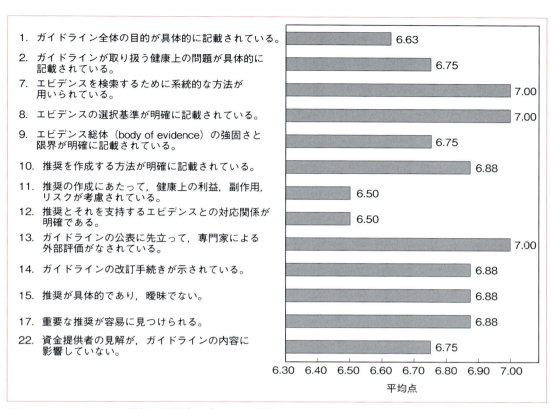

図1　AGREE Ⅱによる評価で平均点の高かった項目

加」，特に項目5：「対象集団（患者，一般市民など）の価値観や希望が調べられた。」については厳しい評価を受ける結果となったが，日本リンパ浮腫学会は「患者向けリンパ浮腫ガイドライン」の作成を決定しており（2024年度中の出版を予定），編纂には患者会が参加する。

　ガイドライン全体の評価としては平均が6.50点という高い得点で2018年版を上回り，「ガイドライン全体の質」が評価されており，外部評価委員全員が本ガイドラインを「推奨する」と回答した。

　以上より，本ガイドラインは第三者評価委員（全8名）に総じて高い評価を受けたと考える。

### 参考文献

1) The AGREE Next Steps Consortium. AGREE Ⅱ (Appraisal of Guidelines for Research & Evaluation Ⅱ). May 2009, update September 2013. https://www.agreetrust.org/agree-ii/
（公益財団法人日本医療機能評価機構EBM医療情報部．AGREE Ⅱ 日本語訳．2016. 7. http://minds4.jcqhc.or.jp/minds/guideline/pdf/AGREE2jpn.pdf）

# 索 引

## 和文

### あ
| | |
|---|---|
| 足関節／上腕血圧比 | 12 |
| アセスメント | 10 |
| 圧迫 | 20 |
| 圧迫療法 | 42, 73, 82 |
| アドヒアランス | 23 |
| アンスラサイクリン | 66 |

### い
| | |
|---|---|
| 一次再建（乳房） | 39 |
| 一次性リンパ浮腫 | 8, 9, 105 |

### う
| | |
|---|---|
| 運動 | 21, 54 |
| 運動療法 | 86 |

### え
| | |
|---|---|
| 腋窩郭清省略 | 29 |
| エクササイズ | 54 |
| エビデンス―プラクティスギャップ | 23 |

### か
| | |
|---|---|
| 外部評価 | 110 |
| 化学放射線療法 | 62 |
| 化学療法 | 65 |
| 間欠的空気圧迫療法 | 22, 82 |
| 感染 | 32 |
| 鑑別診断 | 8 |
| 漢方薬 | 99 |

### き
| | |
|---|---|
| 偽アルドステロン症 | 100 |
| 危険因子 | 49, 58, 65 |
| 筋力トレーニング | 86 |

### く
| | |
|---|---|
| 空気圧式リンパ流促進装置 | 84 |
| クマリン | 102 |
| クリニカルパス | 18 |

### け
| | |
|---|---|
| 外科的治療 | 22, 96 |
| 血圧測定 | 32 |
| 血管柄付きリンパ節移植術 | 90, 93 |
| 検査 | 9 |
| 原発性リンパ浮腫 | 8, 9, 105 |

### こ
| | |
|---|---|
| 高温環境 | 32 |
| 国際リンパ学会 | 10 |
| 牛車腎気丸 | 99 |
| 五苓散 | 99 |

### さ
| | |
|---|---|
| 採血 | 32 |
| 柴苓湯 | 99 |

### し
| | |
|---|---|
| 自家組織 | 39 |
| シクロホスファミド | 65 |
| シスプラチン | 66 |
| 脂肪吸引（美容目的） | 37 |
| 脂肪吸引術 | 96 |
| 重症度分類 | 10 |
| シリコンインプラント | 39 |
| 鍼灸治療 | 108 |
| 診断 | 8 |
| シンプルリンパドレナージ | 21, 46, 77 |
| 心理社会的介入 | 23 |

### す
| | |
|---|---|
| スキンケア | 21 |
| ストッキング | 71 |
| スリーブ | 70 |

### せ
| | |
|---|---|
| 生活関連因子 | 32 |
| 生体インピーダンス | 10 |
| セルフケア | 21, 26 |
| セレン化合物 | 103 |
| 全骨盤照射 | 58 |
| センチネルリンパ節生検 | 29 |

### そ
| | |
|---|---|
| 装着圧 | 20 |
| 装着指示書 | 20 |
| 続発性リンパ浮腫 | 8 |
| 空旅 | 32 |

### た
| | |
|---|---|
| 体重管理 | 21, 49 |
| タキサン系薬剤 | 65 |
| 多層包帯法 | 20, 73 |
| 脱毛 | 37 |
| 弾性着衣 | 20, 42, 70 |

### ち・て
| | |
|---|---|
| 治療 | 14 |
| 点滴 | 32 |

### と
| | |
|---|---|
| ドキソルビシン | 65 |
| ドセタキセル | 65 |
| トラスツズマブ | 65 |

### に
| | |
|---|---|
| 二次再建（乳房） | 39 |
| 二次性リンパ浮腫 | 8 |
| 乳房再建術 | 39 |

### は
| | |
|---|---|
| パクリタキセル | 67 |
| 発症予防 | 26, 42, 46, 54, 82 |
| バンデージ | 73 |

### ひ
| | |
|---|---|
| ビノレルビン | 65 |
| 皮膚所見 | 13 |
| 肥満 | 49 |
| 日焼け | 32 |
| 病期分類 | 10 |
| 美容的処置 | 37 |

### ふ・へ
| | |
|---|---|
| 複合的治療 | 14, 18, 105 |
| ベンゾピロン類 | 22, 102 |

## ほ

| | |
|---|---|
| 蜂窩織炎 | 12 |
| 放射線照射 | 58 |

## ま・め

| | |
|---|---|
| マイクロサージャリー | 90, 93 |
| メリロートエキス | 102 |

## や・ゆ

| | |
|---|---|
| 薬物治療 | 22 |
| 有酸素運動 | 55, 87 |

## よ

| | |
|---|---|
| 用手的リンパドレナージ | 21, 46, 77, 82 |
| 予防 | 14, 42, 54 |

## り

| | |
|---|---|
| 利水作用 | 99 |
| 利尿薬 | 103 |
| 臨床プロセスチャート | 19 |
| リンパ管静脈吻合術 | 90 |
| リンパ浮腫ケア | 29 |
| リンパ浮腫指導管理 | 14, 26 |
| リンパ浮腫指導管理料 | 15 |
| リンパ浮腫複合的治療料 | 17 |

## れ

| | |
|---|---|
| レーザー | 37 |
| レジスタンス運動 | 55 |

## 欧文

### A

| | |
|---|---|
| AC | 65 |
| AGREE II | 110 |
| ankle-brachial pressure index（ABPI） | 12 |

### B

| | |
|---|---|
| bioimpedance spectroscopy（BIS） | 10 |
| BMI | 54 |

### C・I

| | |
|---|---|
| Cohesive bandage | 73 |
| intermittent pneumatic compression（IPC） | 22, 82 |
| International Society of Lymphology（ISL） | 10 |

### K・L

| | |
|---|---|
| Kinesio taping | 73 |
| lymphatic-venous anastomosis（LVA） | 90 |

### M

| | |
|---|---|
| manual lymphatic drainage（MLD） | 21, 46, 77 |
| Mobiderm | 74 |
| multi-layer lymphedema bandaging（MLLB） | 20, 73 |

### P・S

| | |
|---|---|
| pneumatic lymphatic drainage（PLD） | 84 |
| simple lymphatic drainage（SLD） | 46, 77 |

### T・V

| | |
|---|---|
| TC | 65 |
| vascularized lymph node transfer（VLNT） | 90, 93 |

## リンパ浮腫診療ガイドライン 2024 年版

| | |
|---|---|
| 2009 年 1 月 20 日 | 第 1 版発行 |
| 2014 年 2 月 1 日 | 第 2 版発行 |
| 2018 年 3 月 10 日 | 第 3 版発行 |
| 2024 年 3 月 15 日 | 第 4 版第 1 刷発行 |
| 2025 年 6 月 5 日 | 第 2 刷発行 |

編　集　一般社団法人 日本リンパ浮腫学会

発行者　福村 直樹

発行所　**金原出版株式会社**
〒113-0034 東京都文京区湯島 2-31-14
電話　編集(03)3811-7162
　　　営業(03)3811-7184
FAX　　(03)3813-0288　　©日本リンパ浮腫学会, 2009, 2024
振替口座　00120-4-151494　　　　　　　　検印省略
http://www.kanehara-shuppan.co.jp/　　Printed in Japan

ISBN 978-4-307-20477-4　　　　　　印刷・製本／永和印刷

[JCOPY] ＜出版者著作権管理機構 委託出版物＞
本書の無断複製は著作権法上での例外を除き禁じられています。複製される場合は，そのつど事前に，出版者著作権管理機構（電話 03-5244-5088, FAX 03-5244-5089, e-mail：info@jcopy.or.jp）の許諾を得てください。

小社は捺印または貼付紙をもって定価を変更致しません。
乱丁，落丁のものはお買上げ書店または小社にてお取り替え致します。

**WEB アンケートにご協力ください**
読者アンケート（所要時間約 3 分）にご協力いただいた方の中から
抽選で毎月 10 名の方に図書カード 1,000 円分を贈呈いたします。
アンケート回答はこちらから ➡
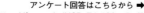
https://forms.gle/U6Pa7JzJGfrvaDof8